W0267899

Psychiatrie der Gegenwart 8

Dritte, völlig neu gestaltete Auflage

Herausgegeben von
K. P. Kisker H. Lauter J.-E. Meyer
C. Müller E. Strömgren

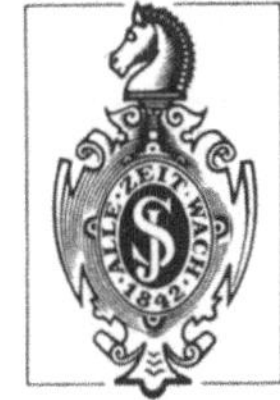

Alterspsychiatrie

Bearbeitet von
B. Cooper, S. Gößling, S. Kanowski, B. Krauß, A. Kruse,
A. Kurz, H. Lauter, C.Q. Mountjoy, C. Müller,
J.M.A. Munnichs, E. Murphy, K. Oesterreich, H. Radebold,
M. Roth, J. Wertheimer

Mit 8 Abbildungen

Springer-Verlag
Berlin Heidelberg GmbH

Professor Dr. Dr. K. P. Kisker
Medizinische Hochschule Hannover, Psychiatrische Klinik
Konstanty-Gutschow-Str. 8, D-3000 Hannover 61

Professor Dr. H. Lauter
Psychiatrische Klinik und Poliklinik rechts der Isar der Technischen Universität
Ismaninger Str. 22, D-8000 München 80

Professor Dr. J.-E. Meyer
Georg-August-Universität Göttingen, Psychiatrische Klinik
von-Siebold-Str. 5, D-3400 Göttingen

Professor Dr. C. Müller
Hôpital de Cery, Clinique Psychiatrique Universitaire de Lausanne
CH-1008 Prilly

Professor Dr. E. Strömgren
Psychiatrisches Krankenhaus, DK-8240 Risskov

ISBN 978-3-642-71826-7 ISBN 978-3-642-71825-0 (eBook)
DOI 10.1007/978-3-642-71825-0

CIP-Titelaufnahme der Deutschen Bibliothek
Psychiatrie der Gegenwart / hrsg. von K. P. Kisker ... – 3., völlig neu gestaltete Aufl. – Berlin; Heidelberg; New York; London; Paris; Tokyo: Springer
Teilw. mit d. Erscheinungsorten Berlin, Heidelberg, New York, Tokyo
NE: Kisker, Karl Peter [Hrsg.]
8. Alterspsychiatrie. – 1989
Alterspsychiatrie / bearb. von B. Cooper ... – Berlin; Heidelberg; New York; London; Paris; Tokyo: Springer, 1989
(Psychiatrie der Gegenwart; 8)

NE: Cooper, B. [Mitverf.]

Softcover reprint of the hardcover 3nd edition 1989

Mitarbeiterverzeichnis

COOPER, B., Prof. Dr.; Zentralinstitut für Seelische Gesundheit, Abteilung Epidemiologische Psychiatrie, J 5, Postfach 5970, D-6800 Mannheim 1

GÖSSLING, S.; Gemeinnützige Gesellschaft für Altenhilfe und Geriatrie der Inneren Mission Frankfurt m.b.H., Hufeland-Haus, Wilhelmshöher Straße 34, D-6000 Frankfurt 60

KANOWSKI, S., Prof. Dr.; Universitätsklinikum Charlottenburg, Psychiatrische Klinik und Poliklinik, Abteilung für Gerontopsychiatrie, Reichsstraße 15, D-1000 Berlin 19

KRAUSS, B., Privatdozent Dr.; Christophsbad, Dr. Landerer Söhne GmbH & Co., Fachklinik für Psychiatrie und Neurologie, Faurndauer Straße 6–28, D-7320 Göppingen

KRUSE, A., Dr.; Institut für Gerontologie der Ruprecht-Karls-Universität Heidelberg, Akademiestraße 3, D-6900 Heidelberg 1

KURZ, A., Dr.; Psychiatrische Klinik und Poliklinik rechts der Isar der Technischen Universität, Ismaninger Straße 22, D-8000 München 80

LAUTER, H., Prof. Dr.; Psychiatrische Klinik und Poliklinik rechts der Isar der Technischen Universität, Ismaninger Straße 22, D-8000 München 80

MOUNTJOY, C. Q., Dr.; University of Cambridge Clinical School, Department of Psychiatry, Level 4, Addenbrooke's Hospital, Hills Road, Cambridge CB2 2QQ, U.K.

MÜLLER, C., Prof. Dr.; Hôpital de Cery, Clinique Psychiatrique Universitaire de Lausanne, CH-1008 Prilly

MUNNICHS, J. M. A., Prof. Dr.; Katholieke Universiteit, Fachgruppe Soziale Gerontologie, Psychologisches Labor, Montessorilaan 3, Postbus 9104, NL-6500 HE Nijmegen

MURPHY, Elaine, Prof. Dr.; Guy's Hospital Medical School, Division of Psychiatry, London Bridge SE1 9RT, U.K.

OESTERREICH, K., Prof. Dr.; Klinikum der Ruprecht-Karls-Universität, Psychiatrische Klinik, Sektion Gerontopsychiatrie, Voßstraße 4, D-6900 Heidelberg 1

RADEBOLD, H., Prof. Dr.; Gesamthochschule Kassel, Fachbereich 4 – Sozialwesen, Arnold-Bode-Straße 10, D-3500 Kassel

ROTH, M., Prof. Dr.; University of Cambridge Clinical School, Department of Psychiatry, Level 4, Addenbrooke's Hospital, Hills Road, Cambridge CB2 2QQ, U.K.

WERTHEIMER, J., Prof. Dr.; Hôpital de Prilly, Département Universitaire de Psychiatrie, Service de Psycho-Gériatrie, CH-1008 Prilly

Vorwort

Die rasche Entwicklung der Alterspsychiatrie spiegelt sich eindeutig in den Auflagen der Psychiatrie der Gegenwart wider. Während sie in der ersten Auflage nur am Rande zu Wort kam, wurden ihr in der zweiten Auflage bereits wichtige Kapitel gewidmet. In dem vorliegenden Band wird nun ein Schritt weiter getan: sie erhält noch mehr Eigenständigkeit und Profil. Daß es den Herausgebern gelang, kompetente Mitarbeiter zu gewinnen, deren wissenschaftliche Tätigkeit ausdrücklich auf die Gerontopsychiatrie ausgerichtet ist, spricht ebenfalls für die rapiden Fortschritte auf diesem Gebiet und für dessen Ausweitung. Wer hätte zu Zeiten Kraepelins und Bleulers geahnt, daß die Alterspsychiatrie einen immer breiteren Platz einnehmen würde? Ist aus dem Stiefkind ein Kronprinz geworden? Die Zukunft wird es zeigen.

Die Herausgeber haben sich bemüht, alle wichtigen Teilaspekte zu berücksichtigen. Trotzdem werden manche Leser vielleicht ein spezielles Kapitel über Psychopathologie im engeren, klinischen Sinne vermissen; dies war aus mancherlei organisatorischen Gründen nicht möglich. Auch zur Gewichtung der einzelnen Beiträge mögen Einwände auftauchen. Insgesamt aber wird dieser Band dem jungen Psychiater wie dem erfahrenen Kliniker einen fundierten Überblick über die Gesamtproblematik geben und die vorherrschenden Tendenzen aufzeigen.

Die Herausgeber

Inhaltsverzeichnis

Psychologie des Alters

A. KRUSE

INHALTSVERZEICHNIS

A. Altern als mehrdimensionaler Prozeß: Grundlagen der Differentiellen Gerontologie

In den zahlreichen Beiträgen zur Gerontologie besteht Einigkeit darüber, daß der Alternsprozß nicht einseitig als ein Abbau von Funktionen, Fähigkeiten und Fertigkeiten verstanden werden darf. Vielmehr besteht auch im Alter die Möglichkeit der Weiterentwicklung und damit der Zunahme von Erfahrungen, von Wissen und von Kompetenz. Vor allem aber ist zu bedenken, daß der Alternsprozeß in den einzelnen Funktionsbereichen unterschiedlich verläuft, so daß sich bei jeder Person eine ganz individuelle Entwicklung im Alter ergibt, die in einzelnen Funktionsbereichen zu einem Rückgang von Kompetenz sowie zu vermehrten Einschränkungen führt, die aber in anderen Funktionsbereichen mit einem hohen Maß an Konstanz oder sogar mit einer Zunahme von Fähigkeiten und Fertigkeiten verbunden ist. „Defizit-Modelle" des Alters – die lediglich den Funktionsabbau betonen – müssen aus diesem Grunde durch *„Kompetenz-Modelle"* ergänzt werden (LEHR 1972; OLBRICH 1987). Darüber hinaus ist es notwendig, daß an die Stelle von universellen (d. h. über alle Personen verallgemeinernden) und generalisierenden (d. h. über alle Bereiche verallgemeinernden) Aussagen *differentielle* Analysen treten (BIRREN u. CUNNINGHAM 1985; SVANBORG 1985; THOMAE 1976, 1983; THOMAE u. MADDOX 1982). Eine differenzierte Betrachtung des individuellen Entwicklungsprozesses setzt immer eine Vorgehensweise voraus, die die Kompetenz in den einzelnen Funktions- und Persönlichkeitsbereichen untersucht, die sowohl Defizite als auch Leistungsschwerpunkte bestimmt und schließlich fragt, inwieweit durch gezielte Interventionsmaßnahmen die Kompetenz in den einzelnen Lebensbereichen gefördert werden kann.

Die *„Differentielle Gerontologie"* betrachtet das Altern als einen

- biographisch verankerten Prozeß;
- dynamischen Prozeß, in dessen Verlauf weitere Entwicklung möglich ist;
- inter- und intraindividuellen Prozeß, der bei verschiedenen Personen unterschiedlich verläuft, der aber auch in den verschiedenen Funktionsbereichen des Individuums unterschiedliche Verlaufsformen zeigt;
- mehrfach determinierten Prozeß.

In den folgenden Kapiteln wird zunächst die biographische Verankerung des Alternsprozesses untersucht (Abschn. I); danach wird aufgezeigt, daß der Alternsprozeß als ein dynamisches Geschehen zu begreifen ist (Abschn. II); in einem weiteren Schritt werden die sozialen Einflußfaktoren des Alternsprozesses untersucht (Abschn. III) und schließlich folgt eine Analyse der Inter- und Intraindividualität des Alternsprozesses (Abschn. IV). Dabei werden auch jeweils die Konsequenzen für eine Psychopathologie des Alters aufgezeigt.

I. Die biographische Verankerung des Alternsprozesses

Die Art und Weise, wie ältere Menschen mit „Entwicklungsaufgaben" (HAVIGHURST 1963 a, 1982; OERTER 1986), Lebensereignissen und Belastungen umgehen, wie sie diese wahrnehmen und sich mit diesen auseinandersetzen, ist in hohem Maße von *ihrer Biographie* und den in dieser Biographie gewachsenen Erlebens- und Reaktionsformen beeinflußt. Aus diesem Grunde setzt die Analyse des Erlebens und Verhaltens im Alter immer auch ein *biographisches Studium der Person* sowie jener Faktoren voraus, die die individuelle Biographie beeinflußt haben (JASPERS 1965; JÜTTEMANN u. THOMAE 1987; THOMAE 1988; V. WEIZSÄCKER 1988). Die Einstellung zur eigenen Lebenssituation sowie zu den verschiedenen Daseinsbereichen, die Einstellung zu sich selbst und zu den eigenen Fähigkeiten und Fertigkeiten („Selbstbild"), die Erlebens- und Auseinandersetzungsformen („Lebensstil"), die individuellen „Kontaktmuster" sind im Laufe der Biographie gewachsen und stellen das Resultat zahlreicher und vielfältiger Begegnungen des Menschen mit der ihn umgebenden Welt dar.

Aus diesem Grunde ergibt sich auch die Notwendigkeit, die *Entwicklung des Individuums in den verschiedenen Daseinsbereichen* längsschnittlich zu verfolgen oder – wo dies nicht möglich ist – durch ausführliche biographische Explorationen nachzuzeichnen. Ausgangspunkt gerontologischer Forschung und Praxis ist also das *Individuum in seiner Welt* (THOMAE 1988) und somit eine „idiographische" Vorgehensweise. Erst in einem zweiten Schritt ist ein Vergleich zwischen verschiedenen Personen und damit eine allgemeinere Aussage über das Erleben und Verhalten älterer Menschen in bestimmten Lebenssituationen möglich.

1. Die Bedeutung der Biographie für das Verständnis des Erlebens und Verhaltens im Alter: Psychologische Befunde

a) Befunde aus Längsschnittstudien

Wie in der „Bethesda-Studie" (BIRREN et al. 1963) und in der „Bonner Gerontologischen Längsschnittstudie" (LEHR u. THOMAE 1987; THOMAE 1976) – in denen neben anderen Forschungsmethoden auch die „biographische Exploration" zur Anwendung gelangte – gezeigt werden konnte, ergeben sich bei jedem älteren Menschen immer wieder enge Beziehungen zwischen den biographischen Ereignissen, Erlebnissen und Erfahrungen und der Art seiner Auseinandersetzung mit der gegenwärtigen Lebenssituation. Es sind vor allem diese individuellen biographischen Erfahrungen, die mit dazu beitragen, daß oftmals große Unterschiede zwischen der „objektiv" gegebenen Situation und der „subjektiv" wahrgenommenen Situation („kognitive Repräsentanz") bestehen (BIRREN et al. 1963; LEHR 1980; THOMAE 1970): So erlebten viele Untersuchungsteilnehmer dieser beiden Studien *objektiv gegebene* Einschränkungen und Belastungen (z. B. im Bereich der Gesundheit, der Familie, der Wohnung und des Einkommens) *subjektiv* nicht als so belastend, weil sie – wie in den Explorationen deutlich wurde – im Laufe ihrer Biographie mit Erfahrungen konfrontiert worden waren, die – in ihrem subjektiven Erleben – eine deutlich höhere Belastung verursacht hatten als die augenblickliche Lebenssituation. Aber auch das Wissen darum, in der Vergangenheit noch größere Not erfahren und diese gemeistert zu haben, ließ viele der objektiv belasteten älteren Menschen mit einer gewissen Zufriedenheit auf die augenblickliche Lage blicken.

b) Befunde aus Studien zur Auseinandersetzung mit chronischer Krankheit

Dieser Unterschied zwischen *objektiv gegebener* und *subjektiv erlebter Situation* zeigte sich auch in Untersuchungen über die Auseinandersetzung älterer Menschen mit chronischer Krankheit (s. zusammenfassend in KRUSE 1988a). So erbrachten die biographischen Explorationen bei allen Personen zahlreiche Hinweise auf eine individuelle Verarbeitung der Krankheit. Die Art und Weise, wie die Patienten die Krankheit erlebten und sich mit dieser auseinandersetzten, war dabei weniger durch die Schwere der Erkrankung bestimmt, sondern vielmehr durch die *biographisch* verankerten Formen des Erlebens und der Auseinandersetzung mit Krisen- und Belastungssituationen. Durch zahlreiche Aspekte der *gegenwärtigen Situation* (hier nahmen vor allem die erlebte Integration und Unterstützung durch das soziale Umfeld eine zentrale Stellung ein) sowie durch die *Zukunftsperspektive*, wobei in diesem Bereich das Ausmaß, in dem die eigene Situation als „veränderbar" und die Zukunft als „gestaltbar" und „offen" wahrgenommen wurde, besaß besondere Bedeutung.

c) Thanatologische Beiträge

Die hohe Individualität des Erlebens und Verhaltens trat auch in einer Studie deutlich hervor, in der die Auseinandersetzung sterbender Patienten mit ihrer augenblicklichen Lebenssituation, mit ihrer Biographie, mit ihrer Zukunft sowie mit dem herannahenden Tode untersucht wurde (KRUSE 1988b). Die 50 Patienten, die zwischen 60 und 85 Jahre alt waren, wurden in einem Beobachtungszeitraum von 8 Monaten (kürzester Beobachtungszeitraum) bis zu 2 Jahren (längster Beobachtungszeitraum) mehrmals ausführlich exploriert. Dabei ließen sich in der untersuchten Patientengruppe die folgenden fünf Verlaufsformen der Auseinandersetzung mit Sterben und Tod differenzieren:

- „Akzeptanz des Sterbens und Todes bei gleichzeitiger Suche nach jenen Möglichkeiten, die das Leben noch bietet";
- „zunehmende Resignation und Verbitterung, die mit dazu beiträgt, daß das Leben nur noch als ‚Last' empfunden wird und die Endlichkeit des eigenen Daseins immer stärker in den Vordergrund des Erlebens tritt";
- „Linderung der Todesängste durch die Erfahrung eines neuen Lebenssinnes und durch die Überzeugung, im Leben noch wichtige Aufgaben erfüllen zu können";
- „Bemühungen, die Bedrohung der eigenen Existenz nicht in das Zentrum des Erlebens treten zu lassen";
- „Durchschreiten von Phasen tiefer Depression zu einer Hinnahme des Todes".

Diese Verschiedenartigkeit der Verlaufsformen zeigt, daß auch das Sterben als ein individueller Prozeß anzusehen ist (MEYER 1973; SCHMITZ-SCHERZER 1984) und „Phasenmodelle" des Sterbens – wie z. B. jenes von KÜBLER-ROSS (1972) – in der von ihnen behaupteten Allgemeingültigkeit kritisch zu bewerten sind. Die in dieser Studie ermittelten Einfluß- und Bedingungsfaktoren der verschiedenen Auseinandersetzungsformen machen darüber hinaus deutlich, daß die Art und Weise, wie der Mensch stirbt, im Kontext der individuellen Gesamtsituation

(v. WEIZSÄCKER 1988) betrachtet werden muß, wobei auch hier die engen Verbindungen zwischen der Biographie und dem Prozeß des Sterbens an zahlreichen Stellen sichtbar wurden. Wie die (phänomenologisch-deskriptive und statistische) Analyse zeigte, ist die Art und Weise, wie sich der Patient mit Sterben und Tod auseinandersetzt, beeinflußt von

- dem früheren Lebensstil;
- dem Ausmaß, in dem das bisher zurückgelegte Leben – trotz Einschränkungen – angenommen werden kann;
- dem Ausmaß, in dem der Patient in seiner augenblicklichen Situation einen Sinn, eine Herausforderung und eine Aufgabe wahrnimmt;
- dem Grad der Überzeugung, von anderen Menschen angenommen und in seiner Individualität geachtet zu werden;
- dem Ausmaß, in dem er sich als sozial integriert erlebt;
- dem Verhalten des sozialen Umfeldes (bezieht es den Patienten in Unternehmungen mit ein oder nicht?).

Diese Einfluß- und Bedingungsfaktoren weisen aber auch darauf hin, daß das Sterben nicht nur eine Aufgabe für den Patienten darstellt, sondern auch für das inner- und außerfamiliäre Umfeld (SCHMITZ-SCHERZER u. BECKER 1982). Dabei ist zu bedenken, daß die Familie – vor allem im Falle mangelnder Unterstützung durch andere Personen (z. B. durch den Arzt) – dieser Aufgabe nicht immer gewachsen ist. Aus diesem Grunde gewinnt auch die Hospiz-Bewegung (siehe z. B. das Hospiz Martin in Kalifornien bzw. das Hospiz St. Christopher in London) allmählich größere Bedeutung (STODDARD 1987). Allerdings sind auch viele Mitarbeiter dieser Hospize nach einer längeren Zeit intensiver Betreuung von sterbenden Patienten erschöpft; dies kann dazu führen, daß die zu Beginn der Tätigkeit bestehende hohe Motivation auf Seiten der Mitarbeiter nach und nach zurückgeht; außerdem ist zu bedenken, daß auch für die Patienten selbst die Tatsache zu einer hohen Belastung werden kann, daß sie mit vielen anderen sterbenden Patienten zusammenleben.

2. Die Bedeutung der Biographie für das Verständnis des Erlebens und Verhaltens im Alter: Konsequenzen für die Psychopathologie

Auch für das Verständnis *psychopathologischer Symptome im Alter* ist – neben anderen diagnostischen Schritten – eine biographische Anamnese notwendig. Depressionen, Angstzustände, zunehmende Isolierung, ein Mangel an „sozialen Techniken“ zur Aufrechterhaltung bestehender bzw. zur Stiftung neuer Kontakte, fehlende „Kompetenz“ in der Bewältigung der verschiedenen Anforderungen des Alltags, zunehmende Beeinträchtigung kognitiver Funktionen in schweren Belastungssituationen sind Symptombilder, die – vor allem dann, wenn sie psychischer Genese sind – auch eine Kenntnis der Biographie erfordern. Auf der Grundlage einer ausführlichen biographischen Anamnese kann z. B. eine Antwort auf die Frage gegeben werden, wie lange diese Störungen vorliegen, ob es sich eher um *chronifizierte psychische Störungen* oder aber eher um *reaktive Störungen* (als Antwort auf ein Übermaß an Belastungen bzw. als Folge eines Zusammenbruchs von Bewältigungstechniken) handelt, inwieweit sich in diesen Zustandsbildern auch bestimmte „Lebensformen" und „Lebensstile" widerspiegeln, die im Laufe der Biographie gewachsen sind und eine Disposition für psychische Störungen im Alter darstellen. So ist möglicherweise die bei manchen älteren Menschen bestehende *Isolation* – die ihrerseits zu depressiven oder zu paranoiden Zustandsbildern (s. das „Kontaktmangelparanoid", wie es von JANZARIK 1973 beschrieben wurde) führen kann – durch biographisch verankerte Kontaktformen mitverursacht, die nur von geringem Interesse an Kontakten sowie von mangelnder Eigeninitiative im sozialen Bereich bestimmt sind. Andererseits kann aber diese Isolation auch Folge einer extremen Belastung darstellen, die der ältere Mensch nicht mehr verarbeiten kann und die zu einem immer stärkeren Rückzug sowie zur Aufgabe früher vorhandener Initiative führt. Erst eine ausführliche biographische Anamnese läßt eine Aussage darüber zu, wodurch diese zunehmende Isolation bedingt ist, ob sie z. B. schon durch biographisch gewachsene Techniken und Stile gefördert worden ist oder ob sie eher aus der gegenwärtigen Belastungssituation hervorgeht. Gerade Fragen der „*Chronizität*" (bzw. der situativen Bedingheit) und der „*Tiefe*" von psychogenen Störungen lassen sich nur auf der Grundlage eines biographischen Zugangs zur Person beantworten.

II. Altern als dynamischer Prozeß

Eine „dynamische Interpretation" des Alternsprozesses geht von der Entwicklungsfähigkeit des älteren Menschen aus, von seiner Fähigkeit, ein selbstverantwortliches, aufgabenbezogenes und sinnerfülltes Leben zu führen, sich auf die Zukunft vorzubereiten (KASTENBAUM 1982; NUTTIN u. LENS 1985; THOMAE 1981) und neue Dimensionen seiner Person zu erschließen und zu entfalten (BIRREN 1985; JUNG 1973; ROTHACKER 1965). Auch wenn nicht übersehen werden darf, daß im hohen Alter die Wahrscheinlichkeit körperlicher Einschränkungen und Belastungen zunimmt, die Anpassungsfähigkeit an gesundheitliche Schädigungen geringer wird (wobei sich allerdings auch hier große interindividuelle Unterschiede zeigen; vgl. SVANBORG et al. 1982) und psychische Störungen häufiger auftreten (HÄFNER 1986; LAUTER 1977), so wäre es jedoch falsch, würde man – wie dies früher häufig geschah – dem älteren Menschen jegliche Entwicklungsfähigkeit absprechen und den Prozeß des Alterns ausschließlich als „Abbau" beschreiben. Vielmehr besteht gerade *im seelischen Bereich die Fähigkeit zur Weiterentwicklung* – vorausgesetzt, daß schon in der Biographie das Bemühen um eine aktive und bewußte Auseinandersetzung mit neuen Lebensaufgaben erkennbar war und die gegenwärtige Situation durch unterstützende, fördernde und zur Eigeninitiative anregende Entwicklungsbedingungen („Protektionsfaktoren"), nicht aber durch ein Übermaß an Belastungen („Vulnerabilitätsfaktoren") charakterisiert ist.

1. Entwicklung im Alter: Die Bedeutung „qualitativer Veränderungen" im Entwicklungsprozeß

Diese „Weiterentwicklung" umfaßt jedoch nicht nur eine quantitative Zunahme an Fähigkeiten und Fertigkeiten, sondern auch eine *qualitative Veränderung*. Die

„qualitative Veränderung" kann sich z. B. in einer „Vertiefung des Urteils" (BALTES, DITTMANN-KOHLI, DIXON 1986) zeigen, aber auch in der „Fähigkeit, Kompromisse zu schließen" (THOMAE 1985), sowie in der allmählich gewachsenen Bereitschaft, bestimmte Einschränkungen und Grenzen – die sich nicht verändern und aufheben lassen – anzunehmen und sich trotz dieser Grenzen auch weiterhin um eine Verwirklichung jener Daseinsmöglichkeiten zu bemühen, die das Leben noch bietet (LEHR 1983). In zahlreichen Studien zur Auseinandersetzung mit Belastungen im Alter (s. zusammenfassend in LAZARUS u. FOLKMAN 1984; THOMAE 1988) ließ sich dieser „*dynamische*" Aspekt der Entwicklung aufzeigen; Personen, die bei dem Auftreten von schweren Belastungen zunächst in hohem Maße depressiv reagierten und sich mehr und mehr vom täglichen Leben sowie von Sozialkontakten zurückgezogen hatten, fanden im Laufe der folgenden Monate und Jahre wieder zu der Fähigkeit und Bereitschaft, sich dem Leben stärker zu öffnen, neue Daseinsmöglichkeiten zu verwirklichen und trotz der aufgetretenen „Grenzsituationen" (JASPERS 1965) eine neue Lebensperspektive zu entwickeln.

2. Entwicklung im Alter und „Reifung"

Die Fähigkeit älterer Menschen zur Entwicklung neuer Aspekte des Psychischen wird in verschiedenen persönlichkeits- und entwicklungspsychologischen Beiträgen als Prozeß der „*Reifung*" beschrieben (vgl. BIRREN 1985; BÜHLER 1959; ERIKSON 1972; JUNG 1973; ROTHACKER 1965; THOMAE 1966). Diese stellt einerseits das Resultat eines hohen Maßes an Erfahrung mit den verschiedenen Seiten des Lebens dar; sie geht andererseits aus der im Laufe der Biographie gewachsenen „Offenheit" gegenüber den neuen Aufgaben, Anforderungen und Möglichkeiten des Lebens hervor. Gerade die „Offenheit" gegenüber den neuen Aspekten der Situation kann dem älteren Menschen helfen, mit Belastungen, Einschränkungen und Grenzsituationen besser umzugehen.

3. Entwicklung im Alter als Bewältigung von „Entwicklungsaufgaben"

Dieser „dynamische Aspekt" der Entwicklung im höheren Alter – der auch die qualitative Veränderung und nicht nur die quantitative Zu- und Abnahme von Fähigkeiten und Fertigkeiten betont – wird auch in jenen entwicklungspsychologischen Theorien ausdrücklich hervorgehoben, in denen das menschliche Dasein in eine Folge von „*Krisen*" (ERIKSON 1972) sowie von „*Entwicklungsaufgaben*" (BÜHLER 1959; HAVIGHURST 1963a; OERTER 1986; THOMAE u. LEHR 1986) untergliedert wird. So kommt in den von PECK (1968) beschriebenen Aufgaben des höheren Alters:

- „Ich-Differenzierung" (vs. „Verhaftetsein in der Berufsrolle"),
- „Transzendenz des Körperlichen" (vs. „Verhaftetsein im Körperlichen"),
- „Transzendenz des Ich" (vs. „Verhaftetsein im Ich")

sowie in der von THOMAE u. LEHR (1958) in empirischen Untersuchungen ermittelten Sequenz von Lebensthemen im mittleren und höheren Erwachsenenalter:

- „Situation der beruflichen und wirtschaftlichen Durchsetzung",
- „Situation innerhalb der Familie",
- „Innewerden der Unvollkommenheit des Daseins",
- „Reibung an der Monotonie des eigenen Daseins",
- „Innewerden der Endgültigkeit des eigenen Geschicks",
- „Konfrontation mit der Endlichkeit des Daseins"

zum Ausdruck, daß auch der ältere Mensch vor „Entwicklungsaufgaben" steht, die *neue Aspekte des Lebens* beschreiben und deren erfolgreiche Meisterung „Wachstum" und „Weiterentwicklung" – und zwar auch im Sinne einer „Vertiefung" – bedeutet.

4. Entwicklung im Alter und Veränderung der Intelligenzstruktur

In neueren Untersuchungen zur Intelligenzentwicklung im Alter (siehe zusammenfassend in BALTES 1984; BALTES et al. 1986; KRUSE u. LEHR 1988 a; LABOUVIE-VIEF 1985) konnte gezeigt werden, daß die Unterschiede zwischen jüngeren und älteren Menschen im kognitiven Bereich der Intelligenz in hohem Maße auf eine Veränderung der *Intelligenzstruktur* zurückgehen. Die Intelligenzentwicklung im Alter ist also nicht nur durch Konstanz, Zu- und Abnahme von kognitiven Funktionen gekennzeichnet („quantitativer" Aspekt), sondern auch durch die Entwicklung von *neuen Fähigkeiten und Fertigkeiten* („qualitativer" Aspekt). Aus diesem Grunde wird auch von verschiedenen Autoren gefordert, zur Bestimmung der kognitiven Fähigkeiten im Alter Testverfahren zu entwickeln, die den speziellen Fähigkeiten und Fertigkeiten älterer Menschen entsprechen (LABOUVIE-VIEF 1985). Die „dynamische" Sichtweise der Entwicklung im Alter sowie die Betonung „qualitativer Veränderungen" in der kognitiven Entwicklung finden sich auch in dem von BALTES erarbeiteten Modell der Intelligenzentwicklung im Alter (BALTES et al. 1986). Das im Laufe der Biographie erworbene Wissen sowie die zahlreichen Erfahrungen in verschiedenen Lebensbereichen tragen mit dazu bei, daß ältere Menschen über „Expertenwissen" verfügen und darüber hinaus neue Fähigkeiten – wie z. B. eine Vertiefung im Urteil – ausbilden. Dieser – von BALTES als „Optimierung" beschriebene – Prozeß hilft dem älteren Menschen, bestimmte Verluste und Funktionseinbußen zu „kompensieren" („Selektive Optimierung mit Kompensation").

5. Altern als „dynamischer Prozeß": Konsequenzen für die Psychopathologie

Geht man auch in einer psychopathologischen Analyse des Alterungsprozesses von der grundsätzlichen „Entwicklungsfähigkeit" des älteren Menschen aus, so werden psychische Störungen auch nicht als Symptome des Alterns an sich verstanden, sondern vielmehr als Folge von Krankheiten oder – wenn die Ursache psychogener Natur ist – als Ausdruck von „*Werdenshemmungen*“ (v. GEBSATTEL 1954). Jene Patienten, deren psychische Störungen auf akute seelische Belastungen, auf Fehlhaltungen, auf nicht verarbeitete Konflikte (die möglicherweise schon seit Jahrzehnten bestehen) oder auf Neurosen zurückgehen, stellen gerade dadurch, daß man von ihrer potentiellen „Entwicklungsfähigkeit“ ausgeht, eine besondere Herausforderung für die Psychopathologie dar: Es stellt sich nämlich nun die Aufgabe, durch interventionsgerontologische bzw. durch psychotherapeutische Maßnahmen die psychischen Störungen sowie deren Ursachen so weit zu beeinflussen, daß damit der ältere Mensch in die Lage versetzt wird, ein selbstverantwortliches, aufgabenbezogenes und erfülltes Leben zu führen. Eine Psychopathologie hingegen, die diesen „dynamischen Aspekt“ des Alterns nicht berücksichtigt, läßt damit auch therapeutische Möglichkeiten und wertvolle Potentiale älterer Menschen ungenutzt.

III. Die Bedeutung des sozialen Umfeldes für den Alternsprozeß

Wie in vielen Untersuchungen gezeigt werden konnte, beeinflußt das soziale Umfeld den Alternsprozeß auf vielfältige Art und Weise: Altern ist auch „soziales Schicksal“ (THOMAE 1966).

1. Der Einfluß des Altersbildes in unserer Gesellschaft

Die subjektive Einstellung des älteren Menschen zu seiner Lebensituation, zu dem Alternsprozeß, zu seinen Fähigkeiten sowie zu seiner eigenen Zukunft wird von dem gesellschaftlichen *Altersbild* beeinflußt. In unserer Gesellschaft besteht immer noch die Tendenz, älteren Menschen allein aufgrund ihres Alters Fähigkeiten und Kompetenz abzusprechen (vgl. DOWD 1980; LEHR u. SCHNEIDER 1984; ROSENMAYR 1983).

Diese Tendenz wurde in der amerikanischen Gerontologie mit dem Begriff des „*ageism*“ (BUTLER 1967; PALMORE 1974) umschrieben: Unter diesem Begriff werden jene Vorurteile zusammengefaßt, die älteren Menschen entgegengebracht werden: So z. B. das Vorurteil, daß ältere Menschen allein aufgrund ihres Alters „anders“ seien als jüngere Menschen, nicht mehr jenes Maß an Selbstverantwortung und sozialem Interesse zeigten wie jüngere Menschen, für die Gesellschaft im Grunde nur noch einen geringen Wert besäßen, weil sie auch nicht mehr in der Lage seien, bedeutende Funktionen auszuüben und Tätigkeiten wahrzunehmen. Auch die Tendenz, älteren Menschen generell mangelnde Umstellungsfähigkeit („Rigidität“) und geringere intellektuelle Kapazität zuzuschreiben, stellt ein Symptom des „ageism“ dar.

2. Die Einstellung des sozialen Umfeldes und ihre Bedeutung für das Erleben und Verhalten älterer Menschen

Neben dem Altersbild in unserer Gesellschaft sind aber auch die *Einstellung und das Verhalten des näheren sozialen Umfeldes* von großer Bedeutung für das Erleben und Verhalten älterer Menschen in den verschiedenen Lebensbereichen und Lebenssituationen. So konnte ein enger Zusammenhang zwischen der *subjektiv erlebten Kompetenz* des älteren Menschen und der Einstellung, die das nähere soziale Umfeld zu seiner Kompetenz einnimmt, ermittelt werden (KUYPERS u. BENGTSON 1973). Da das subjektive Erleben das Verhalten in stärkerem Maße bestimmt als die objektiv gegebene Situation, wirkt sich die Einstellung des sozialen Umfeldes – auf dem Wege der Beeinflussung des subjektiven Erlebens – auch auf das Verhalten des Individuums aus. Spricht das soziale Umfeld dem älteren Menschen Eigenständigkeit, Selbstverantwortung und „Kompetenz" ab, so trägt es mit dazu bei, daß auch dieser seine Kompetenz infrage stellt, damit immer unsicherer wird und schließlich in verschiedenen Lebenssituationen „inkompetent" handelt. Auch der *Arzt* nimmt innerhalb dieses sozialen Umfeldes eine bedeutsame Stellung ein (CHRISTIAN 1982; SCHIPPERGES 1985; TELLENBACH 1987). So konnte in mehreren Studien gezeigt werden, daß zwischen der Einstellung des Arztes zum Alternsprozeß sowie zur Krankheit seines Patienten und dem Gesundheitsverhalten des Patienten enge Beziehungen bestehen. In dem Maße, in dem der Arzt den Blick auch auf die noch vorhandenen Fähigkeiten des Patienten richtet – und nicht nur auf die Funktionseinbußen –, kann es ihm auch gelingen, den Patienten zu einem verantwortungsvollen Gesundheitsverhalten sowie zur Nutzung seiner Fähigkeiten anzuregen. Von einigen Autoren wird betont, daß Patient, Angehörige und Arzt als eine *triadische Einheit* begriffen werden müssen (TURK u. KERNS 1985).

3. Die Korrektur des negativen Altersbildes und ihre Konsequenzen für die Behandlung älterer Patienten

Dieses negative Altersbild trägt nicht nur mit dazu bei, daß das Selbstwerterleben des älteren Menschen negativ beeinflußt wird, sondern es birgt auch die Gefahr in sich, daß älteren Menschen – allein aufgrund ihres Alters – Möglichkeiten einer differenzierten medizinischen Versorung vorenthalten werden. Bevor die wissenschaftlich fundierte Geriatrie die Behandlungs- und Rehabilitationsfähigkeit des älteren Menschen ausdrücklich betonte und Behandlungs- sowie Rehabilitationskonzepte entwickelte, wurde älteren Menschen oftmals ihres Alters wegen eine umfassende, auf differenzierten diagnostischen Methoden aufbauende Behandlung verwehrt. Durch die Gewinnung geriatrischer Erkenntnisse, durch die Differenzierung der Diagnostik sowie durch die Entwicklung neuer Behandlungsverfahren können viele Krankheiten behandelt werden, die früher noch als unbehandelbar angesehen wurden.

Als Beispiel sei hier die Rehabilitation von Patienten mit neurologischen Schäden angeführt (s. z. B. POECK 1982). Gerade bei der Rehabilitation dieser Patienten konnte man eindrucksvoll belegen, daß auch der ältere Organismus über ein – individuell unterschiedlich ausgeprägtes – Maß an *„Plastizität"* (LERNER 1984), *„Reservekapazität"* (BOTWINICK 1984) und *„Vitalität"* (FRIES u. CRAPO 1981) und – daraus resultierend – an *„Lernfähigkeit"* und *„Trainierbarkeit"* (WELFORD 1984) verfügt. Ein weiteres Beispiel stellt die psychotherapeutische Behandlung älterer Menschen dar. Während man früher davon ausging, daß ältere Menschen – aufgrund ihres Alters – nicht therapierbar seien, konnte mittlerweise gezeigt werden, daß auch im höheren Lebensalter die Anwendung von psychotherapeutischen Maßnahmen sinnvoll und fruchtbringend ist (GATZ et al. 1985; KRUSE u. LEHR 1988 b; PETZOLD u. BUBOLZ 1979; RADEBOLD 1981; RADEBOLD u. SCHLESINGER-KIPP 1983). Von verschiedenen Autoren wird sogar betont, daß die Psychotherapie bei älteren Patienten besonders fruchtbar sei, da diese einerseits über reiche biographische Erfahrungen verfügen – die sich besonders für das Durcharbeiten der gegenwärtigen Situation eignen – und da sie besser in der Lage sind, „Kompromisse" zu schließen.

IV. Die Bedeutung inter- und intraindividueller Unterschiede für das Verständnis des Alternsprozesses

Der Alternsprozeß weist – wie vor allem interdisziplinäre Studien gezeigt haben – in den einzelnen Persönlichkeitsbereichen z. T. sehr verschiedenartige Verlaufsformen auf und ist darüber hinaus in seiner Entwicklung von zahlreichen Faktoren beeinflußt (vgl. die „Duke-Studie" (BUSSE u. MADDOX 1985), die „Bethesda-Studie" (BIRREN et al. 1963), die „Baltimore-Längsschnittstudie des Alterns" (SHOCK et al. 1984), die „Bonner Gerontologische Längsschnittstudie" (LEHR u. THOMAE 1987; THOMAE 1976) sowie die „Göteburg-Studie" (SVANBORG 1985; SVANBORG et al. 1982)). Neben biologischen und physiologischen Faktoren sind hier zu nennen:

Psychologische Faktoren:

- Kognitive Fähigkeiten, die im Laufe der Biographie ausgebildet worden sind und die die Leistungsfähigkeit im Alter in hohem Maße beeinflussen (hierzu gehören auch die im Laufe der Biographie entwickelten „kognitiven Strategien");
- neuropsychologische Funktionsbereiche, deren systematisches Training in früheren Lebensabschnitten für die Kapazität der kognitiven, sensumotorischen und psychomotorischen Funktionen im Alter von großer Bedeutung ist;
- biographisch gewachsene Interessen und Aktivitäten, die mit dafür verantwortlich sind, in welchem Maße auch im Alter der Alltag ausgefüllt und strukturiert ist;
- biographisch verankerte Werthaltungen, Überzeugungen, Einstellungen, Lebensstile sowie Erlebens- und Auseinandersetzungsformen, die großen Einfluß darauf ausüben, wie sich der ältere Mensch mit den Aufgaben und Anforderungen im Alter auseinandersetzt.

Soziale Faktoren:

- Biographisch gewachsene Kontaktformen;
- Ausmaß und Art der in früheren Lebensabschnitten erworbenen und im Alter weiterentwickelten „sozialen Techniken";
- Quantität und Qualität der im Alter bestehenden Kontakte;
- Grad der (erlebten) Integration; Art und Ausmaß der empfangenen und gegebenen Hilfe.

- Darüber hinaus ist von Bedeutung, in welchem Maße die bestehenden Kontakte die Überzeugung vermitteln, „geachtet" zu sein, Verantwortung zu besitzen und bedeutsame Aufgaben wahrzunehmen.

Sozioökonomische Faktoren:

- Schichtzugehörigkeit, Bildungsstand und Beruf;
- Möglichkeiten einer beruflichen Weiterqualifikation;
- ökonomische Situation.

Wohnungsfaktoren:

- Größe, Ausstattung und Lage der Wohnung (Bieten die einzelnen Räume so viel Bewegungsfläche und sind sie so gut ausgestattet, daß sich der ältere Mensch in ihnen frei bewegen und seine Unabhängigkeit aufrechterhalten kann, auch wenn er behindert ist? Ist die sanitäre Ausstattung zufriedenstellend? Ist die Wohung gut erreichbar?).

Gesellschaftliche Faktoren:

- Gesellschaftliche Bedingungen, die den individuellen Alternsprozeß beeinflussen, wie z. B. die Stellung älterer Menschen in der Gesellschaft und das „Altersbild" dieser Gesellschaft;
- politische Aspekte, wie z. B. Gesundheits- und Rentenpolitik, Sicherheit des Staates, in dem man lebt.

Kulturelle Faktoren:

- Entwicklungsstand jener Gesellschaft, in der der ältere Mensch lebt;
- Ausmaß, in dem in dieser Gesellschaft Zugang zu (neuen) Informationen, zu den verschiedenen Bildungsinhalten und Kulturgütern besteht;
- Ausmaß und Geschwindigkeit, in der sich diese Gesellschaft in ihren verschiedenen Bereichen weiterentwickelt;
- Ausmaß, in dem auch der ältere Mensch an dieser Entwicklung teilhat und diese beeinflussen kann.

Historische Faktoren:

- Historischer Kontext, in dem der individuelle Lebenslauf steht;
- einzelne geschichtliche Ereignisse, die die individuelle Entwicklung beeinflußt haben.

Diese zahlreichen Einflußfaktoren sind mit dafür verantwortlich zu machen, daß der Alternsprozeß sowohl eine hohe *interindividuelle* als auch eine hohe *intraindividuelle Variabilität* aufweist: Jede Person ist im Laufe der Biographie einem ganz spezifischen Bündel von Einflußfaktoren ausgesetzt; diese zahlreichen Einflußfaktoren bedingen auch eine hohe Individualität des Alternsprozesses (*interindividueller Aspekt*). – Darüber hinaus trägt die Vielfalt dieser Einflußfaktoren mit dazu bei, daß die Alternsprozesse in den verschiedenen Persönlichkeitsbereichen unterschiedliche Verlaufsformen zeigen (*intraindividueller Aspekt*). Dies heißt aber auch, daß jeder ältere Mensch über eine *individuelle „Kompetenzstruktur"* verfügt, die in bestimmten Bereichen ein hohes Maß an Erfahrung und Können widerspiegelt, in anderen Bereichen hingegen eher einen Mangel an Fähigkeiten und Fertigkeiten. Darüber hinaus trägt der *Prozeßcharakter* des Alterns mit zu der hohen intraindividuellen Variabilität bei: Die einzelnen Funktionsbereiche unterliegen auch im Alter einer weiteren Veränderung. Diese mündet jedoch nicht – wie man früher annahm – vorwiegend in Defizite, sondern häufig auch in neues Wachstum (BIRREN 1985; THOMAE 1983). Schließlich ist zu bedenken, daß die individuelle „Kompetenzstruktur" auch *neue Potentiale und Fähigkeiten* mit einschließt. Im Alter bestehen ja nicht nur früher erworbene Fähigkeiten und Fertigkeiten – in mehr oder minder ausgeprägter Form – fort, sondern es können sich auch ganz neue Fähigkeiten ausbilden. Auf diese „neuen Potentiale" soll an anderer Stelle (vgl. Abschn. C) ausführlicher eingegangen werden.

Die hohe Inter- und Intraindividualität des Alternsprozesses kommt auch in dem Begriff des *„funktionalen Alters"* zum Ausdruck. Das „funktionale Alter" orientiert sich an den Kapazitäten des Individuums in den einzelnen Funktionsbereichen und stellt ein Maß für dessen Gesamtkompetenz im physischen, psychischen und sozialen Bereich dar. SVANBORG (1985) hat in der *„Göteburg-Studie"* gezeigt, daß das „funktionale Alter" von dem chronologischen Alter sowohl nach oben als auch nach unten erheblich abweichen kann.

B. „Kompetenz" im Alter

I. Theoretische Grundlagen: Die verschiedenen Dimensionen der „Kompetenz"

1. Der differentielle Aspekt

Gerade die differentielle Analyse des Alternsprozesses erfordert eine Definition des „Kompetenzbegriffes", in die möglichst viele Facetten der menschlichen Existenz miteingehen. Dabei soll diese Definition sowohl die *objektiv bestehenden* Fähigkeiten und Fertigkeiten des Individuums als auch dessen *subjektives Erleben* erfassen. Darüber hinaus ist es notwendig, daß die einzelnen Persönlichkeitsbereiche möglichst differenziert auf dem Hintergrund der physischen Dimension, der psychischen Dimension, der sozialen Dimension und der existentiellen Dimension abgebildet werden.

„Kompetenz" wird nun definiert als die Fähigkeit des älteren Menschen,

- sich an körperliche Störungen anzupassen, die Homoöstase in den verschiedenen physiologischen Prozessen wiederherzustellen sowie bestimmte gesundheitliche Störungen zu kompensieren;
- sensumotorische und psychomotorische Abläufe und Funktionen zu beherrschen;
- Funktionen, die der Alltag fordert, selbständig auszuüben und ein in diesem Sinne selbstverantwortliches Leben zu führen;
- Erfahrungen und Wissen zu aktivieren und auch auf neue Situationen hin anzuwenden;
- sich auch in neuen Situationen zurechtzufinden und zu orientieren, neu hinzuzulernen, Funktionen zu erweitern;

- kognitive Funktionen und Fähigkeiten aufrechtzuerhalten und weiterzuentwickeln sowie nach neuen Aufgaben zu suchen, die subjektiv bedeutsam sind;
- auch weiterhin Initiative zu übernehmen bzw. diese neu zu entwickeln, seine Situation nach eigenen Wünschen zu gestalten und selbstverantwortlich Entscheidungen zu treffen;
- sich in sozialen Situationen zurechtzufinden und neue soziale Kontakte zu schließen;
- ein positives Selbstbild aufzubauen oder wiederzugewinnen, das von der Überzeugung bestimmt ist, wichtige Funktionen und Abläufe „kontrollieren" zu können, „kompetent" zu sein und sein Leben selbstverantwortlich gestalten zu können;
- mögliche Belastungssituationen zu antizipieren und diese situationsgerecht zu bewältigen;
- Ziele, Ideale und Werte zu definieren und zu verwirklichen, die als „sinnvoll" und „verpflichtend" für das eigene Leben empfunden werden;
- Grenzen und Einschränkungen zu akzeptieren und gleichzeitig Möglichkeiten zu nutzen, die sich trotz der bestehenden Einschränkungen noch bieten;
- eine realistische Zukunfts- und Lebensperspektive zu entwickeln, die einerseits um die Begrenzungen weiß, die andererseits aber auch den Versuch unternimmt, den Blick auf neue Ziele zu richten;
- sich auch eingestehen zu können, daß er bestimmte Dinge nicht (mehr) beherrscht, und trotzdem nicht zu resignieren.

2. Der dynamische Aspekt

Darüber hinaus stellt die „Kompetenz" ein *dynamisches Konstrukt* dar, da die einzelnen Funktionsbereiche kontinuierlichen Veränderungen unterliegen. Sie entwickeln sich bei mangelndem Gebrauch und bei geringer Förderung zurück; werden sie hingegen kontinuierlich gefordert und gefördert, so können sie sich auch weiterentwickeln. Gerade eine dynamische Betrachtungsweise der Kompetenz, die die Funktionsbereiche nicht als etwas Statisches ansieht, sondern vielmehr den *Entwicklungsaspekt des psychophysischen Organismus* betont, stellt auch eine zentrale Arbeitsgrundlage für präventive und rehabilitative Maßnahmen dar.

3. Der sozialpsychologische Aspekt

Die „Kompetenz" stellt aber auch das Resultat eines gelungenen Wechselwirkungsprozesses zwischen dem Individuum und seinem sozialen Umfeld dar. Es handelt sich also bei der „Kompetenz" auch um ein *sozialpsychologisches Konstrukt*. Danach ist die „Kompetenz" bestimmt von der Fähigkeit und Bereitschaft des sozialen Umfeldes,

- dem älteren Menschen Aufgaben und Verantwortung zu übertragen;
- Vertrauen in den älteren Menschen zu setzen;

- ihn in seinem Streben nach Selbstverantwortung zu unterstützen, Erfolge zu „verstärken", aber auch bei Mißerfolgen vorsichtige Rückmeldung zu geben;
- ihn in einer optimalen Weise zu fordern, ihn dabei aber weder zu unter- noch zu überfordern, sondern „dosierte Diskrepanzerlebnisse" zu schaffen;
- ihm neue Informationen zukommen zu lassen und ihm bei der Verarbeitung dieser Informationen zu helfen;
- ihm die Überzeugung zu vermitteln, „kompetent" sein zu können und Fähigkeiten und Kenntnisse zu besitzen, die geschätzt und geachtet sind;
- ihm im Falle starker Hilfebedürftigkeit auch die Chance zu geben, die empfangene Hilfe zu erwidern.

4. Der ökologische Aspekt

Schließlich ist die „Kompetenz" auch als ein *ökologisches Konstrukt* anzusehen. Zahlreiche Faktoren der *Umwelt* – wie z. B. Ausstattung und Lage der Wohnung – beeinflussen die Kompetenz in den verschiedenen Persönlichkeitsbereichen und können kompetenzerhaltend, kompetenzfördernd oder aber kompetenzbehindernd wirken. LAWTON (1985) hat in seinen Beiträgen zur Interaktion zwischen Person und Umfeld festgestellt, daß dem Umfeld oftmals eine *kompensatorische Funktion* zukommt: In dem Maße, in dem bestimmte Fähigkeiten und Fertigkeiten zurückgehen, ist die Person auf Hilfen in ihrem Umfeld angewiesen. Eine Wohnung z. B., zu der ein Aufzug führt, die Aufrichtehilfen, Haltemöglichkeiten, Handläufe, ausreichenden Bewegungsradius, Hebevorrichtungen zum Besteigen der Badewanne sowie ein Hausnotrufsystem enthält und die so zentral liegt, daß der Bewohner Angehörige, Freunde, Geschäfte, Institutionen und öffentliche Anlagen gut erreichen kann, besitzt für einen Schlaganfallpatienten, der nur über eingeschränkte Bewegungsmöglichkeiten verfügt, eine zentrale kompensatorische Funktion. Diese trägt mit dazu bei, daß überhaupt ein unabhängiger Haushalt aufrechterhalten werden kann. Diese Umweltfaktoren sind auch bei der Planung von Therapie- und Rehabilitationsmaßnahmen sowie bei der Bestimmung der individuellen Kompetenzstruktur immer zu berücksichtigen.

II: Empirische Beiträge zur „Kompetenz" im Alter

1. Aufrechterhaltung der Selbstverantwortung sowie Übernahme von Aufgaben im Alter

Wie aus zahlreichen empirischen Beiträgen hervorgeht, besitzt ein Großteil der älteren Bevölkerung jenes Maß an „Kompetenz", das für die Aufrechterhaltung der Selbstverantwortung notwendig ist. Darüber hinaus weisen Studien darauf hin, daß viele ältere Menschen sowohl innerhalb als auch außerhalb der Familie Verantwortung übernehmen und bedeutsame Aufgaben erfüllen. Demnach wäre es auch falsch, Alter mit „Funktionsverlust" oder „Pflegebedürftigkeit" gleichzusetzen. Allerdings machen die verschiedenen Studien auch deutlich, daß das Ausmaß an kompetenten Fähigkeiten und Fertigkeiten in hohem Maße davon beeinflußt ist, wie stark das soziale Umfeld diese Fähigkeiten und Fertigkeiten nutzt und achtet (KUYPERS u. BENGTSON 1973).

Auch wenn bei einem älteren Menschen Funktionsbeeinträchtigungen und -einbußen in einem Bereich zu erkennen sind, so darf von diesen Schädigungen aus nicht über alle Funktionsbereiche generalisiert werden. Häufig besteht die Tendenz, älteren Menschen aufgrund bestimmter Beeinträchtigungen die Gesamtkompetenz abzusprechen. Ein differenzierter Gebrauch des „Kompetenz"-Begriffes sowie eine differenzierte Analyse der einzelnen Funktionsbereiche schützt vor solchen Generalisierungen. Indem man nicht nur fragt, welche Funktionen verloren gegangen sind, sondern sich auch auf die noch vorhandenen Fähigkeiten konzentriert und außerdem feststellt, in welchem Maße und mit welchen Methoden die eingetretenen Funktionsbeeinträchtigungen gelindert werden können, schafft man eine *Grundlage für eine fundierte Rehabilitation*. Die neuen Beiträge zur Klinischen Neuropsychologie (vgl. v. CRANON u. ZIHL 1988; LERNER 1984; POECK 1982) stellen einen eindrucksvollen Beleg dafür dar, daß bei differenzierter Diagnostik und Rehabilitation Schädigungen in einzelnen neuropsychologischen und -physiologischen Funktionsbereichen – denen für die Unabhängigkeit im Alter besondere Bedeutung zukommt – wirksam behandelt werden können (hier sei z. B. die Rehabilitation von aphasischen, apraktischen, agnostischen und amnestischen Störungen bei Schlaganfallpatienten erwähnt).

Die Aufrechterhaltung der Selbstverantwortung sowie eines aufgabenbezogenen, verantwortlichen Lebens wird von vielen älteren Menschen als eines der bedeutsamsten Ziele genannt, wie viele Studien zeigen (vgl. THOMAE et al. 1987). Die Entwicklung von neuen Behandlungskonzepten, die jene Funktionsbereiche stabilisieren und fördern, die für die Aufrechterhaltung der Unabhängigkeit notwendig sind, stellt demnach eine bedeutende Aufgabe der Geriatrie dar.

2. Verantwortliche Stellung innerhalb der Familie

Untersuchungen zur Stellung älterer Menschen in der Familie (vgl. BENGTSON et al. 1985; LEHR 1984a; ROSENMAYR u. ROSENMAYR 1978; SUSSMAN 1985) zeigen, daß viele ältere Menschen ihren Angehörigen ein hohes Maß an Hilfe und Unterstützung gewähren, so daß es falsch wäre, die älteren Familienmitglieder einseitig unter dem Aspekt der „Abhängigkeit" und des Angewiesenseins auf familiäre Unterstützung zu betrachten. Die Hilfe, die die ältere Generation gibt, ist vielfältiger Art (z. B. Hilfen im Haushalt, in der Erziehung, Rat in verschiedenen Lebensfragen, emotionale Unterstützung, finanzielle Hilfen) und zeugt von hoher Kompetenz sowie von Verantwortungsbereitschaft. In dem innerfamiliären Austausch von Hilfe und Unterstützung streben auch ältere Menschen ein *Gleichgewicht zwischen empfangener und gegebener Hilfe* an; das Fehlen dieses Gleichgewichts wird in der Regel als Beeinträchtigung der Selbstverantwortung und Eigenständigkeit erlebt und stellt eine Quelle *innerfamiliärer Konflikte* dar.

Auch der *unabhängige Haushalt* wird von den meisten älteren Menschen ausdrücklich gewünscht; dieser ermöglicht nicht nur eine größere Unabhängigkeit in der eigenen Lebensführung, sondern er symbolisiert auch nach außen Kompetenz, Selbstverantwortung und Eigenständigkeit. Der unabhängige Haushalt darf nicht als mangelndes Interesse älterer Menschen an dem Leben der jüngeren Familienmitglieder interpretiert werden. Die meisten älteren Menschen stehen mit ihren Angehörigen in einem regelmäßigen Kontaktaustausch, sie bewerten die gemeinsamen Unternehmungen positiv, ihre Wohnung ist in der Regel so gelegen, daß sie wenigstens einige ihrer Kinder gut erreichen können. Dieses „Kontaktmuster" wird in der Gerontologie als *„innere Nähe"* bei *„äußerer Distanz"* bezeichnet. In empirischen Studien konnte darüber hinaus gezeigt werden, daß die selbständige Lebensführung – wie sie in dem eigenen Haushalt zum Ausdruck kommt – die *Qualität der innerfamiliären Beziehungen* fördert.

Auch die Bedeutung der *Freundschaften* und der *Vereinszugehörigkeit* für die Lebenszufriedenheit im Alter – wie sie an zahlreichen Stellen nachgewiesen werden konnte (vgl. LOWENTHAL u. ROBINSON 1976; MORGAN 1982) – stellt Ausdruck der „Selbstverantwortung" und „Eigenständigkeit" im Alter dar. So zeigen Studien, daß ältere Menschen an außerfamiliären Kontakten besonders die Tatsache schätzen, daß sie diese in stärkerem Maße nach ihren eigenen Bedürfnissen, Wünschen und Zielen gestalten können und in ihnen auch ein höheres Maß an „Freiheit" finden. Diese „Freiheit" fördert auch die innerfamiliären Beziehungen.

3. Aktive Auseinandersetzung mit den Anforderungen des Lebens

Wie weiterhin in empirischen Studien gezeigt werden konnte, findet sich bei vielen älteren Menschen eine *aktive Auseinandersetzung mit den Anforderungen und Aufgaben, die der Lebensalltag stellt.* Dabei schließt diese „aktive Auseinandersetzung" nicht nur die Bemühungen des Individuums um eine Veränderung der äußeren Situation mit ein, sondern auch die Versuche, bei chronischen Einschränkungen die innere Einstellung zu verändern und zu einer Akzeptanz gewisser Grenzen zu gelangen. Der realistische Umgang mit den *Möglichkeiten* und *Grenzen* des Lebens stellt eine Fähigkeit dar, die sich im Alter besonders häufig findet. Dies gilt auch für die Auseinandersetzung mit dem Verlust von Angehörigen und Freunden, mit chronischer Krankheit sowie mit Sterben und Tod (KRUSE 1988a).

Voraussetzung einer solchen aktiven Auseinandersetzung mit den Lebensanforderungen und -aufgaben stellt die Überzeugung dar, daß die bestehende Situation *veränderbar* und *gestaltbar* ist (KRUSE 1987; LEHR 1980; THOMAE 1988). Die erlebte Veränderbarkeit und Gestaltbarkeit beschränken sich dabei ebenfalls nicht nur auf eine „äußere Veränderung" der Situation, sondern schließen auch die subjektiv wahrgenommene Möglichkeit einer Veränderung der eigenen Einstellung mit ein. Die subjektiv erlebte Veränderbarkeit und Gestaltbarkeit drückt sich vor allem in der *Zukunftsperspektive* aus (THOMAE 1981). Dabei wurde an verschiedenen Stellen gezeigt, daß auch ältere Menschen in *Grenzsituationen* über eine Zukunftsperspektive verfügen können. Diese konzentriert sich meist nicht auf die ferne Zukunft, sondern auf Ereignisse, die in unmittelbarer zeitlicher Nähe liegen; darüber hinaus zeigt sich immer wieder, daß in der Zukunftsperspektive älterer Menschen auch das Schicksal der nachfolgenden Generationen einen besonderen Platz einnimmt.

Das Ausmaß erlebter „Veränderbarkeit" und „Gestaltbarkeit" ist in hohem Maße durch das *soziale Umfeld* beeinflußt. In dem Maße, in dem dieses dem älteren Menschen das *Gefühl* zu vermitteln vermag, *gebraucht zu werden und geschätzt* zu sein – und dies auch bei schweren körperlichen und seelischen Belastungen –, kann es auch mit dazu beitragen, daß sich eine tragfähige Lebensperspektive konstituiert und auf diese Weise der Umgang mit *Grenzsituationen* eher möglich ist. In Studien zur Auseinandersetzung älterer Menschen ließen sich zahlreiche Zusammenhänge zwischen dem Ausmaß, in dem die eigene Situation als gestaltbar wahrgenommen wurde, und der Einstellung des sozialen Umfeldes zu der Lebenssituation des älteren Menschen gefunden (Kruse 1988 a).

Die erlebte Veränderbarkeit und Gestaltbarkeit der eigenen Situation weist enge Bezüge zu dem Konstrukt der subjektiv erlebten „*Kontrolle*" auf, wie es gerade in den letzten Jahren entwickelt worden ist (Baltes u. Baltes 1986; Rodin et al. 1985). „Kontrolle" über die eigene Lebenssituation ausüben heißt dabei: Eigene, verantwortliche Entscheidungen treffen, an den verschiedenen Aspekten des Lebens verantwortlich und aktiv gestaltend teilhaben, die Konsequenzen eigenen Handelns abschätzen und Pläne entwickeln. Auch dies zeigt die Notwendigkeit auf, älteren Menschen Verantwortung und Aufgaben zu übertragen bzw. zu überlassen und ihnen nicht – aufgrund einer einseitigen Sicht des Alternsprozesses – alle Funktionen zu nehmen.

4. Neue Fähigkeiten und Potentiale im Alter

Wie zahlreiche gerontologische Studien gezeigt haben, darf das Alter nicht nur unter dem Aspekt der Zu- und Abnahme von Funktionen verstanden werden, sondern muß auch unter dem Gesichtspunkt der *Entstehung von ganz neuen Fähigkeiten, von neuen Potentialen* betrachtet werden. Schon in der älteren Literatur wird die „Altersweisheit" – verstanden als große Erfahrung im Umgang mit den Aufgaben und Anforderungen des Lebens – unterstrichen. Neuere empirische Befunde (vgl. z. B. Birren 1985; Thomae 1985) zeigen, daß in der Tat im Alter ganz neue Fähigkeiten und Potentiale entstehen und daß eine wichtige Aufgabe des sozialen Umfeldes darin zu sehen ist, diese *Potentiale zu nutzen.*

Das Leben stellt nicht nur eine Folge von quantitativen Veränderungen dar, sondern auch eine *Sequenz von qualitativen Veränderungen*, von Metamorphosen, so daß auch nicht einfach verschiedene Lebensabschnitte miteinander verglichen werden können. Vielmehr ist es notwendig, das jeweils Spezifische eines Lebensabschnittes zu untersuchen; *dies gilt auch für das Alter*. Spezifische, *neue* Fähigkeiten und Potentiale im Alter sind – wie die empirische Forschung zeigt – die nachfolgend aufgeführten:

- Fähigkeit, Kompromisse zwischen dem Erwarteten und dem Erreichten zu schließen;
- Fähigkeit, Grenzen des Lebens zu akzeptieren und gleichzeitig neue Lebensmöglichkeiten zu erkunden;
- Fähigkeit und Bereitschaft, die zurückliegenden Ereignisse, Erlebnisse und Erfahrungen in eine umfassendere Ordnung zu stellen und neu zu bewerten;

- Fähigkeit zu einem vertieften Urteil über konkrete Lebensfragen und über ethische Probleme;
- Fähigkeit, aufgrund eines hohen Maßes an Lebenserfahrung mit den Aufgaben und Anforderungen, die das Leben stellt, auf eine reife Art und Weise umzugehen;
- Fähigkeit, eigene Bedürfnisse zugunsten anderer zurückzustellen;
- Fähigkeit, die zukunftsgerichteten Erwartungen, Hoffnungen und Pläne nicht mehr auf die weit entfernten Zeitpunkte zu richten, sondern auf die nahe Zukunft;
- Beschäftigung mit den Zielen und Schicksalen anderer Menschen (vor allem der nachfolgenden Generation); Verantwortungsgefühl für diese Menschen und ihre Zukunft.

Viel zu wenig ist bislang in der geriatrischen und gerontologischen Literatur auf die neuen Potentiale im Alter hingewiesen worden. Durch Begriffe wie z. B. „Altersabbau", „Pflegebedürftigkeit", „Funktionsverlust" wird mit dazu beigetragen, daß diese Fähigkeiten und neuen Potentiale immer weiter aus dem Blick geraten. Weiterhin ist zu bedenken: Die Auseinandersetzung mit Partnerverlust, mit chronischen Funktionseinbußen, mit dem Verlust von Angehörigen und Freunden sowie mit dem eigenen Sterben und Tod setzt immer die Fähigkeit voraus „Kompromisse" zu schließen und mit Grenzen umgehen zu können. Wie viele Studien zeigen, besitzen gerade die älteren Menschen von heute – die in ihrer Biographie durch zahlreiche Belastungen hindurchgegangen sind – diese Fähigkeit.

C. Psychologische und psychopathologische Beiträge zur Auseinandersetzung älterer Menschen mit Belastungen in verschiedenen Lebensbereichen

In zahlreichen theoretischen und empirischen Beiträgen wurde die Auseinandersetzung älterer Menschen mit Belastungen in verschiedenen Lebensbereichen untersucht (vgl. u. a. BECKER 1985; BIRREN et al. 1963; BIRREN u. LIVINGSTON 1985; FILIPP u. OLBRICH 1986; LAZARUS u. FOLKMAN 1984; MCCRAE 1984; LEHR 1984b; OLBRICH 1987; THOMAE 1984, 1987, 1988). Dabei konnte gezeigt werden, daß (a) auch im Alter objektiv bestehende Belastungen subjektiv sehr verschiedenartig erlebt und gedeutet werden, daß (b) die Auseinandersetzung mit Belastungen in den einzelnen Lebensbereichen oftmals sehr verschiedenartig verläuft, daß (c) der Prozeß der Auseinandersetzung im Laufe der Zeit zahlreichen Veränderungen unterliegt und somit als ein dynamisches Geschehen anzusehen ist, daß (d) dieser Prozeß von zahlreichen Faktoren beeinflußt ist, die – je nach Art ihrer Wirkung – die Auseinandersetzung mit Belastungen fördern („Protektionsfaktoren") oder behindern („Vulnerabilitätsfaktoren"). Diese verschiedenen Aspekte werden im folgenden ausführlicher erörtert.

I. Die Bedeutung des subjektiven Erlebens für die Auseinandersetzung mit Krisen und Belastungen im Alter

Die Art und Weise, wie der Mensch Ereignisse wahrnimmt und deutet, ist in hohem Maße individuell; *subjektiv* wahrgenommene Situationen können von *objektiv* bestehenden Situationen z. T. erheblich abweichen. Da die Art und Weise, wie der Mensch Ereignisse erlebt, von *biographischen Erfahrungen* beeinflußt ist, nimmt im Laufe der Zeit – aufgrund der Vielfalt der Ereignisse, Erlebnisse, und Erfahrungen – auch die Individualität und Verschiedenartigkeit im subjektiven Erleben zu. Der Alternsprozeß ist auch von hier aus als ein *Prozeß zunehmender Differenzierung* anzusehen.

Um die Verschiedenartigkeit in der Wahrnehmung und Deutung von (objektiv) belastenden Lebensereignissen deutlich zu machen, wird von Lehr (1972) die Unterscheidung zwischen „*Aufgabe*", „*Thematik*", „*Problematik*", „*Konflikt*" und „*Krise*" vorgenommen. Den Ausgangspunkt dieser Differenzierung bildet eine veränderte Lebenssituation, die immer eine Neuorientierung erfordert und somit auch eine „Aufgabe" für die Person darstellt. Diese „Aufgabe" wird nun zur „Thematik", wenn sich das Individuum intensiv mit dieser auseinandersetzt und gleichzeitig andere Daseinsbereiche in den Hintergrund treten. Eine „Problematik" liegt dann vor, wenn sich das Individuum durch die eingetretene Veränderung seiner Lebenssituation belastet fühlt und sich ganz auf die Bewältigung dieser neuen Situation konzentriert. Schließlich können sich diese Lebensveränderungen zu eigentlichen „Konflikt-" und „Krisensituationen" ausweiten, wenn sie vom Individuum als starke Belastung und Bedrohung seiner Existenz erlebt werden (vgl. auch v. Gebsattel 1954; v. Weizsäcker 1940). Entsprechend dieser Unterscheidung ist auch bei objektiv gegebenen Belastungen immer zu fragen, ob diese als „Aufgabe", als „Thematik", als „Problematik" oder schließlich als „Konflikt" bzw. als „Krise" erlebt wird.

1. Bewertungsprozesse als Person-Situations-Interaktionen: „Transaktionale" Streßmodelle

Die Art und Weise, wie die Person eine Veränderung der Lebenssituation wahrnimmt und deutet, ist auch davon beeinflußt, als wie kompetent sich das Individuum in der Meisterung dieser neuen Situation erlebt. Dies wird besonders in dem „transaktionalen" Streßmodell, wie es von Lazarus und Mitarbeitern (vgl. Lazarus u. Folkman 1984; Lazarus u. Launier 1978) entwickelt worden ist, hervorgehoben.

Das *subjektive Erleben* von objektiv gegebenen Situationen läßt sich danach in drei Komponenten untergliedern:

- Die „*primäre Bewertung*" („primary appraisal") bezeichnet die Art und Weise, wie die Person das eingetretene Ereignis bewertet (als „positiv", als „irrelevant", als „Bedrohung", „Verlust" oder „Herausforderung"). „*Streß*" wird vor diesem Hintergrund definiert als „any event in which environmental or internal demands (or both) tax or exceed the adaptive resources of an individual" (Lazarus u. Launier 1978).

- Die *„sekundäre Bewertung"* („secondary appraisal") beschreibt die Art und Weise, wie die Person ihre eigenen Fähigkeiten zur Bewältigung des Ereignisses wahrnimmt (z. B. „traut sie sich zu, dieses Ereignis zu bewältigen, oder nicht?").
- Die Einschätzung der eigenen Fähigkeiten zur „Bewältigung" („*coping*") der Situation kann schließlich zu einer „*Neubewertung*" („re-appraisal") des Ereignisses führen: Stellt z. B. die eingetretene Situation für das Individuum eine „Bedrohung" dar, hält es sich aber gleichzeitig als fähig, diese Bedrohung zu meistern, so verändert sich damit auch die Bewertung der eingetretenen Situation: Diese wird nun eher als eine „Herausforderung" und weniger als eine „Bedrohung" erlebt. Die endgültige Bewertung eines Ereignisses bildet – wie aus diesem Beispiel hervorgeht – immer das Resultat einer Interaktion zwischen „Person" und „Situation" („*transaktionales*" Streßmodell).

Die Art und Weise, wie die Person die eingetretenen Ereignisse sowie ihre Fähigkeit, diese zu bewältigen, *subjektiv bewertet*, entscheidet darüber, ob in ihrem Erleben die Situation als eine „*Herausforderung*" erscheint, die sie meistern kann, als „*Bedrohung*", die ihr Leben gefährdet, oder als ein „*endgültiger Verlust*", dem sie nichts mehr entgegenzusetzen vermag.

2. Unterschiede zwischen objektiver und subjektiver erlebter gesundheitlicher Belastung und ihre Bezüge zur individuellen Gesamtsituation

Die Wahrnehmung und Deutung einzelner Ereignisse weist enge Bezüge zur *erlebten Gesamtsituation* (v. WEIZSÄCKER 1988) des Individuums auf. In der Art und Weise, wie die Person bestimmte Situationen erlebt, kommt auch die Einstellung, die sie gegenüber ihren eigenen Fähigkeiten und Fertigkeiten, ihrer Biographie, ihrer gegenwärtigen Situation sowie ihrer persönlichen Zukunft besitzt, zum Ausdruck.

In jenen interdisziplinären Studien, in denen große Unterschiede zwischen dem *objektiven* (d. h. durch Arzturteil bestimmten) und dem *subjektiv erlebten Gesundheitszustand* ermittelt werden konnten (BIRREN et al. 1963; BUSSE u. MADDOX 1985; LEHR u. THOMAE 1987; SHOCK 1984; SVANBORG et al. 1982), wurde deutlich, daß eine starke „Fixierung körperlicher Beschwerden" – die einherging mit einer hohen subjektiven Belastung im gesundheitlichen Bereich – vor allem bei jenen Personen vorlag, deren innere Situation in hohem Maße „gestört" und „wenig ausgefüllt" war und die ihre Situation in vielerlei Hinsicht als eingeschränkt und belastet wahrnahmen. Umgekehrt ließen sich in diesen Untersuchungen auch viele Menschen finden, die trotz hoher objektiver Belastung im gesundheitlichen Bereich nur eine geringe Beschäftigung mit den körperlichen Beeinträchtigungen zeigten, sich selbst als gering belastet einstuften, gleichzeitig aber auch in ihrem Leben eine „Aufgabe", einen „Wert" und einen „Sinn" erfuhren. Gerade dies schützte sie vor einem „Verhaftetsein in körperlichen Krankheiten" (vgl. auch FRANKL 1983; PECK 1968).

3. Die Verschiedenartigkeit des Erlebens von Belastungssituationen im Alter: Erklärungsansätze einer kognitiv-motivationalen Theorie der Persönlichkeit

Diese Unterschiede zwischen der objektiv bestehenden und der subjektiv erlebten („kognitiv repräsentierten") Situation bilden auch den Ausgangspunkt „kognitiver Theorien" der Persönlichkeit.

Thomae postuliert in der „kognitiven Persönlichkeitstheorie des Alterns" darüber hinaus den *Einfluß dominanter Bedürfnisse, Erwartungen und Einstellungen* auf die Art und Weise, wie das Individuum eine Situation deutet. Damit wird die Bedeutung einer *Interaktion von kognitiven und motivationalen Systemen* für die Auseinandersetzung des Individuums mit seiner Welt unterstrichen (vgl. auch Laux 1983; Lewin 1963). Die beiden ersten Postulate der Theorie lauten:

I. Postulat:
„Es ist die kognitive Repräsentation einer Situation und nicht die ‚objektive Qualität' der Situation, die die Reaktion auf diese Situation bestimmt" (Thomae 1985).

II. Postulat:
„Jede Situation wird vom Individuum im Sinne der im Augenblick dominanten Motivations- und kognitiven Systeme und/oder Strukturen wahrgenommen und bewertet" (Thomae 1985).

Gerade das 2. Postulat besitzt auch für das Verständnis des Erlebens und Verhaltens im Alter besondere Bedeutung: Es zeigt nämlich auf, daß sich auch ältere Menschen in der Wahrnehmung und Deutung ihrer Situation von Werten und Überzeugungen leiten lassen, die im Laufe zahlreicher Begegnungen des Menschen mit der Welt entstanden sind und eine jener Grundlagen darstellen, auf der sich im Alter die Auseinandersetzung mit der Lebenssituation vollzieht. Das Verständnis dieser Auseinandersetzung setzt demnach auch eine Analyse der dominanten Wert-, Überzeugungs- und Einstellungs- und Bedürfnissysteme des Individuums voraus, wie sie in der Biographie – unter Einwirkung zahlreicher Einflußfaktoren – entstanden sind. Die „Akzeptanz" gewisser Einschränkungen bei gleichzeitiger Suche nach jenen Möglichkeiten, die das Leben noch bietet – eine Reaktionsform, die gerade in der Auseinandersetzung mit *chronischen, auch objektiv nicht mehr veränderbaren Belastungen* notwendig ist – setzt eine Wert- und Einstellungsstruktur voraus, die – trotz der Einschränkungen – das Leben als eine „Aufgabe" wahrnimmt, die neben den „Grenzen" auch die „Möglichkeiten" des Daseins sieht, die in dem Leben einen „Sinn" erblickt und die schließlich auch „Kompromisse" zwischen den Grenzen und Möglichkeiten eingehen kann.

Die Übereinstimmung von erlebter Situation (s. I. Postulat) und dominanten Bedürfnissen, Erwartungen und Einstellungen (s. II. Postulat) stellt – wie Thomae in der kognitiven Persönlichkeitstheorie des Alterns postuliert und wie auch in vielen empirischen Untersuchungen gezeigt werden konnte – eine wichtige Voraussetzung für die Anpassung an den Alternsprozeß sowie für „Lebenszufriedenheit im Alter" (Havighurst 1963 b) dar:

III. Postulat:
„Anpassung an das Altern ist eine Funktion des Gleichgewichts zwischen den kognitiven und motivationalen Systemen des Individuums" (Thomae 1985).

Dabei ist zu beachten, daß diese Übereinstimmung ein individueller Prozeß ist, d.h. jedes Individuum versucht auf seine eigene Art und Weise, zu einer Übereinstimmung zwischen seinen Erwartungen und Bedürfnissen einerseits und der bestehenden Situation andererseits zu gelangen und jedes Individuum entscheidet letztlich selbst, ob (und wann) eine solche Übereinstimmung erreicht ist bzw. ob dies nicht der Fall ist. Damit wird aber auch deutlich, daß sich die Kriterien einer Lebenszufriedenheit im Alter bzw. eines „erfolgreichen Alterns" nicht von außen bestimmen lassen, sondern vielmehr von innen, d.h. vom Individuum selbst her. Demnach sind auch jene Alternstheorien kritisch zu bewerten, die generalisierende Aussagen über die Bedingungsfaktoren der „Lebenszufriedenheit" treffen – wie z.B. die *„Disengagement-Theorie"* (Lebenszufriedenheit und „erfolgreiches Altern" sind nur dann möglich, wenn sich der ältere Mensch mehr und mehr aus den sozialen Rollen und Lebensverpflichtungen zurückzieht (vgl. Cumming u. Henry 1961) oder die *„Aktivitätstheorie* (Lebenszufriedenheit und „erfolgreiches Altern" sind nur dann möglich, wenn der ältere Mensch die früheren Rollen und Verpflichtungen in möglichst hohem Ausmaß aufrechterhält).

II. Formen der Auseinandersetzung mit Belastungen im Alter

1. Veränderung der „äußeren Situation" durch handlungsbezogene Techniken

Viele Personen versuchen, das *Gleichgewicht* zwischen der wahrgenommenen Situation (kognitives System) und ihren eigenen Erwartungen und Bedürfnissen (motivationales System) durch aktive, leistungsbezogene Formen der Auseinandersetzung herbeizuführen, die auf eine *„äußere Veränderung der Situation"* zielen (vgl. Becker 1985; Kruse 1986; Lazarus u. Folkman 1984; Thomae 1984). Als bedeutsame „Daseinstechniken" (damit umschreibt Thomae die Reaktionen des Individuums auf die verschiedenen Lebenssituationen, Aufgaben und Belastungen) zur Veränderung der „äußeren Situation" konnten in empirischen Untersuchungen des Bonner Arbeitskreises Lehr 1972; Lehr u. Thomae 1987; Thomae 1988) die folgenden ermittelt werden:

- *„Sachliche Leistung"*, d.h. Techniken, die die Bemühungen des Individuums umschreiben, die Anforderungen der Situation durch zielbewußtes Handeln zu meistern;
- *„Aufgreifen von Chancen"*, d.h. Techniken, die darauf zielen, jene Möglichkeiten, die die Situation bietet, aufzugreifen und konsequent zu nutzen;
- *„Aktive Informationssuche"*, d.h. Techniken, die darauf zielen, ein Optimum an Informationen über eine bestimmte Situation oder Lage zu erhalten, um damit die Handlungsgrundlage zu erweitern;
- *„Stiftung und Pflege von sozialen Kontakten"*, d.h. Techniken, die auf einen vermehrten Kontakt mit anderen Menschen zielen, um auf diese Weise Schutz, Sicherheit und Unterstützung zu finden und neue Anregungen zu finden; auch ist die Stiftung und Pflege von sozialen Kontakten mit dem Ziel verknüpft, die persönliche Lebenssituation reichhaltiger zu gestalten;
- *„Appell an die Hilfe anderer"*, d.h. Techniken, die auf Hilfe und Unterstützung durch andere Menschen zielen, um auf diese Weise die Situation besser bewäl-

tigen zu können. Dabei sind allerdings die Ursache des Hilfeappells sowie die Art und Weise, wie dieser vorgetragen wird, für den Erfolg dieser Technik von großer Bedeutung. Geht der „Appell an die Hilfe anderer" darauf zurück, daß sich die Person selbst nichts zutraut, sich als „inkompetent" erlebt und resigniert hat, so wird dadurch die Situation nicht gefördert, sondern eher verschlechtert. Stellt der „Hilfeappell" hingegen Ausdruck einer aktiven Suche nach Unterstützung zur (Wieder-)gewinnung eigener Verantwortung, Selbstständigkeit und Kompetenz dar, so kann durch diese Technik die Situation auch langfristig gefördert werden.

2. Veränderung der „inneren Situation" durch kognitive Techniken

In jenen Fällen hingegen, in denen eine „äußere Veränderung" nicht mehr erreicht werden kann, ergibt sich die Notwendigkeit einer *„inneren Veränderung"*, d.h. einer Veränderung der Einstellung des Individuums. Nur dann, wenn diese Veränderung gelingt, ist das Individuum auch in der Lage, mit chronischen Einschränkungen und Belastungen umzugehen. Diese Veränderung der „inneren Einstellung" wird in der Literatur unterschiedlich umschrieben: So *zeigt* THOMAE (1988) an vielen Stellen auf, daß die Veränderung der inneren Einstellung auf Prozesse der *„kognitiven Umstrukturierung"* zurückgeht. Darunter faßt er die Bemühungen der Person zusammen, in der Auseinandersetzung mit Belastungen und Einschränkungen zu einer *Neubewertung der Situation* zu gelangen. Wie in empirischen Studien deutlich wurde, finden sich Versuche einer Neubewertung der Situation vor allem bei *chronischen* Einschränkungen und Verlusten, die auch objektiv nicht mehr verändert werden können.

Eine Neubewertung der Situation gelingt vielen älteren Menschen durch eine *Erweiterung der eigenen Lebensperspektive*: Es treten nun Aspekte in den Vordergrund des Erlebens, die früher nur untergeordnete Funktion besaßen oder gar nicht wahrgenommen wurden. Die zentrale Stellung, die das Daseinsthema „Sich freuen können an den kleinen Dingen, die der Alltag bietet" im Erleben der Untersuchungsteilnehmer der „Bonner Gerontologischen Längsschnittstudie" einnahm, weist auf die Fähigkeit vieler älterer Menschen hin, in die Bewertung ihrer Situation auch neue Aspekte – denen früher eine untergeordnete Bedeutung zukam – mitaufzunehmen und auf diese Weise zu einem neuen Gleichgewicht zwischen dem Erwarteten und dem Erreichten zu gelangen. Auch in Studien über die Auseinandersetzung älterer Menschen mit chronischer Krankheit (KRUSE 1988a) ließ sich die zentrale Stellung dieses Daseinsthemas im Erleben vieler Patienten nachweisen. Vor allem zeigte hier die Analyse des Auseinandersetzungsprozesses, daß es den Patienten erst allmählich gelang, die mit der Krankheit verbundenen Einschränkungen anzunehmen und zu einer stärkeren Beachtung jener Aspekte der Situation zu finden, die früher nur von untergeordneter Bedeutung gewesen waren oder als selbstverständlich hingenommen wurden. Dieser Prozeß der Neugewichtung einzelner Daseinsbereiche zeugt ebenfalls von der hohen seelischen Kompetenz vieler älterer Menschen.

Auch die *Beschäftigung und Identifikation mit den Zielen und Schicksalen anderer Menschen* stellt eine Technik dar, mit deren Hilfe älteren Menschen oftmals eine Neubewertung ihrer Situation möglich wird. Indem sie sich z. B. als mitverantwortlich für den Werdegang ihrer Kinder und Enkelkinder erleben, kann es ihnen auch gelingen, mit eigenen Einschränkungen und Belastungen besser umzugehen. Der Lebensweg der Kinder und Enkelkinder stellt einen Teil des *eigenen* Lebensweges dar und beeinflußt somit auch die Bewertung der eigenen Situation. Gerade bei chronisch kranken und sterbenden Patienten stellte die Beschäftigung mit dem Schicksal der nachfolgenden Generationen ein bedeutsames Daseinsthema dar (KRUSE 1988 b).

Im Alter findet sich häufig die Fähigkeit, *zurückliegende Ereignisse und Erfahrungen in einen umfassenderen Kontext zu stellen* und – vor diesem Hintergrund – *neu zu bewerten*. Ereignisse, die früher als belastend und entwicklungshemmend wahrgenommen wurden, erfahren – im Rückblick auf die Biographie – möglicherweise eine neue Deutung und Bewertung. Die Neubewertung zurückliegender Ereignisse ließ sich ebenfalls in zahlreichen gerontologischen Arbeiten nachweisen und stellt auch für hoch belastete Menschen eine Hilfe bei der Auseinandersetzung mit chronischen Einschränkungen und Verlusten dar. Diese Prozesse der „kognitiven Umstrukturierung" setzen aber voraus, daß der ältere Mensch in einer Situation lebt, die wenigstens einige Möglichkeiten der Unterstützung, der Entlastung, der „Kompensation" sowie der Bereicherung des Lebensalltags bereithält. Gerade dann, wenn sich diese Möglichkeiten nicht (mehr) bieten, sind auch keine Aspekte mehr vorhanden, auf die sich die Erweiterung der Perspektive sowie die Neubewertung der Situation beziehen kann. Daraus geht auch hervor, wie wichtig die soziale Unterstützung und Einbindung jener Menschen ist, bei denen chronische Einschränkungen und Einbußen in zentralen Funktionsbereichen vorliegen (KRUSE 1987).

FRANKL (1983) weist an vielen Stellen auf die Bedeutung der *Einstellungsmodulation* für die Auseinandersetzung mit chronischen Belastungen und Einschränkungen hin: Nur dann, wenn der Mensch ein tragfähiges Überzeugungs-, Wert- und Sinnsystem besitze („Einstellungswerte"), könne es ihm gelingen, auch bei chronischen Belastungen das Leben zu einer „Aufgabe" zu machen und den Blick in die Zukunft zu richten. Die von FRANKL beschriebene Einstellungsmodulation ist darin der „kognitiven Umstrukturierung" verwandt, daß sie ebenfalls die enge Verbindung zwischen „Person" und „Welt" betont und zeigt, daß die „Welt" der Person in hohem Maße durch Wahrnehmungs- und Deutungsprozesse konstituiert wird. Indem es der Person gelingt, zu einer neuen Einstellung zu finden, ändert sich auch ihre „Welt".

BECKER (1985) konnte in seinen empirischen Studien zum Themenkomplex „Bewältigungsverhalten und seelische Gesundheit" zeigen, daß seelisch gesunde und stabile Menschen eher in der Lage sind, zu einer Neubewertung der Situation sowie zu einer Veränderung der Einstellung zu gelangen und somit auch unveränderbare Situationen besser zu bewältigen. Vor allem gelingt es seelisch gesunden Menschen besser, Einschränkungen und Belastungen in einen umfassenderen Lebenskontext zu integrieren und damit auch stärker zu relativieren. In der Auseinandersetzung mit solchen Belastungen können dann auch neue, bisher nicht so stark beachtete Aspekte größeres Gewicht gewinnen.

BIRREN et al. (1963) haben in ihren empirischen Studien ermitteln können, daß die *Akzeptanz von Einbußen bei gleichzeitig bestehender Suche nach neuen Mög-*

lichkeiten, die die Situation bietet, eine Reaktionsform darstellt, mit der ältere Menschen gerade *chronische* Belastungen zu verarbeiten versuchen. Diese Reaktionsform erwies sich auch in der „*Bonner Gerontologischen Längsschnittstudie*" als eine zentrale Form der Auseinandersetzung älterer Menschen mit chronischen Belastungen. Sie wurde von THOMAE und LEHR als die Fähigkeit umschrieben, *Kompromisse zu schließen*. Die Veränderung der inneren Einstellung – bei gleichzeitiger Suche nach neuen Lebensmöglichkeiten – kommt auch in dem Begriff der *Transzendierung* von Belastungen zum Ausdruck (ERIKSON 1972; JUNG 1973; PECK 1968; ROTHACKER 1965). Die Fähigkeit, bestimmte Aspekte der Situation zu transzendieren, setzt einerseits eine *Offenheit gegenüber den neuen Anregungsgehalten der Situation* voraus, andererseits aber zeugt er auch von der Fähigkeit des Individuums, seine innere Einstellung zu verändern und die Situation – unter *Erweiterung der Perspektive* – neu zu bewerten.

3. Zur Bedeutung der Annahme von Einschränkungen in den Grenzsituationen des menschlichen Daseins

Wie JASPERS in seiner „*Philosophie*" (1965) darlegt, steht der Mensch – als begrenztes Wesen – in „*Grenzsituationen*", die er nicht leugnen oder sprengen kann, sondern die ihm „aufgegeben" sind und deren Integration in die eigene Existenz zu einer weiteren Vertiefung und Reifung führen kann. Schuld, Leiden, Krankheit und Tod sind einige jener Grenzsituationen, die von JASPERS genannt werden. Die Auseinandersetzung mit diesen Grenzen und die Integration dieser Grenzen kann – so JASPERS – allerdings nur dann gelingen, wenn der Mensch in eine tragfähige soziale Gemeinschaft eingebunden ist und wenn er Werte besitzt, deren Verwirklichung er sich in seinem Leben zur Aufgabe gemacht hat und die auch noch in der Gegenwart als verpflichtend erlebt werden.

Der Verlust von Angehörigen und Freunden, das Erleiden von schweren Krankheiten, die Konfrontation mit dem herannahenden Tod sind einige jener Grenzsituationen, die im Alter auftreten. Diese Grenzen lassen sich nicht leugnen und dürfen in Wissenschaft und Praxis auch nicht ausgeblendet werden. Es wäre aber falsch, würde man – aufgrund dieser Grenzsituationen – dem älteren Menschen Fähigkeiten und Entwicklungspotentiale absprechen. Im Gegenteil: Viele ältere Menschen zeigen auch in diesen Grenzsituationen Entwicklungsprozesse, stellen sich auf diese Grenzen ein und unternehmen den Versuch, diese – ohne dabei zusammenzubrechen – nach und nach zu integrieren. Allerdings ist dies – wie gerontologische Befunde zeigen – ohne (erlebte) soziale Integration und ohne eine Lebensperspektive nicht oder nur sehr bedingt möglich. Darüber hinaus ergibt sich in diesen Grenzsituationen auch nicht selten die Notwendigkeit therapeutischer Unterstützung (vgl. KRUSE 1989).

Wie die Untersuchungen zeigten, ist eine bedeutsame Fähigkeit älterer Menschen darin zu erblicken, daß sie zu einer „*Annahme*" dieser Grenzen finden, und zwar zu einer Annahme, die gleichzeitig den Blick für jene Möglichkeiten, die das eigene Dasein noch bietet, offenhält. Dabei ist diese „Annahme" nicht so zu verstehen, daß die Akzeptanz einmal geleistet und dann nicht mehr in Frage gestellt wird. Vielmehr haben unsere Untersuchungen zu der Auseinandersetzung älterer Menschen mit Grenzsituationen (KRUSE 1988 a) gezeigt, daß dieses *Annehmen immer wieder neu geleistet werden muß*. Das heißt aber auch: Immer wieder stellt sich dem Menschen in solchen Grenzsituationen die Aufgabe, jene Möglichkeiten des Daseins, die sich in seiner Situation noch bieten (und die möglicherweise für den Außenstehenden gar nicht sichtbar sind), zu nutzen und zu bejahen, um auf diese Weise mit den chronischen Einschränkungen und Grenzen fertig zu werden. Das „Sich freuen können an den kleinen Dingen, die der Alltag bietet", kann auch als Ausdrucksform einer Annahme und der gleichzeitigen Bejahung von neuen Lebensmöglichkeiten angesehen werden. Bei den von uns untersuchten chronisch kranken Patienten förderte z. B. eine Vertiefung der Ehe und die Gewißheit, daß auch der Ehepartner die Krankheit mittragen würde, die Annahme von Einschränkungen. Auch die Erfahrung, von anderen Menschen nicht im Stich gelassen zu werden, in einem Verein auch weiterhin geachtet zu sein, gemeinsam mit anderen Menschen Aktivitäten unternehmen zu können, bedeutete für viele kranke Menschen jenen „Lebenssinn", der ihnen auch half, mit den Grenzen, die durch ihre Krankheit gezogen wurde, allmählich leben und diese annehmen zu können. Aber auch die Gewißheit, den Kindern etwas mit auf den Weg gegeben, im Leben etwas aufgebaut, die Aufgaben und Anforderungen des Lebens gemeistert zu haben, stellte für kranke wie für sterbende Patienten eine Hilfe in der Auseinandersetzung mit der Situation dar. Schließlich ließ sich in den Untersuchungen auch die Bedeutung des religiösen Glaubens für die Entwicklung zu einer Annahme von chronischen Einschränkungen und Grenzen hin aufzeigen.

Welche Konsequenzen ergeben sich daraus für die Therapie?
Eine dieser Konsequenzen aus diesen Befunden stellt die *Forderung* dar, in der therapeutischen Hilfe für Menschen in Grenzsituationen *biographische Elemente in den Vordergrund zu rücken*, so wie dies z. B. von BUTLER u. LEWIS (1982) vorgeschlagen wird (vgl. auch BÜHLER 1959). Der Rückblick auf die Biographie und auf wichtige biographische Stationen kann dem Menschen in der Hinsicht eine Hilfe sein, daß sich seine *Identität* – die möglicherweise durch die starken Einschränkungen gefährdet ist (s. v. WEIZSÄCKER 1940, der hier von der gefährdeten Einheit des Subjekts spricht) – wieder festigt. Darüber hinaus kann der Rückblick auf die Biographie für den Patienten eine Hilfe in der Auseinandersetzung mit jenen Ereignissen und Stationen seines Lebens darstellen, die ihn auch noch in der Gegenwart belasten und damit die Verarbeitung der Krankheit in hohem Maße erschweren. Schließlich muß bedacht werden, daß viele Menschen, die in „Grenzsituationen" stehen, existentielle Fragen aufwerfen, die einen *fruchtbaren Dialog* notwendig machen. Das *„dialogische Prinzip"* (BUBER 1961) stellt eine wichtige Grundlage des biographisch orientierten, therapeutischen Gesprächs mit Menschen in Grenzsituationen dar. Wenn man bedenkt, daß die *Annahme von Grenzen das Resultat eines Entwicklungsprozesses* darstellt, in dessen Verlauf der Patient häufig mit vielen Belastungen und Sinnfragen konfrontiert ist, so wird auch die Notwendigkeit eines therapeutischen Handelns deutlich. Dieses baut weniger auf Rat, sondern gibt dem Patieten die Möglichkeit, in einer Sicherheit und Kontinuität vermittelnden therapeutischen Beziehung existentielle Fragen aufzuwerfen und nach möglichen Antworten zu suchen (vgl. KRUSE 1989).

Die Therapie muß aber auch *auf die Erhaltung bzw. Förderung von sozialen Techniken* gerichtet sein. Gerade in Grenzsituationen besteht die Gefahr, daß sich soziale Techniken immer stärker zurückbilden und somit die Isolation des Patienten fördern. Gerade in der Isolation aber ist die Auseinandersetzung mit Grenzen und Einschränkungen nicht mehr möglich; der Patient gerät auch psychisch in große Gefahr.

Halten wir abschließend noch einmal fest: Vielen älteren Menschen gelingt es, mit Grenzsituationen umzugehen und zu einer Akzeptanz von Einschränkungen zu gelangen. Diese Akzeptanz ist nicht resignativ oder depressiv getönt, sondern sie stellt vielmehr das Resultat eines z. T. langwierigen Prozesses dar. In dessen Verlauf gelang es dem Patienten, zu einer *Neubewertung seiner Situation* zu gelangen, sich auf die eingetretenen Einschränkungen und Verluste einzustellen und gleichzeitig zu einer neuen *Offenheit* gegenüber jenen Möglichkeiten zu finden, die die Situation noch bietet. Dabei stellt sich gerade dem sozialen Umfeld die wichtige Aufgabe, den betreffenden Menschen soweit in Aktivitäten miteinzubeziehen, daß dieser dort Möglichkeiten einer Verwirklichung seiner Fähigkeiten und Potentiale findet; darüber hinaus ist es auch notwendig, sich an dem Erleben des *Menschen in seiner Welt* (Thomae 1988) zu orientieren. Nur dadurch wird offenbar, welche Werte, Ereignisse, Begegnungen und Dinge für diesen Menschen von besonderer Bedeutung sind.

III. Die Auseinandersetzung mit Belastungen als ein bereichs- und situationsspezifisches Geschehen

Betrachtet man die Auseinandersetzung des Individuums mit seiner Welt auf dem Hintergrund des „*Gestaltkreises*", des „*Funktionskreises*" sowie des „*Person-Situations-Interaktionismus*" (Mischel 1984), so ergibt sich auch die Notwendigkeit einer Analyse, die untersucht, wie sich diese Auseinandersetzung in den *verschiedenen Daseinsbereichen und Situationen* vollzieht. In der neuen Streßforschung wird festgestellt, daß man *nicht* eine für den einzelnen Menschen *charakteristische* und *einheitliche* Art der Auseinandersetzung mit den verschiedenen Lebensanforderungen bestimmen kann. Es ist vielmehr notwendig, einen Vergleich zwischen den individuellen Reaktionsformen in den *einzelnen Lebensbereichen* vorzunehmen und zu untersuchen, inwieweit sich hier Ähnlichkeiten und Unterschiede in der Auseinandersetzung ergeben (Ulich 1987).

Thomae konnte in der „*Bonner Gerontologischen Längsschnittstudie*" feststellen, daß sich zu jedem Meßzeitpunkt zwischen den untersuchten Daseinsbereichen „Familie", „Gesundheit", „Wirtschaftliche Situation", „Wohnsituation" z. T. erhebliche Unterschiede in den individuellen Auseinandersetzungsformen ergaben. So herrschten zwar in allen Daseinsbereichen „leistungsorientierte Reaktionsformen" vor, jedoch gingen diese in den einzelnen Bereichen jeweils mit sehr unterschiedlichen Reaktionsformen einher: Im Bereich der *Gesundheit* besaßen – neben der „sachlichen Leistung" – die „Daseinstechniken" „Niedergeschlagenheit" und „Akzeptieren der Situation" besondere Bedeutung. Im Bereich der Familie dominierten dagegen – ebenfalls neben der „sachlichen Leistung" – die „Daseinstechniken" „Identifikation mit den Zielen und Schicksalen der eigenen Kinder“, „Stiftung und Pflege von sozialen Kontakten“ und „Anpassung an die Bedürfnisse anderer Menschen“, während im Bereich der *Wohnsituation* – wiederum neben der „sachlichen Leistung“ – die „Daseinstechniken“ „Sich auf andere verlassen“, „Appell and die Hilfe anderer Menschen“ und „Aufgreifen von Chancen, die sich in der Situation bieten“, eine hervorgehobene Stellung einnahmen.

In der Verschiedenartigkeit dieser Techniken kommt – wie THOMAE betont – die Tatsache zum Ausdruck, daß die Untersuchungsteilnehmer auf die verschiedenen Situationen situationsgerecht geantwortet haben. Dies ist auch als Ausdruck ihrer „Kompetenz“ zu werten: Zum einen versuchen sie, die Anforderungen, die die Situation an sie richtet, durch aktives Handeln zu meistern, wobei in den einzelnen Daseinsbereichen diese „aktiven Handlungen“ inhaltlich sehr unterschiedlich sind. Zum anderen aber – und dies veranschaulicht noch deutlicher die „Situationsspezifität“ der Auseinandersetzung – findet sich das Bemühen um eine „Akzeptanz“ der Situation in jenen Lebensbereichen, in denen – auch objektiv – unveränderbare Einschränkungen bestehen.

IV. Die Auseinandersetzung mit Belastungen als ein dynamisches Geschehen

1. Die Variabilität der Auseinandersetzung mit Belastungen in verschiedenen Lebensbereichen

Wie in zahlreichen empirischen Untersuchungen zur Bewältigung von Streß gezeigt werden konnte, unterliegt die Auseinandersetzung mit Anforderungen und Belastungen in den verschiedenen Lebensbereichen zahlreichen Veränderungen, d. h. es wird in dem *Prozeß der Auseinandersetzung ein hohes Maß an Variabilität* sichtbar. Dies soll am Beispiel der Auseinandersetzung mit gesundheitlichen und familiären Belastungen dargestellt werden.

Gesundheitlicher Bereich

So zeigte eine im Rahmen der „Bonner Gerontologischen Längsschnittstudie“ vorgenommene Analyse der Reaktionen auf gesundheitliche Belastungen, daß jene Techniken, die eine aktive Auseinandersetzung mit auftretenden Belastungen widerspiegeln (z. B. „Sachliche Leistung“, „Suche nach neuen Informationen“, „Aufgreifen von Chancen, die sich in der Situation anbieten“), im Laufe der Zeit mehr und mehr an Gewicht zunahmen und in den späten Meßzeitpunkten eine dominante Stellung innerhalb des Reaktionsgefüges innehatten. Diese Zunahme an aktiven, auf eine Verbesserung der „äußeren“ Situation zielenden Bewältigungsformen weist zum einen darauf hin, daß die Untersuchungsteilnehmer im Untersuchungszeitraum immer stärker mit gesundheitlichen Problemen konfrontiert wurden, die schließlich die Inanspruchnahme von ärztlicher Hilfe notwendig machten. Zum anderen aber zeugt sie auch von der Fähigkeit der Untersuchungsteilnehmer, mit den auftretenden gesundheitlichen Problemen nach und nach besser fertig zu werden, anfangs auftretende Tendenzen zur Niedergeschlagenheit allmählich zu überwinden und sich immer stärker um eine Verbesserung der eigenen Situation zu bemühen. Diese auf eine Veränderung der „äußeren Situation“ gerichteten (handlungsbezogenen) Techniken machten allerdings im weiteren

Verlauf mehr und mehr *„kognitiven Techniken“* Platz, die auf das Bemühen der Teilnehmer hinwiesen, zu einer Veränderung der „inneren Situation“, d. h. der eigenen Einstellung zu gelangen („kognitive Umstrukturierung“). Hier waren es vor allem das „Akzeptieren der Situation“ sowie die „Identifikation mit den Zielen und Schicksalen anderer“, die im Laufe der Zeit immer mehr an Gewicht gewannen. Die Tatsache, daß „handlungsorientierte“ Techniken allmählich „kognitiven Techniken“ wichen, hängt – wie die Analyse der medizinischen Befunde ergab – auch damit zusammen, daß viele der gesundheitlichen Einschränkungen chronische Verläufe zeigten; darüber hinaus weist diese Veränderung in den Techniken auf das Bemühen der von chronischen Einschränkungen betroffenen Untersuchungsteilnehmer hin, sich auf die Situation einzustellen, gewisse Grenzen hinzunehmen (bzw. anzunehmen) und eine Lebensperspektive zu entwickeln, in die – neben den Grenzen – auch jene Möglichkeiten miteingehen, die die Situation noch bietet.

Andererseits fanden sich jedoch auch Untersuchungsteilnehmer, denen es nicht gelang, die eingetretenen – und möglicherweise chronisch verlaufenden – Einschränkungen im gesundheitlichen Bereich zu verarbeiten. So zeigten einige der Teilnehmer schon früh Symptome einer Niedergeschlagenheit und Depression, die sich in der Folge noch verstärkten und schließlich mehr und mehr einem „Widerstand gegen ärztliche Empfehlungen“ und einem „Hadern mit dem Schicksal“ Platz machten. Auch hier fanden sich zwar Veränderungen in dem Reaktionsgefüge, jedoch wiesen diese nicht auf eine allmählich gelingende Verarbeitung der Einschränkungen hin, sondern vielmehr auf das Scheitern der Bewältigungsversuche. Der „dynamische Aspekt“ der Auseinandersetzung darf also nicht so verstanden werden, daß er lediglich die Entwicklung auf eine immer besser gelingende Auseinandersetzung mit Belastungen hin beschreiben würde. Er schließt auch jene Verläufe mit ein, an deren Ende sich eine immer stärker werdende Niedergeschlagenheit, Resignation, Isolation und Aggression hin entwikkeln.

Familiärer Bereich

Auch im familiären Bereich zeigten sich Entwicklungsverläufe, die in sehr unterschiedliche Richtung wiesen. Bei einigen Untersuchungsteilnehmern führten *familiäre Belastungen* – wie z. B. Auszug der Kinder aus dem Elternhaus, Pensionierung und die möglicherweise damit verbundenen Probleme für Partnerschaft und Familie, Krankheit und Tod von nahestehenden Angehörigen – im Laufe der Jahre zu einem immer stärker werdenden Rückzug sowie zu Niedergeschlagenheit und Verbitterung; dies war vor allem dann der Fall, wenn keine fruchtbaren und anregenden außerfamiliären Kontakte bestanden, wenn sich die Interessen ausschließlich auf die Familie beschränkt hatten und wenn ein Mangel an „sozialen Techniken“ vorlag, der die Kontaktaufnahme mit anderen Menschen bzw. die Pflege bestehender Kontakte erschwerte. Anderen Untersuchungsteilnehmern gelang es hingegen im Laufe der Zeit, mit den familiären Belastungen besser fertig zu werden, sich neuen Lebensbereichen stärker zu öffnen, bestehende Kontakte zu intensivieren bzw. neue Kontakte zu schließen. Nach einer Phase der Niedergeschlagenheit und des stärkeren Rückzugs folgte nun eine Phase stärkerer Öffnung nach außen, bewußter Auseinandersetzung mit den bestehenden familiären

Problemen und der Bereitschaft, die noch bestehenden Lebensmöglichkeiten stärker zu nutzen.

In Untersuchungen über die Auseinandersetzung von pflegenden Angehörigen mit der chronischen Krankheit eines Familienmitgliedes (BRUDER 1988; KRUSE 1984; LEHR u. WAND 1986; SCHULTZE-JENA 1987) konnte ebenfalls gezeigt werden, daß die Bewältigung der mit der Pflege verbundenen Belastungen erst im Laufe der Zeit gelingt. Die Angehörigen benötigen Zeit und den Austausch mit anderen Menschen, um mit diesen Belastungen besser umgehen zu können. Im Laufe der Zeit setzen sie *zahlreiche Techniken* ein, deren *Vielfalt* die *Verschiedenartigkeit des Erlebens und Verhaltens in dem Prozeß dieser Auseinandersetzung* widerspiegelt. In diesem Prozeß findet sich bei vielen Angehörigen ein ständiger Wechsel zwischen „handlungsbezogenen" und „kognitiven" Techniken: Einerseits versuchen viele Angehörige, die Anforderungen, die aus der Pflege erwachsen, durch sachliche Leistungen zu meistern. Kontakte zu anderen Menschen werden – soweit dies möglich ist – aufrechterhalten und jene Verbesserungsmöglichkeiten konsequent genutzt, die sich in ihrer Situation ergeben. Andererseits wird im Laufe der Zeit auch die Tendenz immer deutlicher faßbar, sich innerlich auf bleibende Einschränkungen einzustellen, die eigene Einstellung gegenüber der Situation soweit zu verändern, daß unveränderbare Grenzen nicht mehr verdrängt müssen, sondern allmählich hingenommen werden können. Eine längsschnittliche Analyse zeigt aber auch auf, wie sich bei vielen Angehörigen – unter dem Eindruck wachsender Belastungen und der Unveränderbarkeit der Situation – allmählich Symptome einer zunehmenden Resignation und Erschöpfung (v. BAEYER 1961) einstellen, die – wenn Unterstützung ausbleibt – an Gewicht zunehmen.

2. Konstanz von „Lebensstilen"

Wie in den empirischen Beiträgen aber auch gezeigt werden konnte, zeichnet sich menschliches Erleben und Verhalten nicht nur durch „Veränderung", sondern auch durch „Konstanz" aus. Menschliches Erleben und Verhalten ist demnach immer auf dem Hintergrund des Wechselspiels von „*Konstanz und Variabilität*" zu betrachten.

Die „Konstanz" des Erlebens und Verhaltens stellt das Resultat biographisch gewachsener Einstellungen und Gewohnheiten dar, die das Erleben und Verhalten in den verschiedenen Lebenssituationen in hohem Maße zu strukturieren vermögen. Wie gerade in biographisch orientierten Längsschnittstudien gezeigt werden konnte, beeinflussen die im Laufe der individuellen Biographie entwickelten kognitiven Systeme (Werthaltungen, Überzeugungen, Einstellungen) und Auseinandersetzungsformen die Art und Weise, wie im Alter mit neuen Anforderungen und Aufgaben sowie mit Belastungen umgegangen wird. So ist z. B. das Ausmaß, in dem das eigene Leben als „gestaltbar" und die Zukunft als „offen" erlebt wird, auch davon abhängig, ob schon in der Biographie die Überzeugung vorherrschend war, die eigene Situation verantwortlich gestalten zu können. Selbst die Einstellungs- und Reaktionsformen, die die eigenen Eltern im Umgang mit Belastungen gezeigt haben, wirken sich häufig noch auf die Bewältigung von Anforderungen, Aufgaben und Krisen im Alter aus. Dies ging z. B. aus der Studie über die Auseinandersetzung älterer Menschen mit Krankheiten und Verlusten hervor (KRUSE 1988a). So wurde in den Explorationen immer wieder deutlich, daß sich ältere Menschen in der Auseinandersetzung mit den Anforderungen und Belastungen oftmals auch daran orientierten, wie ihre Eltern mit ähnlichen Situationen umgegangen waren und was ihnen von diesen durch die Erziehung vermittelt worden war. Die Art und Weise, wie ältere Menschen ihre Situation im Alter erleben und zu bewältigen versuchen, darf demnach nicht losgelöst von ihren zahlreichen biographischen Erfahrungen sowie von den im Laufe der Biographie gewachsenen Lebensstilen betrachtet werden.

Darüber hinaus machen die empirischen Studien deutlich, daß sich eine *Veränderung im Erleben und Verhalten nicht abrupt, sondern vielmehr graduell, kontinuierlich vollzieht.* Dies zeigte sich sowohl in längsschnittlichen Analysen der Auseinandersetzung mit Belastungs- und Krisensituationen als auch in längsschnittlichen Analysen von „*Lebensstilen*". Eine von MAAS u. KUYPERS (1974) durchgeführte Studie zeigt, daß Veränderungen in der Art und Weise, wie der Mensch sein Leben als Ganzes erfährt und deutet bzw. wie er sich mit diesem auseinandersetzt, seltener – und wenn ja, dann gradueller – auftreten als Veränderungen in der Auseinandersetzung mit einzelnen Belastungssituationen. „Lebensstile" (EICHORN et al. 1981; MAAS u. KUYPERS 1974; ROTHACKER 1966; THOMAE 1983), die umfassendere Einheiten darstellen als einzelne „Reaktionsformen" und „Daseinstechniken", weisen auch eher auf die *Konstanz* im Erleben und Verhalten hin.

3. Offenheit gegenüber neuartigen Aspekten der Situation

Auf der anderen Seite wurde aber in diesen Studien – wie auch in einer von THOMAE durchgeführten Analyse über „*Alternsstile und Altersschicksale*" (1983) – deutlich, daß stärkere Veränderungen der Lebenssituation auch Veränderungen im „Lebensstil" nach sich ziehen. So konnten MAAS u. KUYPERS (1974) in ihrer Stichprobe Personen finden, die im Laufe der Zeit ihren Lebensstil verändert hatten, da ihnen die Situation im Alter neue – bis dahin nicht vorhandene oder genutzte – Möglichkeiten der Lebensgestaltung bot. Auch THOMAE (1983) fand in seinen Untersuchungen graduelle Veränderungen im Einstellungs- und Verhaltenssystem vor allem bei jenen Personen, deren Lebenssituation sich im Alter stark verändert hatte – sei es, daß ein Übermaß an Belastungen aufgetreten war, dem die Person nicht mehr standhalten konnte, oder sei es, weil im Alter – unter dem Fortfall früherer Verpflichtungen und Sorgen – eine „späte Freiheit" (ROSENMAYR 1983) erlebt wurde, die auch mit neuen Chancen für das weitere Leben verbunden war.

Gerade diese Veränderungen zeugen von einer „*Offenheit*" des Menschen gegenüber den neuen Aspekten der Situation; dabei stellt diese „Offenheit" eine jener Grundlagen dar, auf denen die „Weiterentwicklung" im Alter aufbaut (ERIKSON 1972; HAVIGHURST 1982; OLBRICH 1987; PECK 1968; THOMAE 1988). Hält der Mensch immer wieder an früheren Lebensstilen und Lebenserfahrungen fest und verschließt er sich gegenüber dem „Neuen", so ist damit auch die Weiterentwicklung im Alter erschwert und der Altersprozeß wird möglicherweise nur als eine

„Belastung“ und als „Einschränkung“ empfunden. Gelingt es hingegen dem Menschen, trotz bestimmter Einschränkungen und Verluste den Blick auf jene *neuen* Aspekte zu richten, die das Altern mit sich bringt, so ist es auch möglich, daß „*Wachstum*“ selbst dort stattfindet, wo Belastungen und Krisen bereits ein stärkeres Gewicht einnehmen.

Umgekehrt zeigt diese Veränderbarkeit des Einstellungs- und Verhaltenssystems auch, daß die menschlichen Ressourcen in der Verarbeitung von Belastungen und Einschränkungen auch irgendwann einmal erschöpft sind. Die „Offenheit“ gegenüber den neuen Anregungsgehalten der Situation kann bei einem Übermaß an seelischer und körperlicher Belastung soweit zurückgehen, daß auch die Weiterentwicklung behindert wird und das Leben nur noch als eine „Last“ empfunden wird. Aber auch hier ist zu bedenken: Diese Einstellung stellt nicht das Resultat des Alternsprozesses an sich dar, sondern ist vielmehr Folge einer durch ungünstige Faktoren bestimmten Lebenssituation.

V. Einflußfaktoren der Auseinandersetzung mit Belastungen im Alter

Die Auseinandersetzung mit Belastungen im Alter ist von zahlreichen Faktoren beeinflußt. Diese schließen u. a. das Ausmaß an *objektiv bestehenden* und *subjektiv erlebten* Belastungen, biographisch verankerte Einstellungs- und Verhaltensformen, das Ausmaß und die Art sozialer Unterstützung sowie die Einstellung des älteren Menschen gegenüber seiner Zukunft mit ein.

1. Die Bedeutung von Vulnerabilitäts- und Protektionsfaktoren für die Auseinandersetzung mit Belastungen im Alter

Wie in der „critical-life-event“-Forschung (vgl. COOPER 1980; DOHRENWEND u. DOHRENWEND 1974; FILIP 1981; KATSCHNIG 1980) gezeigt werden konnte, sind es nicht einzelne belastende Lebensereignisse, die zu starken seelischen Krisen oder zum Ausbruch von psychischen und psychosomatischen Krankheiten führen. Vielmehr tragen zahlreiche Faktoren – die sich darüber hinaus gegenseitig beeinflussen – zur Entstehung von psychischen und körperlichen Krankheiten bei. Einer dieser Faktoren ist das Ausmaß an Vulnerabilitäts- und Protektionsfaktoren sowie deren Ausprägungsgrad.

Die Anfälligkeit gegenüber seelischen Belastungen bzw. psychosomatischen Krankheiten ist im Alter deswegen erhöht, weil in diesem Lebensabschnitt die Anzahl der „*Vulnerabilitätsfaktoren*“ (d. h. der potentiell schädigenden und belastenden Faktoren) zunimmt und damit die Bewältigung jener Anforderungen, die die Situation stellt, erschwert. Zu solchen – im Alter besonders häufig auftretenden – „Vulnerabilitäsfaktoren“ sind u. a. zunehmende gesundheitliche Einschränkungen sowie der Verlust von nahen Angehörigen und Freunden zu rechnen; im subjektiven Erleben kann aber auch die „verrinnende Zeit“ einen zentralen „Vulnerabilitätsfaktor“ darstellen, der die Auseinandersetzung mit den Aufgaben, die das Älterwerden stellt, erschwert. Diese „Vulnerabilitätsfaktoren“ können die Kompetenz des älteren Menschen in der Auseinandersetzung mit Anforderungen, Einschränkungen und Belastungen so stark einschränken, daß das Auftreten eines „kritischen Lebensereignisses" zu einem Zusammenbruch der „Daseinstechniken" und damit zu einer starken Krise der Person führen kann (LAUTER 1974; OESTERREICH 1984; RADEBOLD 1986). Auch das *Fehlen von Techniken zur kompetenten Bewältigung des Lebensalltags* sowie möglicher Einschränkungen und Belastungen stellt einen wichtigen „Vulnerabilitätsfaktor" dar. So zeigen Untersuchungen zur Verarbeitung des Partnerverlustes (FOOKEN 1980; STAPPEN 1988), daß bei den Verwitweten – da sie nun allein Sorge für ihr Leben tragen müssen – manchmal ein deutlicher Mangel an Strategien zur Meisterung des Lebensalltags besteht. Dieser Mangel erschwert auch die Auseinandersetzung mit neuen Belastungen und Einschränkungen und kann schließlich dazu beitragen, daß schon relativ geringfügige Anforderungen zu einem Zusammenbruch der „Daseinstechniken" führen.

Neben diesen „Vulnerabilitätsfaktoren" sind aber auch die „Protektionsfaktoren" (d. h. schützende, stabilisierende Faktoren) in ihrer Bedeutung für die Auseinandersetzung mit Belastungen zu beachten. Zu den wichtigsten „*Protektionsfaktoren*" gehören das Eingebundensein in tragfähige soziale Kontakte, die Unterstützung durch das soziale Umfeld, das Vorhandensein von Bewältigungstechniken, die Aufrechterhaltung einer tragfähigen Lebensperspektive sowie die Überzeugung, in der Meisterung des Lebensalltags „kompetent" zu sein („Selbstbild").

2. Die Bedeutung biographisch verankerter Erlebens- und Auseinandersetzungsformen für die Auseinandersetzung mit Belastungen im Alter

Die Art und Weise, wie ältere Menschen mit Belastungen und Einschränkungen umgehen, ist in hohem Maße von biographischen Ereignissen und Erfahrungen sowie von den im Laufe der Biographie gewachsenen Erlebens- und Auseinandersetzungsformen beeinflußt. Darüber hinaus sind auch jene (Sozialisations-) Einflüsse, denen ältere Menschen im Laufe ihrer Biographie ausgesetzt gewesen sind, für die Art und Weise, wie sie sich mit möglichen Belastungen, Krisen und Einschränkungen im Alter auseinandersetzen, von großer Bedeutung. Dabei ist zu bedenken, daß die Angehörigen verschiedenener *Alterskohorten* mit unterschiedlichen (historischen) Ereignissen konfrontiert worden sind und z. T. auch unterschiedliche Formen der Auseinandersetzung mit diesen Ereignissen entwickelt haben. Wie in zahlreichen empirischen Beiträgen gezeigt werden konnte, besitzen viele Mitglieder der *heutigen älteren Generationen* die Fähigkeit, mit den Einschränkungen und Belastungen so umzugehen, daß auch weiterhin die Aufrechterhaltung einer tragfähigen Lebens- und Zukunftsperspektive möglich ist. Vor allem die Tatsache, daß diese Menschen im Laufe ihrer Biographie zahlreichen Belastungen und Entbehrungen ausgesetzt waren und in diesen Situationen Bewältigungstechniken ausgebildet haben, die ihnen halfen, mit diesen Belastungen und Entbehrungen fertig zu werden, hat mit dazu beigetragen, daß sie auch Krisen im Alter besser bewältigen können.

Die Tatsache, daß große Probleme im Umgang mit den Anforderungen des Alters häufig auch auf seelische Störungen in früheren Lebensabschnitten zurückgehen, zeigt die Bedeutung der biographisch verankerten Erlebens- und Auseinandersetzungsformen für die Lebenssituation im Alter auf. Wenn man weiterhin bedenkt, daß „Krisen", die in früheren Lebensabschnitten nicht gelöst worden sind, die Auseinandersetzung mit Krisen und Belastungen in späteren Lebensabschnitten erschweren (vgl. ERIKSON 1972) bzw., daß die Art und Weise, wie ältere Menschen Lebensereignisse im Alter wahrnehmen und mit ihnen umgehen, in hohem Maße durch den biographisch gewachsenen „Lebensstil" beeinflußt ist (WHITBOURNE 1987), so wird ebenfalls deutlich, daß die Auseinandersetzung mit Belastungen im Alter immer vor dem Hintergrund der individuellen Biographie betrachtet werden muß (LEHR 1980).

3. Die Bedeutung der sozialen Unterstützung für die Auseinandersetzung älterer Menschen mit Belastungen

Die Bedeutung der „sozialen Unterstützung" für die Bewältigung von Belastungen im Alter wird in zahlreichen Beiträgen ausdrücklich unterstrichen (ANTONUCCI 1985; COHEN u. SYME 1985; LAUTER 1974). Die „soziale Unterstützung" älterer Menschen kann sich dabei u. a. auf folgende Bereiche konzentrieren:

- *Unterstützung im gesundheitlichen, im kognitiven sowie im sozialen Bereich*, da gerade gesundheitliche Beeinträchtigungen, kognitive Defizite sowie soziale Isolation die Auseinandersetzung mit Belastungen erheblich erschweren.
- *Emotionale Unterstützung*, d. h. Unterstützung des älteren Menschen in seiner Auseinandersetzung mit belastenden Situationen. Dabei soll der ältere Mensch einerseits die Möglichkeit haben, sich auszusprechen und seine Anliegen, Ängste und Nöte zum Ausdruck zu bringen („*kathartische*" Orientierung des helfenden Gesprächs); andererseits soll die emotionale Unterstützung aber auch „*prospektiv*" orientiert sein, d. h. den Blick auf gegenwärtige und zukünftige Aufgaben, Anforderungen und Lebensmöglichkeiten richten.
- Unterstützung durch *Miteinbeziehung des älteren Menschen in sozialen Aktivitäten*, um ihm damit das Gefühl zu geben, nicht alleine gelassen zu werden (gerade chronisch kranke ältere Menschen berichten häufig eine große Angst vor zunehmender Isolation).
- Unterstützung durch eine Art der *Kommunikation, die die Aufrechterhaltung bzw. Wiedergewinnung von sozialen Techniken fördert*. Durch die Aufrechterhaltung bzw. Wiedergewinnung von „sozialen Techniken wird auch die Möglichkeit eines verbesserten Zugangs zum sozialen Umfeld geschaffen.
- *Unterstützung durch eine Art der Kommunikation und der Ansprache, die die kognitiven Fähigkeiten fördert* (Orientierung, Informationsverarbeitung, Intelligenz, Lernen, Gedächtnis). Kontakte, bei denen der ältere Mensch neue Anregungen erfährt, in denen er die Möglichkeit hat, sich selbst mitzuteilen, sich mit anderen Menschen auszutauschen, gemeinsam mit anderen Menschen etwas zu unternehmen, fördern nicht nur das „Selbstbild" sowie eine stärkere Orientierung nach außen, sondern sie stimulieren auch kognitive Funktionen und tragen auf diesem Wege zu einer höheren kognitiven Kompetenz bei.

- Unterstützung durch die *Übertragung von Aufgaben und von Verantwortung*. Gerade dadurch wird vermieden, daß der ältere Mensch nur eine passive Rolle innehat. Die Überzeugung, auch selbst noch Aufgaben und Verantwortung wahrnehmen sowie Hilfe geben zu können, stellt einen zentralen Motivationsfaktor für ein stärkeres Engagement in den verschiedenen Lebensbereichen dar; das Überwiegen von „empfangener" Hilfe durch andere Menschen kann hingegen mit dazu beitragen, daß sich der ältere Mensch nur noch als „abhängig" und „inkompetent" erlebt und sich mehr und mehr zurückzieht.
- Unterstützung bei der *Ausübung alltäglicher Aufgaben und Funktionen*, wenn es dem älteren Menschen – möglicherweise auch aufgrund einer starken psychischen Belastung – nicht gelingt, wichtige Alltagsfunktionen selbständig auszuzüben. Sind diese Funktionseinbußen reversibel und ist zu erwarten, daß sich im Laufe der Zeit die Fähigkeit zur selbstverantwortlichen Lebensgestaltung wieder zunimmmt, so darf diese Form der Unterstützung nur als eine vorübergehend gewährte verstanden werden. Sie muß darüber hinaus so konzipiert sein, daß sie nicht Funktionen raubt, sondern den Aufbau von Funktionen fördert.

4. Die Bedeutung des Zukunftserlebens für die Auseinandersetzung mit Belastungen im Alter

Die Auseinandersetzung mit Belastungen ist auch beeinflußt von der Zukunftsperspektive, in der zum Ausdruck kommt, wie der ältere Mensch sein weiteres Leben bewertet und in welchem Maße er davon überzeugt ist, sein Leben selbst gestalten zu können: Gibt er sich noch eine Zukunft? Oder spricht er sich jede Möglichkeit einer sinnvollen Zukunft ab? Viele ältere Menschen besitzen eine Zukunftsperspektive, die sich sowohl auf ihre eigene Zukunft als auch auf die Zukunft der nachfolgenden Generationen bezieht. Demnach ist auch die Annahme, das Alter an sich führe zu einer Abnahme der Zukunftsperspektive, falsch. Die Art und Weise, wie der ältere Mensch in die Zukunft blickt, ist vielmehr bestimmt von zahlreichen Faktoren seiner individuellen Gesamtsituation (z. B. von biographisch verankerten Einstellungen und Überzeugungen, von dem Ausmaß an objektiv bestehenden und subjektiv erlebten Belastungen, von dem Grad der Überzeugung, im Leben noch eine Aufgabe und Verantwortung zu haben, von dem Ausmaß, in dem im Leben ein Sinn wahrgenommen wird).

Eine genauere Analyse der Zukunftserwartungen und Pläne im Alter ergab, daß sich diese auf die nähere Zukunft bezogen (d. h. auf die kommenden Wochen und Monate), daß hingegen die fernere Zukunft im Erleben zurücktrat. Dieser Befund spiegelt die Tatsache wider, daß das Individuum sein Leben (vor allem aber seine Zukunft) vor dem Hintergrund seiner persönlichen „Zeit" deutet. Darüber hinaus zeigt dieser Befund, daß ältere Menschen eine „realistische" Einschätzung ihrer „Lage" besitzen, die sowohl die eigenen Möglichkeiten als auch die Grenzen der Existenz berücksichtigt.

Gerade diese „realistische" Einschätzung besitzt auch für die Auseinandersetzung mit Einschränkungen und Belastungen große Bedeutung: Zum einen schützt sie den älteren Menschen davor, mögliche Grenzen überhaupt nicht wahrzunehmen und nicht in das Bewußtsein treten zu lassen (diese fehlende „Antizipation“ erschwert dann auch die Auseinandersetzung mit den belastenden Ereignissen); zum anderen aber bewahrt sie ihn davor, bei auftretenden Belastungen und Einschränkungen zusammenzubrechen und die noch bestehenden Lebensmöglichkeiten nicht mehr wahrzunehmen.

In der Konzentration auf die Gegenwart sowie auf die nähere Zukunft kommt die Tendenz vieler älterer Menschen zum Ausdruck, die eigene Endlichkeit nicht zu stark in das Erleben treten zu lassen. Indem die Gegenwart sowie die nahe Zukunft mit Plänen, Erwartungen, Hoffnungen und Absichten gefüllt werden, bewahrt sich der Mensch die subjektive Überzeugung, auch weiterhin auf Zukunft hin offen zu sein. Dies heißt nicht, daß die Endlichkeit der Existenz damit ganz aus dem Erleben ausgeblendet würde; vielmehr tritt sie nur zu bestimmten Augenblicken in das Erleben ein (vgl. FISSENI 1987; MUNNICHS 1966; THOMAE 1981).

5. Das Konzept der „kritischen Lebensereignisse“ und seine Bedeutung für Verständnis der Auseinandersetzung mit Belastungen im Alter

In zahlreichen Beiträgen zur "critical-life-event"-Forschung wird festgestellt, daß in der Analyse „kritischer Lebensereignisse“ vom individuellen Erleben ausgegangen werden muß. Darüber hinaus wird betont, daß der Einfluß einzelner Lebensereignisse nicht losgelöst von der individuellen Gesamtsituation betrachtet werden darf (TÖLLE 1987). Es sind jeweils zahlreiche Faktoren, die die Auswirkung bestimmter Ereignisse auf die individuelle Situation mitbestimmen.

Vor diesem Hintergrund ist auch jene Definition von „kritischen Lebensereignissen“ zu sehen, die FILIPP (1981) gibt: „Sie stellen die raumzeitliche, punktuelle Verdichtung eines Geschehensablaufs innerhalb und außerhalb der Person dar. ... Sie stellen Stadien des relativen Ungleichgewichts in dem bis dahin aufgebauten Passungsgefüge zwischen Person und Umwelt dar. ... Die Tatsache ihrer emotionalen Nicht-Gleichgültigkeit läßt kritische Lebensereignisse in dem Strom von Erfahrungen und Einzelereignissen, wie er jedes Leben kennzeichnet, als prägnant und herausragend erscheinen.“ (FILIPP 1981).

Da diese Lebensereignisse immer Bestandteile einer individuellen Gesamtsituation bilden, ist es auch nicht möglich, deren Bedeutung für das Individuum mit Hilfe von "life-event"-Fragebögen zu bestimmen, die jedem Ereignis einen „objektiven“, d.h. für alle Personen identischen „Belastungswert“ zuordnen, und schon aus dem bloßen Vorhandensein von einzelnen Lebensereignissen auf das Maß der individuellen Belastung zu schließen.

Die in den vorangehenden Abschnitten genannten Einflußfaktoren werden in dem von FILIPP (1981) entwickelten Modell unterteilt in „Antezedenzmerkmale“ (zu diesen gehören z.B. biographisch verankerte Erlebens- und Verhaltensformen), „Personmerkmale“ (hierzu gehören z.B. die physischen und psychischen Ressourcen des Individuums), „Kontextmerkmale“ (wie z.B. soziale Kontakte und soziale Unterstützung; hier spielen auch ökologische Faktoren eine bedeutsame Rolle), „Ereignismerkmale“ (wobei hier zu unterscheiden ist zwischen objektiven Ereignissen und subjektiv gedeuteten Ereignissen), „Prozeßmerkmale“ (die den Prozeß der Auseinandersetzung in seinen verschiedenen Facetten beschreiben) und „Konsequenzmerkmale" („Hat das Individuum das kritische Lebensereignis erfolgreich bewältigt oder nicht?", „Ist ihm die Anpassung an die neue Situation gelungen oder nicht?").

Gerade ein differenzierter Ansatz in der Analyse „kritischer Lebensereignisse" erfordert ein biographisch orientiertes Vorgehen, das die zahlreichen Aspekte der Situation – wie sie vom Individuum erlebt werden – erhellt und in ihren Wechselwirkungen zu erfassen versucht. So konnten LEHR und THOMAE in zahlreichen Studien zur Lebenslaufforschung feststellen, daß objektiv ähnliche Ereignisse – entsprechend der jeweils vorherrschenden Gesamtsituation – subjektiv sehr verschiedenartig wahrgenommen und gedeutet werden. Darüber hinaus zeigten die biographischen Analysen, daß in der subjektiven Gliederung des Lebenslaufes ganz individuelle Ereignisse, Erlebnisse und Erfahrungen die bedeutsamen Gliederungspunkte und Zäsuren darstellen.

VI. Einflußfaktoren und Symptome eines Zusammenbruchs von Bewältigungsversuchen

1. Einflußfaktoren eines drohenden Zusammenbruchs von Bewältigungsversuchen

Folgende Faktoren sind für eine zunehmend erschwerte Auseinandersetzung mit Belastungen sowie für einen drohenden Zusammenbruch von Bewältigungsversuchen verantwortlich zu machen:

- lang andauernde Belastung, wie z. B. eine chronische Krankheit, die mit schweren Funktionseinbußen und starken Schmerzen verbunden ist. So konnte in den Studien zur Auseinandersetzung älterer Patienten mit chronischen Krankheiten (s. zusammenfassend in KRUSE 1988 a) gezeigt werden, daß – insbesondere bei Vorliegen schwerer Krankheitsbilder – mit zunehmender Krankheitsdauer die Gefahr wächst, daß die Patienten immer stärker mit Niedergeschlagenheit, Resignation und Verzweiflung auf diese Belastungen antworten und nach und nach ihre Bemühungen um eine aktive Bewältigung der Situation aufgeben. Gerade dies zeigt, daß es auch notwendig ist, psychotherapeutische Maßnahmen für die Behandlung chronisch kranker Patienten weiter auszubauen (siehe die Beiträge in SPIEGEL-RÖSING u. PETZOLD 1985). Die Chronizität der Funktionseinbußen sowie der Schmerzen kann – zusammen mit den hinzutretenden Belastungen, die aus der Krankheit resultieren (Angst vor Ablehnung, Rückzug des sozialen Umfeldes) – allmählich zu einem Zustand führen, den v. BAEYER (1961) in anderem Zusammenhang mit „Erschöpfung und Erschöpftsein" umschrieben hat. Bei sterbenden Patienten findet man häufiger im Vorfeld des Todes Anzeichen der Erschöpfung und des Erschöpftseins, die einerseits aus den bestehenden Krankheiten heraus resultieren, die aber andererseits auch als Ausdruck einer zurückgehenden psychischen Kraft in der Auseinandersetzung mit der bestehenden Situation zu verstehen sind (vgl. MATUSSEK 1971; MEYER 1973).

  Schließlich soll in diesem Zusammenhang auf jene Untersuchungen hingewiesen werden, die der Frage nachgegangen sind, wie Menschen in Extremsituationen (z. B. Konzentrations- oder Vernichtungslagerhaft; Geiselnahme) sowie in den Jahren danach ihre Situation zu bewältigen versucht haben (v. BAEYER et al. 1964; MATUSSEK 1971; PLOEGER 1974). Auch in diesen Studien wurde deutlich, daß bei vielen der von diesen Katastrophen betroffenen Menschen sich auch noch Jahre danach Zeichen einer „Apathie" (MATUSSEK 1971) zeigten, d. h. einer stark reduzierten physischen und psychischen Kraft. Diese starke psychophysische Beeinträchtigung stellte u. a. auch das Resultat der anhaltenden extremen Belastung dar, die von den Erinnerungen an die Extremsituation ausging.

- Gerade dieses letztgenannte Beispiel zeigt, daß auch zurückliegende Belastungen und die ständige Beschäftigung mit diesen die Auseinandersetzung mit den Anforderungen und Aufgaben des Alters so stark behindern können, daß es bei einer Zunahme an Belastungen möglicherweise ebenfalls zu einem Zusammenbruch der Bewältigungsversuche kommen kann. Dieses „Nicht-fertig-werden-Können" mit bestimmten zurückliegenden Erlebnissen und Erfahrungen ist zwar seltener anzutreffen, stellt aber, wenn es in der individuellen Situation vorliegt, meistens eine sehr intensive Belastungsquelle dar. Auch dies zeigt, wie wichtig es ist, daß der Arzt die Biographie des Patienten immer im Auge hat.
- Daneben können auch kumulative Belastungen in hohem Maße schädigend wirken und mit dazu beitragen, daß die Auseinandersetzung mit Einschränkungen und Krisen immer schwerer wird und möglicherweise ab einem gewissen Zeitpunkt zusammenbricht. Die Gefahr einer „Kumulation von Belastungen" besteht z. B. in jenen Fällen, in denen bereits bestehende Einschränkungen das Auftreten weiterer Belastungen fördern: Chronisch kranke Patienten büßen – wenn sie keine Möglichkeiten des Kontakts mit anderen Menschen haben – „soziale Techniken" ein und geraten damit immer stärker in die Isolation; verwitwete Menschen haben häufig Angst davor, von anderen Menschen abgelehnt zu werden und trauen sich nicht mehr, auf Menschen zuzugehen, wodurch ebenfalls die Gefahr einer immer stärker werdenden Isolation bedingt ist; verwitwete Menschen spüren nach dem Verlust des Ehepartners vielleicht das erste Mal, daß sie bestimmte Funktionen und Techniken, die der Alltag erfordert, nicht beherrschen, und diese Erkenntnis kann in hohem Maße belastend wirken.
- Liegen *Lebensbedingungen vor, die ein eigenverantwortliches und selbständiges Leben erschweren* (dies kann z. B. schon dann der Fall sein, wenn die Wohnung schlecht ausgestattet und auch weit abgelegen ist, wenn die finanziellen Ressourcen so eingeschränkt sind, daß sich der ältere Mensch nur wenige Bedürfnisse erfüllen kann und nur einen sehr geringen Lebensstandard besitzt, wenn der körperliche Zustand so reduziert ist, daß sich der ältere Mensch alleine nicht mehr helfen und selbständig seinen Aktivitäten nachgehen kann), so sind damit ebenfalls „Vulnerabilitätsfaktoren" geschaffen, die die Auseinandersetzung mit zusätzlich eintretenden Belastungen erheblich erschweren und möglicherweise einen Zusammenbruch von Bewältigungsversuchen fördern können.
- Fehlt die Unterstützung des sozialen Umfeldes, erlebt sich der ältere Mensch als isoliert. Er findet keine Möglichkeiten mehr, im Austausch mit anderen Menschen seine Anliegen auszudrücken und gleichzeitig sinnvolle Aufgaben

und Tätigkeiten wahrzunehmen. Damit haben sich ebenfalls Rahmenbedingungen herauskristallisiert, die die Auseinandersetzung mit belastenden Ereignissen erheblich erschweren und die möglicherweise mit dazu beitragen, daß der ältere Mensch mehr und mehr ein Einstellungs- und Verhaltenssyndrom ausbildet, das von zunehmender Resignation – möglicherweise auch von Aggressionen – bestimmt ist.

- Die Auseinandersetzung mit Belastungen und Einschränkungen ist vor allem dann erschwert, wenn im Laufe der Biographie keine Bewältigungstechniken entwickelt worden sind und Krisen sowie Konflikte ungelöst blieben. Chronifizierte psychische Störungen erschweren den Alternsprozeß vor allem in jenen Situationen, in denen der ältere Mensch vor zahlreichen Anforderungen steht. Hat er im Laufe der Biographie nicht gelernt, mit Anforderungen und Belastungen umzugehen, so ist er gerade im Alter von einem Zusammenbruch bedroht.

2. Symptome eines Zusammenbruchs von Bewältigungsversuchen

Die Symptome, die auf einen Zusammenbruch von Bewältigungsversuchen in der Auseinandersetzung mit Belastungen hinweisen, lassen sich u. a. wie folgt umschreiben:

- Kognitive Beeinträchtigungen, wie z. B. Orientierungsstörungen, Störungen des Kurzzeitgedächtnisses, Schwierigkeiten bei dem Abrufen von Inhalten aus dem Langzeitspeicher, Unfähigkeit, kompliziertere kognitive Operationen zu vollziehen und einem anspruchsvolleren Gespräch zu folgen, stellen eine Ausdrucksform des Zusammenbruchs von Bewältigungsversuchen dar. So konnte in Studien, an denen hochbelastete Personen (die z. B. ein Kind verloren hatten, deren Ehepartner(in) gestorben war, bei denen die ärztliche Untersuchung eine infauste Diagnose erbracht hatte bzw. die seit längerer Zeit an einer schweren und schmerzhaften Erkrankung litten; (s. zusammenfassend in KRUSE 1988 a)) teilnahmen, festgestellt werden, daß bei einigen der befragten Personen in bestimmten Zeitabschnitten stärkere kognitive Beeinträchtigungen aufgetreten waren. Sie hatten sich erst dann wieder zurückgebildet, als Unterstützung durch den Arzt und durch das außer- sowie innerfamiliäre Umfeld erfolgt war. Erst die klare, orientierungsfördernde Ansprache sowie die kontinuierliche Begleitung dieser Personen führte – neben einer medizinischen Behandlung – zu einer längerfristigen Beruhigung.
- Depressive Zustandsbilder, die häufig mit aggressivem Verhalten gepaart sind: In vielen klinischen Studien konnte gezeigt werden, daß Resignation und Niedergeschlagenheit – die soweit gehen konnten, daß sich die Patienten weigerten, mit anderen Menschen zu sprechen, morgens aus dem Bett aufzustehen und sich anzukleiden sowie Nahrung aufzunehmen – häufig auftretende Symptome eines Zusammenbruchs von Bewältigungsversuchen sind. Vor allem die Überzeugung, nicht mehr „gebraucht“ zu werden, nichts mehr Sinnvolles tun zu können, ein „Versager“ zu sein, anderen Menschen nur eine „Last“ zu bedeuten, tritt in diesen Zuständen deutlich in den Vordergrund. Möglicherweise

wird der Patient auch zunehmend aggressiv, wobei sich die Aggressionen sowohl gegen die eigene Person richten (der Patient nutzt absichtlich nicht die Möglichkeiten, die in seiner Situation noch bestehen, er sperrt sich gegen gutgemeinte Empfehlungen, die ihm andere geben) als auch gegen andere Personen (der Patient tyrannisiert seine Familienangehörigen, er bindet sie durch sein Verhalten ständig ans Haus).

- Zunehmender Rückzug vom sozialen Umfeld; nachlassendes Engagement in den verschiedenen Lebensbereichen: Patienten, die unter dem Eindruck zahlreicher Belastungen mehr und mehr zusammenbrechen, ziehen sich häufig von der Außenwelt zurück. Sie sind dann nicht mehr richtig ansprechbar, sie lassen das Leben nur noch an sich vorbeiziehen, ohne aktiv in dieses einzugreifen und es bewußt zu gestalten. Dieser Rückzug trägt mit dazu bei, daß die Patienten immer mehr den Zugang zum sozialen Umfeld verlieren, soziale Techniken einbüßen und ab einem gewissen Zeitpunkt unfähig sind, überhaupt noch Kontakte mit anderen Menschen aufzunehmen. Das nachlassende Engagement in den verschiedenen Lebensbereichen kann schließlich mit dazu beitragen, daß sich die Zeitperspektive mehr und mehr ent-differenziert: So fanden sich in den Untersuchungen über die Auseinandersetzung mit chronischer Krankheit sowie mit Sterben und Tod Patienten, die schon lange nicht mehr aktiv an den verschiedenen Lebensvorgängen teilgenommen und auf diese Weise ihre „Zeitstruktur" eingebüßt hatten. Eine klare Unterscheidung zwischen Vergangenem, Gegenwärtigem und Zukünftigem war diesen Patienten nicht mehr möglich. Die drei Zeitebenen verloren allmählich ihre Kontur, die Patienten erlebten die Zeit nicht mehr als kontinuierlich „fließend", sondern als „stillstehend". Dies trug schließlich zu einem Verlust jeglicher Lebensperspektive und zu einer immer stärker werdenden Identifikation mit der Krankheit bei.

D. Entwicklung kognitiver Fähigkeiten im Alter

I. Intelligenzentwicklung im Alter

1. Der Beitrag von Querschnitts- und Längsschnittuntersuchungen zur Intelligenzentwicklung im Alter

Ergebnisse der Querschnittsuntersuchungen

In querschnittlich angelegten Intelligenzuntersuchungen, in denen Personen verschiedenen Lebensalters miteinander verglichen wurden, stellte man übereinstimmend einen Rückgang der Intelligenz in jenen Bereichen fest, die für das *Lösen neuartiger kognitiver Probleme* zuständig sind, somit auch in höherem Maße *erfahrungsunabhängig* sind. Im Bereich der *erfahrungsgebundenen* Intelligenz hingegen ließen sich *keine* oder nur *geringe* Unterschiede zwischen älteren und jüngeren Versuchspersonen finden. Maximale Leistungen erzielten in den Querschnittsuntersuchungen vor allem jene Personen, die im frühen Erwachsenenalter standen. Aus diesem Grunde wurde auch von der „Postadoleszenz-Maximum-Hypothese" gesprochen (LÖWE 1983). Die Ergebnisse dieser Untersuchungen trugen gleichzeitig zur Konzeption von „*Defizit-Modellen*" des Alterns bei: Der Alternsprozeß wurde von zahlreichen Autoren als ein Lebensabschnitt betrachtet, in dem die kognitiven Funktionen mehr und mehr zurückgehen und in dem sich auch die Fähigkeit zu einem kompetenten Leben zurückbildet.

Kritik der Querschnittsuntersuchungen
Ein zentraler Kritikpunkt, der gegen die Querschnittsuntersuchungen vorzubringen ist, betrifft deren *methodische Durchführung*. Bei dem Vergleich der Intelligenzleistungen von Mitgliedern verschiedener Altersgruppen vernachlässigte man die Tatsache, daß Personen verschiedenen Alters *unter unterschiedlichen Entwicklungsbedingungen aufgewachsen sind* und dabei auch *unterschiedlichen historischen und kulturellen Einflußfaktoren ausgesetzt* waren. Die dadurch bedingten Unterschiede in den Intelligenzwerten führte man fälschlicherweise auf die „Altersunterschiede" der untersuchten Personen zurück.

So unterschieden sich die Angehörigen der verschiedenen Altersgruppen im Bildungsstand: *der Rückgang in den Intelligenztestwerten, wie er gerade in den höheren Altersgruppen zu beobachten war, geht in hohem Maße auf diesen Einflußfaktor zurück (*RUDINGER 1987). Analysiert man hingegen die Leistungsprofile der Versuchspersonen *längsschnittlich* oder vergleicht man Personen verschiedenen Alters, die aber den gleichen *Bildungsstand* aufweisen, so finden sich keine stärkeren Rückgänge der Intelligenz bis zu Beginn des 9. Lebensjahrzehnts (BOTWINICK 1984; WILLIS 1985).

Kombination von Querschnitts- und Längsschnittuntersuchungen
In der "Seattle Longitudinal Study" (siehe zusammenfassende Darstellung in SCHAIE 1983) wählte SCHAIE ein Untersuchungsdesign, das die querschnittliche und längsschnittliche Analyse miteinander verband. Im Jahre 1956 wurden 22–70jährige Probanden (*Querschnitt* verschiedener Altersgruppen) untersucht; diese Untersuchung wurde in den Jahren 1963, 1970 und 1977 wiederholt, so daß sich ein Beobachtungszeitraum von 21 Jahren ergab (*längsschnittliche* Analyse des Intelligenzverlaufs in den verschiedenen Altersgruppen). Die Bestimmung der Intelligenz erfolgte mit Hilfe einer modifizierten Form des "Primary Mental Abilities Test" von THURSTONE u. THURSTONE, in dem fünf Dimensionen der Intelligenz erfaßt werden: *Sprachliches Verständnis, Erfassen räumlicher Beziehungen, logisches Denken, Durchführen einfacher arithmetischer Operationen, Wortflüssigkeit* (SCHAIE 1983).

In dieser Studie fand sich eine *signifikante Abnahme* der Testleistungen *nur in einer querschnittlichen Analyse;* in einer längsschnittlichen Analyse waren diese Rückgänge nur in geringem Maße erkennbar und traten darüber hinaus erst im hohen Alter (meistens im 9. Lebensjahrzehnt) auf.

In einer sehr differenzierten längsschnittlichen Analyse der kognitiven Entwicklung im Alter zeigte SCHAIE, daß nur 25% der 60jährigen Probanden in dem Beobachtungszeitraum von 1956 bis 1963 (also zwischen dem 60- und 67. Lebensjahr) einen „bedeutsamen Rückgang" (definiert als eine Leistung, die in dem unteren Viertel der Leistungen einer Vergleichsgruppe von 25jährigen Probanden lag) in einer der verschiedenen „primären mentalen Fähigkeiten" zeigten. Von Individuum zu Individuum war unterschiedlich, in welchem der kognitiven Fähigkeitsbereiche ein Rückgang auftrat. Im Beobachtungszeitraum von 1956 bis 1970 (zwischen dem 60. und 74. Lebensjahr) war ein „bedeutsamer Rückgang“ in ca. 30% der Fälle, im Beobachtungszeitraum zwischen 1956 und 1977 (zwischen dem 60. und 81. Lebensjahr) in ca. 40% der Fälle erkennbar. Auch in dieser Längsschnittanalyse zeigte sich ein deutlicherer Rückgang von kognitiven Fähigkeiten erst im 9. Lebensjahrzehnt.

Vor allem aber konnte festgestellt werden, daß bei dem größeren Anteil der untersuchten Personen in den Beobachtungszeiträumen eine *Konstanz,* in manchen Fällen sogar eine *Zunahme der Leistungen in einzelnen Intelligenzbereichen* erkennbar war. Diese Befunde unterstreichen die Notwendigkeit einer *differentiellen Analyse der kognitiven Leistungsfähigkeit* im Alter. Sie zeigen aber auch, daß "the idea that people steadily lose their intellectual abilities after the age of twenty-five, dropping into near incompetence by the age of sixty or so, deserves to be called a myth" (SCHAIE u. WILLIS 1986). Schließlich wurde in dieser Studie gezeigt, daß durch *Trainingsmaßnahmen* – wie z. B. durch Vermittlung neuer „kognitiver Strategien“ – bei vielen Probanden eine erhebliche Leistungsverbesserung erzielt werden kann. Auch dies weist darauf hin, daß die Unterschiede zwischen Personen verschiedenen Lebensalters in hohem Maße auf *Kohorteneffekte* zurückzuführen sind: Denn Defizite in „kognitiven Strategien“ sind nicht durch das Alter an sich verursacht, sondern durch die fehlende Möglichkeit, sich solche Strategien im Laufe der Biographie anzueignen. Dieses *„Bildungsdefizit“* läßt sich *durch neue Lernerfahrungen* im Alter bis zu einem gewissen Grad (der von Person zu Person verschieden ist) *kompensieren.*

Auch in der „Bonner Gerontologischen Längsschnittstudie“ (RUDINGER 1987) ließ sich zeigen, daß die Unterschiede in der intellektuellen Leistungsfähigkeit vor allem auf *Kohortenunterschiede* zurückgehen. Auch hier erbrachten die längsschnittlichen Analysen der Intelligenzentwicklung zahlreiche Hinweise auf *verschiedenartige Verlaufsformen in den einzelnen Intelligenzbereichen* sowie auf ausgeprägte *inter- und intraindividuelle Unterschiede:* Die Existenz individueller Intelligenzstrukturen sowie individueller Verlaufsformen in den einzelnen Intelligenzbereichen wird auch durch diese Studie eindrucksvoll belegt.

Auf der Grundlage dieser Ergebnisse kann festgestellt werden: (vgl. KRUSE u. LEHR 1988c):

a) Das Konstrukt der Intelligenz ist nicht eindimensional, sondern *mehrdimensional.* Dementsprechend ist auch von unterschiedlichen Entwicklungsverläufen und Entwicklungsrichtungen in den einzelnen Fähigkeitsbereichen auszugehen (BALTES 1984).
b) Die großen interindividuellen Unterschiede in den Veränderungen intellektueller Fähigkeiten mit zunehmendem Alter macht die Suche nach den *Bedingungsfaktoren* der verschiedenen Entwicklungsverläufe notwendig.
c) Die großen intraindividuellen Unterschiede in den Entwicklungsverläufen der Intelligenz zeugen von einer hohen *„Plastizität“ der kognitiven Funktionen* auch im hohen Alter. Die Lernfähigkeit und Trainierbarkeit älterer Menschen weist ebenfalls auf diese „Plastizität“ hin.
d) Die Tatsache, daß „kognitive Strategien“ gelernt werden können, macht weiterhin deutlich, daß die „Intelligenz“ ein *dynamisches Konstrukt* darstellt. „Problemlöseverhalten“ ist „erlernbar“.

e) Die Intelligenz ist in ein *umfassendes Gefüge von Bedingungs- und Einflußfaktoren* integriert, das sowohl *biographische Momente* (Schul- und Berufsbildung; Denk- und Lernstrategien, die im Laufe der Biographie ausgebildet worden sind; spezifische Fähigkeiten und Fertigkeiten, die durch den Beruf bzw. durch die Freizeitaktivitäten entwickelt und gefördert worden sind) als auch *situative Aspekte* (wie z. B. Ausmaß der Aktivität, Anregungsgehalt der Umwelt, soziale Integration, objektiver und subjektiver Gesundheitszustand, Zukunftsperspektive) miteinschließt. Auch *Persönlichkeitsvariable* – wie z. B. Aktivität, Anregbarkeit, Selbstwahrnehmung, Kompetenzerleben und motivationale Aspekte – nehmen in diesem Bedingungsgefüge eine bedeutsame Stellung ein.

2. Unterscheidung zwischen kristallisierter und flüssiger Intelligenz

Erste Ansätze zu einer Differenzierung der Intelligenz wurden von Horn u. Cattell (1966) vorgenommen, die zwischen *„kristallisierter"* (d. h. erfahrungs- und wissensgebundener) und *„fluider"* Intelligenz unterscheiden. Letztere stellt die Fähigkeit zur Lösung von neuartigen kognitiven Problemen dar und ist in hohem Maße an neuronale Strukturen gebunden (Horn, 1982). Horn u. Cattell gehen davon aus, daß sich *in diesen beiden Intelligenzbereichen unterschiedliche Entwicklungsverläufe* zeigen und daß diese beiden Bereiche im Alter eine unterschiedliche „Plastizität" und „Modifizierbarkeit" besitzen. Während die *„flüssige Intelligenz"* – aufgrund eines Rückgangs bzw. einer zunehmenden Schädigung der Nervenzellen – mehr und mehr *zurückgehe,* somit auch im Alter die Fähigkeit zum komplexen Problemlösen abnehme, finde sich *bei der „kristallisierten Intelligenz"* – aufgrund des kontinuierlichen Erfahrungs- und Wissenszuwachses – ein viel höheres Maß an *Stabilität.* Durch die Zunahme des Wissens (d. h. der „kristallisierten Intelligenz") könne auch der Verlust an Verarbeitungskapazität (d. h. an „fluider Intelligenz") ausgeglichen werden.

Diese grundlegende Unterscheidung zwischen „kristalliner" und „fluider" Intelligenz sowie die Annahme verschiedenartiger Verlaufsformen wurde empirisch untermauert. So konnte in verschiedenen empirischen Beiträgen gezeigt werden, daß mit zunehmendem Alter jene Aufgaben, die ein hohes Maß an Abstraktionsfähigkeit (z. B. Aufgaben zur räumlichen Orientierung sowie zum induktiven Denken) sowie die schnelle Erfassung von Zusammenhängen (z. B. Aufgaben zur Bestimmung der Wahrnehmungsgeschwindigkeit) erfordern, eher schlechter gelöst werden. Hingegen können Aufgaben gut gelöst werden, die das Wissen und die Erfahrung messen und nicht unter Zeitdruck ausgeführt werden müssen. Diese Verschiedenartigkeit der Verlaufsformen im Bereich der „kristallisierten" und der „fluiden" Intelligenz versuchte man, sowohl mit neurophysiologischen als auch mit kognitionspsychologischen Ansätzen zu erklären. Die neurophysiologischen Ansätze gehen von der Annahme aus, daß mit zunehmendem Alter immer mehr Schädigungen im Zentralnervensystem auftreten bzw. daß immer mehr Gehirnzellen absterben. Durch diese Schädigung sei auch die abnehmende „Plastizität" und „Modifizierbarkeit" der kognitiven Funktionen bedingt. Neuere Untersuchungen zeigen aber, daß dieser Ansatz in dieser Allgemeinheit nicht aufrechterhalten werden kann. Auch die neurophysiologischen Kapazitäten sind beeinflußt von dem Ausmaß, in dem kognitive Funktionen trainiert worden sind und in dem die Umwelt anregend und motivierend wirkt.

Die Reduktion der „fluiden" Intelligenz wird sodann – kognitionspsychologisch – mit einem Verlust der Fähigkeit zur Lösung von abstrakten Problemen, mit einer geringeren „Tiefe" der Informationsverarbeitung sowie mit einem Verlust an hierarchischen Integrationssystemen im Alter erklärt. Die Intelligenz im Alter sei bestimmt durch eine zunehmende „Desorganisation", „Desintegration" und durch den Wechsel von abstrakten zu konkreten Formen der Informationsverarbeitung und Problemlösung. Dieser Ansatz wird durch neuere empirische Untersuchungen ebenfalls in Frage gestellt, in denen gezeigt werden konnte, daß durch systematisches Training neue Problemlösestrategien auch in den Bereichen des „abstrakten Problemlösens" und der „räumlichen Orientierung" erworben werden können (WILLIS 1985). Die Intelligenz erweist sich also auch hier als abhängig von dem Training kognitiver Fähigkeiten.

3. Zur Neukonzeption des Intelligenzbegriffes

In neueren theoretischen Konzeptionen wird betont, daß sich im Alter weniger eine quantitative Veränderung der Intelligenz, sondern vielmehr eine *strukturelle* Veränderung der Intelligenz zeigt (LABOUVIE-VIEF 1985). Vor allem wird eine stärkere Beachtung der „konkreten Lebenswelt" älterer Menschen, seiner Ziele und Wünsche sowie seiner Bedeutsamkeiten gefordert. Diese veränderte Lebenswelt und die veränderten Lebensziele wirken sich auch auf die Wahl der Lösungsstrategien sowie die Auswahl von Aufgaben aus. Aus diesem Grund sind Intelligenztests herkömmlicher Art für die Bestimmung der intellektuellen Kapazität im Alter nur bedingt geeignet. Für ältere Menschen ist wenig die Lösung von abstrakten Aufgaben relevant, die sich in ihrem Alltag nicht stellen; vielmehr gewinnt die Lösung von konkreten, in ihrem Alltag auftretenden Problemsituationen an Bedeutung. Ältere Menschen fragen stärker nach dem Sinn und der Bedeutung von Aufgaben; erblicken sie diese nicht, so investieren sie auch weniger Aufmerksamkeit und Energie in deren Lösung. Die schlechteren Leistungen in formalen Intelligenztests können also darauf zurückgeführt werden, daß ältere Menschen – aufgrund eines Mangels an persönlicher Bedeutung – sich nur ungenügend konzentrieren und nicht bereit sind, ihre Lösungsstrategien entsprechend zu verändern.

4. Die Bedeutung von nicht-kognitiven Variablen für das Leistungsverhalten in Testsituationen

Hier sind vor allem die folgenden Variablen zu nennen:

– *Mangelnde Vertrautheit mit der Testsituation:* Diese ist mit dafür verantwortlich zu machen, daß ältere Menschen in Intelligenz- und Leistungstests schlechter abschneiden als jüngere. Wird ihnen hingegen in diesen Testsituationen die Möglichkeit gegeben, Übungsaufgaben zu bearbeiten, vorhandene Strategien anzuwenden und weiterzuentwickeln sowie neue Lösungsstrategien einzuüben, so nehmen in der Regel auch die Leistungen zu. Dieser Befund hat auch für den Alltag Bedeutung: Es ist bei der Einführung von Veränderungen in der Umwelt immer darauf zu achten, daß diese genügend Bezüge zur Erfahrungswelt älterer Menschen aufweisen; darüber hinaus sollten neue Informationen kontinuierlich, nicht aber abrupt eingeführt werden.

- *Angst vor Leistungsversagen:* Ältere Menschen zeigen in den Testsituationen manchmal Angst vor Leistungsversagen, auch wenn sie über ein ausreichendes Maß an kognitiver Kompetenz verfügen. Diese Angst geht in vielen Fällen auf ein negatives Selbstbild zurück: Dieses trägt auch zu vermehrter Unsicherheit bei. Ist die Leistungssituation von stärkerem Druck befreit, gewinnen die Älteren ihre Sicherheit zurück und können sie zur aktiven, angstfreien Mitarbeit gewonnen werden, so nehmen in der Regel auch die Leistungen erheblich zu.
- *Geringere Motivation:* Gerade in jenen Testsituationen, in denen Aufgaben gestellt werden, die sehr ungewöhnlich und fremd sind, besteht auch nur eine geringe Motivation zur Mitarbeit und zur Aktivierung vorhandener „Reservekapazitäten" (Botwinick 1984; Löwe 1983; Roether 1986). Schon bei kleineren Hindernissen besteht die Gefahr, daß die Lösungsversuche abgebrochen werden.
- *Hoher Leistungsdruck:* Auch dieser kann verunsichern und schließlich zu einem Zusammenbruch von kognitiven Strategien führen. Die Forschung zeigt, daß gerade ältere Menschen gegenüber externem Druck in Leistungssituationen sehr empfänglich sind; sie präferieren ein ruhigeres, aber deswegen genaueres Arbeiten. Vor allem sollte *Zeitdruck* vermieden werden.

5. Einfluß- und Bedingungsfaktoren der Intelligenz im Alter

- *Bildungsstand:* In allen Intelligenzuntersuchungen wird auf den großen Einfluß der Bildung auf die Intelligenzentwicklung im Alter hingewiesen. Dabei ergeben sich nicht nur enge Zusammenhänge zwischen dem Bildungsstand und der erfahrungsgebundenen Intelligenz, sondern auch zwischen der Bildung und der Fähigkeit, neuartige kognitive Probleme zu lösen. Dabei ist zu bedenken, daß durch eine gute Schulbildung und Berufsausbildung auch *kognitive Strategien* gefördert werden.
- *Berufliches Training:* Jene kognitiven Funktionen, die im Beruf systematisch eingesetzt und weiterentwickelt worden sind, stehen auch im Alter zur Verfügung und fördern oftmals ein *„Expertenwissen"* in einzelnen Bereichen (Baltes et al. 1986). Dies gilt nicht nur für die „kristallisierte", sondern auch für die „fluide" Intelligenz. Optimale Vorbereitung auf das Alter wird dadurch erzielt, daß sich ein möglichst breites Spektrum von kognitiven Aktivitäten und Fähigkeiten im Laufe der Biographie entwickelt. Gerade dieses *breite Spektrum* fördert auch den Erwerb neuer kognitiver Strategien im Alter.
- *Lebensstil:* Die Ausbildung einer differenzierten *Interessenstruktur* im Laufe der Biographie, das lebenslange *Engagement* in verschiedenen Lebensbereichen und die *Offenheit* gegenüber neuen Erfahrungen fördern ebenfalls die ko-

gnitive Kompetenz im höheren Alter. Auch die *bewußte Auseinandersetzung mit Anforderungen und Aufgaben* im Laufe der Biographie sowie in der Gegenwart übt großen Einfluß auf die Intelligenzentwicklung im Alter auf. Darüber hinaus fördert auch ein hohes Maß an *sozialer und kognitiver Aktivität* die kognitive Kompetenz im Alter.

- *Stimulierende Umgebung:* Eine fordernde (im Sinne der Übertragung von Aufgaben und von Verantwortung) Umgebung, die anregt und den Zugang zu neuen Erfahrungen ermöglicht, die erzielte Erfolge verstärkt und dem älteren Menschen das Gefühl vermittelt, „geachtet" zu sein und „gebraucht" zu werden, trägt mit zur kognitiven Kompetenz im Alter bei. Auch Sozialkontakte, die auf einer *Gegenseitigkeit* im Geben und Nehmen beruhen, die zur Aktivität anregen und die mit zur Strukturierung ds Alltags beitragen, wirken sich letztlich „intelligenzfördernd" aus.
- *Gesundheitsstatus:* In zahlreichen Untersuchungen (s. zusammenfassend FRIES u. CRAPO 1981; LERNER 1984; STEUER et al. 1979) wurden die Beziehungen zwischen gesundheitlicher Belastung und kognitiver Kompetenz im Alter analysiert. Dabei wurde in einigen Studien (s. z. B. BIRREN et al. 1963) gezeigt, daß schon kleinere gesundheitliche Belastungen zu Beeinträchtigungen der kognitiven Leistungsfähigkeit führen können; dies ist allerdings nur dann der Fall, wenn *hohe Anforderungen* an das kognitive System gestellt werden. Kognitive Defizite in der Bewältigung *durchschnittlicher Anforderungen* wurden erst bei starker gesundheitlicher Belastung beobachtet. Weiterhin weisen die empirischen Befunde darauf hin, daß *kognitive Leistungen* einen sehr sensiblen *Gradmesser für das Ausmaß an gesundheitlicher Belastung* bilden. Dies konnte auch in den Studien zum *"terminal decline"* gezeigt werden. So werden – vor allem aus Längsschnittstudien – Befunde berichtet, denen zufolge im Vorfeld des Todes eine deutliche Abnahme der kognitiven Funktionen zu beobachten ist. Man geht davon aus, daß ein plötzlicher Abfall von kognitiven Funktionen auf einen krankhaften Prozeß hinweist, der schließlich zum Tode führt. FRIES u. CRAPO (1981) betonen, daß eine Stabilität der kognitiven Funktionen bis ins hohe Alter hinein zu beobachten sei; erst vor dem Tod sei ein relativ kurzfristiges, deutliches Abfallen der kognitiven Leistungsfähigkeit zu erkennen. Dieser wird manchmal mit einem fünfjährigen Zeitraum angegeben, andere Autoren sprechen von deutlichen Rückgängen im Todesjahr (SCHMITZ-SCHERZER 1987).

II. Lernen und Gedächtnis im Alter

1. Theoretische Konzeptionen

Der *"information-processing"-Ansatz* (LINDSAY u. NORMAN 1977) unterteilt „Lernen" und „Gedächtnis" in die Komponenten *„Enkodierung"*, *„Speicherung"* und *„Abruf von Informationen"*. Auf der Grundlage dieses Ansatzes wurde ein *„Mehrspeichermodell"* entwickelt.

Dieses „Mehrspeichermodell“ unterteilt das Gedächtnis in einen *„sensorischen Speicher“*, in ein *„Kurzzeit-“* und *„Langzeitgedächtnis“*. Zunächst wird der Stimulus in einen „sensorischen Speicher“ transferiert, der modalitätsspezifisch arbeitet. Die Information liegt hier noch in einem relativ „rohen“ und „unbearbeiteten“ Zustand vor. Sie kann im ikonischen Speicher ca. 1/3–1 Sekunde, im echoischen Speicher ca. 2 Sekunden gehalten werden. Wird sie innerhalb dieses Zeitraumes nicht zum „Kurzzeitspeicher“ transportiert und dort weiterverarbeitet, so geht sie verloren oder wird durch neue Stimuli „überschrieben“. Im „Kurzzeitspeicher“ kann nun die Information eingeübt, organisiert und strukturiert werden, so daß eine Übertragung in den „Langzeitspeicher“ möglich ist. Dieser Vorgang der „Enkodierung“ ist aber nur unter Mitarbeit des „Langzeitspeichers“ möglich. Der „Kurzzeitspeicher“ wird auch *„Arbeitsgedächtnis“* genannt, da ihm sowohl die Aufbereitung und Verschlüsselung der Information (in der Phase der „Informationsaufnahme“) als auch die Abrufung und Entschlüsselung der Information aus dem Langzeitspeicher (in der Phase des „Informationsabrufes“) vorgenommen wird. Im „Lanzeitspeicher“ findet sich nur verschlüsseltes, semantisch kodiertes Material. Während der „Kurzzeitspeicher“ nur begrenzte Kapazität besitzt, ist die Kapazität des „Langzeitspeichers“ unbegrenzt. Informationen, die in den „Langzeitspeicher“ übertragen worden sind, werden dort behalten und gehen in der Regel nicht verloren. Allerdings kann der Zugang zu dem erlernten Material erschwert sein.

Die wichtigsten Ergebnisse jener gerontologischen Studien, die im Rahmen des “information-processing”-Ansatzes durchgeführt worden sind, lassen sich wie folgt zusammenfassen:

- Die *Kapazität des sensorischen Speichers* unterliegt auch im Alter keiner wesentlichen Veränderung.
- Auch die *Kapazität des „Kurzzeitspeichers“ nimmt* mit dem *Alter nicht ab.*
- Ältere Menschen haben häufiger *Schwierigkeiten bei der Enkodierung* der Information („Codierungsschwäche“), die *Informationsverarbeitung* geht bei ihnen *langsamer* vor sich und der *Abruf der gespeicherten Informationen* ist *erschwert.* Die Probleme bei der Enkodierung sowie bei dem Abruf der Informationen stellen die zentralen Einflußfaktoren des erschwerten Lernens im Alter dar.
- Allerdings finden sich auch im Bereich des Lernens und des Gedächtnisses zahlreiche interindividuelle Unterschiede; dabei sind vor allem die *biographisch verankerten Lern- und Gedächtnisstrategien* für diese Unterschiede verantwortlich zu machen: Bei verschiedenen Personen finden sich auch unterschiedliche Strategien; darüber hinaus bestehen Unterschiede in dem Ausmaß, in dem diese Strategien auch im Alter verfügbar sind.
- Die Tatsache, daß die Kapazität der einzelnen Speicher im Alter keiner wesentlichen Veränderung unterliegt, weist auf die *große Bedeutung von Interventionsstrategien für die Verbesserung der Lern- und Gedächtnisprozesse im Alter* hin. Voraussetzung dafür ist, daß keine Krankheiten bestehen, die zu Veränderungen neurophysiologischer und neuropsychologischer Funktionskreise führen können – und daß es vor allem *„Arbeitsprozesse“* (wie die Enkodierung, die Informationsverarbeitung und -strukturierung, die Dekodierung) sind, die

im Alter schlechter ablaufen. Denn die „Arbeitsprozesse“ sind grundsätzlich modifizierbar und können durch systematisches Training gesteigert werden; dabei spielt wiederum der *Erwerb neuer „kognitiver Strategien“* eine besondere Rolle.

2. Empirische Befunde

Enkodierung des Lernmaterials

In vielen Untersuchungen konnte gezeigt werden, daß jene älteren Menschen, die nicht die Möglichkeit hatten, effektive Lernstrategien zu erwerben, neue Informationen *seltener organisieren und strukturieren.* Sie wenden seltener Mnemotechniken und Mediatoren an und ziehen nur in geringerem Maße Verbindungen zwischen den einzelnen Lerninhalten. Die Lerneinheiten werden seltener auf ihre strukturellen Merkmale hin befragt *(semantische Codierung)* und in Clusters integriert. Dies hat zur Folge, daß nicht ganze Clusters erinnert werden können, sondern nur einzelne Wörter. Aus diesem Grunde benötigen sie auch mehr Wiederholungen (POON 1985); außerdem sind aufgrund der mangelnden Organisation des Materials die Lernerfolge geringer.

Allerdings können auch im Alter die Lernleistungen durch *gute Instruktionen* sowie durch das *Einüben von Strategien* erheblich gesteigert werden; Enkodierungsverfahren, die *spontan nicht angewendet werden,* lassen sich durch Training vermitteln (WILLIS 1985, 1987). Als *Enkodierungshilfen* wurden z. B. semantische Hinweise (Aufzeigen der strukturellen Gemeinsamkeiten zwischen den Lerneinheiten) oder Mnemotechniken – wie z. B. die Zusammenfassung der Lerneinheiten in „Vorstellungsbildern“ – angeboten.

Abrufen der Information, Dekodierung

Auch das schlechtere Erinnern gespeicherter Informationen geht auf einen Mangel an effektiven Strategien zurück. So werden zwar in der Regel viele Informationen gespeichert, jedoch ist die *„Bahnung“ zu dem gespeicherten Material erschwert.* Die schlechtere Zugänglichkeit des gelernten Materials wird darauf zurückgeführt, daß bei der Enkodierung keine zusätzlichen Informationen mit aufgenommen wurden, die den Abruf erleichtern könnten. Auch die *mangelnde Strukturierung des Materials bei der Enkodierung* trägt mit dazu bei, daß dieses nur schlechter erinnert werden kann.

Viele ältere Menschen hatten nicht die Möglichkeit, effektive und differenzierte „Enkodierungs-“ und „Dekodierungsstrategien“ zu erwerben (auch dies zeigt den Einfluß der Bildung auf die kognitive Leistungsfähigkeit im Alter), so daß bei ihnen auch die Schwierigkeiten beim Abrufen der gespeicherten Information zunehmen. Dies hat aber nicht mit der Kapazität der verschiedenen Speicher zu tun, sondern geht vielmehr auf die fehlenden Strategien zurück. So zeigen Untersuchungen, daß ältere Menschen

- im „Wiedererkennen“ von gespeicherten Informationen fast genauso gut abschneiden wie jüngere;
- im „freien Erinnern“ häufig schlechter abschneiden als jüngere;

- im „freien Erinnern“ häufig schlechtere Leisungen erbringen als im „Wiedererkennen“;
- sich die Leistung älterer Menschen im „freien Erinnern“ verbessert, wenn ihnen wichtige Merkmale des gelernten Materials als Hilfsmittel vorgegeben werden.

Darüber hinaus zeigte sich in diesen Studien, daß viele ältere Menschen *das Lernmaterial effektiver organisieren und kodieren könnten, dies aber spontan selten tun* (dies weist auf mangelnde Erfahrung mit solchen Testsituationen hin).

3. Einflußfaktoren der Lern- und Gedächtnisleistung im Alter

Die wichtigsten Einflußfaktoren auf die Lern- und Gedächtnisleistungen im Alter lassen sich wie folgt zusammenfassen (vgl. Fleischmann 1982, 1988; Kruse u. Lehr 1988c; Lehr 1972; Löwe 1983):

- *Störanfälligkeit des Lernprozesses:* Im Alter besteht die Gefahr einer wachsenden Störanfälligkeit des Lernprozesses. Während der Übungsphase eingeschaltete Pausen führen häufig zur Verbesserung der Lernleistung Jüngerer, aber eher zur Verschlechterung der Lernleistung Älterer. Ältere Menschen sind vor allem in jenen Fällen benachteiligt, in denen sie verschiedene Informationen gleichzeitig speichern müssen bzw. in denen sie neben dem Lernen noch andere Aufgaben ausführen müssen. Auch die Verteilung der Aufmerksamkeit fällt vielen älteren Menschen in der Lernsituation schwerer. Ist das Lernmaterial hingegen so angeordnet, daß sie die Möglichkeit haben, sich auf eine Aufgabe zu konzentrieren, so nehmen die Leistungen erheblich zu (Roether 1986). Allerdings zeigen sich – je nach biographisch ausgebildeten Lernstrategien und Lernerfahrungen – große interindividuelle Unterschiede.
- *Unsicherheit und Ängstlichkeit in der Lernsituation:* Gerade dann, wenn nur eine mangelnde Vertrautheit mit Testsituationen besteht, wächst auch die Unsicherheit. Diese kann zu einer *Übererregung* führen und damit zu einer erheblichen Beeinträchtigung der Lernleistung. Gerade jene älteren Menschen, die ein *negatives Selbstbild* haben, reagieren in Lernsituationen unsicher und haben Angst, den Anforderungen nicht zu genügen. Gerade dann sind sie auch auf ein kontinuierliches Feedback angewiesen. In vielen empirischen Untersuchungen konnte gezeigt werden, daß die höhere Fehlerquote älterer Menschen in Intelligenz- und Lerntests *nicht durch Falschantworten, sondern* vielmehr durch *fehlende Antworten* bedingt sind. Auch dies weist auf die Unsicherheit und Ängstlichkeit in solchen Testsituationen hin.
- *Lernen unter Zeitdruck:* Ältere Menschen lernen unter Zeitdruck schlechter. Erhalten sie hingegen die Möglichkeit, ihr Lerntempo selbst zu bestimmen, so nehmen sie zwar mehr Zeit in Anspruch als jüngere, *arbeiten* dann aber auch *genauer*.
- *Übungsfaktor:* Auch im Alter werden durch kontinuierliches Training die Aufmerksamkeitsleistungen sowie die Flexibilität der Lernstrategien erheblich ge-

fördert. Es ist zu bedenken, daß schlechtere Lernleistungen oftmals auch auf ein *Praxisdefizit* zurückzuführen sind. Wird dieses ausgeglichen, so wirkt sich dies auf die kognitive Kompetenz aus. Die *„Plastizität“* der Funktionen im Alter legt auch die kontinuierliche Förderung älterer Menschen im kognitiven Bereich nahe.

- *Grad der Vertrautheit mit dem Lernmaterial:* In vielen Testsituationen wird Lernmaterial angeboten, das gerade älteren Menschen unbekannt ist und von diesen ein hohes Maß an *Transferleistung* erfordert. Aus diesem Grunde sollte auf Lernmaterial zurückgegriffen werden, das den Erfahrungen älterer Menschen entspricht. Dies gilt auch für *Interventionsprogramme. „Dosierte Diskrepanzen“* stellen optimale Anforderungen an das kognitive System dar. Eine zu starke Abweichung der neuen Informationen von dem bisher Gelernten kann hingegen nicht mehr angemessen verarbeitet werden.
- *Grad der Überschaubarkeit und Strukturiertheit des Lernmaterials:* Gerade ältere Menschen sind – aufgrund ihrer Lernstrategien – darauf angewiesen, daß das Lernmaterial übersichtlich gegliedert ist; fehlende Ordnung und Strukturiertheit des Materials führt zu schlechteren Leistungen, da ältere Menschen *spontan* die Lerninhalte seltener gruppieren und strukturieren. Darüber hinaus konnte gezeigt werden, daß das Lernen in Teilen Jüngere, das Lernen im Ganzen hingegen Ältere begünstigt.
- *Gesundheitszustand:* Der Gesundheitszustand beeinflußt in hohem Maße die kognitive Kapazität in Lernsituationen. So sind die Aufmerksamkeits- und Konzentrationsleistung, die Flexibilität der Aufmerksamkeit sowie der Lernstrategien, die Anpassung an komplexe Situationen sowie die rasche Informationsverarbeitung in hohem Maße abhängig von einer guten Durchblutung des Gehirns, von intakten Sinnesorganen sowie von einer optimalen Erregungsübertragung (STEUER et al. 1979). Ein deutlicher Rückgang der Lernkapazität kann als *Symptom* einer zugrundeliegenden *Krankheit,* einer psychischen oder sozialen Problematik angesehen werden. Darüber hinaus ist zu beachten, daß *mangelnder Gebrauch und geringe Förderung der kognitiven Funktionen* schon nach kurzer Zeit zu erkennbaren Leistungsdefiziten im kognitiven Bereich führen kann. Aus diesem Grunde wirken sich fehlende soziale Kontakte sowie ein Mangel an Aufgaben und Interessen auch negativ auf die kognitiven Fähigkeiten aus.
- *Individuelle Kompetenz im kognitiven Bereich:* Alle Aussagen über die Leistungen älterer Menschen in Lernsituationen dürfen nicht die großen *interindividuellen Unterschiede in der kognitiven Leistungsfähigkeit* übersehen. Das Ausmaß, in dem in der Biographie Lernsituationen gesucht und gemeistert wurden, in dem in der Biographie Lernstrategien ausgebildet worden sind, in dem eine Offenheit gegenüber neuen Informationen und Erfahrungen bestand, bestimmt auch darüber mit, wie stark die kognitive Leistungsfähigkeit im Alter ausgeprägt ist und wie gut die Lernsituationen bewältigt werden können.
- *Motivationale Faktoren:* Schließlich ist auch in Lernsituationen der große Einfluß der Motivation auf die erzielten Leistungen zu berücksichtigen. In der Regel lernen ältere Menschen nur jene Dinge, die für die eigene Lebenssituation

Relevanz besitzen (Poon 1985; Schaie u. Willis 1986). Die fehlende spontane Anwendung von elaborierten Enkodierungsstrategien kann auch darauf zurückgeführt werden, daß sich die in der Testsituation vorgelegten Aufgaben im Alltag so selten stellen, daß die Suche nach neuen Lernstrategien nicht sinnvoll erscheint. Die Forderung nach Aufgaben, die der Lebenssituation älterer Menschen entsprechen, stellt sich demnach auch im Bereich der Lernforschung.

4. Abschluß

Aus den Untersuchungen zur kognitiven Leistungsfähigkeit älterer Menschen sowie aus Interventionsstudien geht hervor, daß auch im Alter von einer *hohen kognitiven Kompetenz* auszugehen ist, vorausgesetzt:

- es liegen keine schweren gesundheitlichen Beeinträchtigungen vor,
- der ältere Mensch lebt in einem Umfeld, das ihn fordert, ihm Anregungen gibt, ihn motiviert,
- er hat im Laufe der Biographie Kompetenz in der Bewältigung von kognitiven Aufgaben erworben,
- er verfügt über kognitive Strategien, die es ihm ermöglichen, auch neuartige kognitive Probleme zu bewältigen,
- er wendet diese Strategien auch im Alter an,
- er ist auch im Alter bereit, seine Erfahrungen und sein Wissen zu aktivieren sowie gegenüber neuen Erfahrungen und Informationen offen zu sein.

Der Erfolg der Interventionsmaßnahmen ist – je nach bestehender Kompetenz im kognitiven Bereich – unterschiedlich; auch die Interventionsmaßnahmen, die zur Anwendung gelangen, unterscheiden sich je nach Funktionsbereichen, in denen Defizite vorliegen. Die Intelligenz- und Lernforschung hat aber überzeugend dargelegt, daß es – bei aller Verschiedenartigkeit der angewandten Interventionstechniken – immer sinnvoll ist, die kognitiven Funktionen im Alter zu trainieren.

Literatur

Antonucci TC (1985) Personal characteristics, social support, and social behavior. In: Binstock RH, Shanas E (eds) Handbook of aging and the social sciences (2nd ed.). Van Nostrand Reinhold, New York, pp 94–128

Baeyer W v (1961) Erschöpfung und Erschöpftsein. Nervenarzt 32:193–199

Baeyer W v, Häfner H, Kisker H-P (1964) Psychiatrie der Verfolgten. Springer, Berlin Heidelberg Göttingen New York

Baltes MM, Baltes PB (eds) (1986) The psychology of control and aging. Lawrence Erlbaum, Hillsdale, N.J., London

Baltes PB (1984) Intelligenz im Alter. Spektrum der Wissenschaft 5:46–60

Baltes PB, Dittmann-Kohli F, Dixon R (1986) Multidisciplinary propositions on the development of intelligence during adulthood and old age. In: Sorenson A, Weinert F, Sherrod L (eds) Human development and the life course. Lawrence Erlbaum, Hillsdalle, N.J., London, pp 467–508

Becker P (1985) Bewältigungsverhalten und seelische Gesundheit. Z Klin Psychol 14:169–184
Bengtson V, Cutler N, Mangen D, Marshall V (1985) Generations, cohorts, and relations between age groups. In: Binstock R, Shanas E (eds) Handbook of aging and the social sciences. Van Nostrand, New York, pp 304–338
Birren JE (1985) Age, competence, creativity, and wisdom. In: Butler RN, Gleason HP (eds) Productive aging. Springer, New York: pp 29–36
Birren JE, Cunningham W (1985) Research on the psychology of aging: principles, concepts, and theory. In: Birren JE, Schaie KW (eds) Handbook of the psychology of aging. Van Nostrand Reinhold, New York: pp 3–34
Birren JE, Livingston J (eds) (1985) Cognition, stress, and aging. Prentice Hall, Englewood Cliffs
Birren JE, Butler RN, Greenhouse SW, Sokoloff L, Yarrow MR (1963) Human aging. A biological and behavioral study. U.S. Department of Health, Education, and Welfare, Washington
Botwinick J (1984) Aging and behavior (3rd ed). Springer, New York
Bruder J (1988) Filiale Reife – ein wichtiges Konzept für die familiäre Versorgung, insbesondere dementer alter Menschen. Zeitschrift für Gerontopsychologie und -psychiatrie 1:95–101
Buber M (1961) Ich und Du. L. Schneider, Heidelberg
Bühler Ch (1959) Der menschliche Lebenslauf als psychologisches Problem. Verlag für Psychologie, Göttingen
Busse EW, Maddox GL (1985) The Duke Longitudinal Studies of Normal Aging. Springer, New York
Butler RN (1967) Aspects of survival and adaptation in human aging. Am J Psychiatry 123:1233–1243
Butler RN (1981) The life review: an unrecognized bonanza. Int J Aging Hum Dev 12:35–39
Butler RN, Lewis MI (1982) Aging and mental health: Positive psychosocial approaches. C.V. Mosby Co, St. Louis
Christian P (1982) Patienten-Compliance in psychosomatischer Sicht. In: Komerell, Hahn, Kübler, Mörl, Weber (Hrsg) Fortschritte in der inneren Medizin. Springer, Berlin Heidelberg New York, S 1–5
Cohen S, Syme S (eds) (1985) Social support and health. Academic Press, Orlando
Cooper B (1980) Die Rolle von Lebensereignissen bei der Entstehung von psychischen Krankheiten. Nervenarzt 51:321–331
Craik F (1977) Age differences in human memory. In: Birren JE, Schaie KW (eds) Handbook of the psychology of aging. Van Nostrand Reinhold, New York, pp 234–253
Craik F, Rabinowitz J (1984) Age differences in the acquisition and use of verbal information. In: Long J, Baddeley A (eds) Attention and performance. Lawrence Erlbaum, Hillsdale, N.J. London: vol X, pp 36–71
Cranon D v, Zihl J (Hrsg) (1988) Neuropsychologische Rehabilitation. Springer, Berlin Heidelberg New York Tokyo
Cumming E, Henry W (1961) Growing old: the process of disengagement. Basic Books, New York
Cunningham WR (1987) Intellectual abilities and age. In: Schaie KW, Eisdorfer C (eds) Ann Rev Gerontol and Geriatr, Springer, New York, Vol 7, pp 117–134
Dohrenwend BS, Dohrenwend BP (eds) (1974) Stressful life events: their nature and effects. John Wiley, New York
Dowd J (1981) Age and inequality: a critique of the age stratification model. Human Development 24:157–171
Eichhorn D, Clausen J, Haan N, Honzik M, Mussen P (1981) Present and past in the middle life. Academic Press, New York
Erikson EH (1972) Jugend und Krise. Klett, Stuttgart
Filipp SH (Hrsg) (1981) Kritische Lebensereignisse. Urban & Schwarzenberg, München Wien Baltimore
Filipp SH, Olbrich E (1986) Human development across the life span: overview and highlights of the psychological perspective. In: Sorenson A, Weinert F, Sherrod L (eds) Human development and the life course. Lawrence Erlbaum, Hillsdale, N.J. London, pp 343–375
Fisseni H-J (1987) Unterschiedliche Lebensraumstrukturen – unterschiedliche Alternsstile. In: Lehr U, Thomae H (Hrsg) Formen seelischen Alterns. Enke, Stuttgart, S 134–152

Fleischmann UM (1982) Gedächtnistraining im höheren Lebensalter – Ansatzpunkte und Möglichkeiten. Z Gerontol 15:53–62
Fleischmann UM (1988) Das alternde Gedächtnis. Eine empirisch-systematische Analyse von Gedächtnisleistungen im Alter. Habilitationsschrift, Universität Erlangen/Nürnberg
Fooken I (1980) Frauen im Alter: Eine Analyse intra- und interindividueller Differenzen. Lang, Frankfurt
Frankl V (1983) Der leidende Mensch. Huber, Bern Stuttgart Wien
Fries JS, Crapo LM (1981) Vitality and aging. Freeman & Co, San Francisco
Gatz M, Popkin S, Pino Ch, van den Bos G (1985) Psychological interventions with older adults. In: Birren JE, Schaie KW (eds) Handbook of the psychology of aging. Van Nostrand Reinhold, New York, pp 755–785
Gebsattel EV v (1954) Prolegomena einer medizinischen Anthropologie. Springer, Berlin Göttingen Heidelberg
Häfner H (1986) Psychische Gesundheit im Alter. Fischer, Stuttgart New York
Havighurst R (1963 a) Dominant concerns in the life-cycle. In: Schenk-Danzinger L, Thomae H (Hrsg) Gegenwartsprobleme in der Entwicklungspsychologie. Verlag für Psychologie, Göttingen, S 132–154
Havighurst R (1963 b) Successful aging. In: Tibitts C, Donahue W (eds) Processes of aging. Williams, New York, pp 299–230
Havighurst R (1982) Developmental tasks and education. Longman, New York
Horn JL (1982) The theory of fluid and crystallized intelligence in relation to concepts of cognitive psychology and aging in adulthood. In: Craik F, Trehub S (eds) Aging and cognitive processes. Plenum, New York, pp 89–142
Horn JL, Cattell RB (1966) Refinement and test of the theory of fluid and crystallized intelligence. Journal of Educational Gerontology 57:253–270
Janzarik W (1973) Über das Kontaktmangelparanoid des höheren Alters und den Syndromcharakter des schizophrenen Krankseins. Nervenarzt 44:515–526
Jaspers K (1965) Philosophie. Springer, Berlin Heidelberg New York
Joraschky P, Köhle K (1979) Maladaptation und Krankheitsmanifestation. In: Uexküll Th v (Hrsg) Lehrbuch der psychosomatischen Medizin. Urban & Schwarzenberg, München Wien Baltimore
Jüttemann G, Thomae H (Hrsg) (1987) Biographie und Psychologie. Springer, Berlin Heidelberg New York Tokyo
Jung G (1973) Die Dynamik des Unbewußten. Walter, Olten
Kastenbaum R (1982) Time course and time perspective in later life. In: Eisdorfer C (ed) Ann Rev Gerontol Geriatr, vol 3. Springer, New York, pp 80–101
Katschnig H (Hrsg) (1980) Sozialer Streß und psychische Erkrankung. Urban & Schwarzenberg, München Wien Baltimore
Kruse A (1984) Der Schlaganfallpatient und seine Familie. Z Gerontol 17:359–366
Kruse A (1986) Die Auseinandersetzung mit chronischer Krankheit. Zeitschrift für Allgemeinmedizin 62:85–93
Kruse A (1987) Kompetenz bei chronischer Krankheit im Alter. Z Gerontol 20:355–366
Kruse A (1988 a) Coping with chronic disease, dying, and death – a contribution to competence in old age. Comprehensive Gerontology 1:1–11
Kruse A (1988 b) Auseinandersetzung mit Sterben und Tod. Möglichkeiten eines ärztlichen Sterbebeistandes. Zeitschrift für Allgemeinmedizin 64:87–95
Kruse A (1989) Psychotherapie bei chronischen Krankheiten im Alter – Überblick über theoretische und empirische Beiträge. In: Speidel H, Strauß B (Hrsg) Zukunftsaufgaben der psychosomatischen Medizin. Springer, Berlin Heidelberg New York Tokyo (in press)
Kruse A, Lehr U (1988 a) Behandlung von psychischen Störungen im Alter. In: Baumann U, Perrez M (Hrsg) Handbuch der Klinischen Psychologie. Huber, Bern Wien Stuttgart
Kruse A, Lehr U (1988 b) Beeinflussung gestörter Funktionen: Altersstörungen. In: Baumann U, Perrez M (Hrsg) Lehrbuch der Klinischen Psychologie, Bd II: Intervention. Huber, Bern
Kruse A, Lehr U (1988 c) Intelligenz, Lernen, Gedächtnis im Alter. In: Oesterreich K, Platt D (Hrsg) Lehrbuch der Geriatrie – Neurologie/Psychiatrie. Fischer, Stuttgart New York
Kübler-Ross E (1972) Interviews mit Sterbenden. Kreuz-Verlag, Stuttgart
Kuypers JA, Bengtson V (1973) Competence and social breakdown: a sociopsychological view of aging. Human Development 16:177–189

Labouvie-Vief G (1985) Intelligence and cognition. In: Birren JE, Schaie KW (eds) Handbook of the psychology of aging. Van Nostrand Reinhold, New York , pp 500–530
Lauter H (1974) Epidemiologische Aspekte alterspsychiatrischer Erkrankungen. Nervenarzt 45:277–288
Lauter H (1977) Epidemiologie der großen psychiatrischen Störungen. In: Blohmke M, Ferber V, Kisker PP, Schaefer H (Hrsg) Handbuch der Sozialmedizin, Enke, Stuttgart, Bd. 2, S. 374–446
Laux L (1983) Psychologische Streßkonzeptionen. In: Thomae H (Hrsg) Theorien und Formen der Motivation. Hogrefe, Göttingen, S. 453–535
Lawton MP (1985) Housing and Living Environments of Older People. In: Binstock RH, Shanas E (eds) Handbook of Aging and the social sciences. Van Nostrand Reinhold, New York, pp 450–478
Lazarus RS, Folkman S (1984) Stress, appraisal, and coping. Springer, New York
Lazarus RS, Launier R (1978) Stress-related transactions between person and environment. In: Pervin L, Lewis M (eds) Perspectives in interactional psychology. Plenum Press, New York, pp 296–318
Lehr U (1972) Psychologie des Alterns (6. Auflage 1987). UTB, Heidelberg
Lehr U (1980) Alterszustand und Alternsprozesse: Biographische Determinanten. Z Gerontol 13:442–457
Lehr U (Hrsg) (1983) Altern – Tatsachen und Perspektiven. Bouvier, Bonn
Lehr U (1984a) The role of women in the family generation context. In: Garms-Homolova V, Hoerning E, Schaeffer D (eds) Intergenerational relationships. Hogrefe, Göttingen New York Toronto, pp 125–132
Lehr U (1984b)Herz-Kreislauf-Erkrankungen: Psychologische Faktoren. Der Internist 25:485–490
Lehr U, Schneider W (1984) Altersbild. In: Oswald WD et al. (Hrsg) Gerontologie. Kohlhammer, Stuttgart, S 31–37
Lehr U, Thomae H (Hrsg) (1987) Formen seelischen Alterns. Enke, Stuttgart
Lehr U, Wand E (1986) Alternde Töchter alter Eltern. Schriftenreihe des Bundesministers für Jugend, Familie, Frauen und Gesundheit. Kohlhammer, Stuttgart
Lerner R (1984) On the nature of human plasticity. Cambridge University Press, Cambridge
Lersch Ph (1962) Der Aufbau der Person. Barth, München
Lewin K (1963) Die Feldtheorie in den Sozialwissenschaften. Huber, Bern
Lindsay PH, Norman DA (1977) Human information Processing: an introduction to psychology. Academic Press, New York
Löwe H (1983) Stand und Probleme der Psychologie des Erwachsenenalters. In: Löwe H, Lehr U, Birren J (Hrsg) Psychologische Probleme des Erwachsenenalters. Huber, Bern Stuttgart Wien,S 11–23
Lowenthal M ,Robinson B (1976) Social network and isolation. In: Binstock RH, Shanas E (eds) Handbook of aging and the social sciences. Van Nostrand Reinhold, New York, pp 432–456
Maas H, Kuypers JA (1974) From thirty to seventy. Jossey Bass, San Francisco
Matussek P (1971) Die Konzentrationslagerhaft und ihre Folgen. Springer, Berlin Heidelberg New York
McCrae RR (1984) Situation determinants of coping responses: Loss, threat, and challenge. J Pers Soc Psychol 46:919–928
Meyer (1973) Tod und Neurose. Springer, Berlin Heidelberg New York
Mischel W (1984) Convergences and challenges in the search for consistency. Am Psychol 39:351–364
Moos RH (eds) (1977) Coping with Physical Illness. Plenum Press, New York
Morgan L (1982) Social roles in later life: Some recent research trends. In: Eisdorfer C (ed) Ann Rev Gerontol Geriatr. Springer, New York, vol 3, pp 55–79
Munnichs J (1966) Old age and finitude. Karger, Basel New York
Nuttin J, Lens W (1985) Future time perspective and motivation. Leuven University Press, Leuven
Oerter R (1986) Developmental task through the life span: A new approach to an old concept. In: Baltes PB, Featherman DL, Lerner RM (eds) Life-Span development and behavior. Lawrence Erlbaum, Hillsdale, N.J. London, vol 7, pp 233–269

Oesterreich K (1984) Stressoren in der Kausalität von gerontopsychiatrischen Erkrankungen. Z Gerontol 17:181–185
Olbrich E (1987) Kompetenz im Alter. Z Gerontol 20:319–330
Palmore E (1974) Design of the adaptation study. In: Palmore E (ed) Normal aging II. Duke University Press, Durham
Peck R (1968) Psychologische Entwicklung in der zweiten Lebenshälfte. In: Thomae H, Lehr U (Hrsg) Altern – Probleme und Tatsachen. Akademische Verlagsgesellschaft, Wiesbaden, S 530–544
Petzold H, Bubolz E (Hrsg) (1979) Psychotherapie mit alten Menschen. Junfermann, Paderborn
Ploeger A (1974) Lengede – zehn Jahre danach. Zeitschrift für Psychotherapie und medizinische Psychologie 24:137–143
Poeck K (Hrsg) (1982) Klinische Neuropsychologie. Thieme, Stuttgart
Poon LW (1985) Differences in human memory with aging: Nature, causes, and clinical implications. In: Birren JE, Schaie KW (eds) Handbook of psychology and aging. Van Nostrand Reinhold, New York, pp 427–462
Radebold H (1981) Psychotherapeutische Möglichkeiten im höheren und hohen Lebensalter. In: Mester H, Tölle R (Hrsg) Neurosen. Springer, Berlin Heidelberg New York, S 146–152
Radebold H (1986) Psychosomatische Sicht alternder Patienten. In: Uexküll Th v (Hrsg) Lehrbuch der Psychosomatischen Medizin. Urban & Schwarzenberg, München Wien Baltimore, S 1079–1105
Radebold H, Schlesinger-Kipp G (1983) Gruppenpsychotherapie und Gruppenarbeit im Alter. In: Radebold H (Hrsg) Gruppenpsychotherapie im Alter. Verlag für Medizinische Psychologie, Göttingen, S 12–63
Rodin J, Timko Ch, Harris S (1985) The construct of control: Biological and psychological correlates. In: Eisdorfer C (ed) Ann Rev Gerontol Geriatr. Springer, New York, vol 5, pp 3–55
Roether D (1986) Lernfähigkeit im Erwachsenenalter. Hirzel, Leipzig
Rosenmayr L (1983) Die späte Freiheit. Severin & Siedler, Berlin
Rosenmayr L, Rosenmayr H (Hrsg) (1978) Der alte Mensch in der Gesellschaft. rororo, Reinbek
Rothacker E (1965) Die Schichten der Persönlichkeit. Bouvier, Bonn
Rothacker E (1966) Zur Genealogie des menschlichen Bewußtseins. Bouvier, Bonn
Rudinger G (1987) Zur Stabilität der Intelligenz im höheren Alter. In: Lehr U, Thomae H (Hrsg) Formen seelischen Alterns. Enke, Stuttgart, S 66–73
Schaie KW (1983) The Seattle Longitudinal Study: A twenty-one year exploration of psychometric intelligence in adulthood. In: Schaie KW (ed) Longitudinal studies of adult psychological development. Guilford Press, New York, pp 56–82
Schaie KW, Willis S (1986) Adult development and aging. Little, Brown, Boston Toronto
Schipperges H (1985) Homo patients. Piper, Zürich München
Schmitz-Scherzer R (1984) Sterbebegleitung. In: Oswald WD, Herrmann WM, Kanowski S, Lehr U, Thomae H (Hrsg) Gerontologie. Kohlhammer, Stuttgart, S 465–467
Schmitz-Scherzer R (1987) Zum Konstrukt des „terminal decline". In: Lehr U, Thomae H (Hrsg) Formen seelischen Alterns. Enke, Stuttgart, S 256–259
Schmitz-Scherzer R, Becker KF (1982) Einsam sterben – warum? Vincentz, Hannover
Schultze-Jena H (1987) Beurteilung der Gesundheit alter Menschen und Wohlbefinden pflegender Angehöriger. Z Gerontol 20:300–304
Shock N (ed) (1984) Normal human aging. The Baltimore Longitudinal Study of Aging. U.S. Department of Health and Human Services, Washington
Shock N et al. (1984) Normal human aging: The Baltimore Longitudinal Study of Aging. U.S. Department of Health and Human Services, Washington
Spiegel-Rösing I, Petzold H (Hrsg) (1985) Die Begleitung Sterbender. Junfermann, Paderborn
Stappen B (1988) Formen der Auseinandersetzung mit Partnerverlust. Phil Diss, Universität Bonn
Steuer J, LaRue A, Jarvik L (1979) Critical loss in the 8th and 9th decades: Longitudinal view. Gerontologist 19(2):150–162
Stoddard S (1987) Die Hospiz-Bewegung. Lambertus, Freiburg

Stone GC, Cohen F, Adler NE (eds) (1979) Health psychology – a handbook. Jossey Bass, San Francisco
Sussman M (1985) The family life of old people. In: Binstock RH, Shanas E (eds) Handbook of aging and the social sciences. Van Nostrand Reinhold, New York, pp 414–449
Svanborg A (1985) Health, productivity, and aging: Interventions. In: Butler R, Gleason H (eds) Productive aging. Springer, New York, pp 15–28
Svanborg A, Landahl S, Mellström D (1982) Basic issues of health care. In: Thomae H, Maddox G (eds) New perspectives on old age. Springer, New York, pp 31–52
Tellenbach J (1987) Psychiatrie als geistige Medizin. Verlag für angewandte Wissenschaften, München
Thomae H (1966) Persönlichkeit, eine dynamische Interpretation. Bouvier, Bonn
Thomae H (1970) Theory of aging and cognitive theory of personality. Human Development 13:1–16
Thomae H (ed) (1976) Patterns of aging. Karger, Basel New York
Thomae H (1981) Future time perspective and the problem of cognition-motivation interaction. In: d'Ydevalle G, Lens W (eds) Cognition in human motivation and learning. Leuven University Press, Leuven, pp 261–274
Thomae H (1983) Alternsstile und Altersschicksale. Huber, Bern Stuttgart Wien
Thomae H (1984) Reaktionen auf gesundheitliche Belastung im mittleren und höheren Erwachsenenalter. Z Gerontol 17:186–197
Thomae H (1985) Dynamik menschlichen Handelns. Bouvier, Bonn
Thomae H (1987) Conceptualization of reactions to stress. European Journal of Personality 1:12–19
Thomae H (1988) Das Individuum und seine Welt (2. Aufl.). Hogrefe, Göttingen
Thomae H, Lehr U (1958) Zur Lebenssituation von 35- bis 55jährigen mittleren Angestellten. Vita humana 1:100–110
Thomae H, Lehr U (1986) Stages, crises, conflicts, and life-span development. In: Sorenson A, Weinert F, Sherrod L (eds) Human development and the life course. Lawrence Erlbaum, Hillsdale N.J., London, pp 429–444
Thomae H, Maddox G (Eds) (1982) New perspectives on old age. Springer, New York
Thomae H, Kruse A, Wilbers J (1987) Kompetenz und soziale Beziehungen im Alter. Juventa, Weinheim München
Tölle R (1987) Die Krankengeschichte in der Psychiatrie. In: Jüttemann G, Thomae H (Hrsg) Biographie und Psychologie. Springer, Berlin Heidelberg New York Tokyo, S 36–47
Turk D, Kerns R (eds) (1985) Health, illness, and families. John Wiley & Sons, New York
Ulich D (1987) Krise und Entwicklung. Psychologie Verlags-Union, München
Weizsäcker V v (1940) Der Gestaltkreis. Thieme, Leipzig
Weizsäcker V v (1988) Gesammelte Schriften. Band 9. Suhrkamp, Frankfurt
Welford AT (1984) Psychomotor performance. In: Eisdorfer C (ed) Ann Rev Gerontol Geriatr. Springer, New York, vol IV, pp 237–274
Whitbourne SK (1987) Personality development in adulthood and old age: Relationships among identity style, health, and well-being. In: Schaie KW, Eisdorfer C (eds) Ann Rev Gerontol Geriatr. Springer, New York, vol VII, pp 189–216
Willis S (1985) Towards an educational psychology of the older adult learner: Intellectual and cognitive bases. In: Birren JE, Schaie KW (eds) Handbook of the psychology and aging. Van Nostrand Reinhold, New York, pp 818–847
Willis S (1987) Cognitive training and everyday competence. In: Schaie KW, Eisdorfer C (eds) Ann Rev Gerontol Geriatr. Springer, New York, vol 7, pp 159–188
Wyss D (1987) Der psychosomatisch Kranke. Vandenhoeck & Ruprecht, Göttingen

Epidemiologie

B. KRAUSS

INHALTSVERZEICHNIS

A. Ziele und Bedeutung der Epidemiologie

Die epidemiologische Forschung auf dem Gebiet der Alterspsychiatrie beschäftigte sich in den vergangenen Jahren in erster Linie damit, die Häufigkeit psychischer Störungen oder psychiatrischer Syndrome festzustellen. Aus methodischen Gründen erfolgte dies in der Regel für eine gewisse Zeitspanne (Periodenprävalenz), seltener für einen Stichtag (Stichtagprävalenz) oder durch Feststellung der Häufigkeit von Neuerkrankungen innerhalb eines bestimmten Zeitraumes (Inzidenz). Eine solche Häufigkeitsfeststellung psychischer Krankheiten kann für bestimmte Betreuungseinrichtungen erfolgen, so für Psychiatrische Krankenhäuser (PANSE 1959; KLEEMEIER 1960; POLLACK et al. 1961; STRÖMGREN 1963; BORK 1982; JAEGER 1987) oder für Heime (u. a. GOLDFARB 1962; BERGENER et al. 1974; TEETER et al. 1976; WILKIN et al. 1978; KELLEHER u. BENNER 1981; COOPER u. SOSNA 1983; LEHMKUHL et al. 1985; BICKEL u. JAEGER 1986; MEYER-KÖNIG u. RIEDERER 1987 sowie JAEGER 1987). Ebenso ist die Inanspruchnahme ambulanter Betreuungseinrichtungen, etwa des niedergelassenen Arztes, (WILLIAMSON et al. 1964; WEYERER 1983) ein epidemiologisches Forschungsgebiet. Die Kontaktnahme bestimmter diagnostischer Gruppen mit allen medizinischen Betreuungseinrichtungen einer Region ist durch die sogenannte Fallregistermethode erfaßbar (ADELSTEIN et al. 1968; WING et al. 1972; Helgason 1977). Fallregister dürfen allerdings in der Bundesrepublik aufgrund besonders strenger Datenschutzbestimmungen nicht geführt werden.

Die Inanspruchnahme von Diensten hängt von zahlreichen, nicht nur die Art und Intensität der Krankheit betreffenden Faktoren ab und gibt so kein absolut richtiges Bild der Erkrankungshäufigkeit. Besondere Bedeutung gewann deshalb in den vergangenen Jahrzehnten die Durchführung von Feldstudien, über die im Bereich der Alterspsychiatrie LAUTER (1974) einen ersten Überblick gegeben hat. Eine Feldstudie hat das Ziel, die Häufigkeit von Krankheiten, aber auch Bedarf und Inanspruchnahme von Hilfen an einer repräsentativen Stichprobe der Normalbevölkerung festzustellen, aus der Rückschlüsse auf die Gesamtbevölkerung erlaubt sind. Es geht darum, die Gesamtheit der Krankheitsprobleme und Hilfsbedürftigkeiten zu erfassen, um daraus eine bedarfsdeckende Versorgungsplanung entwickeln und realisieren zu können.

Ein zweites wichtiges Ziel der epidemiologischen Forschung, insbesondere der Feldstudien, ist es, Wissen über unbehandelte Morbidität zu gewinnen. Die Kenntnis milder Verlaufsformen einer Erkrankung, bei denen die Kontaktierung eines medizinischen Dienstes ausbleibt, kann sehr wohl zu einem erweiterten Krankheitsverständnis beitragen (BERGMANN u. COOPER 1986; HENDERSON 1986). Wenn bei Prävalenzstudien festgestellt wird, (NIELSEN 1962; KAY et al. 1964; KRAUSS 1977), daß ein relativ großer Teil selbst hochgradig Dementer nicht in Institutionen betreut wird, so stellt sich die auch für die Versorgungsplanung wichtige Frage, welche kompensierenden Bedingungen dafür verantwortlich sind, bzw. welche Risikofaktoren bei den institutionell betreuten zusätzlich hinzukommen.

Eine weitere wichtige Bedeutung hat die epidemiologische Forschung dadurch gewonnen, daß sie die Entwicklung wichtiger Erfassungsmethoden für psychiatrische Syndrome mit sich brachte. Die Aussagefähigkeit von Feldstudien hängt von der Genauigkeit der Erfassungsinstrumente ab, die zu entwickeln waren und die an größeren Zufallsstichproben standardisiert werden konnten. Ein „Fall" wird nicht mehr dadurch definiert, daß eine Person, aus welchen Gründen auch immer, eine Betreuungseinrichtung in Anspruch nimmt und so zum „Fall" wird, sondern wird durch objektive Kriterien zu bestimmen versucht.

B. Demographische Entwicklung

In den westlichen Ländern hat die absolute Zahl der älteren Menschen in den letzten hundert Jahren erheblich zugenommen. In einigen Entwicklungsländern (z. B. Hongkong) scheint seit Mitte dieses Jahrhunderts, wenn auch in viel geringerem Umfang, eine ähnliche Entwicklung zu beginnen (GRUNDY 1983). Die durchschnittliche Lebenserwartung eines Neugeborenen betrug in Deutschland um die Jahrhundertwende für Männer 40,56, für Frauen 43,97 Jahre, in der Bundesrepublik im Jahr 1980 für Männer 70,18 und für Frauen 76,85 Jahre (PROEBSTING

1984). Während im ersten Drittel dieses Jahrhunderts die Verbesserung der hygienischen Bedingungen und die Entwicklung des Impfwesens vor allem zu einer Verminderung der Sterblichkeit für Kinder und Neugeborene führte, haben die allgemeine Entwicklung der medizinischen Wissenschaft, der Ausbau eines differenzierten und flächendeckenden medizinischen Versorgungssystems und die Entwicklung des allgemeinen Lebensstandards mit Verminderung sozialer Lebensrisiken zu einer Verringerung der Krankheitsrisiken für den Erwachsenen geführt. Dabei ist allerdings hervorzuheben, daß die altersspezifischen Sterberaten prozentual für die ältere Bevölkerung in weit geringerem Umfang zurückgegangen sind als für die jüngeren Altersgruppen (Grundy 1983). Die durchschnittliche Lebenserwartung eines 60jährigen Mannes hat sich in westlichen Industrieländern im Jahre 1978 gegenüber der Zeit der Jahrhundertwende um 0,1 Jahre (Irland) bis 5,0 Jahre (Schweiz) verlängert, die einer 60jährigen Frau zwischen 2,9 Jahren (Irland) und 8,4 Jahren (Schweiz). Für die Bundesrepublik Deutschland betragen die Ziffern 2,8 Jahre für Männer und 5,9 Jahre für Frauen im Alter von 60 Jahren (Lopez u. Hanada 1982). Aus Angaben der WHO 1984 und der Social Security Administration 1982 geht hervor, daß der Wert für die maximale Lebensdauer 1900 mit 105,4 Jahren, für 1980 mit 113,9 Jahren angenommen werden kann (Häfner 1986).

Der relativ hohe Anstieg der Zahl der betagten Bürger im Verhältnis zu jüngeren Altersgruppen der Bevölkerung (Tabelle 1) hat eine seiner Wurzeln auch in dem Rückgang der Geburtenziffer in den letzten 20 Jahren.

Tabelle 1. Anteil verschiedener Altersgruppen der Bevölkerung des Deutschen Reichs 1885 und der BRD 1985 in % der Gesamtpopulation (Statist. d. Deutschen Reichs 1888; Statist. Jahrbuch der BRD 1987)

Altersgruppe in Jahren	1885	1985
	(%)	
60–69	5,46	9,04
70–79	2,22	8,06
80+	0,43	3,27

Es ist damit zu rechnen, daß die absolute Zahl der über 65jährigen in den USA von 25 Millionen im Jahre 1980 bis zum Jahre 2000 auf 32 Millionen ansteigen wird (Siegel 1980). Im Jahre 1930 gab es in den USA im Verhältnis zu einem betagten Menschen 9 berufstätige. Hochgerechnet auf das Jahr 2030 wird geschlossen, daß auf einen betagten Menschen nur noch 2 berufstätige kommen (Mechanic 1986). Eine entsprechende Modellrechung für die BRD (Wingen 1984) ergibt, daß der Anteil der erwerbstätigen Bevölkerung (20–59 J.) im Verhältnis zu dem der nicht erwerbstätigen (60 J. +) sich von 50% zu 19% heute auf 55% zu 33% im Jahre 2030 verändern werden wird. Wachsende Betreuungsaufgaben werden bei verminderten Ressourcen bewältigt werden müssen.

Die relative und absolute Zahl der Hochbetagten mit hohem Morbiditätsrisiko und relativ hoher Wahrscheinlichkeit der Inanspruchnahme sozialer und me-

Tabelle 2. Wachstum der Bevölkerung, Anteil der Betagten und Lebenserwartung für die Welt, die industrialisierten Länder (IL) und die Entwicklungsländer (EL) 1980–2025. (Nach HAUSER 1986)

	Jahr	Welt	IL	EL
Gesamtbevölkerung (10^9)	1980	4,37	1,18	3,19
	2000	6,12	1,27	4,85
	2025	8,20	1,38	6,82
Bevölkerung 65+ (10^6)	1980	255,5	130,9	124,7
	2000	402,9	166,0	236,9
	2025	760,7	230,3	530,4
% Bevölkerung 65+	1980	5,8	11,1	3,9
	2000	6,6	13,0	4,9
	2025	9,3	16,7	7,8
% Personen 75+ der Bevölkerung 65+	1980	32,0	36,3	27,4
	2000	33,7	38,2	30,5
	2025	32,5	38,9	29,8
Lebenserwartung bei Geburt – männlich (Jahre)	1980	56,3	68,4	54,2
	2000	62,4	70,2	61,2
	2025	68,2	72,0	67,7
Lebenserwartung bei Geburt – weiblich (Jahre)	1980	58,8	75,7	56,0
	2000	65,5	77,5	63,7
	2025	72,6	79,0	71,7
Lebenserwartung bei Geburt – männlich + weiblich (Jahre)	1980	57,5	71,9	55,1
	2000	63,9	73,7	62,5
	2025	70,4	75,4	69,6

dizinischer Dienste wächst in den nächsten 20 Jahren weiter an. Der Anteil der über 85jährigen betrug in den USA im Jahre 1950 4,9%, 1976 8,4% und wird im Jahr 2000 11,5% betragen (MORTIMER 1982). Dann wird etwa ein Viertel der über 65jährigen über 80 Jahre alt sein (RICE u. FELDMAN 1983).

Die Altersstruktur der Bevölkerung einer Region oder eines Landes wird bestimmt von der Geburtenrate einerseits und der Sterblichkeitsrate andererseits. Zusätzlich können Migrationseffekte von Einfluß sein. Im Jahre 1980 lebten auf der Welt insgesamt 4,37 Milliarden Menschen, von denen 250 Millionen 65 Jahre oder älter waren. Es wird damit gerechnet, daß zum Ende unseres Jahrhunderts die Weltbevölkerung 6,11 Milliarden beträgt; im Jahr 2025 wird mit 8,2 Milliarden gerechnet (HAUSER 1986). 73% der Weltbevölkerung lebten 1980 in den sogenannten Entwicklungsländern. Obwohl der Anteil der Bevölkerung Europas an der Weltbevölkerung nur 12% beträgt, leben dort 28% der über 75jährigen (GRUNDY 1983). Die demographische Entwicklung wird in den industrialisierten und in den Entwicklungsländern einen unterschiedlichen Verlauf nehmen (Tabelle 2).

Innerhalb der Gruppe der industrialisierten Länder gilt für die meisten mittel- und westeuropäischen Nationen, daß in den nächsten 20 – 40 Jahren weniger der Anstieg des Anteils der über 65jährigen, sondern das Anwachsen des Anteils der über 75jährigen zum Problem der sozialen und medizinischen Betreuung werden wird. Für die USA, Japan, die UdSSR und Portugal ist zunächst noch ein weiterer Anstieg des Anteils der über 65jährigen zu erwarten. Unter den Entwicklungsländern gibt es solche, bei denen der Anteil der über 65jährigen deutlich wachsen wird (z. B. Hongkong, Trinidad, Singapur). Bei anderen Ländern dieser Gruppe wird davon ausgegangen, daß der Anteil der über 65jährigen unter 3% bleibt (Sambia, Nigeria, Bangladesh) oder sogar eher noch fallende Tendenz zeigen wird (Ghana, Pakistan) (GRUNDY 1983). Nicht ohne Bedeutung ist, daß relativ mehr Frauen als Männer ein hohes Lebensalter erreichen. In den höchsten Altersgruppen verdeutlicht sich dieses Phänomen. In der Altersgruppe 75–79 ist das Verhältnis von Männern zu Frauen in Nordamerika 637 : 1000, in Europa 525 : 1000. Für die über 80jährigen sind die entsprechenden Verhältniszahlen 558 : 1000 für Nordamerika bzw. 486 : 1000 für Europa (GRUNDY 1983). Die Vergleichszahlen für die Bundesrepublik sind für die 75 bis 79jährigen: 504 Männer zu 1000 Frauen; für die Altersgruppe der 80jährigen und älteren ist das Verhältnis 411 Männer zu 1000 Frauen.

Es sind also inbesondere hochbetagte Frauen, die zukünftig noch mehr als heute medizinische und soziale Hilfen in Anspruch nehmen müssen. Dies ist allerdings nicht nur eine Folge der demographischen Situation der Gesamtbevölkerung und der Altersbevölkerung insbesondere, sondern hängt auch damit zusammen, daß, wie nachfolgend zu erläutern sein wird, die Prävalenz für wichtige psychische Störungen bei Frauen häufiger zu sein scheint und vor allem auch, daß die familiären Betreuungsmöglichkeiten für Frauen ungünstiger sind. Die Frau ist in den westeuropäischen Ländern und den USA in der Regel jünger als ihr Ehepartner. Sie ist demzufolge schon häufiger verwitwet, wenn sie ein Alter erreicht, in welchem medizinische und soziale Hilfe in Anspruch genommen wird. 1985 waren in der BRD 75,4% der 65jährigen Männer und 38,3% der Frauen verheiratet. Jenseits des 75. Lebensjahres 63,8% der Männer, aber nur 16% der Frauen (Stat. Jahrbuch d. BRD 1987).

C. Methodische Bedingungen

Epidemiologische Untersuchungen sind generell mit großen methodischen Schwierigkeiten behaftet, Ergebnisse lassen sich nur bedingt vergleichen. Die Höhe einer Prävalenzziffer hängt von den charakteristischen Merkmalen der Stichprobe ebenso ab wie von der Art der angewandten Untersuchungsmethoden. Die methodischen Probleme sind eingehend darzustellen, um Aussagen der einzelnen epidemiologischen Untersuchungen verstehen zu können (Tabelle 3).

I. Repräsentativität

Eine zufällige Auswahl einer genügend großen Stichprobe bedingt, daß die Merkmale in der untersuchten Klientel im gleichen Verhältnis wie in der Bezugspopulation angetroffen werden. Dies kann erreicht werden, indem aus dem Melderegister eine Zufallsstichprobe gezogen wird. Bei einigen amerikanischen Untersu-

Tabelle 3. Methodische Charakteristika vorliegender gerontopsychiatrischer Feldstudien

Autor	Jahr der Publikation	Ort	Jahr der Studie	Zahl Pb	Nicht erreicht	Präval. Zeitraum	Incl. instit.	Datenquelle	Untersuchungstechnik
SHELDON	1948	Wolverhampton, England	1945	583	18,0%	2 J.	–	Soziales und medizinisches Interview + Zusatzinformation durch Hausarzt	Fragebogen vom Interviewer ausgefüllt
ESSEN-MÖLLER et al.	1956	Lundby, Schweden	1947	443	1,0%	Punkt		Interview durch 4 Psychiater + Zusatzinformation	
New York State Dept. of Mental Hygiene, GRUENBERG	1961	Syracuse, USA		1805	17,0%		+	Geschulte Interviewer, Auswertung durch Psychiater	
HAGNELL	1970	Lundby, Schweden	1957	470	1,0%	Punkt		Interview durch 4 Psychiater + Zusatzinformation	
PRIMROSE	1962	Schottland	1959/60	222		1 J.	+	Patientenkartei der Arztpraxis (repräsent.)	ICD-Diagnosedefinition
NIELSEN, J.	1962	Samsø, Dänemark	1961	978		½ J.	+	3 Informationsquellen, 52% nur 1 Informationsquelle, 13,7% persönlich untersucht	Diagnosestellung nach klinischen Kriterien
KAY et al.	1964	Newcastle, England	1960	505	1,2%	½ J.	+	Interview durch Psychiater	Diagnosestellung nach klinischen Kriterien
PARSONS	1965	Swansea, Wales		244	7,0%		–	Interview durch Psychiater	PALT
KAY et al.	1970	Newcastle, England	1964	758 incl. 297 aus 1960		½ J.	–	Interview durch Psychiater	Diagnosestellung nach klinischen Kriterien
KANEKO	1979	Osaka, Japan	1965	531				Interview	Psychometrische Tests
ÅKESSON	1969	2 Inseln, Schweden	1964/67	1869		3 J. auf 01.11.64 gerechnet	+	Daten von Krankenhäusern, Heimen, Diensten. Definition der hirnorganischen Fälle, die selbst untersucht wurden	

GILMORE	1974	Glasgow, Schottland	1969/71	300		2 J.	–		Klinisch medizinische, psychiatrische, psychometrische Untersuchung
BOLLERUP	1975	Kopenhagen, Dänemark	1966/68	626	1,1%	19 Mon.	+	Interview durch Autor, bei 5% nur indirekte Informat.-	
MAULE et al.	1984	Edinburgh, Schottland	1968	487			+	Halbstrukturiertes Interview durch Psychiater	
NIELSEN, B. et al.	1982	Odense, Dänemark	1972/73	1683	6,6%			Strukturiertes Interview durch geschulte Gemeindeschwestern	
PERSSON	1980	Göteborg, Schweden	1971/72	460	14,8%	1 J.	+	Screening durch Gemeindeschwester, Unters. durch Psychiater i. d. Ambulanz	Diagnosestellung an ICD orientierten Skalen mit cut-off-Punkt
KRAUSS	1977	Göttingen, BRD	1973/74	350	4,3%	1 J.	+	Strukturiertes Interview durch Psychiater	
BROE et al.	1976	Glasgow & Kilsyth, Schottland	?	808	Verweigert (20–30%)	?	–	Sample aus 3 verschiedenen Stichproben nach Alter teilselektiert. Teils klinisch, teils zu Hause von Arzt oder Neurologen untersucht	
HASEGAWA et al.	1987	Tokio, Japan	1974	4716			–	Screening durch Interviewer, Fälle durch Psychiater genau untersucht	
STERNBERG et al.	1978	Moskau, UdSSR	1974/75	1020	5,8%	1½ J.	–	Strukturiertes Interview durch Psychiater	
WEYERER	1983	Bayern, BRD	1975	295	9,2%			Screening durch Interviewer, Interview durch Psychiater	Diagnosestellung nach ICD 8
GURLAND et al.	1983	New York London	1975/76	445 396	29,0% 19,0%	Punkt	–	Semistrukturiertes Interview in London von Psychiatern, in New York durch Psychiater, Psychologen oder Soziologen	CARE, gleitende Skalen, Diagnosestellung u. a. nach DSM III
GILLIS et al.	1982	Kapstadt	1978	150			–	Strukturiertes Interview	Mental Status Questionnaire (GOLDFARB)

Tabelle 3 (Fortsetzung)

Autor	Jahr der Publikation	Ort	Jahr der Studie	Zahl Pb	Nicht erreicht	Präval. Zeitraum	Incl. instit.	Datenquelle	Untersuchungstechnik
Nilsson	1983	Göteborg, Schweden	1977/78	513	21,2%		–	Screening durch Gemeindeschwester, Untersuchung durch Psychiater in der Ambulanz	Diagnosestellung an ICD orientierten Skalen mit cut-off-Punkt
Cooper et al.	1983	Mannheim, BRD	1978	519	15,9%		+	Halbstrukturiertes Interview durch Psychiater und Sozialarbeiter	CPIS modifiziert. 4 Kriterien der Falldefinition u. a. ICD-9-Diagnose
Schoenberg et al.	1985	Copiah County, USA	1978	4503		Punkt	+	Screening durch Interviewer, Falluntersuchung durch Neurologen	
Sulkava et al.	1985	Finnland	1977/80	1880			(+)	Screening durch Gemeindeschwester, klinische Untersuchung der Fälle	Diagnosestellung an DSM III orientiert
Karasawa et al., zit. n. Hasegawa et al.	1982 1987	Tokio, Japan	1980	4502			–	Screening durch Interviewer	
Weissman et al.	1985	New Haven, USA	1980/81	2588	23,0%	6 Mon.	–	Geschulte Interviewer	MMS, Diagnosestellung nach DSM III
Hasegawa et al.	1987	Kanegawa, Japan	1982	1507			–	Screening durch generelles Gesundheitsinterview, Fälle durch Psychiater und Psychologen	Hasegawa Dementia scale, Diagnosestellung nach DSM III
Shibayama et al.	1986	Aichi, Japan	1982/83	3106	z. T. 12,2% total 7,6%		–	Screening 81,3% der Fälle, Interview durch Psychiater oder Psychologen	Mehrere Demenzskalen, Diagnosestellung nach DSM III
Kay et al.	1985	Hobart, Australien	1982/83	158	19,8%		–	Interview auf Tonband von Psychiatern ausgewertet	GMS, MMSE, Diagnosestellung auch nach DSM III
Folstein et al., zit. n. Henderson	1975 1986	Baltimore, USA		923	Sehr hoch			Screening I durch MMSE, Interviewscreening II durch Ärzte, Untersuchung III in der Klinik	

chungen z. B. GURLAND et al. (1983) wurde eine Zufallsstichprobe von Haushalten bestimmt und innerhalb der Haushalte nach einem nicht mehr ganz selektionsfreien Modus die Untersuchungsperson ausgewählt. Britische Untersuchungen bedienen sich teilweise der Patientenlisten von Hausärzten, wieder andere Feldstudien sammeln die Stichprobe durch Befragung von Informanten (Ärzten, Krankenschwestern etc.). Selbst eine aus dem Melderegister gezogene Stichprobe ist nicht völlig repräsentativ. In der zwischen Zensus und Befragung liegenden Zeit versterben Personen, die gerade, wenn es um Krankheitsprävalenz geht, vermutlich spezifische Merkmalsträger waren. In manchen Studien bleiben sie unberücksichtigt, teilweise werden sie durch zufällig ausgewählte lebende Personen ersetzt. Das Melderegister umfaßt nicht obligatorisch die Personen, die institutionalisiert sind. In der BRD ist es Vorschrift, daß spätestens nach einem halben Jahr nach einer Heimaufnahme eine Ummeldung im Melderegister zu erfolgen hat. Einige Untersuchungen haben die institutionalisierten Personen nicht einbezogen und sich auf die Wohnbevölkerung beschränkt. Andere haben zu Hause lebende und institutionalisierte Personen getrennt untersucht und mit rechnerischen Methoden eine Gesamtprävalenz bestimmt (KAY et al. 1964; COOPER u. SOSNA 1983). Da die Morbidität unter den institutionalisierten Personen überdurchschnittlich hoch ist, ist bei Untersuchungen, die diese Personengruppe nicht einbeziehen, eine niedrigere Prävalenzziffer zu erwarten. Ein weiteres methodisches Problem, das Einfluß auf die Repräsentativität einer Stichprobenaussage hat, ist der Anteil derjenigen Personen, die von der Untersuchung nicht erreicht werden konnten, oder die die Untersuchung verweigerten. Möglicherweise hängt eine Verweigerung gerade mit gesuchten Merkmalen (etwa der psychischen Gesundheit) zusammen. Die Frage, wie hoch der Anteil an Verweigerern sein kann, ohne daß die Genauigkeit der Ergebnisse in Frage gestellt wird, hängt auch von Zweck und Gegenstand der Untersuchung ab (DAVIES 1986). Je seltener ein Merkmal angetroffen wird, desto eher ist die Richtigkeit des Ergebnisses bei hoher Verweigererquote zu bezweifeln. Auch repräsentativ gewonnene Untersuchungsergebnisse können sich unterscheiden, etwa deshalb, weil der Anteil institutionalisierter Personen in ländlichen Gegenden geringer ist als in städtischen oder weil altersabhängig auftretende Störungen in einer Population mit einem relativ niederen Durchschnittsalter seltener angetroffen werden.

II. Fallidentifikation

Bei einer Feldstudie soll festgestellt werden, wie häufig in einer definierten Altersgruppe der Bevölkerung ein bestimmtes Merkmal z. B. eine bestimmte psychiatrische Erkrankung oder eine bestimmte Form von Leistungseinschränkung oder von Hilfsbedürftigkeit feststellbar ist und ob diese Veränderung schwer- oder leichtgradig ist. Bei psychiatrischen Syndromen wie etwa dem depressiven Syndrom oder dem hirnorganischen Psychosyndrom ist ein kontinuierlicher Übergang von unauffällig bis schwer gestört feststellbar. Wo beginnt der „Fall"? Während GURLAND et al. (1983) die Definition von Diagnose als methodisch zu ungenau ansehen und gleitende Skalen bevorzugen, betont HENDERSON (1986) die

Priorität der diagnostischen Definition. Erst wenn diese feststehe, könne der Schweregrad einer Störung gemessen werden. Wird der „Fall" nach diagnostischen Kritierien definiert, so ist kritisch zu bedenken, daß diese Definition für gesundheitspolitische Konzeptionen nicht unreflektiert heranzuziehen ist. Unter dem Blickwinkel einer medizinischen und sozialen Versorgungsplanung ist nicht der „diagnostische Fall" sondern der „betreuungsbedürftige Fall" interessant (COOPER u. SOSNA 1983).

In den meisten, insbesondere in den früheren Feldstudien, wurde so vorgegangen, daß die Personen mit Hilfe eines strukturierten Interviews befragt wurden. Dieses enthielt in der Regel Fragen zum psychischen Gesundheitszustand, zur körperlichen Verfassung, zur Lebenssitutation und bezog häufig auch anamnestische Daten, Fragen zur medizinischen und sozialen Betreuung und zur subjektiven Befindlichkeit ein sowie Fragen, die den Umfang des sozialen Kontaktes und die Mobilität betrafen. Die Fragen zum psychischen Status wurden häufig ergänzt durch einfach anwendbare und kurz dauernde Testuntersuchungen etwa in Form kurzer Gedächtnistests, Orientierungstests, Depressionsskalen oder behavioural-rating-scales. Meist erfolgte für den psychiatrischen Befund erst eine syndromale Beurteilung, zusätzlich eine diagnostische Beurteilung, in der Regel nach allgemeinen klinischen Kriterien, wie sie etwa für die hirnorganischen Störungen von ROTH (1955) oder für die Multiinfarktdemenz von HACHINSKY et al. (1975) vorgeschlagen wurden.

Um eine internationale Vergleichbarkeit verschiedener Studien zu erreichen, bemühen sich einige Autoren, die diagnostischen Kriterien entsprechend der internationalen Vereinbarungen (ICD-9 bzw. DSM-III) zu orientieren. Die dabei angewandten diagnostischen Kriterien sind jedoch für Feldstudien nicht beliebig anwendbar. Die ICD-9 ist in ihren diagnostischen Definitionen für Demenzprozesse ungenau und läßt eine detaillierte diagnostische Unterteilung vermissen. Auch die Diagnosekriterien des DSM-III sind für Demenz unbefriedigend, etwa wenn als Kriterium für die Demenz das Phänomen „Gedächtnisstörung" ohne weitere Erläuterung angegeben wird (HENDERSON 1986). NACH ROTH (1987) kann die multiaxiale Definition des DSM-III zwar praktische Beurteilungshilfen, aber keine Grundlage für Morbiditätsstatistiken geben. Die einzelnen psychopathologischen Kriterien sind in ihrer Bedeutung für die diagnostische Sicherheit im DSM-III nicht gewertet. Zur Definition eines Falles von seniler Demenz vom Alzheimer Typ (SDAT) ist das DSM-III für Feldstudien unbrauchbar, da es nicht nur positive Demenzzeichen voraussetzt, sondern auch den Ausschluß aller anderen Demenzursachen durch Anamnese und körperliche und laborchemische Untersuchungen verlangt. Da im DSM-III zur Definition der Diagnose Demenz auch soziale Kriterien herangezogen werden, ist eine Korrelation gewonnener Diagnosen mit sozialen Variablen in sich fehlerhaft (HENDERSON 1987). Derzeit ist die ICD-10 in Vorbereitung, die ebenfalls ein multiaxiales Definitionssystem anbieten wird, dessen Formen nach ROTH (1987) besser für Feldstudien geeignet sein soll.

Um eine Vergleichbarkeit der Ergebnisse von Feldstudien zu erreichen, ist der relativ offenen Fallbestimmung durch operationale Kriterien im Rahmen eines gegebenenfalls von Testuntersuchungen ergänzten strukturierten Interviews die Anwendung standardisierter Untersuchungsverfahren vorzuziehen. Folgende

Untersuchungsverfahren wurden in letzter Zeit entwickelt und haben sich teilweise in Feldstudien bereits bewährt:

1. GMS – Geriatric Mental Status Schedule (Copeland et al. 1976), entwickelt aus der Mental-Status-Schedule für jüngere Altersgruppen (Spitzer et al. 1964) und durch für die psychogeriatrische Diagnosestellung relevante Merkmale ergänzt.

2. CARE – the Comprehensive Assessment and Referral Evaluation (Gurland et al. 1977). CARE enthält in modifizierter Form die GMS und betrifft sowohl die gesundheitlichen als auch die sozialen Probleme älterer Menschen. Neben zahlreichen differenzierten pathologischen Schwerpunkten wird versucht, auch geringgradigen psychischen Störungen Rechnung zu tragen.

3. CAMDEX – Cambridge Mental Disorders of the Elderly Examination (Roth et al. 1986) bezieht obligatorisch die Befragung einer mit dem untersuchten Probanden vertrauten Person ein.

4. CPIS – the Clinical Psychiatric Interview Schedule (Goldberg et al. 1970) – das modifiziert und deutsch übersetzt (Cooper u. Schwarz 1982) von der Mannheimer Arbeitsgruppe angewandt wurde (Zintl-Wiegand et al. 1980; Cooper u. Sosna 1983; Cooper 1987).

5. MMSE – the Mini-Mental State Examination (Folstein et al. 1975). Ausschließlich auf die Entdeckung hirnorganischer Syndrome ausgerichtet, dauert die Untersuchung nur 5–10 Minuten. Die MMSE bietet sich bevorzugt als Screening-Instrument bei der Suche nach Fällen von hirnorganischem Psychosyndrom an, die dann nachfolgend differenzierter untersucht werden können. Bei der klinischen Validierung (Anthony et al. 1982) aber auch bei Feldstudien (Weissmann et al. 1985; Kay et al. 1985) oder bei der Baltimore-Längsschnittuntersuchung (Sayetta 1986) hat die MMSE eine hohe Treffsicherheit bewiesen.

6. AGECAT – Automated Geriatric Examination for Computer Assisted Taxonomy (Copeland u. Dewey 1985) komprimiert GMS und CARE und bildet acht diagnostische Gruppen.

D. Häufigkeit psychischer Störungen im Alter

Angaben über eine Gesamtprävalenz für alle psychiatrischen Syndrome werden nur von einigen Untersuchern gemacht und reichen von 14,1% (Maule et al. 1984) bis 43,4% (Parsons 1965). Relativ niedere Werte gaben Bollerup (1975) und Primrose (1962) an. Bei etwa einem Viertel der Betagten stellten Kay et al. (1970), Nilsson (1983), Dilling et al. (1984), Cooper u. Sosna (1983) und Kay et al. (1964) eine psychische Störung fest. Essen-Möller et al. (1956), J. Nielsen (1962) und Krauss (1977) gaben höhere Prävalenzziffern an. Trotz der methodischen Unterschiede, ganz besonders der unterschiedlichen diagnostischen Kriterien der vorliegenden Studien, kann man aus ihnen schließen, daß bei etwa einem Viertel bis einem Drittel aller älteren Menschen eine psychische Störung vorliegt, die diese in ihrem Wohlbefinden oder ihrer Leistungsfähigkeit beeinträchtigt.

I. Das hirnorganische Psychosyndrom

Tabelle 4 gibt die Prävalenzziffern für die verschiedenen Untersuchungen wieder. Die für die Definition der Schweregrade angewandten Kriterien sind sehr unterschiedlich, werden bei einigen Studien auch nicht genau genannt. Ein Vergleich ist eher möglich, wenn die Kategorien mittelgradig und schwer gestört bzw. dement zusammengefaßt werden. Die Häufigkeit des mittelgradig bis schwergradig ausgeprägten Psychosyndroms (Demenz) reicht von 1,73% (SCHOENBERG et al. 1985) bis 14,1% (PARSONS 1965). Die Angaben der meisten Autoren liegen zwischen 3% und 7%. Alle japanischen Studien geben eine relativ niedrige Prävalenzziffer an, was an den angewandten diagnostischen Kriterien liegen kann, aber auch ein Hinweis auf ein rassisch bedingt unterschiedliches Morbiditätsrisiko sein kann (s. auch Abschn. D.II). SCHOENBERG et al. (1985) fanden bei ihrer Studie in Copiah County keine signifikant unterschiedliche Krankheitshäufigkeit in der weißen und schwarzen Bevölkerung. Ein besonderes Licht auf die Schwierigkeit der Interpretation von Prävalenzziffern wirft die von GURLAND et al. (1983) im Rahmen der umfassenden US/UK-Vergleichsstudien mit einer außerordentlich anspruchsvollen Methodik durchgeführten Feldstudie. Dabei wurde in New York eine Prävalenz für Demenz von 5,8%, in London eine solche von 2,5% festgestellt. Den Autoren war es nicht möglich, den Unterschied der Ergebnisse aus den ihnen bekannten Unterschieden in der Methodik beider Studien zu erklären.

Die Schwierigkeit, leichtgradige hirnorganische Störungen gegenüber dem Gesunden einerseits und den mittelgradigen Störungen andererseits abzugrenzen, wird in der außerordentlichen Streubreite der Angaben verschiedener Autoren deutlich, die von 1,5% (HASEGAWA u. HOMMA 1987) bis zu 52,7% (KANEKO 1979) reichen. Die meisten Untersucher setzen bei einem leichtgradigen hirnorganischen Psychosyndrom Gedächtnisstörungen und kognitive Störungen voraus, welche Befindlichkeit und Leistungsfähigkeit des Untersuchten beeinträchtigen. Altersgenormte Testverfahren wurden in keiner Studie angewandt. Personen mit leichtergradigem Psychosyndrom haben gegenüber hirnorganisch unauffälligen eine verkürzte Lebenserwartung (J. NIELSEN et al. 1977; MAULE et al. 1984). Auch KAY et al. (1969) stellten bei einer Nachuntersuchung des samples von 1960 fest, daß von den Personen mit leichtgradigem Psychosyndrom 52% verstorben waren, im Vergleich zu 19% der Probanden ohne hirnorganische Beeinträchtigung. BERGMANN (zit. n. COOPER u. BICKEL 1984) berichtet aus derselben Untersuchung, daß 6 von 20 Fällen mit geringgradiger oder fraglicher Demenz nach einer Dreijahresfrist eine eindeutige Demenz entwickelt hatten. Die Gruppe der Personen mit leichtem hirnorganischen Psychosyndrom ist diagnostisch und die Prognose betreffend sehr heterogen, und nur ein kleiner und derzeit noch nicht frühzeitig definierbarer Teil der Personen mit leichtem Psychosydrom bekommt in nachfolgenden Jahren eine Demenz. Hirnorganische Störungen werden in höheren Altersgruppen deutlich häufiger angetroffen (Tabelle 4). Dabei fällt in allen Studien, in denen die Prävalenzzifern für verschiedene Altersgruppen angegeben wurden auf, daß die Alterabhängigkeit nicht linear ist, sondern die Häufigkeit hirnorganischer Störungen nach dem 75. bis 80. Lebensjahr steil ansteigt. Die größere Häufigkeit hirnorganischer Syndrome in höheren Altersstufen ist zum einen mit

Tabelle 4. Prävalenz hirnorganischer Störungen bei gerontopsychiatrischen Feldstudien

Autor	Alter der Population	Prävalenz hirnorganischer Störungen in %					
		Leicht	Mittelschwer	Höchstalter	Mittelschwer	SDAT	MID
SHELDON (1948)	m 65+ w 60+	11,2	3,8				
ESSEN-MÖLLER et al. (1956)	60+	10,8	5,0	80+: m 15,0, w 8,6			
New York State Dept. of Mental Hygiene, GRUENBERG (1961)	60+		4,8	85+: 20,0			
HAGNELL (1970)	60+		5,7	85+: m 17,7, w 15,1		m 2,19 w 3,05	m 3,13 w 1,83
PRIMROSE (1962)	65+		4,5				
NIELSEN, J. (1962)	65+	15,4	3,1	85+: 17,8			
KAY et al. (1964)	65+	5,71	5,61			4,2	3,9
PARSONS (1965)	65+	21,9	14,1				
KAY et al. (1970)	65+		6,2	80+: 22,0			
KANEKO (1979	65+	52,7	7,2			1,9	5,3
ÅKESSON (1969)	70+		2,08	80+: 4,9		1,6	0,48
GILMORE (1974)	65+		13,0			0,6	
BOLLERUP (1975)	70 J.		4,95			1,28	1,92
MAULE et al. (1984)	62–90	6,0	3,0	75+: m 11,1, w 26,6			
NIELSEN, B. et al. (1982)	70+		m 2,8 w 2,3	90+: m 20,8, w 11,8			
PERSSON (1980)	70 J.	2,8	1,3				
KRAUSS (1977)	70+	18,9	12,0	80+: 30,0		4,2	4,2
BROE et al. (1976)	65+	4,33	3,38			5,8	1,86
HASEGAWA et al. (1987)	65+	1,5	3,0	85+: 26,8		1,2	2,7
STERNBERG et al. (1978)	60+	13,8	6,1			2,9	3,2
WEYERER (1983)	65+		8,8				
GURLAND et al. (1983)	65+	New York London	5,8 2,5				
GILLIS et al. (1982)	60+	5,8	5,0				
NILSSON (1983)	70 J.	3,7	1,0				
COOPER et al. (1983)	65+	5,4	5,99	75+: m 18,6, w 17,7			
SCHOENBERG et al. (1985)	60+		1,73	80+: 6,81			
SULKAVA et al. (1985)	65+		6,7	85+: 17,3		3,6	2,7
KARASAWA et al. (1982), zit n. HASEGAWA et al. (1987)	65+	1,9	2,7	85+: 23,4		0,6	1,2
WEISSMAN et al. (1985)	65+	12,7	3,4	85+: 16,8			
HASEGAWA et al. (1987)	65+	2,4	2,4	85+: 20,8		1,2	2,0
SCHIBAYAMA et al. (1986)	65+	3,6	1,8			2,4	2,8
KAY et al. (1985)	70–79 80+	3,8 17,2	2,5 7,3				
FOLSTEIN et al., zit. n. HENDERSON (1986)	65+		6,1			2,0	2,8

m = männlich; w = weiblich

der im Alter zunehmenden Zahl der Neuerkrankungen (Inzidenz) erklärt. Sayetta (1986) errechnet für die Baltimore-Studie das Neuerkrankungsrisiko im 65. Lebensjahr mit 0,17%, im 80. Lebensjahr mit 1,34%, im 90. Lebensjahr mit 5,37%. Noch wesentlicher für die hohe Prävalenz unter den Betagten ist der nur langsam progrediente Krankheitsprozeß. Je älter der Untersuchte ist, desto größer ist die Wahrscheinlichkeit, auf eine bereits seit längerer Zeit bestehende hirnorganische Störung zu treffen. Zudem soll die bei Personen mit hirnorganischem Psychosyndrom verminderte Lebenserwartung in den höheren Altersgruppen sich immer mehr der Lebenserwartung der altersgleichen Normalbevölkerung annähern (Wang 1977). Gruenberg et al. (1976) weisen auf die Verbesserung der allgemeinmedizinischen therapeutischen Möglichkeiten, etwa in der Pneumoniebehandlung und -prophylaxe, hin, die zu einer Lebensverlängerung gerade auch der Personen mit schweren hirnorganischen Störungen geführt haben und erklären damit den Anstieg vergleichbarer Prävalenzziffern für hirnorganisches Psychosyndrom in den beiden Kohorten der Jahre 1947 bzw. 1957 in der Lundby-Längsschnittstudie.

Zur Geschlechtsabhängigkeit der Häufigkeit eines organischen Psychosyndroms generell liegen widersprüchliche Angaben vor. Weitgehend einheitlich ist jedoch die Aussage, daß die senile Demenz vom Alzheimer Typ (SDAT) bei Frauen häufiger als bei Männern zu beobachten ist (Ausnahme: Kaneko 1979). Dies gilt auch bei Berücksichtigung des Altersfaktors (Rocca 1986).

Ein besonders enger Zusammenhang besteht zwischen dem Bestehen eines organischen Psychosyndroms und der Häufigkeit körperlicher Krankheiten; dies gilt besonders für Personen mit Multiinfarktdemenz. Es ist dabei aber nicht nur an eine Krankheitsentstehung aus gemeinsamer Ursache zu denken, sondern auch an die mit zunehmendem Lebensalter grundsätzlich ansteigende Morbidität. Für die medizinische und soziale Betreuung älterer Menschen ist bedeutsam, daß sie Träger mehrerer gleichzeitig bestehender Gesundheitsrisiken sind.

Weit überdurchschnittlich häufig findet man bei hirnorganisch gestörten älteren Menschen eine Einschränkung der Mobilität (Gurland et al. 1977; Cooper u. Sosna 1983; Krauss 1977). Dies steht nicht nur im Zusammenhang mit dem häufigeren Vorliegen körperlicher Krankheiten, sondern auch mit der Einschränkung der Orientierungsfähigkeit und mit einer hirnorganisch bedingten Reduktion des Antriebs. Die Einschränkung der Mobilität schränkt die Möglichkeiten selbstversorgender Autonomie erheblich ein; sie führt zum Verlust von sozialen Kontakten und bedeutet die vermehrte Inanspruchnahme ambulanter ärztlicher und sozialer Dienste.

II. Senile Demenz vom Alzheimer Typ und Multiinfarktdemenz

Die Gruppe der schweren chronischen hirnorganischen Psychosyndrome (Demenz) ist uneinheitlich. In ihr nicht enthalten sind akute Syndrome wie das Delir oder der akute Verwirrtheitszustand. Bei Querschnittserfassungen können auch subakute Störungen wie Hirntumoren, subdurale Hämatome, chronische Enzephalitiden oder schwere Depressionen (Pseudodemenz) unter dem Bild einer Demenz erscheinen. Differentialdiagnostisch ist die Demenz bei chronischem Alkoholismus, bei Chorea, bei der Jakob-Creutzfeld-Krankheit oder anderen seltenen hirnorganischen Prozessen zu bedenken. Den größten Anteil in der Gruppe der Demenzen nehmen die senile Demenz vom Alzheimer Typ (SDAT) und die Multiinfarktdemenz (MID) ein. Trotz der Verfeinerung der klinischen Diagnostik von Demenzprozessen u. a. durch ROTH (1955), HACHINSKI et al. (1975), die auch in die Erhebungsinstrumente bei Feldstudien eingegangen sind, ist eine exakte klinische Trennung der SDAT von MID nicht in jedem Falle sicher möglich. Wesentlich bestimmt durch die Arbeit von TOMLINSON et al. (1970), die bei der histopathologischen Untersuchung der Gehirne von Dementen in 58,1% der Fälle eine senile Demenz, bei 20,9% eine Hirnarteriosklerose und bei 20,9% Anzeichen beider Störungen fanden, vertritt KOHLMEYER (1986) die Auffassung, daß die Demenz bei über 60jährigen in 60% durch eine Alzheimersche Erkrankung und bei 20% vaskulär bedingt sei, schränkt allerdings ein, daß dies offenbar für Japan nicht zutreffe. Die Prävalenzziffern (Tabelle 4) reichen für SDAT von 0,6% bis 5,8%, für MID von 0,48% bis 5,3%. Mit einzelnen Ausnahmen überwiegt in den westlichen Ländern die SDAT gegenüber der MID, wenn auch nur relativ geringfügig. Das von KOHLMEYER (1986) geforderte Verhältnis 3:1 wird nur von BROE et al. (1976) angegeben. Da bei hospitalisierten Dementen klinische Diagnose und histopathologischer Befund relativ gut übereinstimmen (TOMLINSON et al. 1970; KRAUSS u. SABUNCU 1974), ist kritisch zu fragen, ob hospitalisierte Patienten zugunsten der Diagnose einer SDAT selektioniert sind, Patienten mit Multiinfarktdemenz also relativ häufiger außerhalb des Krankenhauses betreut werden. Übereinstimmend weisen alle japanischen Studien eine höhere Prävalenz der MID gegenüber der SDAT auf. Einheitlich wird die SDAT häufiger bei Frauen festgestellt, auch dann, wenn der Altersfaktor berücksichtigt wurde. Einige Forschungsgruppen sind in Längsschnittstudien der Frage der Inzidenz der beiden wichtigsten Demenzformen nachgegangen. Hier sind insbesondere die Lundby-Studie (HAGNELL et al. 1981; HAGNELL et al. 1983; RORSMAN et al. 1986), die Gothenburg-Studie (NILSSON 1984), die Baltimore-Studie (SLUSS et al. 1981; SAYETTA 1986) und für Demenzen insgesamt ohne differentialdiagnostische Untertrennung die Island-Studie (MAGNUSSON u. HELGASON 1982) hervorzuheben. In der Lundby-Studie liegt die jährliche Inzidenz für SDAT zwischen 1947 und 1957 bei 0,18% der Männer und 0,26% der Frauen zwischen 60 und 69 Jahren, steigt mit zunehmendem Alter an und beträgt für Frauen über 90 Jahre 4,8%. Die Inzidenzzahlen für die spätere Kohorte (1957 bis 1972) sind niedriger, ohne daß dieser Unterschied statistisch Signifikanz erreicht. NILSSON (1984) gibt für die Altersgruppe der 70- bis 75jährigen für Männer eine jährliche Inzidenzrate von 0,44% für SDAT, von 1,18% von MID an, für Frauen eine solche von 0,3% (SDAT) und 0,1% (MID). Für die Altersgruppe der 75- bis 79jährigen sind die Ziffern für Männer 1,76% (SDAT) und 1,17% (MID); für Frauen 1,1% (SDAT) und 0,63% (MID). SAYETTA (1986) gibt eine Inzidenz von 0,3% für den 70jährigen, 5,37% für den 90jährigen und 10,8% für den über 95jährigen an. MORTIMER et al. (1981) postulieren unter Berücksichtigung der von LARSSON et al. (1969) angegebenen Aufnahmeinzidenz Psychiatrischer Krankenhäuser für Demenzen sowie der Daten der Untersuchungen in Newcastle (KAY et al. 1970), daß für diejenigen, die das 80. Jahr erleben, das kumulative Risiko an einer schweren Demenz zu erkranken 20% sei. Eine fast identische Einschätzung treffen SLUSS et al. (1981) aus den

Daten der Baltimore-Studie mit 17%. Die Aussagen über die Inzidenz dementieller Syndrome bedürfen weiterer Bestätigung, da sie alle auf einer relativ geringen Fallzahl beruhen.

III. Paranoide und paranoid-halluzinatorische Syndrome

Paranoide und halluzinatorische Syndrome sind im Alter oft vieldeutig und Ausdruck einer multifaktoriell bedingten, nosologisch nicht einheitlichen Störung. Der Begriff schizophrene Psychose ist deshalb bei älteren Menschen noch schwieriger zu definieren und als eine verläßlichere diagnostische Orientierung zu sehen als bei jüngeren Kranken. Das paranoide Syndrom bekommt in Ausprägung und Häufigkeit gegenüber dem halluzinatorischen eine stärkere Bedeutung; eine organisch bedingte Reduzierung der Wahrnehmungs- und/oder Orientierungsfähig-

Tabelle 5. Prävalenz nicht-hirnorganischer Störungen bei gerontopsychiatrischen Feldstudien

Autor	Schizophrenie	Zyklothymie schwergradige (endogene) Depressionen	Neurosen Persönlichkeitsstörungen	Alkoholabhängigkeit
	(%)	%	%	%
SHELDON (1948)		2,6		
ESSEN-MÖLLER et al. (1956)	0,45	0,45	12,0	
PRIMROSE (1962)		1,4	12,6	
NIELSEN, J. (1962)		3,68	6,75	0,51
KAY et al. (1964)	1,08	1,36	12,54	
PARSONS (1965)		0,9	4,8	
KAY et al. (1970)	1,7		14,1	
BOLLERUP (1975)	0,32	1,0	7,37	0,96
MAULE et al. (1984)	m 0,5, w 0,7		14,1	0,9
KRAUSS (1977)		3,0	9,6	
STERNBERG et al. (1978)	1,7	2,5	10,4	
WEYERER (1983)		3,4	10,9	
GURLAND et al., 1983		New York 2,5		
		London 1,3		
NILSSON (1983)	1,5	1,0	13,5	1,5
COOPER et al. (1983)	0,1	2,09	10,8	
WEISSMAN et al. (1985),	0,3	1,8	4,6	0,7
MYERS et al. (1984), New Haven,		m 1,2, w 3,1		m 3,7, w 0,0
s. o. WEISSMAN et al., Baltimore,		m 0,5, w 3,1		m 3,0, w 0,7
m 0,0, w 0,2; St. Louis, 0,0				
BLAZER et al. (1980)		3,7		
BEN ARIE (1987)			13,0	
HASEGAWA (1985)		0,9		
KARASAWA et al. (1982), zit. n. HASEGAWA (1985)		1,9		
MAKIYA (1978) zit. n. HASEGAWA (1985)		0,9		

m = männlich; w = weiblich

keit und die dadurch bedingte oder aufgrund sozialer Entbehrungen entstehende Verunsicherung und Angst begünstigen das Entstehen von Mißtrauen und Wahn, ohne daß man diagnostisch berechtigt wäre, vom Vorliegen einer schizophrenen Störung zu sprechen. Bei der eigenen Studie in Göttingen fanden wir 0,9% paranoide Syndrome, wobei das Vorliegen einer Schizophrenie im engeren Sinne in keinem Fall bejaht werden konnte (KRAUSS 1977). Die Bedeutung von Wahrnehmungsstörungen bei der Entstehung paranoider Syndrome älterer Menschen haben COOPER u. CURRY (1976) hervorgehoben. CHRISTENSON u. BLAZER (1984) fanden bei einer Feldstudie, die 997 ältere Probanden einbezog, daß das Symptom des Verfolgungswahns bei 4% der Untersuchten anzutreffen war, daß bei 78% dieser Personen Sehstörungen und bei 58% Hörstörungen zu beobachten waren (im Vergleich zu 51% bzw. 36,6% der Normalbevölkerung), und daß der kritische Personenkreis nicht nur überproportional häufig Zeichen intellektueller Beeinträchtigung zeigte, sondern auch solche körperlicher Krankheit. Nur 2% solcher Personen, die keine hirnorganische Leistungsschwäche zeigten, wiesen Anzeichen eines Verfolgungswahnes auf im Vergleich zu 58% der hirnorganisch beeinträchtigten.

Eigentlich überrascht es, daß die Häufigkeitsangaben für „Schizophrenie“ im Alter nur wenig voneinander abweichen und die Prävalenz von 1,7% (KAY et al. 1970) nicht übersteigen (s. Tabelle 5). Möglicherweise ist die wirkliche Prävalenz dieser Störungen häufiger, weil bei den meisten Feldstudien früher erkrankte, dauerhospitalisierte Fälle nicht einbezogen sind. Zum anderen haben nicht in Betreuung stehende Schizophrene dieses Lebensalters bewiesen, daß sie trotz ihrer Krankheit in der Gemeinde weitgehend unauffällig leben und möglicherweise so ihre Symptome dem Untersucher verbergen können. Außerdem gehören sie überproportional häufig zu den Verweigerern (PERSSON 1980b).

IV. Endogene Depression und Zyklothymie

Die Erstmanifestation von affektiven Psychosen, insbesondere von Manien jenseits des 65. Lebensjahres, ist selten (POST 1982). Aufgrund der multifaktoriellen Bedingtheit ist eine Trennung in endogene und reaktive Depression im Alter besonders schwierig. Die Definitionskriterien der "severe depression" sind uneinheitlich. So ist die Streuung der Häufigkeitsangaben zwischen 0,45% (ESSEN-MÖLLER et al. 1956) und 3,7% (BLAZER u. WILLIAMS 1980) zu verstehen und die in Tabelle 5 angegebenen Prävalenzzahlen entsprechend zu werten. Die Angaben über die Abhängigkeit der Häufigkeit endogener Depressionen vom Alter sind uneinheitlich, was auch mit der in der Regel geringen Fallzahl vor allem hoher Altersgruppen erklärbar ist. In fast allen Studien wird eine höhere Krankheitshäufigkeit bei Frauen festgestellt. Personen mit affektiven Psychosen erwiesen sich als in hohen Maße auch körperlich beeinträchtigt (COOPER u. SOSNA 1983). Bei der Nachfolgeuntersuchung der Feldstudie von Newcastle (KAY et al. 1970) war eine gegenüber der Durchschnittsbevölkerung deutlich erhöhte Mortalität der Depressiven feststellbar, ebenso bei der Island-Längsschnittstudie (MAGNUSSON u. HELGASON 1982).

V. Psychoreaktive Störungen

Psychoreaktive Syndrome sind im Alter relativ häufig. Symptomatologisch dominieren das leichtere depressive Syndrom, das Angstsyndrom, die Somatisierung, das paranoide Syndrom (s. Abschn. D.III). Depression, Angst und Verstärkung körperlicher Beschwerden gehen in der Regel miteinander einher. Bei Depressionsskalen zur Erfassung depressiver Syndrome sind Angaben über Angst und Körperbeschwerden enthalten u. a. bei der am häufigsten angewandten von ZUNG (1965). Aus Tabelle 5 geht hervor, daß die angegebenen Prävalenzziffern für psychoreaktive Störungen (Neurosen incl. Persönlichkeitsstörungen) meist etwas mehr als 10% betragen. Aufgrund der besonderen Bedeutung nichtpsychotischer depressiver Störungen innerhalb dieser Gruppe sei auf einzelne Untersuchungen aus jüngerer Zeit besonders hingewiesen, bei denen Depression nicht nach klinischen Kriterien diagnostiziert, sondern aufgrund von Depressionsskalen bzw. standardisierten Erhebungsinstrumenten bestimmt wurde: GURLAND et al. (1983) stellten neben einer Prävalenzziffer für depressive Psychosen von 2,5% für New York und 1,3% für London fest, daß insgesamt 22,0% in New York und 22,5% in London der über 65jährigen auf der Depressionsskala jenseits des „cut off-Punkts" waren. Während in London mit zunehmendem Alter die Häufigkeit von Depressionen eher zurückgingen, stiegen sie in New York jenseits des 75. Lebensjahres an. BLAZER u. WILLIAMS (1980) diagnostizierten bei 3,7% der Probanden eine depressive Psychose und darüber hinaus bei weiteren 11% das Vorliegen depressiver, dysphorischer Symptome. Fast die Hälfte der Depressiven waren körperlich krank. Verwitwung und ungünstige ökonomische Lebensbedingungen waren unter ihnen häufiger. MURRELL et al. (1983) untersuchten 962 männliche und 1 555 weibliche Personen über 55 Jahre und wandten die vom Center for Epidemological Studies entwickelten Depressionsskala an. Sie ermittelten einen Anteil depressiver Personen von 13,7% der Männer und 18,2% der Frauen. Die Häufigkeit der Depression nahm im höheren Lebensalter zu, Witwer und geschiedene Personen hatten die höchsten Depressionsraten; höherer Bildungsstand und bessere sozio-ökonomische Bedingungen waren mit geringeren Depressionsraten verbunden. FRERICHS et al. (1981) ermittelten mit derselben Skala 16,7% Depressive in der Altersgruppe 65 +, COMSTOCK u. HELSING (1976) eine geringere Depressionsrate. BEN-ARIE et al. (1987) berichtet aus Kapstadt unter Anwendung des Categeo-Programms über das Vorliegen eines depressiven Syndroms bei 13,7% der über 65jährigen schwarzen Bevölkerung. Interessant ist, daß die Prävalenz depressiver Syndrome in allen japanischen Studien sehr gering ist. HASEGAWA (1985) erklärt dies damit, daß die enge familiäre Gebundenheit der betagten Japaner dem Entstehen von depressiven Verstimmungen entgegenwirken. Er führt an, daß 75% der über 65jährigen Japaner gemeinsam mit ihren Kindern leben im Vergleich zu 20–30% in Westeuropa oder den USA. Nur 5% leben alleinstehend im Vergleich zu etwa 25% in den westlichen Ländern. Die meisten Japaner arbeiten auch nach dem 65. Lebensjahr noch und nehmen eine bedeutsame gesellschaftliche Rolle ein.

VI. Suizid

Die relative Häufigkeit des Suizids nimmt jenseits des 65. Lebensjahres zu. Während im Jahr 1970 10% der USA-Bevölkerung älter als 65 Jahre waren, entfielen 25% der Suizide auf diese Altersgruppe (Bock 1972); eine neuere Übersicht gibt Holding (1984).

In der Bundesrepublik betrug die Suizidrate in der Altersgruppe 45 bis 65 Jahre jeweils pro 100000 der altersgleichen Bevölkerung für Männer 38,9, für Frauen 17,3. Für die 65- bis 75jährigen betrug die Anzahl 50,3 bzw. 24,7, für die über 75jährigen 79,8 bzw. 24,8 (nach Statist. Jahrbuch der BRD 1987). Besondere Risikobedingungen sind: Witwenstand, körperliche und seelische Gesundheit. Ältere Männer wählen auffällig häufig sogenannte „harte" Methoden wie: Erhängen, Sturz von der Brücke, Schußwaffen. Die Häufigkeit der Suizidversuche wird bei älteren Menschen relativ geringer eingeschätzt als bei jüngeren Altersgruppen. Der Entschluß zum Suizid mag bei älteren Menschen kategorischer abschließend erfolgen (Bilanz-Selbstmord); aufgrund der Reduktion der biologischen Reserven gelingt es der medizinischen Intervention seltener, das Überleben einer Suizidaktion zu ermöglichen, möglicherweise werden sozial isolierte auch seltener für eine Rettung rechtzeitig aufgefunden.

VII. Alkohol- und Medikamentenabhängigkeit

Polymorbide, depressive weibliche Kranke neigen besonders zur Einnahme von Schmerzmedikamenten. Genaue altersbezogene Zahlen liegen jedoch nicht vor. 49% aller über 70jährigen bejahten in der Göttinger Feldstudie (Krauss 1977) das Vorhandensein von Schlafstörungen; 14,7% gaben an, regelmäßig Schlafmittel einzunehmen. Bei den über 75jährigen waren es 25%. Gurland et al. (1983) gibt an, daß sowohl in New York als auch in London 12% der Untersuchten Benzodiazepine, 5% Barbiturate einnehmen.

Die Häufigkeitsangaben über Alkoholabhängigkeit, die im Alter fast ausschließlich Männer betrifft, schwanken zwischen 0,51% und 3,7% (s. Tabelle 5). Eine Alkoholabhängigkeit im höheren Lebensalter kann sich auch reaktiv, etwa bei Verwitwung, aus einem Konsumtrinken entwickeln. Bei Beginn eines alkoholunabhängigen hirnatrophischen Prozesses kann ein bisher tolerierter Alkoholismus zum relativen Übermaß werden. Es ist zu vermuten, daß die bei Feldstudien aus Befragung der Probanden resultierenden Häufigkeitsangaben zu niedrig sind. Bei der Feldstudie in Bayern (Dilling et al. 1984; Weyerer 1983) war den behandelnden Hausärzten eine größere Häufigkeit von Alkoholabhängigkeit unter den untersuchten Personen bekannt, als die Befragung im Rahmen einer Feldstudie aufdeckte.

E. Inanspruchnahme von Diensten

Auch von den psychisch schwerkranken älteren Menschen sind weniger als 20% hospitalisiert bzw. in Heimen betreut (Gruenberg 1961; Kay et al. 1964; Krauss

1977). Bis in die siebziger Jahre hinein zeigte die Zahl der psychiatrischen Krankenhausaufnahmen älterer Menschen eine steigende Tendenz. Obwohl seitdem durch den wachsenden Anteil Älterer in der Bevölkerung die absolute Zahl schwer psychisch kranker alter Menschen zunahm, gehen in einigen Ländern die Aufnahmeraten in Psychiatrischen Krankenhäusern zurück (BERGMANN u. COOPER 1986; BORK 1982). Stattdessen hat der Anteil der dementen oder schwer depressiven Personen in Heimen außerordentlich zugenommen (Literatur und Darstellung für die BRD bei JAEGER 1987). Eine mit identischer Methodik durchgeführte Vergleichsuntersuchung (MANN et al. 1984) ergab einen Anteil dementer Personen in Pflegeheimen in New York mit 23,6%, London mit 27,5% und Mannheim mit 25,4%. Über einen noch weit höheren Anteil, allerdings unter Einbeziehung leichterer Krankheitsformen, berichten GOLDFARB (1962), TEETER et al. (1976), BERGENER et al. (1974), KELLEHER u. BENNER (1981). In den deutschen Feldstudien wird übereinstimmend berichtet, daß der Nervenfacharzt in der Betreuung psychisch kranker älterer Menschen eine sehr untergeordnete Rolle spielt. Dies ist nicht nur wegen der differentialdiagnostisch wichtigen Erkennung therapierbarer Demenzen, sondern auch wegen der pharmakotherapeutischen und psychotherapeutischen Bedürfnisse depressiver Patienten bedenklich. Demgegenüber wird der größte Teil älterer Menschen regelmäßig vom Hausarzt betreut. Die wenigen hierüber vorliegenden Untersuchungen (WILLIAMSON et al. 1964; CURRIE et al. 1974; WEYERER 1983) deuten an, daß dem Hausarzt zu einem nicht unerheblichen Anteil die psychiatrischen Krankheiten seiner Patienten nicht bekannt sind.

F. Risikobedingungen gerontopsychiatrischer Störungen

Alle psychischen Störungen, insbesondere aber die hirnorganischen Psychosyndrome zeigen mit zunehmendem Alter größere Häufigkeit und Intensität. Sie bestehen überdurchschnittlich häufig bei solchen Patienten, die auch körperlich krank sind. Zusätzlich ungünstig ist, wenn aufgrund sozialer Isolation die Kompensation verlorener Eigenkompetenz durch Hilfe der Angehörigen fehlt. Öffentliche ambulante wie stationäre Hilfen annehmen müssen deshalb vor allem die Risikogruppen der Verwitweten und Geschiedenen, der Alleinstehenden und sozial Isolierten, der Kinderlosen sowie der ökonomisch Benachteiligten. Die Risikofaktoren Alter und Verwitwung treffen besonders weiblich Betagte, die deshalb in allen Betreuungsdiensten und Institutionen stark überrepräsentiert sind. Soziale Defizite sind mögliche Ursachen psychoreaktiver Syndrome; sie sind häufig Folge krankheitsbedingter Einschränkung der Eigenkompetenz und sind oft der Grund für die Inanspruchnahme sozialer und medizinischer Betreuungsdienste.

G. Wünsche an die zukünftige epidemiologische Forschung

Die bisher vorliegende epidemiologische Forschung auf dem Gebiet der Gerontopsychiatrie hat eine Fülle von Informationen zugänglich gemacht, die diagnostische Häufigkeiten aufzeigen, Risikofaktoren determinieren und gewisse Hilfen in der Versorgungsplanung geben. Nicht zuletzt aufgrund der großen methodischen Probleme sind heute noch viele Fragen offen. Es ist nicht sinnvoll, den zahlreichen vorliegenden Prävalenzuntersuchungen weitere hinzuzufügen. Auch mit verbesserter Methodik der Diagnosestellung und Fallidentifikation wird die Aussagefähigkeit nur wenig besser sein. Durch die rasche Änderung demographischer, gesetzlicher und sozialer Bedingungen sind die an vielen Orten durchgeführten Studien schwer andernorts übertragbar. Da mit der Definition einer psychiatrischen Diagnose noch keine Aussage über die Versorgungsbedürftigkeit gemacht ist, sind unter dem Gesichtspunkt der Versorgungsplanung zukünftig keine diagnostischen Prävalenzuntersuchungen erforderlich, sondern eine Erhebung der wirklichen Betreuungsbedürfnisse. Hier ist der methodische Ansatz von Cooper u. Sosna (1983) mit der Erfassung der Selbstversorgung und ihrer Behinderung (Wahl 1987) ein richtiger Weg.

Der Schwerpunkt zukünftiger epidemiologischer Forschung muß in der Durchführung von Längsschnittstudien liegen. Die bisher entwickelten Screening-Instrumente sind in der Lage, aus einer großen Personenzahl Symptomträger zu identifizieren, von denen so eine größere Zahl entdeckt und in Längsschnittuntersuchungen oder in sogenannten case/controll-Studien genauer untersucht werden können. Auf diese Weise kann das Problem der geringen Fallzahl in den bisher vorliegenden Längsschnittstudien verkleinert werden. In case/controll-Studien wird der Frage nachgegangen, worin sich ein Fall anamnestisch, symptomatisch und im Verlauf von einem Nichtfall unterscheidet. Es ist zu hoffen, daß im Rahmen dieser analytischen Epidemiologie auch einmal Aussagen zu den ätiologischen und den pathoplastischen Bedingungen psychischer Krankheiten im Alter, insbesondere der senilen Demenz möglich sein werden. Die epidemiologische Forschung begann mit dem Zählen von Häufigkeiten. Ihr Beitrag für die Erforschung von Krankheiten, deren Entstehung und deren soziale Bedingtheit und Konsequenz wird aber in Zukunft darüber hinaus gehen.

Literatur

Adelstein AM, Downham DY, Stein Z, Susser MW (1968) The epidemiology of mental illness in an English city. Soc Psychiatry 3:47–59

Åkesson HO (1969) A population study of senile and arteriosclerotic psychoses. Hum Hered 19:546–566

Anthony JC, Le Resche L, Niaz U, Korff M v, Folstein M (1982) Limits of the "Mini-Mental State" as a screening test for dementia and delirium among hospital patients. Psychol Med 12:397–408

Ben Arie O, Schwartz L, Dickman BJ (1987) Depression in the elderly living in the community. Its presentation and features. Br J Psychiatry 150:169–174

Bergener M, Behrends K, Zimmermann R (1974) Psychogeriatrische Versorgung in Nordrhein-Westfalen. Ergebnisse eines interdisziplinären Forschungsprojektes. Psychiatr Prax 1:18–34

Bergmann K, Cooper B (1986) Epidemiological and public health aspects of senile dementia. In: Sørensen AB, Weinert FE, Sherrod LR (eds) Human development and the life course multidisciplinary perspectives. Lawrence Erlbaum Assl., Hillsdale New Jersey London, pp 71–97

Bickel H, Jaeger J (1986) Die Inanspruchnahme von Heimen im Alter. Z Gerontol 19;30–39

Blazer D, Williams CD (1980) Epidemiology of dysphoria and depression in an elderly population. Am J Psychiatry 137:439–444
Bock EW (1972) Aging and suicide: the significance of marital, kinship and alternative relations. Family coordinator 21:71–79
Bollerup R (1975) Prevalence of mental illness among 70-year-olds domiciled in nine Copenhagen suburbs. Acta Psychiatr Scand 51:327–339
Bork BR (1982) Admissions of the elderly to psychiatric hospitals. In: Magnusson G, Nielsen J, Buch J (eds) Epidemiology and prevention of mental illness in old age. Nordisk Gerontologisk Tidskrift, Suppl., pp 71–74
Broe GA, Akhtar AJ, Andrews GR, Caird FJ, Gilmore AJJ, McLennan WJ (1976) Neurological disorders in the elderly at home. J Neurol Neurosurg Psychiatry 39:362–366
Christenson R, Blazer D (1984) Epidemiology of persecutory ideation in an elderly population in the community. Am J Psychiatry 141:1088–1091
Comstock G, Helsing K (1976) Symptoms of depression in two communities. Psychol Med 6:551–563
Cooper A, Curry AF (1976) The pathology of deafness in the paranoid and affective psychosis of later life. J Psychosom Res 20:97–105
Cooper B (1987) Mental illness, disability and social conditions among old people in Mannheim. In: Häfner H, Moschel G, Sartorius N (eds) Mental health in the elderly. Springer, Berlin Heidelberg New York Tokyo, pp 35–45
Cooper B, Bickel H (1984) Population screening and the early detection of dementing disorders in old age: a review. Psychol Med 14:81–95
Cooper B, Schwarz R (1982) Psychiatric case-identification in an elderly urban population. Soc Psychiat 17:43–52
Cooper B, Sosna U (1983) Psychische Erkrankung in der Altenbevölkerung. Eine epidemiologische Feldstudie in Mannheim. Nervenarzt 54:239–249
Copeland JRM, Dewey ME (1985) Differential diagnosis: Depression versus dementia. In: Traber J, Gispen WH (eds) Senile dementia of the Alzheimer type. Springer, Berlin Heidelberg New York Tokyo, pp 72–83
Copeland JRM, Kelleher MJ, Kellet JM, Gourlay AJ, Gurland BJ, Fleiss IL, Sharpe L (1976) A semi-structured clinical interview for the assessment of diagnoses and mental state in the elderly: the Geriatric Mental State Schedule. I. development and reliability. Psychol Med 6:439–449
Currie G, Machneill RM, Walker JG, Barne E, Mudie EW (1974) Medical and social screening of patients aged 70–72 by an urban general practice health team. Br Med J 2:108–111
Davies AM (1986) Epidemiological data on the health of the elderly. In: Häfner H, Moschel G, Sartorius N (eds) Mental health in the elderly. Springer, Berlin Heidelberg New York Tokyo, pp 9–14
Dilling H, Weyerer R, Lastell R (1984) Psychische Erkrankung in der Bevölkerung. Eine Felduntersuchung zur psychiatrischen Morbidität und zur Inanspruchnahme ärztlicher Institutionen in 3 kleinstädtischen Gemeinden des Landkreises Traunstein Oberbayern. Enke, Stuttgart
Essen-Möller E, Larsson H, Uddenberg C-E, White G (1956) Individual traits and morbidity in a Swedish rural population. Acta Psychiatr Scand Suppl. 100, pp 1 ff
Folstein MF, Folstein SE, McHugh PR (1975) "Mini Mental State" A practical method for grading the cognitive state of patients for the clinician. J Psychiatr Res 12:189–198
Frerichs R, Aneshensel C, Clark V (1981) Prevalence of depression in Los Angeles County. Am J Epidemiol 113:691–699
Gillis LS, Elk R, Trichard L, Le Fevre K, Zabow A, Joffe H, van Schalkwyk DJ (1982) The admission of the elderly to places of care: a socio-psychiatric community survey. Psychol Med 12:159–168
Gilmore AJJ (1974) Community services and mental health. In: Anderson JW, Judge TG (eds) Geriatric Medicine. Academic Press, London, pp 77–93
Goldberg DP, Cooper B, Kedward HB, Eastwood MR, Shepherd M (1970) A standardized psychiatric interview for use in community surveys. Br J Prev Soc Med 24:18–23
Goldfarb AJ (1962) Prevalence of psychiatric disorders in metropolitan old age and nursing homes. J Am Geriatr Soc 10:77

Gruenberg EM (1961) A mental health survey of older people. In: Hoch P, Zubin J (eds) Comparative epidemiology of the mental disorders. Grune & Stratton, New York, pp 13–23
Gruenberg EM, Hagnell O, Öjesjö L, Mittelman M (1976) The rising prevalence of chronic brain syndrome in the elderly. Symposium Stockholm (Society, stress and disease: aging and old age)
Grundy E (1983) Demography and old age. J Am Geriatr Soc 31:325–332
Gurland B, Kuriansky J, Sharpe L, Simon R, Stiller P, Birkett P (1977) The comprehensive assessment and referral evaluation – CARE – rationale, development and rehability. Int J Aging Hum Dev 8:9–42
Gurland BJ, Copeland JRM, Kuriansky J, Kelleher M, Sharpe L, Dean LL (1983) The mind and mood of aging: mental health problems of the community elderly in New York and London. Haworth Press, New York
Hachinski VC, Jliff LD, Du Boulay GH, McAllister VL, Mashall J, Russel RW, Symon L (1975) Cerebral blood flow in dementia. Arch Neurol 32:632–637
Häfner H (1986) Psychische Gesundheit im Alter. Fischer, Stuttgart New York
Hagnell O (1970) Incidence and duration of episodes of mental illness in a total population. In: Hare EH, Wing JK (eds) Psychiatric epidemiology. Oxford University Press, London, pp 212–224
Hagnell O, Lanke J, Rorsman B, Öjesjö L (1981) Does the incidence of age psychoses decrease: a prospective, longitudinal study of a complete population investigated during the 25-year period 1947–1972: The Lundby Study. Neuropsychobiology 7:201–211
Hagnell O, Lanke J, Rorsman B, Ohman R, Öjesjö L (1983) Current trends in the incidence of senile and multi-infarkt-dementia: a prospektive study of a total population followed over 25 years: The Lundby Study. Arch Psychiatr Nervenkr 233:423–438
Hasegawa K (1985) The epidemiological study of depression in late life. J Affective Disord (Suppl.) I:3–6
Hasegawa K, Homma K (1987) Organic brain syndrome. In: Bergener M (ed) Psychogeriatrics: an international handbook. Springer, New York, pp 251–284
Hauser PM (1986) Aging and increasing longvity of world population. In: Häfner H, Moschel G, Sartorius N (eds) Mental health in the elderly. Springer, Berlin Heidelberg New York Tokyo, pp 9–14
Helgason L (1977) Psychiatric services and mental illness in Iceland. Acta Psychiatr Scand (Suppl.) 268, pp 1 ff
Henderson AS (1986) Epidemiology in mental illness. In: Häfner G, Moschel G, Sartorius N (eds) Mental health in the elderly. Springer, Berlin Heidelberg New York Tokyo, pp 29–34
Henderson AS (1987) The standardized assessment of senile dementia of Alzheimer type. Symposium on consensus and development in the diagnosis of Alzheimer's disease. University of Genova
Holding TA (1984) Suicidal behaviour in the elderly. In: Kay DWK, Burrows GD (eds) Handbook of studies on psychiatry and old age. Elsevier, Amsterdam New York Oxford, pp 319–328
Jaeger J (1987) Trends in der stationären gerontopsychiatrischen Versorgung in der Bundesrepublik Deutschland. Z Gerontol 20:187–194
Kaneko Z (1979) Care in Japan. In: Howells JG (ed) Modern perspectives in the psychiatry of old age. Churchill Livingston, London, pp 519–530
Karasawa A, Kawashima A, Kasahara H (1982) Epidemiological study of the senile in Tokyo metropolitan area. In: Ohashi H, Nakayama K, Saito M, Saletu B (eds) Proceed of World Psychiatric Association Regional Sympos., Kyoto, pp 285–289
Kay DWK, Beamisch P, Roth M (1964) Old age mental disorders in Newcastle-upon-Tyne. Part I. Br J Psychiatry 110:146–158
Kay DWK, Forster EM, Bergmann K (1969) Follow up of a community sample of the aged: the possibility of predicting psychiatric illness. J Liverpool Psychiatric Soc 6:10–14
Kay DWK, Bergmann K, Forster E, McKecknie AA, Roth M (1970) Mental illness and hospital usage in the elderly: a random sample followed up. Compr Psychiatry 11:26–35
Kay DWK, Henderson AS, Scoft R, Wilson I, Rickwood D, Grayson DA (1985) Dementia and depression among the elderly living in the Hobart community: the effect of the diagnostic criteria on the prevalence rates. Psychol Med 15:771–788

Kelleher MJ, Brenner c (1981) Die Lebenssituation der Bewohner in Alteneinrichtungen: ihre Bedürfnisse und ihre Versorgung. In: Häfner H, Heimann H (Hrsg) Gerontopsychiatrie: Aktuelle Psychiatrie 3, Fischer, Stuttgart

Kleemeier RW (1960) The mental health of the aging. In: Burgess EW (ed) Aging in the western societies. Chicago Press, Univ. Chicago, pp 203–270

Kohlmeyer K (1986) Morphology of the brain in normal aging and in processes of dementia: neuropathology and CT findings. In: Häfner H, Moschel G, Sartorius N (eds) Mental health in the elderly. Springer, Berlin Heidelberg New York Tokyo, pp 117–126

Krauß B (1977) Alter und Gesundheit – eine gerontopsychiatrische Feldstudie (unveröffentlichtes Manuskript)

Krauß B, Sabuncu N (1974) Klinisch-morphologische Vergleichsuntersuchungen bei zerebralen Alterskrankheiten. Aktuel Gerontol 4:463–469

Larsson T, Sjögren T, Jacobson G (1969) Senile dementia. A clinical, sociomedical and genetic study. Acta Psychiatr Scand 39 (Suppl 167):1–259

Lauter H (1974) Epidemiologische Aspekte alterspsychiatrischer Erkrankungen. Nervenarzt 45:277–288

Lehmkuhl D, Bosch G, Steinhart I, Werner J (1985) Psychisch Kranke und Behinderte in Charlottenburger Heimen – Eine versorgungsepidemiologische Studie. In: Bosch G, Kulenkampff C, Aktion Psychisch Kranke (Hrsg) Komplementäre Dienste – Wohnen und Arbeiten. Rheinland Verlag, Köln

Lopez A, Hanada K (1982) Mortality patterns and trends among the elderly in developed countries. World Health Statistics Quarterly 35:203–224

Magnusson H, Helgason T (1982) Epidemiology of mental disorders in the aged. In: Magnusson G, Nielsen J, Buch J (eds) Epidemiology and prevention of mental illness in old age. Nordisk Gerontologisk Tidskrift, Suppl., pp 29–33

Mann AH, Wood K, Cross P, Gurland B, Schieber P, Häfner H (1984) Institutional care of the elderly: a comparison of the cities of New York, London and Mannheim. Soc Psychiatry 19:97–102

Maule MM, Milne JS, Williamson J (1984) Mental illness and physical health in older people. Age Aging 13:349–356

Mechanic D (1986) Social factors affecting the mental health of the elderly. In: Häfner H, Moschel G, Sartorius N (eds) Mental health in the elderly. Springer, Berlin Heidelberg New York Tokyo, pp 68–77

Meyer-König E, Riederer M (1987) Das hirnorganische Psychosyndrom (HOPS) bei Pflegeheimbewohnern – seine klinischen Korrelate und seine prognostische Bedeutung. In: Krauß B, Schumacher M, Hirsch RD (eds) Gerontopsychiatrie (11. Symposium der europäischen Arbeitsgemeinschaft für Gerontopsychiatrie 1983) Forum Medizin Janssen, Neuss, S 199–210

Mortimer JA (1982) Alzheimer's disease and senile dementia prevalence and incidence. In: Reisberg B (ed) Alzheimer's disease. The Free Press, New York London, pp 141–148

Mortimer JA, Schuman LM, French LR (1981) Epidemiology of dementing illness. In: Mortimer JA, Schuman LM (eds) The epidemiology of dementia. Oxford University Press, London, pp 3–23

Murell SA, Himmelfarb S, Wright KH (1983) Prevalence of depression and its correlates in older adults. Am J Epidemiol 117:173–185

Myers JK, Weissman MM, Tischler GL (1984) Six month prevalence of psychiatric disorders in three communities 1980–1982. Arch Gen Psychiatry 41:956–969

New York State Department of Mental Hygiene (1961) A mental health survey of older people. State Hospital Press, Utica NY

Nielsen B, Gunner Svensson F, Friborg S, Olsen J (1982) The prevalence of severe dementia among elderly persons in the municipality of Odense in 1972. Ugeskr Laeger 144:3455–3457

Nielsen J (1962) Gerontopsychiatric period prevalence investigation in a geographically delimited population. Acta Psychiatr Scand 38:307–330

Nielsen J, Homma A, Biørn-Hendriksen T (1977) Follow-up 15 years after a geronto-psychiatric prevalence study. J Gerontol 32:554–561

Nilsson LV (1983) Prevalence of mental disorders in a 70-year-old urban sample: a cohort comparison. J Clin Experimental Gerontol 5:101–120

Nilsson LV (1984) Incidence of severe dementia in an urban sample followed from 70–79 years of age. Acta Psychiatr Scand 70:478–486
Panse F (1959) Psychische Hygiene des Alterns. Int J Prophyl Med Sozialhyg 3:1
Parsons PL (1965) Mental health of Swansea's folk. Br J Prev Soc Med 19:43–47
Persson G (1980a) Prevalence of mental disorders in a 70-year old urban population. Acta Psychiatr Scand 62:119–139
Persson G (1980b) Psychogenic needs in a 70-year-old urban population. Acta Psychiatr Scand 62:464–475
Pollack ES, Locke BZ, Kramer M (1961) Trends in hospitalisation and patterns of care of the aged mentally ill. In: Hoch PH, Zubin J (eds) Psychopathology of aging. Grune & Stratton, New York, pp 21–56
Post F (1982) Affective disorders of old age. In: Paykel ES (ed) Handbook of affective disorders. Churchill Livingstone, Edinburgh London Melbourne New York, pp 393–402
Primrose EJR (1962) Psychological illness: a community study. Charles C Thomas, Springfield
Proebsting H (1984) Entwicklung der Sterblichkeit. Wirtschaft und Statistik 1:13–24
Rice D, Feldman J (1983) Living longer in the United States: demographic changes and health needs of the elderly. Health Soc 61:362–396
Rocca WA (1986) Epidemiology of clinically diagnosed Alzheimer's disease. Ann Neurol 19:415–424
Rorsman B, Hagnell O, Lanke J (1986) Prevalence and Incidence of senile and multi-infarkt-dementia in the Lundby Stude: a comparison between the time periods. Neuropsychobiology 15:122–129
Roth M (1955) The natural history of mental disorders in old age. J Ment Sci 101:281–301
Roth M (1987) New perspectives in the classification and diagnosis of psychiatric disorders in late life. In: Bergener M (ed) Psychogeriatrics. Springer, New York, pp 109–135
Roth M, Tym E, Mountjoy CQ, Huppert FA, Hendrie H, Verma S, Goddard R (1986) CAMDEX. A standardized instrument for the diagnosis of mental disorders in the elderly with special reference to the early detection of dementia. Br J Psychiatry 149:698–809
Sayetta RB (1986) Rates of senile dementia – Alzheimer's type in the Baltimore longitudinal study. J Chronic Dis 39:271–286
Schoenberg BS, Anderson DW, Haerer AF (1985) Severe dementia: Prevalence and clinical features in a biracial US population. Arch Neurol 42:740–743
Sheldon JH (1948) The social medicine of old age: report of an inquiry in Wolverhampton. Oxford University Press, London
Shibayama H, Kasahara Y, Kobayasti H (1986) Prevalence of dementia in a Japanese elderly population. Acta Psychiatr Scand 74:144–151
Siegel JS (1980) Recent and prospective demographic trends for the elderly population and some implications for health care. In: Haynes SG, Feinleib M (eds) Second conference on the epidemiology of aging. US Government Printing Office, Washington, pp 289–315
Sluss TK, Gruenberg EM, Kramer M (1981) The use of longitudinal studies in the investigation of risk factors for senile dementia Alzheimer type. In: Mortimer JA, Schuman LM (eds) The epidemiology of dementia. Oxford University Press, New York, pp 132–154
Spitzer RL, Fleiss JL, Burdock EI, Hardesty AS (1964) The mental status schedule: rationale, reliability and validity. Compr Psychiatry 5:384–395
Statistik des Deutschen Reichs (1888) Die Volkszählung im Deutschen Reich am 1. Dezember 1885. Puttkammer und Mühlbrecht, Berlin, S 32
Statistisches Bundesamt (1987) Statistisches Jahrbuch für die Bundesrepublik Deutschland. Kohlhammer, Stuttgart Mainz
Sternberg E, Gawrilowa S (1978) Über klinisch epidemiologische Untersuchungen in der sowjetischen Alterspsychiatrie. Nervenarzt 49:347–353
Strömgen E (1963) Epidemiology of old age psychiatric disorders. In: Williams RH, Tibbits C, Donahue W (eds) Process of aging, II. Atherton Press, New York, chap 35
Sulkava R, Wikström J, Aromaa A., Raitasalo R, Lehtinen V, Lahtela K, Palo (1985) Prevalence of severe dementia in Finland. Neurology 35:1025–1029
Teeter RB, Garetz SK, Miller WR, Hailand WF (1976) Psychiatric disturbances of aged patients in skilled nursing homes. Am J Psychiatry 133:1430

Tomblinson BE, Blessed G, Roth M (1970) Observations on the brains of demented old people. J Neurol Sci 11:205–242
Wahl HW (1987) Behinderung in der Altersbevölkerung: Ergebnisse einer Feldstudie. Z Gerontol 20:66–73
Wang HS (1977) Dementia of old age. In: Smith WL, Kinsbourne M (eds) Aging & Dementia. Spectrumpublications, New York, pp 1–24
Weissman MM, Myers JK, Tischler GL, Holzer CE, Leaf PJ, Orvaschel H, Brody JA (1985) Psychiatric disorders (DSM-III) and cognitive impairment among the elderly in an US urban community. Acta Psychiatr Scand 71:366–379
Weyerer S (1983) Mental disorders among the elderly. True prevalence and use of medical service. Arch Gerontol Geriatr 2:11–22
Wilkin D, Mashiah T, Jolley DJ (1978) Changes in behavioural characteristics of elderly populations of local authority homes and long-stay hospital wards, 1976–77. Br Med J 2:1274
Williamson J, Stokoe JM, Gray S, Fisher M, Smith A, Mc Ghee A, Stephanson E (1964) Old people at home, their unreported needs. Lancet 1:1117–1120
Wing JK, Hailey A (1972) Evaluating a community mental health service. The Camberwell-Register 1964–71. Oxford University Press, London
Wingen M (1984)Aspekte der demographischen Entwicklung in der Bundesrepublik Deutschland. Z Gerontol 17:306–310
Zintl-Wiegand A, Cooper B, Krumm B (1980) Psychisch Kranke in der ärztlichen Allgemeinpraxis: eine Untersuchung in der Stadt Mannheim. Beltz, Weinheim
Zung WWK (1965) A self-rating depression scale. Arch Gen Psychiatry 12:63–70

Neurobiologische Aspekte psychischer Störungen bei degenerativen Hirnerkrankungen im Alter

SIR M. ROTH und C. Q. MOUNTJOY

INHALTSVERZEICHNIS

A. Einleitung

Angesichts der Häufung degenerativer Hirnerkrankungen, die im höheren und mittleren Lebensalter zu einer Demenz führen können, stellt sich die Frage, inwieweit diese Krankheiten durch das allgemeine Nachlassen von Gesundheit und Vitalität und die Zunahme vielfältiger Krankheiten verursacht sind, die mit dem Prozeß des Alterns verbunden sind. Die zahlreichen Mangelerscheinungen und Krankheiten der zweiten Lebenshälfte werden oft so betrachtet, als entstünden sie aus einer Multiplizität von Ursachen, und ihre Erforschung wird in einer Weise betrieben, als handle es sich um völlig voneinander unabhängige Zustände. Möglicherweise wurzeln sie aber in einem einheitlichen Prozeß: Die Tatsache, daß das Leben im höheren Alter durch Unfälle, Infektionen und andere Krankheiten beendet wird, die in jüngeren Lebensabschnitten ohne weiteres überstanden werden, deutet auf das Vorliegen eines solchen einheitlichen Prozesses hin.

Außerdem gibt es zahlreiche Hinweise dafür, daß die körperlichen und psychischen Veränderungen, die mit dem Altern einhergehen, genetisch determiniert sind. Es gibt einige wenige seltene Systeme, die durch einzelne Gene auf Grund eines Mendelschen Erbganges übertragen werden, mit degenerativen Veränderungen in vielen Organen und Organsystemen einhergehen und zum frühen Tod führen. Ein Beispiel hierfür ist das Werner-Sydrom, bei dem es zu einer Runzelung der Haut, einem Ergrauen der Haare, doppelseitigen Katarakten sowie zum Schwund von subkutanem Bindegewebe und Muskulatur kommt. Die mittlere Lebenserwartung liegt bei etwa 45 Jahren, und die häufigste Todesursache ist eine Arteriosklerose. Maligne Tumoren und Diabetes mellitus sind ungewöhnlich häufig (Epstein et al. 1966).

Aus diesen Gründen hat Holliday (1984) empfohlen, die Aufmerksamkeit stärker auf die Erforschung der molekularen und zellulären Ursachen des Alterns als auf die Betrachtung einzelner Krankheiten zu richten, die bei älteren Menschen gehäuft auftreten. Untersuchungen dieser Art sind zweifellos dringlich. Aber irgendwelche molekularen Ursachen könnten keine Zustandsbilder wie die Alzheimersche Krankheit erklären, bei der ein schwerer geistiger Verfall als Folge organischer Veränderungen eintritt, die ausschließlich auf das Gehirn beschränkt sind. Das Herz-Kreislauf-System, die Skelettmuskulatur ebenso wie das vaskuläre und renale System sind oft völlig unversehrt, die Haut zeigt eine nur geringe Faltenbildung, und die betroffenen Personen können eine relativ jugendliche Erscheinung aufweisen. Es sind einzig und allein die Nervenzellen des Gehirns, die eine fortschreitende Zerstörung zeigen, so daß die ursprüngliche Persönlichkeit schließlich auf eine vegetierende Daseinsform zurückgeworfen wird. Und sogar das Gehirn ist in selektiver Weise in Mitleidenschaft gezogen: Bestimmte Bereiche der Hirnrinde und der subkortikalen Regionen erleiden einen fortschreitenden Abbau, während andere Gebiete nicht von dem Verfallsprozeß betroffen sind.

B. Die genetischen und stammesgeschichtlichen Wurzeln des Alterns

Die hypothetische Erklärung von MEDAWAR (1952) über die Art und Weise, wie sich das Altern im Laufe der Stammesgeschichte entwickelt haben könnte, liefert eine mögliche Deutung für die unterschiedliche Kombination allgemeiner und spezifischer Erscheinungsweisen, durch die der Alternsprozeß bei verschiedenen Menschen gekennzeichnet ist. Als Ergebnis der natürlichen Selektion wird das Manifestationsalter von Genen mit schädlicher Wirkung in eine höhere Lebensperiode hinein verschoben. Solche Personen, bei denen sich der Defekt oder die Krankheit bereits in einem frühen Lebensalter äußert, sind nämlich hinsichtlich der Reproduktion im Vergleich zu früher erkrankten Menschen im Vorteil. Die Anhäufung von Genen mit nachteiligen Wirkungen in der zweiten Lebenshälfte könnte noch dadurch verstärkt werden, daß solche Erbanlagen, die junge Menschen auf Kosten von älteren begünstigen, sich rascher ausbreiten als Gene mit einem gegenteiligen Effekt; dies ist eine Folge der absinkenden Zahl älterer Menschen auf Grund ihres häufigeren Ausgesetztseins gegenüber zufälligen Todesursachen. Die Verschiebung von ungünstigen Genen auf höhere Altersgruppen kann sich daher so lange fortsetzen, bis eine Krankheit, die ursprünglich im frühen Lebensalter auftrat, erst jenseits der menschlichen Reproduktionsperiode manifest wird. Die Selektion kann dann nicht mehr der Wiedereinführung des Gens in die Art entgegenwirken, wie sie durch Neumutation zustande kommt. Infolgedessen steigt die Häufigkeit des krankheitsverursachenden Gens an, und Verbindungen von Genträgern werden zunehmend häufig. Im Gegensatz zu ihrer Manifestation in einem frühen Lebensabschnitt würden ja solche Gene die Leistungsfähigkeit oder die Reproduktionsfähigkeit des betreffenden Menschen nicht herabsetzen. Da die überwältigende Mehrheit von Einzelmutationen schädliche Wirkungen ausübt, wird vermutlich eine *große Zahl* von Erbanlagen mit vielfältigen pathologischen Effekten erst in einem späten Abschnitt des Lebens manifest werden. Das hohe Lebensalter könnte aus diesen Gründen zu einem stammesgeschichtlichen Stauwasser geworden sein, in dem sich während der Entwicklung der menschlichen Art Mutationen angehäuft haben, die einen negativen Einfluß auf Gesundheit und Vitalität ausüben.

Da aber an der Formung des gesamten Alternsprofils eine sehr große Zahl von Erbanlagen beteiligt ist, weist der Anteil dieses genetischen Gesamtrepertoires eine große individuelle Schwankungsbreite auf. Einige Menschen zeigen auf Grund ihres ererbten Alternspanoramas eine starke Anfälligkeit gegenüber Herz-Kreislauf-Krankheiten oder Malignomen, während andere eine Prädisposition gegenüber degenerativen Hirnerkrankungen mitbringen. Die Manifestation derartiger Erkrankungen spielt sich auf dem Hintergrund eines unterschiedlich stark ausgeprägten allgemeinen Alterns ab und wird vermutlich durch die gesamte genetische Konstitution mitgeprägt. Das Bild wird noch weiter dadurch kompliziert, daß sich den Krankheiten „Imitationen" des Alterns in diesem oder jenen Organsystem überlagern können; für solche Überlagerungen sind einzelne Mendelsche Gene verantwortlich, welche die Folgen der natürlichen Selektion überlebt haben, wenn auch mit einer unvermeidlich niedrigen Prävalenzrate.

Die häufigsten Formen der Morbidität im höheren Lebensalter sind daher durch ein Zusammenwirken relativ verschiedenartiger Prozesse erklärbar. Die erste Gruppe von Faktoren wird durch den allgemeinen Alternsvorgang bestimmt, den wir zwar erkennen, aber nicht genau messen können, und dessen Ursachen wir im Augenblick nicht verstehen.

Die zweite Gruppe umfaßt Störungen wie die Alzheimersche Krankheit (AD), die teilweise durch spezifische genetische Faktoren bedingt sind. Diese Krankheiten haben einen Verlauf und Ausgang, der innerhalb gewisser Grenzen definierbar ist; ihnen liegt eine spezifische Pathologie zugrunde, die mit neurobiologischen Untersuchungsmethoden erforscht werden kann. Die charakteristischen Hirnveränderungen lassen sich als eine Imitation normaler Hirnalterung interpretieren. Klinische Symptome treten aber erst dann in Erscheinung, wenn diese pathologischen Erscheinungen einen definierbaren Schwellenwert überschritten haben. Zu dieser Gruppe gehören auch andere Erkrankungen, die durch einen Mendelschen Erbgang übertragen werden und auf einem einzelnen Gen beruhen; ein Beispiel hierfür ist die Huntingtonsche Chorea, die zwar in der Regel im mittleren Lebensalter beginnt, sich aber in einigen Fällen auch erst im hohen Alter manifestieren kann. Diese Krankheiten weisen keine eindeutige Beziehung zum Alternsprozeß auf; sofern sie aber erst im hohen Alter manifest werden, können die klinischen Symptome hierdurch geprägt sein. Ein Teil der Frühformen der Alzheimerschen Krankheit weist einen einheitlichen genetischen Ursprung auf, steht aber gleichzeitig in deutlichem Zusammenhang mit der normalen Hirnalterung. Die Parkinsonsche Krankheit wird nicht durch definierbare erbliche Ursachen hervorgerufen. Sie beginnt aber in der Regel im sechsten Lebensjahrzehnt und weist gewisse Verbindungen mit der Hirnalterung auf; dennoch hat es sich als fruchtbarer erwiesen, sie als spezifische Krankheit und nicht als eine Manifestation des Alterns zu betrachten.

Eine dritte Gruppe von Faktoren besteht aus Bedingungen, die in allen Lebensstadien vorkommen, die aber gerade im Alter häufige Ursachen der Morbidität und Mortalität darstellen. Es handelt sich dabei um infektiöse, toxische oder neoplastische Ursachen, um gastro-intestinale Erkrankungen oder Krankheiten des Bindegewebes und um funktionelle psychiatrische Störungen, wie z. B. die Depression. Die Wirkungen des allgemeinen Alternsprozesses können an der deutlich erhöhten Mortalität abgelesen werden, die mit der Manifestation dieser Krankheiten im Alter verbunden sind.

Zu den Behinderungen und Erkrankungen des höheren Lebensalters tragen diese drei Bestandteile in unterschiedlichem Ausmaß bei. Könnte man die wichtigsten Ursachen des Alternsprozesses erhellen und die Folgeerscheinungen des Alterns unter Kontrolle bringen, so würden sich wahrscheinlich die Aussichten für alle Formen von Krankheiten im höheren Lebensalter verbessern. Unser wissenschaftliches Verständnis bestimmter Erkrankungen mit unklarer Ursache – wie z. B. der Alzheimerschen Krankheit und des Morbus Parkinson – würden sich vermutlich verändern.

Es muß allerdings gesagt werden, daß in den letzten Jahrzehnten, in denen das Alter verstärktes wissenschaftliches Interesse gefunden hat, Fortschritte vor allem dadurch erzielt wurden, daß verschiedene Zustandsbilder, die früher dem Altern zugeschrieben wurden, als Folgezustände spezifischer Krankheiten interpretiert werden konnten. Bis dahin wurden sie als unausweichliches Attribut der fortschreitenden Jahre angesehen. Aber mehr und mehr wurden solche ungenauen Attribuierungen zum „Altern" durch empirische Untersuchungen verschiedener Zustandsbilder in der zweiten Lebenshälfte ersetzt. Sie wurden als Krankheiten erkannt, was zu einer Erhellung ihrer Ursachen und zur Entwicklung wirksamer Behandlungsverfahren führte. Der M. Parkinson und die depressiven Erkrankungen des höheren Lebensalters sind Beispiele für die Fortschritte, die durch diese veränderte Sichtweise erzielt werden konnten.

Im Falle der Alzheimerschen Krankheit, welche in den Vordergrund dieses Handbuchbeitrags gestellt werden soll, hat die wissenschaftliche Forschung zwar im Augenblick noch keine wirksame Therapie entdecken können. Es wurden aber eindrucksvolle Fortschritte bei der Aufdeckung der neurobiologischen Faktoren erzielt, die zur Verursachung dieser Krankheit beitragen. Damit wurde möglicherweise auch der Weg für das Verständnis jener Hirnveränderungen geebnet, die für das Wesen und das Fortschreiten des normalen geistigen Alterns verantwortlich sind.

Im folgenden Beitrag sollen die wichtigsten Hirnveränderungen beschrieben werden, welche den Vorgang des Alterns begleiten. Es sollen die Ähnlichkeiten und die Züge der Kontinuität aufgezeigt werden, die diese Veränderungen mit denen der Alzheimerschen Krankheit verbinden; gleichzeitig sollen aber auch die offensichtlich qualitativen neurobiologischen Kennzeichen herausgearbeitet werden, die eine Trennungslinie zwischen normalem Altern und Alzheimerscher Krankheit darstellen. Wir werden besonders jene Phänomene hervorheben, die eine Unterscheidung zwischen den Frühformen und den Spätformen der Alzheimerschen Krankheit erlauben. Mit Hilfe dieser Phänomene lassen sich nämlich sowohl die Verbindungs- als auch die Trennungslinien zwischen den altersabhängigen Hirnveränderungen und den beiden erwähnten Untergruppen der Alzheimerschen Krankheit genau kennzeichnen.

Natürlich hätten auch verschiedene andere degenerative Hirnerkrankungen als Beispiel für das Thema dieses Beitrags ausgewählt werden können. Die Alzheimersche Krankheit bietet sich jedoch hierfür besonders an. Diejenigen höheren intellektuellen und integrativen Funktionen, die im Verlaufe der Alzheimerschen Krankheit verlorengehen, haben nämlich wahrscheinlich eine enge Beziehung zur Hirnalterung und möglicherweise auch zum allgemeinen Alterungsprozeß; es konnte gezeigt werden, daß Meßergebnisse kognitiver Funktionen sogar bei nicht-institutionalisierten Patientenstichproben hoch mit der Überlebensdauer korreliert sind (Kay 1977).

C. Hirnveränderungen beim normalen Altern

I. Morphologische Veränderungen

Die wichtigsten makroskopisch erkennbaren pathologischen Veränderungen beim normalen Altern bestehen in einer Abnahme des Hirngewichts und des Hirnvolumens, ohne daß hierfür Kohorteneffekte verantwortlich sind. Dies ist daran zu erkennen, daß mit zunehmendem Lebensalter die Diskrepanz zwischen Schädel- und Hirnvolumen zunimmt. Die Ausmaße des Schädelinneren stellen das größte Volumen dar, das von dem Gehirn vor der Schließung der Schädelnähte eingenommen wurde. Jede Diskrepanz zwischen dem inneren Schädelvolumen und dem Volumen des kurz vorher entfernten Gehirns ist daher Folge eines Hirnsubstanzverlustes, welcher offensichtlich etwa im Alter von 60 Jahren beginnt (DAVIS u. WRIGHT 1977; CORSELLIS et al. 1973; HENDERSON et al. 1980; ROSSOR u. MOUNTJOY 1986). Obwohl das Hirnvolumen nach dem 60. Lebensjahr abnimmt, tritt während dieses Zeitabschnittes eine entsprechende Zunahme der Ventrikelgröße auf (HUBBARD u. ANDERSON 1981a). Die Abnahme von Hirngewicht und -volumen resultiert gleichermaßen aus einem Verlust von weißer und grauer Substanz (MILLER et al. 1980; HUBBARD u. ANDERSON 1981b).

Mikroskopisch erkennt man, daß diese Volumenabnahme teilweise auf einer Reduktion von Größe und Zahl zerebraler Nervenzellen beruht. Diese Reduktion ist nicht gleichmäßig. Es kommt zu einem erheblichen Ausfall von Neuronen in der Hirnrinde (BRODY 1955; HUBBARD u. ANDERSON 1981). Große Nervenzellen sind in der Regel besonders schwer befallen. HENDERSON et al. (1980) fanden für große Nervenzellen zwischen dem 20. und 90. Lebensjahr eine mittlere Abnahme von 40–60%, während kleine Nervenzellen nur eine Reduktion zwischen 12 und 43% aufwiesen. In der Rinde des Hippokampus wies BALL (1977) eine lineare Abnahme der Nervendichte von 20% in der Altersspanne zwischen dem 45. und 90. Lebensjahr nach.

Ein ähnlicher Nervenzellausfall tritt auch im Kerngebiet des Locus coeruleus (BRODY 1976; TOMLINSON et al. 1981; VIJAYASHAN-KAR u. BRODY 1971) und im Meynertschen Basalkern auf. Beide Kerngebiete zeigen eine deutliche altersspezifische Abnahme. Auch die motorischen Nervenzellen des Rückenmarks erleiden mit zunehmendem Alter eine fortschreitende Verringerung. Es handelt sich aber um einen selektiven Prozeß. Keine signifikanten spezifischen Nervenzellausfälle finden sich im Nucleus trochlearis (VIJAYASHANKA u. BRODY 1973) oder in der unteren Olive (MONAGLE u. BRODY 1974).

HARVEY untersuchte die Dendritenveränderungen im limbischen System während des Alterns. SCHEIBEL et al. (1977) wiesen einen Verlust von dendritischen Prozessen und synaptischen Kontaktstellen nach. Im Gegensatz dazu fanden BUELL u. COLEMAN (1979), daß grob atrophische Dendritenbäume, welche auf einen drohenden Tod solcher kortikaler Nervenzellen hinwiesen, in der Minderzahl waren und daß ihre Zahl mit zunehmendem Lebensalter nicht anwuchs. Die Autoren beschrieben eine zunehmende Dendritenausdehnung pyramidaler Nervenzellen in der zweiten Rindenschichte bei Menschen in der Altersgruppe zwischen 44 und 92 Jahren. Die Tatsache, daß vorwiegend die Endäste des Dendritenbaums betroffen waren, erlaubten die Annahme, daß die Dendritenausdehnung beim Altern durch ein Wachstum an den Spitzen der dendritischen Verzweigung zustande kommt. Die Autoren ziehen den Schluß, daß dieses Dendritenwachstum eine kompensatorische Antwort auf den Verlust zerebraler Neuronen darstellt. Dies deutet darauf hin, daß das normale Altersgehirn ein unerwartetes Ausmaß an Plastizität besitzt. Nach der Auffassung von BUELL u. COLEMAN können einige Regionen des alternden Gehirns fortschreitende Zeichen der Regression und des Absterbens aufweisen, während gleichzeitig große Zahlen von Nervenzellen noch zum Wachstum und zur Regeneration befähigt sind. Zu einer solchen Auffassung passen wohl auch die Beobachtungen von DIAMOND et al. (1964). Die Autorin fand, daß bei Ratten, die einer abgedunkelten, reizarmen Umwelt ausgesetzt worden waren, regressive Veränderungen an den Nervenzellen unter Einschluß einer Abnahme der Dendritendorne und der dendritischen Verzweigung auftraten. Wenn die Versuchstiere jedoch wieder einer stimulierenden Umgebung ausgesetzt wurden, gingen diese Veränderungen wieder zurück. Ob diese Befunde irgend eine Bedeutung für die Plastizität der menschlichen Hirnrinde haben, ist ungewiß.

Mit zunehmendem Alter wurde auch eine Abnahme der Kerngröße, des Nucleolus-Volumens sowie eine verminderte RNS-Konzentration nachgewiesen. Eine Interpretation dieser Untersuchungsergebnisse läuft darauf hinaus, daß es sich um einen sekundären Effekt handelt, der durch eine Abnahme der Proteinbildung möglicherweise als Antwort auf eine verminderte neuronale Aktivität zurückzuführen ist.

II. Altern und Neurotransmitter im menschlichen Gehirn

1. Das cholinerge System

Das Schicksal des cholinergen Nervensystems während des normalen Alterns ist wichtig, wenn man die Bedeutung der Veränderungen in diesem System richtig interpretieren will, welche im Laufe des letzten Jahrzehnts mit Störungen des Gedächtnissses in Verbindung gebracht wurden (COYLE et al. 1983; BARTUS et al. 1982; PERRY 1986). Als cholinerger Marker wurde in den meisten Untersuchungen die Cholin-Acetyltransferase (CHAT) angewandt. Die Mehrzahl dieser Untersuchungen ergab eine signifikante Abnahme dieses Enzyms in der mittleren Temporalwindung und im Stirnhirn (MCGEER u. MCGEER 1961; PERRY et al. 1977a) sowie im Hippocampus (PERRY et al. 1977b, c; DAVIES u. VERTH 1976). Bei einigen Studien fanden sich allerdings weder in der Hirnrinde noch im Hippokampus eine Abnahme der CHAT (YATES et al. 1979). Es besteht allgemeiner Konsens darüber, daß im Nucleus caudatus und im Striatum kein cholinerges Defizit auftritt. Die Abnahme der cholinergen Aktivität kann auf einem Neuronenverlust im Nucleus basalis Meynert beruhen; im Alter von 70 Jahren können in diesem Kerngebiet bereits 50% der Pyramidenzellen verschwunden sein (BRODY 1976; MCGEER et al. 1984). Es wird allgemein angenommen, daß das cholinerge Defizit, welches in der Erniedrigung der Cholinacetyltransferase-Spiegel zum Ausdruck kommt, spezifischer Natur ist. Man vermutet, daß das CHAT-Defizit das Ergebnis einer verringerten Glukoseoxidation darstellt und daß es dadurch sekundär zu einer Aktivitätsbeeinträchtigung des cholinergen Systems kommt.

Die Aktivität des Enzyms Acetylcholinesterase ändert sich mit dem Alter nicht (McGeer u. McGeer 1978).

2. Das noradrenerge System

Die pigmentierten Zellen im Kerngebiet des Locus coeruleus weisen einen altersabhängigen Verlust auf; bis zum 9. Lebensjahrzehnt können 25% der Nervenzellen verlorengehen. In den meisten Untersuchungen wurde ein Absinken des Noradrenalingehalts im Hypothalamus und Hippokampus beschrieben (Robinson et al. 1977; Winblad et al. 1978). Insgesamt sprechen die Untersuchungsergebnisse nicht für ein Absinken des Noradrenalins in der Hirnrinde (Carlsson et al. 1980). Der Noradrenalinverlust im Hippokampus und Hypothalamus kann eine Folge des Zellausfalls im Locus coeruleus sein; das Ausmaß der Korrelation zwischen beiden Veränderungen ist aber nicht bekannt. Die Beta-adrenergen Zellen und das Alpha-adrenerge System sind offenbar vom Alternsprozeß nicht betroffen.

3. Das serotonerge System

Der präsynaptische Teil des serontonergen Systems scheint im Verlaufe des Alterns sehr wenig Veränderungen durchzumachen. In bezug auf den kortikalen Serotoningehalt sind verschiedene Arbeitsgruppen zu unterschiedlichen Ergebnissen gelangt (McKay et al. 1978; Bucht et al. 1981; Severson et al. 1985). Dagegen wurde bei zahlreichen Untersuchungen ein Verlust von Serotoninrezeptoren (S1 und S2) im Stirnhirn und im Hippokampus nachgewiesen (Allen et al. 1983; Bennet et al. 1979). Andere Autoren fanden lediglich einen Verlust von S2-Rezeptoren in der Rinde des Stirnhirns und im Hippokampus (Marcusson et al. 1984). Die Verringerung der Si- und S2-Rezeptoren in spezifischen Rindenregionen beträgt etwa 30 – 50%. Der altersspezifische Nervenzellverlust liegt in einer ähnlichen Größenordnung. Er könnte daher die Ursache für die Verminderung der Rezeptoren sein.

4. Das dopaminerge System

Da dieses Gebiet keine enge Beziehung zu dem Hauptthema dieses Beitrags aufweist, wird hierauf nicht im einzelnen eingegangen. Das altersspezifische Defizit ist aber deshalb von Bedeutung, weil hierdurch die ausgeprägte und gleichbleibende Selektivität der Störungen und Läsionen im Falle der Alzheimerschen Krankheit deutlich hervortritt.

Ein Verlust an Dopamin im Striatum und in den Basalganglien wurde von der Mehrzahl der Untersucher als eine altersspezifische Veränderung nachgewiesen (Carlsson u. Winblad 1976; Winblad et al. 1978; Berteler et al. 1966; Hornykiewicz 1982). Die Konzentration des Enzyms Tyrosin-Hydroxylase, das die Syntheserate des Dopamins kontrolliert, nimmt ebenfalls mit zunehmendem Alter im Striatum und in den Stammganglien ab (McGeer et al. 1977; Carlsson u. Winblad 1976). Der altersspezifische Nervenzellverlust im Nucleus caudatus und Putamen und die Verringerung der Dopamin-Konzentration betragen beide etwa 6% pro Lebensjahrzehnt. Die Zahl der postsynaptischen D2-Dopaminrezeptoren nimmt ab (Severson et al. 1982). Das synthetisierende Enzym Dopa-Decarboxylase zeigt den am weitesten verbreiteten Verlust und wurde in 58% aller untersuchten Regionen beobachtet. Es wurde vermutet, daß diese Abnahme einen besonders empfindlichen Parameter für die Hirnalterung darstellt (McGeer u. McGeer 1978). Die Verringerung dopaminerger Zellkörper in der Substantia nigra und das Absinken der Dopamin-Konzentration könnte für den steilen Häufigkeitsanstieg extrapyramidaler Störungen im Alter verantwortlich sein. Es ist jedoch bemerkenswert, daß bei der Alzheimerschen Krankheit keine Akzentuierung der altersspezifischen Veränderungen im dopaminergen System eintritt; diese Situation weicht von der gesamten Reihe von Neurotransmittern ab.

5. Das GABAerge System

Über die Altersveränderungen in diesem System wurden bisher nur sehr wenige Untersuchungen durchgeführt, obwohl die Gamma-Amino-Buttersäure von einem wesentlichen Teil der Nervenzellen im Kortex und Hippokampus als Transmitter benutzt wird. Ein GABA-Verlust wurde im Putamen beobachtet (Spokes et al. 1979). In bezug auf die Glutaminsäure-Decarboxylase, das synthetisierende Enzym von GABA, besteht keine einheitliche Auffassung. Sofern tatsächlich ein Mangel an diesem Enzym besteht, dürfte ein Verlust GABAerger Neuronen hierfür kaum verantwortlich sein.

6. Peptid-Transmitter beim normalen Altern

Auch in bezug auf dieses Thema sind die Befunde widersprüchlich. Berichte über ein Absinken der Substanzen Vasopressin und Neurotensin sind durch Beobachtungen gegenteiliger Art in Frage gestellt worden; die Zahl diesbezüglicher Studien ist aber begrenzt. Die vielleicht wichtigsten Hinweise in diesem Zusammenhang beziehen sich auf das Somatostatin. Dieses Neuropeptid soll nach einigen Autoren im höheren Lebensalter in zahlreichen Hirnregionen (Buck et al. 1981) oder ausschließlich in der temporalen Rinde (Perry et al. 1979) absinken; die Mehrzahl der Untersuchungen zeigt aber keinen altersabhängigen Somatostatin-Abfall. Das Somatostatin-Defizit in der temporalen und frontalen Hirnrinde bei der Alzheimerschen Krankheit stellt somit eine qualitative Veränderung dar und kann nicht als Akzentuierung eines Alternsvorganges interpretiert werden.

D. Hirnveränderungen bei senilen und präsenilen Formen der Alzheimerschen Krankheit

I. Morphologische Veränderungen

1. Makroskopische Befunde

Die makroskopischen Veränderungen bei der senilen Demenz sind Hirnatrophie und Vergrößerung der inneren Liquorräume. Die Atrophie ist bei solchen Personen am deutlichsten, die ihre Krankheit relativ früh im Leben entwickeln. Sie ist meist generalisiert mit Betonung der Temporal- und Frontallappen (Hubbard u. Anderson 1981a), wobei nach Brun u. Englund (1981) die Atrophie auch parieto-okzipital am stärksten ausgeprägt sein kann. Hubbard u. Anderson (1981a) fanden, daß die Hirnatrophie bei Patienten, die über dem 80. Lebensjahr verstarben, hauptsächlich den Temporallappen betraf und sich nicht signifikant von den Befunden gleichaltriger, intellektuell rüstiger Greise unterschied. Hubbard und Anderson ziehen aus diesen Beobachtungen den Schluß, daß die unterschiedlichen Atrophiemuster eher auf einen zugrundeliegenden Krankheitsprozeß als auf eine akzentuierte Altersveränderung hindeuten. Eine Ventrikelvergrößerung tritt in einem größeren Ausmaß – wenn auch nicht ausschließlich – bei Dementen im Vergleich mit gleichaltrigen normalen Kontrollpersonen auf (Tomlinson et al. 1970).

2. Mikroskopische Befunde

Mikroskopisch findet sich eine Verringerung in der Größe (Arai et al. 1987) und in der Zahl kortikaler Neuronen. Diese Verminderung ist deutlicher ausgeprägt als bei altersgleichen Kontrollpersonen (Terry et al. 1981; Mountjoy et al. 1983). Der Verlust ist bei Patienten, die vor dem 80. Lebensjahr sterben, in den Stirn- und Schläfenlappen signifikant. Dies gilt nicht für ältere Patienten, wenngleich die Zahl der Neuronen auch in dieser hohen Altersgruppe bei den Dementen niedriger ist als bei den Kontrollen (Mountjoy et al. 1983). Der Nervenzellverlust in der Pyramidenschicht des Hippokampus (Ball 1977), im Locus coeruleus (Forno 1978; Tomlinson et al. 1981; Bondareff et al. 1981) und im Nucleus basalis Meynert (Tagliavini u. Pilleri 1983) ist bei den Demenzfällen größer als bei den Kontrollen und zeigt bei denjenigen Patienten die größte Ausprägung, die in jüngerem Lebensalter sterben. Bei der Demenz konnte eine Verringerung in der Größe der Nucleoli und eine Verminderung der zytoplasmatischen RNS nachgewiesen werden; die diesbezüglichen Befunde waren deutlicher ausgeprägt als bei den Kontrollprobanden (Mann et al. 1982). Der Verlust von zytoplasmatischer RNA konnte aber von Uemura u. Hartmann (1978) nicht bestätigt werden. Buell u. Coleman (1979) wiesen bei der Alzheimerschen Krankheit einen Verlust von Dendritendornen und dendritischen Verzweigungen sowie eine verringerte Plastizität des Dendritenbaumes nach, obwohl diese Befunde nicht in allen Hirnregionen bestätigt werden konnten (Coleman u. Flood 1987).

Senile Plaques werden in der gesamten Hirnrinde, im Hippokampus und in der Amygdala bei Dementen in größerer Zahl nachgewiesen als bei Kontrollpersonen; die Zahl der Plaques in der Hirnrinde korreliert in statistisch signifikanter Weise mit dem zu Lebzeiten gemessenen Schweregrad der Demenz (Blessed et al. 1968). Auf Grund der Ausbreitung der pathologischen Veränderungen im Neokortex bei der Alzheimerschen Krankheit gelangten Pearson u. Powell (1987) zu der Auffassung, daß der Krankheitsprozeß sich von der medialen Oberfläche der temporalen Rinde und von der Amygdala in die parieto-temporalen Assoziationsbereiche ausbreitet; auf Grund der engen wechselseitigen Beziehungen zwischen Amygdala und Nucleus basalis erklären sich die degenerativen Veränderungen im Meynertschen Basalkern.

Das Vorhandensein einer beträchtlichen Zahl von Neurofibrillenbündeln in der Hirnrinde wird von manchen Pathologen als wesentliches Kriterium für die zuverlässige Diagnose einer Alzheimerschen Krankheit angesehen (Tomlinson u. Corsellis 1984). Dagegen machte Terry et al. (1987) geltend, daß die Diagnose auch beim Fehlen von Neurofibrillenveränderungen im Falle des Vorhandenseins zahlreicher Plaques gestellt werden kann.

3. Die Bedeutung von Plaques, Neurofibrillenveränderungen und anderen morphologischen Befunden für die Ätiologie der Alzheimerschen Krankheit

In diesem Beitrag wird etwas ausführlicher auf die Alzheimersche Krankheit eingegangen, weil die diesbezüglichen Forschungsergebnisse der letzten 20 Jahre nicht nur die Erkenntnisse über diese spezifische Erkrankung vermehrt haben, sondern weil hierdurch auch die Neurobiologie des Alterns und bis zu einem gewissen Grad die neurobiologischen Grundlagen der psychischen Erkrankungen im allgemeinen erhellt werden konnten. Mittlerweile sind etwa 80 Jahre vergangen, seit Alzheimer die nach ihm benannte Krankheit beschrieb. In den ersten 50 Jahren nach dem im Jahre 1907 veröffentlichten Bericht waren die Forschungsergebnisse dürftig, und einige der maßgeblichsten Arbeiten auf diesem Gebiet stellten die Bedeutung der von Alzheimer beschriebenen pathologischen Veränderungen eher wieder in Frage. Von besonderer Bedeutung waren vor allem die Befunde von Gellerstedt (1932/33), der das Ausmaß pathologischer Veränderungen in den Gehirnen „normaler" alter Menschen mit semi-quantitativen Methoden untersuchte. Er fand, daß neuropathologische Veränderungen in dem von Alzheimer beschriebenen Sinne bei der Mehrzahl geistig rüstiger älterer Personen vorhanden waren; senile Plaques wurden bei 84%, Neurofibrillenveränderungen bei 97% und granulo-vakuoläre Zelldegenerationen bei 40% nachgewiesen. Das Ausmaß dieser Veränderungen war zwar oft begrenzt; gelegentlich reichte die Zahl von Plaques und Neurofibrillenveränderungen jedoch sehr nah an das neuropathologische Bild der Alzheimerschen Krankheit heran.

In den frühen 50er Jahren setzten neue Bemühungen um eine Klassifikation psychiatrischer Alterskrankheiten ein, und in den 60er Jahren wurden die Hirnveränderungen bei der Alzheimerschen Krankheit mit quantitativen pathometrischen Methoden bei ausreichend großen Patientenstichproben bestimmt.

Aus diesen Studien ergaben sich neue Erkenntnisse über die Art der Beziehung zwischen den Hirnveränderungen beim normalen Altern und jenen bei der Alzheimerschen Demenz. Damit war auch der Weg geebnet für die Erforschung der neurochemischen Veränderungen im Gehirn von Alzheimer-Kranken; diese Untersuchungen setzten in den späten 70er Jahren ein.

Auf Grund dieser Studien konnten in den letzten drei Jahrzehnten die neurobiologischen Grundlagen des normalen und pathologischen Alterns genauer bestimmt werden. Anfangs wurde bei der Untersuchung von 300 Gehirnen von Patienten mit psychiatrischen Alterskrankheiten (Corsellis 1962) eine einfache Methode angewandt, mit deren Hilfe der Schweregrad neuropathologischer Veränderungen in mehreren Abstufungen bestimmt wurde. Hierbei ergab sich, daß mittelgradige oder schwere Veränderungen bei 75% der dementen Patienten vorhanden waren, daß aber auch 25% der Patienten mit endogenen Psychosen Veränderungen gleichen Schweregrads aufwiesen; die Diagnose wurde hierbei retrospektiv auf Grund der Krankenblatteinträge gestellt. Diese Ergebnisse waren mit der Auffassung vereinbar, daß Demenzprozesse auf der einen und Depressionen oder paranoide Psychosen des höheren Lebensalters auf der anderen Seite aus neuropathologischer Sicht lediglich verschiedene Schweregrade des gleichen zugrundeliegenden Prozesses darstellten. Organische und funktionelle Psychosen des höheren Lebensalters gingen also in neuropathologischer Hinsicht unmerklich ineinander über.

Wenige Jahre später wurde die Beziehung zwischen klinischer Diagnose und neuropathologischem Befund in mehreren Studien erneut untersucht (Roth et al. 1966, 1967; Blessed et al. 1968; Tomlinson et al. 1970, 1976, 1981). Dabei wurde das kognitive Leistungsniveau zu Lebzeiten mit verläßlichen Untersuchungsinstrumenten erfaßt und gleichzeitig postmortal eine quantitative Messung der neuropathologischen Hirnveränderungen vorgenommen. Die Untersuchungen erstrecken sich auf Patienten mit Demenzprozessen, anderen psychiatrischen Erkrankungen und auf normale Kontrollpersonen. Die Untersuchungsergebnisse sollen im folgenden noch einmal kurz zusammengefaßt werden, da sich auf der Grundlage dieser Resultate die Frage der Kontinuität oder Diskontinuität zwischen normalem und pathologischem Altern beantworten ließe. Gleichzeitig wurden damit Ergebnisse vorweggenommen, die sich später aus der Untersuchung anderer Parameter ergaben.

1. Patienten mit seniler und präseniler Form der Alzheimerschen Krankheit unterschieden sich in bezug auf die Zahl von Plaques und Neurofibrillenveränderungen signifikant von Patienten mit depressiven und schizophrenen Psychosen des höheren Lebensalters und von normalen Kontrollpersonen.
2. Zwischen der Intensität von Plaques und Neurofibrillenveränderungen und dem zu Lebzeiten gemessenen Schweregrad der Demenz bestanden hochsignifikante Beziehungen.
3. Im Gehirn von Patienten mit Alzheimerscher Krankheit wurde keine einzige Veränderung gefunden, die nicht bis zu einem gewissen Grad auch in dem Gehirn solcher Kontrollpersonen vorhanden war, die nicht an irgendeiner Form von psychiatrischer Krankheit gelitten hatten.

4. Bei Zugrundelegung eines Schwellenwertes von 12 Plaques bei schwacher mikroskopischer Vergrößerung konnten Patienten mit einer Alzheimerschen Krankheit mit 85%iger Genauigkeit von nicht dementen Kontrollgruppen unterschieden werden (ROTH et al. 1967; BLESSED et al. 1968; TOMLINSON et al. 1968).

4. Schwelleneffekte bei der Alzheimerschen Krankheit und beim normalen Altern

Aus dem bisher Gesagten ergibt sich, daß die Diagnose einer Alzheimerschen Krankheit neuropathologisch nicht ausschließlich durch qualitative Kriterien gestellt werden sollte. Wenn der pathologische Befund nicht quantifiziert wird, können die Veränderungen auch Ausdruck des normalen Alterns sein. Nach der Schwellentheorie gibt es zwischen der normalen Hirnalterung und der Alzheimerschen Krankheit sowohl Verbindungs- als auch Trennungslinien. Die qualitative Veränderung, die für die Alzheimersche Krankheit charakteristisch ist und sich klinisch als fortschreitender Intelligenzverlust und Persönlichkeitsveränderung äußert, setzt dann ein, wenn der neuropathologische Befund im Gehirn einen bestimmten Schweregrad überschreitet. Diese Auffassung der Alzheimerschen Krankheit berücksichtigt also sowohl die Kontinuität zwischen normalem und pathologischem Altern als auch die qualitative Trennungslinie, welche dann gezogen wird, wenn die Entwicklung der neuropathologischen Veränderung über einen bestimmten Grenzwert hinausgeht. Eine solche Auffassung stellt die Alzheimersche Krankheit in die gleiche Reihe wie eine Anzahl anderer häufiger Erkrankungen, welche gewisse Beziehungen zu dem Alternsprozeß aufweisen. Hierzu gehören u. a. der Diabetes, die Hochdruckkrankheit sowie der Morbus Parkinson.

Die Schwellentheorie kann durch drei andere Überlegungen gestützt werden:

1. Ein ähnlicher Schwelleneffekt wurde auch in bezug auf die Multi-Infarkt-Demenz nachgewiesen. Kleine Infarkte kommen häufig in den Gehirnen geistig gut erhaltener depressiver und neurotischer Patienten vor, die im höheren Lebensalter sterben. In einer unserer früheren Untersuchungen konnte aber gezeigt werden, daß eine Demenz vom Multi-Infarkt-Typ nur dann auftritt, wenn das mittlere Volumen der Infarktherde bei etwa 75 ml liegt; die Schwankungsbreite betrug 50–100 ml (TOMLINSON et al. 1976, 1984; ROTH 1971).
2. In manchen Gehirnen können sich Plaques und Neurofibrillenveränderungen unterhalb des kritischen Schwellenwertes mit Infarktzonen kombinieren, die ebenfalls die Demenzschwelle nicht übersteigen. Keine dieser beiden Typen von neuropathologischen Veränderungen ist für sich allein ausreichend, um das Zustandekommen eines Demenzsyndroms zu erklären. Die Kombination beider Veränderungen miteinander ergibt aber eine Summationswirkung, die zur Überschreitung des kritischen Schwellenwertes führt und eine progressive Demenz verursacht. Eine Anzahl von Patienten mit einer Altersdemenz weist bei der Autopsie neuropathologische Veränderungen auf, die in der beschriebenen Weise durch die Summation zweier unterschwelliger Läsionen entstanden sind.

3. In diesem Zusammenhang muß auch die „Dementia pugilistica" erwähnt werden (Corsellis et al. 1973). Die Schädigung, die bei Boxern durch wiederholte Schläge auf den Kopf entstehen, hört mit der Beendigung der beruflichen Karriere dieser Personen auf. Aber in einem Teil der Fälle kommt es erst nach einer längeren und symptomfreien Periode von fünf bis zehn Jahren zu einer Demenz. Offensichtlich summiert sich in solchen Fällen die frühere traumatische Schädigung mit der Beeinträchtigung der Reservekapazität des Gehirns, die in den frühen Stadien des Alterns eintritt.

Das Schwellenphänomen hat besondere Bedeutung im Hinblick auf die Analogie, die zwischen der Alzheimerschen Krankheit und dem Morbus Parkinson gezogen worden ist. Bei der Parkinsonschen Krankheit gibt es eine präklinische Phase, in deren Verlauf sowohl die Nervenzellen des nigrostriatalen System als auch die Gesamtmenge des Dopamins in diesem neuronalen System abnehmen. In diesem Stadium lassen sich die Lewy-Körper – eine spezifische morphologische Läsion der Parkinsonschen Krankheit – bereits nachweisen. Aber erst wenn 80–85% der Zellen des nigrostriatalen Systems verlorengegangen sind und ihr Dopamingehalt in einer ähnlichen Größenordnung absinkt, treten die klinischen Symptome des M. Parkinson auf. Während des präklinischen Stadiums verzögern zwei kompensatorische Mechanismen die Entwicklung dieser klinischen Symptome. Der erste dieser Mechanismen ist ein erhöhter Dopaminumsatz, während der zweite Mechanismus in einer Erhöhung der postsynaptischen Rezeptorempfindlichkeit dopaminerger Neuronen besteht.

5. Zur Bedeutung der Schwelleneffekte

Das Schwellenphänomen ist sowohl von praktischer als auch von wissenschaftlicher Bedeutung. Es wurde bereits erwähnt, daß unterschwellige Mengen der Alzheimerschen Veränderungen mit anderen Formen der Hirnschädigung zusammentreffen können, so daß die Hirnläsionen schließlich die Schwellenwerte überschreiten und es zu einer fortschreitenden Demenz kommt.

Das beste Beispiel hierfür sind die relativ häufigen Mischzustände von Alzheimerscher Krankheit und Multi-Infarkt-Demenz (Roth 1971). In verschiedenen Untersuchungsserien waren solche Mischfälle für etwa 15–20% der Demenzprozesse verantwortlich. Bei einem Teil solcher Patienten mit Multi-Infarkten ist eine wirksame Behandlung möglich, wenn die Infarkte von einem Thrombus herrühren, welcher den Ursprungsort für eine Folge von Emboli darstellt, die einen Infarkt in der Hirnrinde oder in anderen Hirnregionen verursachen. In solchen Fällen können Behandlungsmaßnahmen bewirken, daß ein Teil der Patienten auf der subklinischen Seite des Schwellenniveaus bleibt, während auf dessen anderer Seite eine fortschreitende Demenzerkrankung unausweichlich ist. Da das Gehirn eine Population post-mitotischer Zellen enthält, die sich nicht teilen können, könnte ein lebenslanger Schutz des Gehirns vor jeglicher Schädigung die Gefahr einer Demenz wahrscheinlich bei einigen Menschen verringern. Die Verminderung von Hirnläsionen als Folge von Verkehrsunfällen, Herzstillständen, Suizidversuchen oder frühkindlichen Hirnschädigungen könnte sich zumindest in bescheidenem Umfang auf die Häufigkeit von Demenzzuständen im höheren Lebensalter auswirken.

6. Der Nervenzellverlust

In welchem Umfang das Auftreten von Plaques und Neurofibrillenveränderungen mit dem Nervenzellverlust zusammenhängt, war bis vor wenigen Jahren unsicher. Frühere Studien von TOMLINSON u. HENDERSON (1976) und TERRY et al. (1977) erbrachten keinerlei Nachweis für einen signifikanten Verlust kortikaler Neurone bei der Alzheimerschen Krankheit. In der Folgezeit berichteten TERRY et al. (1981) über einen Verlust von Nervenzellen in den mittleren Frontal- und oberen Temporallappen. Neuere Beobachtungen von MOUNTJOY et al. (1983) ergaben, daß bei Patienten mit einer Alzheimerschen Krankheit im Vergleich zu geistig rüstigen Kontrollpersonen Nervenzellen in mehreren Rindenregionen verlorengehen. Der Neuronenverlust lag in einer Größenordnung von 23–43% und war hauptsächlich auf die großen Pyramidenzellen beschränkt. Da ein entsprechender Ausfall kleinerer Zellgruppen nicht zu beobachten ist, muß es sich um einen echten Nervenzelluntergang handeln. Die Situation ist daher anders als beim normalen Altern; dort geht der Verlust größerer Pyramidenzellen mit einer gleichzeitigen Zunahme kleinerer Neuronen einher. In der Cambridge-Studie waren von dem Nervenzellverlust die oberen, mittleren und unteren Schläfenwindungen, der Gyrus cinguli sowie die oberen und mittleren Temporalwindungen betroffen. Bei der Zählung von Nervenzellen ergab sich auch ein Ausfall in der parietalen und okzipitalen Rinde; hier waren aber die Unterschiede gegenüber den Kontrollen nicht signifikant. Dagegen fanden sich in allen untersuchten Regionen einschließlich der Parietal- und Okzipitallappen reichlich Plaques und Neurofibrillenbündel.

Der enge Zusammenhang, der zwischen Plaques und Neurofibrillenveränderungen auf der einen und Nervenzellverlusten auf der anderen Seite bestand, konnte durch die negative Korrelation zwischen diesen Veränderungen nachgewiesen werden; sie bestand in allen Regionen, die von einem Nervenzellverlust betroffen waren (MOUNTJOY et al. 1983). Die Korrelationen verliefen in der vorhergesagten Richtung; eine positive Korrelation zwischen Nervenzellzählungen und der Menge von Plaques und Neurofibrillenveränderungen wäre nicht erklärbar gewesen.

Über die Art und Weise, wie die Plaques und Neurofibrillenveränderungen mit dem Zugrundegehen und dem schließlichen Verlust von Nervenzellen bei der Alzheimerschen Krankheit zusammenhängen, lassen sich nur Vermutungen anstellen. In den letzten Jahren haben sich in bezug auf diese Frage einige neue Erkenntnisse ergeben; hierauf werden wir an späterer Stelle dieses Beitrags kurz eingehen.

II. Neurochemische Veränderungen

1. Das cholinerge Defizit

Das schwerste, ausgedehnteste und am gleichmäßigsten vorhandene Neurotransmitterdefizit in der Hirnrinde von Alzheimer-Patienten ist die verminderte Aktivität des synthetisierenden Enzyms Cholinacetyltransferase (ChAT); die Entdekkung dieses Enzymmangels liegt jetzt mehr als ein Jahrzehnt zurück (Perry et al. 1977; Davies u. Maloney 1976; Bowen et al. 1976). Zahlreiche wichtige Tatsachen sprechen dafür, daß das cholinerge Defizit zu einem Teil mit den kognitiven Störungen in Beziehung steht, die bei der Alzheimerschen Krankheit auftreten. Schon lange ist bekannt, daß anticholinerge Substanzen, z. B. Skopolamin, bei normalen Probanden zu einer Beeinträchtigung des Kurzzeitgedächtnisses führen (Drachman u. Sahakian 1980) und daß diese Störung durch Gabe von Anticholinesterasen, wie z. B. Physostigmin, wieder rückgängig gemacht werden kann. Es konnte gezeigt werden, daß bei der Alzheimerschen Krankheit im Biopsie-Material von Hirngewebe die Cholinaufnahme verringert ist. Pharmakologische und chirurgische Läsionsexperimente haben bei bestimmten Tiergattungen zu kognitiven Leistungsstörungen geführt, und diese Beeinträchtigungen konnten auf pharmakologischem oder chirurgischem Wege wieder aufgehoben werden.

Mehrere Autoren (Davies 1979; Bowen et al. 1979) haben im Temporallappen von 70- bis 80jährigen Patienten eine größere Reduktion der ChAT-Aktivität nachweisen können als bei Patienten, die erst in einem höheren Lebensalter seziert wurden. Ähnliche Ergebnisse fanden sich auch in den Untersuchungen der Arbeitsgruppe in Cambridge (Rossor et al. 1980; Rossor et al. 1984). Es ist jedoch bemerkenswert, daß auch in der älteren Patientengruppe der ChAT-Mangel ausgedehnter Art ist, wobei allerdings die Stirnhirnrinde ausgespart ist.

Da es in der Hirnrinde nur wenige intrinsische cholinerge Neuronen gibt (Emson u. Lindvall 1979), muß die Veränderung in der Konzentration des Acetylcholins und der für seine Synthese verantwortlichen Enzyme auf primären Schädigungen subkortikaler Kerngebiete beruhen, von denen die cholinerge Projektion in die Hirnrinde ihren Ausgang nimmt. Die cholinerge Innervation des frontalen, präfrontalen und parietalen Kortex geht bei Primaten vom medialen Septum, vom Brocaschen diagonalen Band und vom Meynertschen Basalkern aus (McKinney et al. 1982). Auf Grund dieser anatomischen Verhältnisse wurde die Beteiligung der subkortikalen Kernregionen bei der Alzheimerschen Krankheit untersucht; über die Ergebnisse wird in Abschn. D.III berichtet.

2. Das noradrenerge Defizit

Die Theorie, wonach die kognitiven Störungen bei der Alzheimerschen Krankheit ganz oder z. T. durch einen Acetycholinmangel zustande kommen, läßt die Bedeutung anderer Transmitterdefizite außer acht. Das Vorhandensein eines Noradrenalinmangels konnte durch die Beobachtung nachgewiesen werden, daß die Aktivität der Dopamin-B Hydroxylase in der Hirnrinde von Patienten mit Alzheimerschen Krankheit vermindert ist (Cross et al. 1981). Auch dieser Befund kann wiederum nicht durch eine Beeinträchtigung intrinsischer Neuronen erklärt werden, da solche Nervenzellen in der Hirnrinde nicht vorhanden sind.

Veränderungen der Noradrenalinaktivität wurden von zahlreichen Autoren beobachtet (Adolfsson et al. 1979; Perry et al. 1981b; Rossor et al. 1984). Iversen et al. (1983) fanden in den Brodmann-Feldern 21 und 38 eine 60%ige Verringerung der Noradrenalinaktivität; dieses Absinken war proportional zu dem Nervenzellverlust im Locus coeruleus. In der genannten Studie war die ChAT-Aktivität nur um 40% abgesunken; eine Veränderung des Dopamingehalts in der Hirnrinde war nicht vorhanden. BONDAREFF et al. (1987b) fanden signifikante Korrelationen zwischen Zellzählungen im Locus coeruleus und der Noradrenalinaktivität im Brodmann-Feld 24.

3. Serotonin

Serotoninreduktionen wurden von ADOLFSSON et al. (1979) und von BENTON et al. (1982) in neokortikalem Biopsiematerial festgestellt. In der Folgezeit wiesen BOWEN et al. (1983) eine Reduktion von Serotonin-1-Rezeptoren und REYNOLDS et al. (1984) einen signifikanten Abfall der Ketanserin-Bindung als Zeichen einer Verminderung der Serotonin-2-Rezeptoren nach. Dagegen fanden die Autoren keine signifikante Reduktion des kortikalen Serotonins und der 5-Hydroxyindol-Essigsäure, obwohl die entsprechenden Werte bei dementen Patienten etwas niedriger lagen als bei Kontrollen. MANN u. YATES (1983) fanden eine signifikante Verminderung des Nucleolusvolumens und des RNS-Gehalts in den Zellen des medialen und lateralen Nucleus tegmentalis dorsalis, den Ursprungsorten von Teilen der kortikalen Serotoninzufuhr.

4. GABA

Bei der Alzheimerschen Krankheit zeigt sich im Autopsiebefund eine Erniedrigung in der Aktivität des GABAergen Markerenzyms Glutaminsäure-Decarboxylase (GAD) in einigen Gebieten der Hirnrinde (PERRY et al. 1977). Diese Reduktion ist aber wahrscheinlich eine Folge agonaler Effekte, da die GAD-Aktivität normal ist, wenn man das Biopsie-Material aus dem Temporallappen bei Patienten mit Alzheimerscher Krankheit untersucht. Die GABA-Konzentrationen sind vermutlich durch den agonalen Prozeß nicht beeinflußt. Bei der Alzheimerschen Krankheit findet sich eine erhebliche GABA-Reduktion im Temporallappen, wobei diese Veränderung auf Patienten mit frühem Krankheitsbeginn beschränkt ist (Typ II).

5. Neuropeptide

Mehrere Neuropeptide sind bei der Alzheimerschen Krankheit untersucht worden. Bei einigen davon – z. B. Vasopressin, Cholecystokinin und vasoaktivem intestinalem Peptid – finden sich keine signifikanten Unterschiede im Vergleich zu Normalen (ROSSOR et al. 1980a, b, ROSSOR et al. 1981; PERRY et al. 1981a). Die Substanz P ist bei der Alzheimerschen Krankheit um 30–50% vermindert. PERRY et al. (1981a) konnten eine signifikante Korrelation zwischen der Anzahl von Plaques und Cholezystokinin sowie Substanz P bei einer kombinierten Gruppe von Dementen und Kontrollpersonen, nicht aber bei Dementen allein nachweisen.

Das Somatostatin ist bei der Alzheimerschen Krankheit konstant verringert (ROSSOR et al. 1980c; DAVIES et al. 1980; FERRIER et al. 1983). Wenngleich in bezug auf die betroffenen Hirnregionen kein völliger Konsens besteht, konnte übereinstimmend eine signifikante Reduktion des Somatostatins im Temporallappen bei Patienten mit senilen Formen der Alzheimerschen Krankheit nachgewiesen werden. Die Verteilung der Somatostatin-ähnlichen Aktivität im temporalen Kortex ist in den inneren Rindenschichten verringert (PERRY et al. 1983).

Somatostatin wurde in neuritischen Plaques nachgewiesen (MORRISON et al. 1985), wobei die Somatostatin-Aktivität mit der Anzahl der Plaques korreliert (DAWBARN et al. 1986). STRUBLE et al. (1987) untersuchten die Neuriten in senilen Plaques durch Anwendung von polyklonalen Antikörpern gegen Substanz P, Somatostatin, Neurotensin, Cholezystokinin und andere Neuropeptide. Dabei fand sich, daß die Antikörper jeweils bei einem Teil der senilen Plaques die Neuriten markierten. Die immunoreaktiven Neuriten spiegelten die Verteilung der für bestimmte Nervenfasern spezifischen Neurotransmitter im normalen Gewebe wider. Dies deutet darauf hin, daß bei der Alzheimerschen Krankheit eine größere Zahl von Neurotransmittern betroffen sind, als dies mit Hilfe biochemischer Untersuchungen feststellbar ist. Möglicherweise ist die Plaquebildung aber auch unspezifisch, so daß die Plaques Neuriten sowohl von nicht betroffenen als auch von betroffenen neuronalen Systemen enthalten.

III. Subkortikale Kernläsionen

1. Der Nucleus basalis Meynert

Ein neues Forschungsfeld auf dem Gebiet der Alzheimerschen Krankheit wurde durch Untersuchungen von Läsionen subkortikaler Kerngebiete eröffnet, von denen cholinerge, adrenerge und serotonerge Projektionen in die Hirnrinde ausgehen.

Das Vorhandensein von Nervenzellverlusten im Meynertschen Basalkern wurde zuerst von PILLERI (1966) beschrieben und später durch andere Autoren bestätigt. In der Substantia innominata wurde eine Verringerung der ChAT-Aktivitäten nachgewiesen (ROSSOR et al. 1982a).

PERRY et al. (1982) wandten eine Acetylcholinesterase-Färbung an und konnten bei 36 Fällen von Alzheimerschen Krankheit zeigen, daß die Nervenzelldichte im Nucleus basalis um 33% reduziert ist. Dieser Nervenzellausfall ist gering im Vergleich mit der 75–90%igen Reduktion der Cholinacteyltransferase (ChAT)-Aktivität in der Hirnrinde. Die Autoren vermuteten daher, daß der Zellverlust im Nucleus basalis eher als sekundärer Effekt anzusehen ist und keinen primären Vorgang darstellt. Bei ChAT oder AChE-Zellfärbung fanden PEARSON et al. (1983) keine signifikante Reduktion der Zellzahl, wenngleich die Größe der Nervenzellen bei den Dementen im Vergleich mit den Kontrollen verringert war. WILCOCK et al. (1983) verglichen 6 Patienten mit 4 Normalen und zeigten einen 50%igen Zellverlust im Nucleus basalis; dieser Nervenzellausfall ging mit einer prozentual ähnlichen Reduktion der durchschnittlichen ChAT-Aktivität einher. Die Korrelationen zwischen Zahl der Nervenzellen im Nucleus basalis und kortikaler ChAT-Aktivität waren dagegen niedrig und schwach.

2. Locus coeruleus

Diese Kernregion stellt den wichtigsten Teil der Noradrenalinzufuhr zur Hirnrinde dar. Zellzählungen im Locus coeruleus zeigten bei der senilen Form der Alzheimerschen Krankheit einen Neuronenausfall von 50–60% (BONDAREFF et al. 1981; TOMLINSON et al. 1981). Der größte Verlust wurde im allgemeinen bei Patienten gefunden, die in relativ frühem Lebensalter verstarben (BONDAREFF et al. 1981; MANN et al. 1982). Dies deckt sich mit der Beobachtung, daß in Fällen von frühem Krankheitsbeginn stärkere pathologische (CORSELLIS 1962; TOMLINSON u. CORSELLIS 1984) und biochemische (BOWEN et al. 1979; ROSSOR et al. 1984) Veränderungen zu finden sind. Hieraus wurde die Vorstellung abgeleitet, daß man die senile Demenz vom Alzheimer-Typ in zwei Gruppen einteilen kann (BONDAREFF 1983; ROTH 1985; BONDAREFF et al. 1987a). Starke Reduktionen der Zellzahlen im Locus coeruleus sind jedoch nicht auf Frühformen der Erkrankung beschränkt, wenn man bei der Zuordnung zu dieser Gruppe ausschließlich das chronologische Alter berücksichtigt (IVERSEN et al. 1983). PERRY et al. (1981b) fanden bei Patienten mit der Diagnose einer senilen Demenz vom Alzheimer-Typ sowie bei normalen Kontrollen in den Brodmannschen Rindenfeldern 10 und 21 keine signifikante Korrelation zwischen den Zellzahlen im Locus coeruleus und der kortikalen Aktivität des Enzyms Dopamin-B-Hydroxylase (DBH).

3. Dorsale Raphe

Die Auffassung über das Vorhandensein von pathologischen Veränderungen in diesem Kerngebiet, von dessen Zellen die serotonergen Projektionsbahnen ausgehen, sind widersprüchlich. Es gibt keine einheitlichen Hinweise für Neuronenverluste in diesem Gebiet; in etwa 40 – 50% der Nervenzellen werden aber Neurofibrillenbündel beobachtet (PERRY 1986). Auf die Verringerung des Nucleolus-Volumens und des RNS-Gehalts in den Zellen des medialen und lateralen Nucleus tegmentalis dorsalis wurde bereits hingewiesen.

E. Beziehungen zwischen Morbus Parkinson und Alzheimerscher Krankheit

Die Probleme bei der Alzheimerschen Krankheit hat man insofern als analog zu denen der Parkinsonschen Krankheit bezeichnet, als bei beiden Zustandsbildern eine Kombination morphologischer Läsionen mit zahlreichen neurochemischen Ausfallserscheinungen besteht. Bei der Parkinsonschen Krankheit hat die partielle Substitution des Dopaminmangels durch pharmakologische Substanzen dazu geführt, daß die Krankheitssymptome gemildert werden können. Ähnliche Behandlungsversuche bei der Alzheimerschen Krankheit waren bis heute nicht erfolgreich.

Im Falle der Alzheimerschen Krankheit wurden bisher keine Kompensationsmechanismen nachgewiesen, die mit denen in der präklinischen Phase des M. Parkinson vergleichbar wären. Vorläufige Hinweise für das Vorhandensein einer möglicherweise analogen kompensatorischen Aktivität können aber aus den Beobachtungen von Bondareff (1983) bei Früh- und Spätformen der Alzheimerschen Krankheit abgeleitet werden. Im bezug auf das noradrenerge Defizit wurde bei Spätformen ein 27%iger Zellausfall im Locus coeruleus nachgewiesen. Gleichzeitig war aber die Noradrenalinkonzentration an den Zielorten der Projektion in der Hirnrinde nur um 2% gemindert. Möglicherweise findet also bei den Spätformen der Alzheimerschen Krankheit eine vermehrte kompensatorische Noradrenalinproduktion statt. Hierfür spricht auch die Tatsache, daß ein Teil der Pyramidenzellen im Locus coeruleus eine ungewöhnlich starke Färbung aufweist. Im Gegensatz zu den Spätfällen ging bei Patienten mit frühem Krankheitsbeginn ein 52%iger Nervenzellausfall im Locus coeruleus mit einer 65%igen Reduktion des kortikalen Noradrenalins einher. Bei den Frühformen der Erkrankung kann es also möglicherweise zu einer Dekompensation des Noradrenalinstoffwechsels kommen.

Verschiedene Beobachter haben eine Bestätigung für die Theorie der cholinergen Verursachung der Alzheimerschen Krankheit aus Beobachtungen solcher Demenzzustände abgeleitet, die bei einem Teil der Fälle von Morbus Parkinson anzutreffen sind. In der Hirnrinde von Patienten mit Parkinsonismus besteht ein ausgedehnter Verlust von ChAT (Perry et al. 1983), der mit einer Reduktion cholinerger Nervenzellen im Nucleus basalis Meynert einhergeht (Whitehouse et al. 1982). Das cholinerge Defizit wird bei einem hohen Anteil von Parkinsonpatienten angetroffen.

Aber die kognitiven Störungen bei der Parkinsonschen Krankheit sind sehr selten eine echte Demenz, denn sie beschränken sich allein auf Beeinträchtigungen des Gedächtnisses. Die angebliche Korrelation zwischen kognitiven Störungen und kortikalem ChAT-Mangel wird aus Untersuchungen abgeleitet, bei denen sehr einfache Gedächtnis- und Informationstests zur Anwendung kamen (Perry 1986). Vom Blickpunkt der cholinergen Hypothese aus ist es auch bemerkenswert, daß der Zellverlust im Nucleus basalis offenbar bei dementen Parkinsonpatienten größer ist als bei nicht dementen (Candy et al. 1983), daß aber das Ausmaß der Korrelation zwischen dem Zellverlust und der Demenz nicht bestimmt wurde. Das Vorhandensein neokortikaler Plaques wurde weder bei dementen noch bei nicht dementen Parkinsonpatienten nachgewiesen (Whitehouse et al. 1982). Wahrscheinlich ist auch die Prävalenz der Demenz beim M. Parkinson auf Grund der Verlangsamung des Denkens, des Spontaneitätsverlustes, der Abstumpfung des Affekts, der verringerten Initiative und der verarmten Vorstellungskraft überschätzt worden (Lees 1985). Die Häufigkeit einer Demenz bei Parkinsonkranken ist also wahrscheinlich erheblich geringer, als dies von früheren Autoren berichtet wurde (Brown u. Marsden 1984). Marsden und sein Mitarbeiter überprüften unlängst die Bedeutung der angeblichen Überschneidungen zwischen den klinischen Symptomen der Alzheimerschen und Parkinsonschen Krankheit sowie zwischen subklinischen Intensitätsgraden von Plaques und Neurofibrillenveränderungen und solchen biochemischen und neuronalen Ausfallerscheinungen, die mit der Parkinsonschen Krankheit verbunden sind. Hierbei zeigte sich, daß echte Fälle einer Demenz bei Patienten mit Parkinsonscher Krankheit nicht durch ein zufälliges Zusammentreffen mit der Alzheimerschen Krankheit zu erklären sind. Dagegen ist die Wahrscheinlichkeit recht groß, daß die neuropathologischen Veränderungen und biochemischen Ausfälle, die mit klinischen oder subklinischen Formen des M. Parkinson verbunden sind, sich mit pathologischen Veränderungen der Alzheimerschen Krankheit summieren, gleichgültig ob die letzteren unterhalb des Schwellenwertes für eine Demenz liegen oder bereits zu klinischen Manifestationen geführt haben. Mit diesem Summationseffekt läßt sich ein erheblicher Teil der überzufälligen Häufigkeit von Demenz beim M. Parkinson oder von Symptomen des Parkinsonismus bei der Alzheimerschen Krankheit erklären.

Auf Grund der Überlegungen der beiden genannten Autoren gibt es eine Reihe verschiedenartiger Überlappungsmuster zwischen den pathologischen Grundlagen von Parkinsonscher und Alzheimerscher Krankheit. Innerhalb dieser Überlappungsbereiche reicht der Schweregrad der für beide Krankheiten typischen pathologischen Veränderungen jeweils nicht aus, um eine Demenz zu verursachen. Dagegen kann die Summation dieser Veränderungen miteinander das klinische Erscheinungsbild eines dementen Parkinsonkranken oder eines dementen Patienten mit Parkinsonsymptomen hervorrufen. Insgesamt ist also die Häufigkeit einer echten Demenz beim M. Parkinson viel geringer, als dies früher angenommen wurde. Tatsächliche Überlappungen können durch die zufällige Koexistenz der pathologischen Grundlagen beider Erkankungen erklärt werden. Das cholinerge Defizit beim M. Parkinson wirft daher wenig Licht auf die Ursachen der Alzheimerschen Krankheit oder kann diese Ursache jedenfalls nicht unabhängig von den zugrundeliegenden pathologischen Veränderungen erklären.

Was die Behandlung betrifft, so kann nach PERRY (1986) das cholinerge Defizit besonders eng mit den Gedächtnisstörungen bei der Alzheimerschen Krankheit zusammenhängen, so daß neue Wege der cholinergen Therapie unter Umständen zu verbesserten Behandlungsmethoden bei leichten Formen der Demenz führen werden. Bis jetzt ist es angesichts von Schweregrad und Art der psychischen Veränderungen bei der Alzheimerschen Krankheit nicht möglich gewesen, die cholinerge Funktion pharmakologisch zu verstärken, wenngleich einige cholinerge Substanzen experimentell herbeigeführte kognitive Störungen bei Versuchstieren beseitigen oder pharmakologisch induzierte Gedächtnisstörungen bei normalen Versuchspersonen wiederaufheben können. Das Ergebnis von Therapieversuchen, bei denen die cholinerge Funktion auf verschiedene Weise verbessert werden sollte, sind insgesamt sehr enttäuschend (KATZMAN 1983; KURZ et al. 1986). Bisher ist der zu erwartende therapeutische Nutzen einer cholinergen Behandlung bei solchen Patienten, bei denen die Demenz mit schwereren morphologischen Läsionen verbunden ist, meist sehr beschränkt (BOWEN et al. 1984).

F. Neurobiologische und klinische Erscheinungen bei Spät- und Frühformen der Alzheimerschen Krankheit sowie beim normalen Altern

I. Ähnlichkeiten und Unterschiede

Die Bedeutung und Tragweite der morphologischen und neurochemischen Veränderungen, welche bei neueren Untersuchungen der Alzheimerschen Krankheit nachgewiesen wurden, läßt sich noch sehr viel genauer abschätzen, wenn man eine

Tabelle 1. Morphologische Unterschiede zwischen geistig rüstigen Personen und Patienten mit früh oder spät beginnender Alzheimerscher Krankheit. (Nach ROTH u. WISCHIK 1985)

Literatur*	Variable	Geistig rüstige Greise	Alzheimersche Krankheit mit spätem Beginn	Alzheimersche Krankheit mit frühem Beginn
[1–5]	Senile Plaques in der Hirnrinde	+ Unterhalb der Demenzschwelle	+ + Oberhalb der Demenzschwelle	+ + + Oberhalb der Demenzschwelle
[3–6]	Neurofibrillenveränderungen im Hippokampus	+	+ +	+ + +
[3–6]	Neurofibrillenvrränderungen in der Hirnrinde	–	+ +	+ + +
[5, 7–11]	Nervenzellausfall	Alterabhängiger Nervenzellverlust	Keine signifikanten Unterschiede gegenüber der Kontrollgruppe	Deutlicher Unterschied gegenüber der Kontrollgruppeim Frontalhirn

– = Veränderung geringfügig oder nicht vorhanden;
\+ = geringfügige Zunahme der pathologischen Veränderungen;
\+ + = deutliche Zunahme der pathologischen Veränderungen;
\+ + + = intensive Bildung von Plaques oder Neurofibrillenveränderung in neokortikalen Assoziationsfeldern;
* s. Tabellenanhang, S. 111.

Gegenüberstellung von frühen und späten Krankheitsformen vornimmt und nicht nur diese beiden Untergruppen der Alzheimerschen Krankheit, sondern auch die Hirnveränderungen beim normalen Altern miteinander vergleicht. Vergleich und Gegenüberstellung dieser drei Gruppen ermöglichen es, ein Cluster von Erscheinungen zu definieren, welche für den Prozeß der Alzheimerschen Krankheit spezifisch sind, und die Phänomene in verschiedener Hinsicht qualitativ gegenüber den neurobiologischen Veränderungen abzugrenzen, die sich in den Gehirnen geistig rüstiger Personen vergleichbaren Alters nachweisen lassen.

Betrachtet man die morphologischen Veränderungen (Tabelle 1), so finden sich bei normalen älteren Menschen senile Plaques vorwiegend im Hippokampus, bis zu einem gewissen Grad aber auch in der Hirnrinde (ROTH et al. 1967; BLESSED et al. 1968). Plaques in der Hirnrinde sind bei der Spätform der Alzheimerschen Krankheit (Typ I) deutlicher ausgeprägt als bei normalen gleichaltrigen Kontrollpersonen, und sie sind bei den Frühformen der Erkrankung (Typ II) noch zahlreicher. Bei gesicherten Fällen von Alzheimerscher Krankheit und insbesondere bei der Frühform treten noch bestimmte andere charakteristische Erscheinungen auf. Die Plaquesformationen dringen nun tiefer in die Hirnrinde ein, und es kommt zu einer größeren Zahl von Plaques-Anhäufungen.

Neurofibrillenveränderungen treten bei normalen Personen ausschließlich im Hippokampus auf. In der Hirnrinde geistig rüstiger älterer Menschen fehlen diese Veränderungen fast ausnahmslos oder sind sehr spärlich. Dagegen sind Neurofibrillenbündel in der Hirnrinde bei der Alzheimerschen Krankheit in großer Zahl vorhanden und erfahren beim Krankheitstyp II eine noch größere Ausdehnung. Das massenhafte Vorhandensein von Neurofibrillenbündeln in der Hirnrinde stellt daher ein nahezu eindeutiges Kriterium für die neuropathologische Diagnose dieser Erkrankung dar. Die diffuse Wucherung von Neurofibrillenbündeln auf Grund eines bisher nicht genau bekannten Prozesses hängt offenbar eng mit dem Übergang zusammen, der von einem normalen geistigen Zustand im Alter in ein fortschreitendes Demenzsyndrom hineinführt.

Was den Verlust von Nervenzellen betrifft, so zeigen Kontrollprobanden die altersabhängige Verminderung in der Zahl kortikaler Neuronen, der mit dem normalen geistigen Leben vereinbar ist. Nur beim Typ II der Alzheimerschen Krankheit tritt im Vergleich zur Kontrollperson eine hoch signifikante Verringerung der großen Pyramidenzellen auf. Dieser Nervenzellverlust beschränkt sich auf die Windungen der Temporal- und Frontallappen sowie auf den Gyrus cinguli. Obwohl die Arbeitsgruppe in Cambridge auch beim Typ I-Syndrom eine Verminderung von Nervenzellen nachweisen konnte, waren die Unterschiede gegenüber der Kontrollgruppe in keiner Region der Hirnrinde signifikant. Viele Zellen in der Hirnrinde zeigten allerdings Neurofibrillenbündel, und es war eine ausgedehnte Bildung von Plaques vorhanden. Auch bei den Spätformen der Alzheimerschen Krankheit dürfte daher ein hoher Anteil von Nervenzellen zumindest eine funktionelle Schädigung aufweisen; andere Neuronen sind vermutlich ausgeschaltet und inaktiv.

Im bezug auf die neurochemischen Veränderungen läßt Tabelle 2 zahlreiche Verbindungslinien zwischen den Defiziten beim normalen Altern und bei der Alzheimerschen Krankheit erkennen. Die Verminderung der ChAT-Aktivität weist bei der Frühform der Alzheimerschen Krankheit im Kortex und Hippokampus die größte Intensität und Ausdehnung auf, während sich bei Späterkrankungen weniger schwere und umschriebenere Verminderungen dieser Enzymaktivität finden. Bei beiden Formen der Alzheimerschen Krankheit ist das Defizit signifikant größer als bei Kontrollen. Insbesondere in der Frontalregion und in der oberen Temporalrinde wurde jedoch eine altersspezifische Verminderung der ChAT nachgewiesen. Da in diesen Hirnbereichen auch bei der Alzheimerschen Krankheit das stärkste Absinken der ChAT-Aktivität nachweisbar ist, können diese Veränderungen als quantitative Akzentuierung des Alternsprozesses interpretiert werden. Ob das altersbedingte Absinken der ChAT-Aktivität in irgendeiner Weise mit der Tatsache zusammenhängt, daß ältere Menschen neue Informationen schwerer erlernen und in ihr Langzeitgedächtnis einspeichern können, ist unbekannt; diese Frage kann aber empirisch geklärt werden.

Das nächste Merkmal bezieht sich auf das noradrenerge System. Während es im Hypothalamus und Hippokampus zu einer altersabhängigen Verminderung des Noradrenalingehalts kommt, treten derartige Altersveränderungen in der Hirnrinde nicht auf (Carlsson et al. 1980). Der Noradrenalinmangel im Hippokampus ist zwar bei beiden Formen der Alzheimerschen Krankheit nachweisbar, beim Typ II jedoch deutlicher ausgeprägt; es besteht also eine gewisse Verbindungslinie zwischen der Alzheimerschen Krankheit und den normalen Altersveränderungen.

Neuere Untersuchungen haben ausschließlich beim Typ II der Alzheimerschen Krankheit ein signifikantes Absinken des GABA-Gehalts in der frontalen

Tabelle 2. Neurochemische Unterschiede zwischen geistig rüstigen Greisen und Patienten mit früh oder spät beginnender Alzheimerschen Krankheit. (Nach ROTH u. WISCHIK 1985)

Literatur*	Variable	Geistig rüstige Greise	Alzheimersche Krankheit mit spätem Beginn	Alzheimersche Krankheit mit frühem Beginn
[1–8]	ChAT-Aktivität	Altersabhängiger Abfall in der Frontalrinde	+ + Nur in der Temporalrinde	+ + + In der Temporal- und Frontalrinde
[7–13]	Noradrenalin	Altersabhängige Veränderung nicht gesichert	Kein deutlicher Abfall	Deutlicher Abfall (+ + +) im Frontalhirn u. Gyrus cinguli
[8, 14, 15]	GABA	Deutlicher altersabhängiger Abfall in der Frontal- und Temporalrinde	Kein deutlicher Abfall	Signifikanter Abfall (+ + +) in der Frontal- und Temporalrinde
[14, 16–21]	Präsynaptische Serotoninmarker	Alterabhängiger Abfall	Deutlicher Abfall (+ +)	Deutlicher Abfall (+ + +)
[14, 16–21]	Serotonin-Rezeptoren	Altersabhängiger Abfall	Deutlicher Abfall (+ +) der Serotonin-Rezeptoren	Deutlicher Abfall (+ + +) der Serotonin-Rezeptoren
[8, 23–26]	Somatostatin	Kein altersabhängiger Abfall bekannt	+ Nur in der Temporalrinde	+ + In der Frontal- und Temporalrinde

+ = leichter, nicht signifikanter Abfall;
+ + = mäßig signifikanter Abfall;
+ + + = schwerer, hoch signifikanter Abfall;
* s. Tabellenanhang, S. 111.

und temporalen Hirnrinde gezeigt (ROSSOR et al. 1984). Da GABA von einem großen Teil der Neuronen in der Hirnrinde und im Hippokampus benützt wird, stellt diese Substanz einen wichtigen Neurotransmitter dar und verdient bei der Alzheimerschen Krankheit intensive Beachtung. Die Kontrollpersonen von ROSSOR decken nur eine begrenzte Altersspanne ab; innerhalb dieser Spanne wurde aber ein signifikantes Absinken der GABA-Konzentration beobachtet, das wiederum auf die Frontal- und Temporalregion beschränkt war. Die Glutaminsäuredecarboxylase ist das synthetisierende Enzym für GABA; ein altersabhängiges Absinken dieses Enzyms wurde im Temporallappen (BOWEN et al. 1976) und in der Hirnrinde sowie im Rhinenzephalon (4CGEER u. MCGEER 1976) nachgewiesen.

Über das Verhalten der präsynaptischen Serotoninmarker im Verlaufe des Alterungsprozesses gibt es nur dürftige Hinweise. Insgesamt muß angenommen werden, daß der Gehalt an Serotonin und an 5-Hydroxyindolessigsäure in der Hirnrinde nicht abnimmt. Einige Beobachtungen sprechen aber dafür, daß diese Substanzen bei der Alzheimerschen Krankheit absinken (BOWEN et al. 1983). Eine noch größere Übereinstimmung besteht in bezug auf einen Verlust von S1- und S2-Serotoninrezeptoren in der frontalen und temporalen Rinde; in dieser Hinsicht lassen sich die Veränderungen als quantitative Akzentuierung alternsabhängiger Rezeptorenverluste interpretieren (ALLEN et al. 1983; REYNOLDS et al. 1984; MARCUSSON et al. 1984).

Mit einer Ausnahme nimmt die Konzentration der Peptid-Transmitter weder bei der Früh- noch bei der Spätform der Alzheimerschen Krankheit in irgendeiner Rindenregion ab. Die Ausnahme stellt das Somatostatin dar. Hier wurde in der Temporal- und Frontalrinde von Frühformen und ausschließlich im temporalen Kortex von Spätformen eine signifikante Abweichung von den Kontrollwerten nachgewiesen. Dagegen lassen die bisher bekannten Untersuchungsergebnisse keinen altersabhängigen Verlust dieses Peptids erkennen.

Demnach sind einige wenige Veränderungen in der Hirnrinde bei der Alzheimerschen Krankheit relativ neu und unterscheiden sich qualitativ deutlich von den bekannten normalen Alternsveränderungen. Beim Noradrenalin betrifft diese qualitative Veränderung lediglich das malignere Typ II-Syndrom. Beim Somatostatin tritt das Defizit bei beiden Unterformen der Alzheimerschen Krankheit auf. Beim Typ I ist das Absinken des Somatostatins zwar auf die Schläfenrinde beschränkt; im Verlauf des normalen Alterns tritt aber keine entsprechende Veränderung auf. Beim ChAT stellt der Enzymmangel eine quantitative Steigerung und Ausdehnung von Veränderungen dar, die Kennzeichen des normalen Alterns sind.

Eine signifikante inverse Korrelation zwischen Plaques und ChAT-Aktivität (Tabelle 3) wird beim Typ II der Alzheimerschen Krankheit über ausgedehnteren Regionen der Hirnrinde beobachtet, während eine solche Korrelation beim Typ I der Erkrankung nur in den Temporal- und der mittleren Frontalregion nachweisbar ist.

Neuere Untersuchungen (MOUNTJOY et al. 1986) haben gezeigt, daß die Zahl von Plaques und Neurofibrillenveränderungen in mehreren Rindenregionen mit dem zu Lebzeiten des betreffenden Patienten bestimmten Schweregrad der Demenz signifikant korreliert ist. Die Korrelationen mit dem ChAT-Gehalt waren ebenfalls signifikant; in den meisten Regionen, für die entsprechende Daten verfügbar sind, lagen aber die Korrelationskoeffizienten niedriger als für die Beziehung zwischen Demenz und morphologischen Läsionen.

Die Läsionen im Meynertschen Basalkern und im Locus coeruleus (Tabelle 4) sind ebenfalls bei Patienten mit frühem Krankheitsbeginn am deutlichsten ausgeprägt. Was den dorsalen Raphekern betrifft, so kommt es sowohl bei den Früh- als auch bei den Spätfällen zu Neurofibrillenveränderungen. Ob die Nervenzellausfälle in diesem Bereich deutlich über die Veränderungen beim normalen Altern hinausgehen, steht nicht mit Sicherheit fest. Wahrscheinlich kommt es zu einem begrenzten Nervenzellausfall, der wohl auf den Typ II der Alzheimerschen Krankheit beschränkt ist.

Es ist auch bemerkenswert, daß die Korrelationen die gleiche regionale Selektivität aufweisen wie die anderen Befunde. In einigen Fällen sind sie sehr ausgeprägt; sofern die Korrelationen jedoch begrenzt sind, lassen sie sich nur in den Frontal- und Temporalwindungen und im Gyrus cinguli nachweisen. Darüber hinaus liegt der Korrelationskoeffizient stets in der vorhergesagten Richtung. Mit

Tabelle 3. Korrelationen zwischen morphologischen und neurochemischen Veränderungen bei geistig rüstigen Greisen und bei Patienten mit früh oder spät beginnender Alzheimerscher Krankheit. (Nach ROTH u. WISCHIK 1985)

Literatur*	Variable	Geistig rüstige Greise	Alzheimersche Krankheit mit spätem Beginn	Alzheimersche Krankheit mit frühem Beginn
[1, 2]	ChAT und Plaques	Signifikant und +	Signifikant und ++ im Temporalhirn und Gyrus cinguli	Signifikant und +++ im Frontal-, Temporal- u. Okzipitalhirn
[2]	ChAT und Neurofibrillenveränderungen	Nicht signifikant	Signifikant ++ oder +++, nur im Temporalhirn u. in der mittleren Frontalregion	Signifikant +++ in allen Regionen
[2]	ChAT und Nervenzellzählungen	Nicht signifikant	Nicht signifikant	Signifikant ++ oder +++ im Frontal- u. Temporalhirn

– = keine statistisch signifikanten Korrelationen;
+ = statistisch signifikante Korrelationen ($p = 0,05$);
++ = hoch signifikante statistische Korrelationen ($p = 0,01$);
+++ = sehr hoch signifikante Korrelation ($p = 0,001$);
* s. Tabellenanhang, S. 111.

Tabelle 4. Strukturelle Veränderungen in subkortikalen Kerngebieten bei rüstigen Greisen und bei Patienten mit früh oder spät beginnender Alzheimerscher Krankheit. (Nach ROTH u. WISCHIK 1985)

Literatur*	Variable	Geistig rüstige Greise	Alzheimersche Krankheit mit spätem Beginn	Alzheimersche Krankheit mit frühem Beginn
[1–4]	Zellausfall im Locus caeruleus	–	15–20%iger Verlust	75–80%iger Verlust
[5, 6]	Ausfall im Nucleus Meynert	–	–	+++
[7, 8]	Neurofibrillenveränderungen und/oder Neuronen im dorsalen Raphekern	–	+	++

– = keine signifikanten Veränderungen bekannt;
+ = begrenzte strukturelle Veränderungen;
++ = deutliche strukturelle Veränderungen;
+++ = sehr deutliche strukturelle Veränderungen;
* s. Tabellenanhang, S. 111.

Tabellenanhang

Tabelle 1:

[1] = Roth et al. (1967)
[2] = Blessed et al. (1968)
[3] = Tomlinson et al. (1968)
[4] = Tomlinson et al. (1970)
[5] = Mountjoy et al. (1983)
[6] = Tomlinson (1961)
[7] = Brody (1955)
[8] = Ball (1977)
[9] = Henderson (1980)
[10] = Terry et al. (1981)
[11] = Miller et al. (1984)

Tabelle 2:

[1] = McGeer u. McGeer (1976)
[2] = Perry et al. (1974)
[3] = Perry et al. (1977 b)
[4] = Davis u. Verth (1978)
[5] = Davies (1979)
[6] = Bowen et al. (1979)
[7] = Yates et al. (1979)
[8] = Rossor et al. (1984)
[9] = Windblad et al. (1978)
[10] = Robinson et al. (1977)
[11] = Adolfson et al. (1979)
[12] = Perry et al. (1981 b)
[13] = Carlson (1986)
[14] = Spokes (1979)
[15] = McGeer u. McGeer (1978)
[16] = MacKay et al. (1978)
[17] = Adolfson et al. (1979)
[18] = Buck et al. (1981)
[19] = Benton et al. (1982)
[20] = Bowen et al. (1983)
[21] = Reynolds et al. (1984)
[22] = Rossor et al. (1980)
[23] = Buck et al. (1981)
[24] = Perry et al. (1981)
[25] = Ferrier et al. (1983)
[26] = Perry et al. (1983)

Tabelle 3:

[1] = Perry et al. (1978)
[2] = Mountjoy et al. (1984)
[3] = Wilcock et al. (1983)

Tabelle 4:

[1] = Brody (1976)
[2] = Tomlinson et al. (1981)
[3] = Bondareff et al. (1982)
[4] = Iversen et al. (1983)
[5] = Vijayashankar u. Brody (1971)
[6] = Whitehouse et al. (1982)
[7] = Ishii (1966)
[8] = Curcio (1984)

anderen Worten: je größer das Neurotransmitterdefizit, desto stärker ist die Konzentration von Plaques und Neurofibrillenbündeln und desto niedriger liegen die Zählungen der Nervenzellen, wobei die letztgenannte Feststellung nur für den Typ II der Erkrankung zutrifft. Die Befunde hinsichtlich des intrinsischen Transmitters GABA sind ganz ähnlich. Insgesamt weisen die Ergebnisse, die mit Hilfe eines weiten Spektrums von Parametern und Messungen durchgeführt wurden, eine eindrucksvolle Kohäsion und Konvergenz auf. Die verschiedenen Typen von Veränderungen sind auf ähnliche Teile der Hirnrinde konzentriert und korrelieren miteinander in vorhergesagten Richtungen.

Diese Besonderheiten der neurobiologischen Veränderungen bei der Alzheimerschen Krankheit deuten darauf hin, daß sie verschiedene Ausdrucksformen und Folgezustände eines einheitlichen degenerativen Prozesses darstellen. Nachprüfbare Hypothesen über die Art dieses Prozesses lassen sich zur Zeit noch nicht aufstellen. In Anbetracht der jüngsten Fortschritte, die in den letzten Abschnitten dieses Beitrags dargestellt werden, können aber solche Hypothesen in absehbarer Zukunft Gestalt gewinnen.

Zusammenfassend läßt sich feststellen, daß die Läsionen bei der Alzheimerschen Krankheit weder diffus noch zufällig verteilt sind. Die gesamte Gruppe von morphologischen Veränderungen und neurochemischen Defiziten ist vielmehr durch Spezifität und Selektivität gekennzeichnet. Bestimmte morphologische Strukturen und bestimmte Neurotransmitter bleiben unversehrt, während andere mit selektivem Schweregrad in Mitleidenschaft gezogen sind. In besonderem Maße betroffen sind Frontal- und Temporallappen, Gyrus cinguli und Hippokampus. Die großen Pyramidenzellen erliegen dem Krankheitsprozeß, während die kleinen kortikalen Nervenzellen verhältnismäßig unempfindlich sind. Das cholinerge System ist stark betroffen, und in geringerem Umfang sind auch die noradrenergen und serotonergen Bahnen befallen. Dagegen bleibt das dopaminerge System von dem degenerativen Prozeß unberührt. Unter den Aminosäure-Transmittern ist GABA in Mitleidenschaft gezogen, nicht aber Glyzin oder Glutaminsäure. Keiner der Peptidtransmitter ist in den Krankheitsprozeß einbezogen, mit Ausnahme von Somatostatin, bei dem in den meisten Untersuchungen Defizite feststellbar waren.

Mit der In-Beziehung-Setzung von klinischen und neurobiologischen Veränderungen kann mindestens ein Anfang gemacht werden. Die Veränderungen in den frontalen und temporalen Hirnregionen erklären vermutlich die emotionale Verarmung, die Apathie, die Persönlichkeitsveränderung, den Verlust der Sphinkterkontrolle und die Sprachstörungen. Überraschend ist, daß mit den in Cambridge angewandten Methoden ein Nervenzellverlust in den Parietallappen nicht nachgewiesen werden konnte. Natürlich sind aber diese Regionen bei beiden Unterformen der Alzheimerschen Krankheit Bezirke, in denen es zu einer intensiven Plaquebildung und Neurofibrillenveränderung kommt. Die wechselseitigen Faserverbindungen zwischen Frontal- und Parietalhirn bieten eine mögliche Erklärung für das Auftreten von Apraxie, Agnosie, Agraphie und räumlicher Desorientiertheit (GOLDMAN-RAKIC 1984). Für das gesamte Spektrum klinischer Symptome lassen sich heute noch keine Erklärungen aus neurobiologischer Sicht geben. Diese Situation könnte sich aber rasch ändern, wenn die Erkenntnisfortschritte mit gleicher Geschwindigkeit zunehmen wie im letzten Jahrzehnt.

II. Neurobiologische Veränderungen bei der Spätform der Alzheimerschen Krankheit und beim normalen Altern – Bedeutung dieser Gegenüberstellung

Die Gegenüberstellung der Phänomene, die im Zentralnervensystem beim normalen und pathologischen Altern ablaufen und auf den Tabellen 1 und 4 dargestellt sind, erlaubt einen informativen Vergleich. Das Vorhandensein von eindeutigen Nervenzellausfällen in ausgedehnten Regionen von Hirnrinde und subkortikalen Kerngebieten bei der Frühform der Alzheimerschen Krankheit und das Fehlen signifikanter Neuronenverluste beim Typ I der Erkrankung ist vielleicht der auffälligste Unterschied, der bei einem solchen Vergleich ins Auge fällt. Hierdurch lassen sich nämlich die Minimalbedingungen für die Entstehung einer Alzheimerschen Krankheit bestimmen. Sie bestehen in den neurobiologischen Kennzeichen der Spätform der Erkrankung. Wir haben es dabei mit einer Kombination ausgedehnter Neurofibrillenveränderungen in der Hirnrinde und im Hippokampus und dem Vorhandensein ausgeprägter, aber umschriebener Defizite in bezug auf ChAT und Somatostatin zu tun. Dies sind die einzigen neurobiologischen Veränderungen, die das Gehirn bei einer Demenz vom Alzheimertyp I von den zerebralen Begleiterscheinungen des normalen Alterns unterscheiden.

Im Vergleich zu normalen Kontrollen muß also die Proliferation von Neurofibrillenbündeln in der Hirnrinde auf Grund unserer Analyse als die auffälligste zerstörerische Veränderung angesehen werden. Das Auftreten von Neurofibrillenveränderungen kennzeichnet den Übergang vom normalen, mit geistiger Rüstigkeit einhergehenden Altern, zu der grundlegendsten und gutartigsten Form einer progressiven Form vom Alzheimertyp. Daß sich die Ausbreitung der Neurofibrillenveränderungen bei den Frühformen der Alzheimerschen Krankheit im gleichen Tempo mit einem Neuronenverlust vollzieht, zeigt sich an den hoch signifikanten negativen Korrelationen zwischen Nervenzellzählungen und Neurofibrillenveränderungen. In einer neuen Studie (MOUNTJOY et al. 1986) hat sich gezeigt, daß Neurofibrillenbündel in verschiedenen Rindenregionen stärker und gleichbleibender mit Messungen der Demenz korreliert waren, als irgendwelche anderen morphologischen Veränderungen oder irgendein neurochemisches Defizit. Aus diesen Gründen und weil Neurofibrillenbündel schließlich zu einer Zellzerstörung führen, ist diese Läsion sehr wahrscheinlich am engsten mit den ätiologischen Vorgängen verbunden, die schließlich die „minimale" Form oder den Typ I der Alzheimerschen Krankheit verursachen.

G. Molekularbiologische Befunde bei der Alzheimerschen Krankheit

I. Das Beta-Amyloid-Protein

In einer Reihe wichtiger Artikel wurde im Jahre 1987 das Protein charakterisiert, welches den Hauptbestandteil des Amyloids in den Plaques und Gefäßwänden von Patienten mit Alzheimerscher Krankheit darstellt (GLENNER u. WONG 1984; MASTERS et al. 1985; KANG et al. 1987). Es handelt sich dabei um das aus 43 Aminosäuren bestehende Beta-Amyloid, auch A_4-Amyloid genannt. Bald danach wurde das Gen für den Vorläufer des β-Amyloids aus normalem menschlichem Gehirn kloniert und sequenziert (GOLDGABER et al. 1987; KANG et al. 1987; ROBAKIS et al. 1987; TANZI et al. 1987). Während das Amyloid-Polypeptid in den Plaques nur ein kurzer Eiweißkörper mit 43 Aminosäuren war, codierte das Gen ein aus 695 Aminosäuren bestehendes Protein unbekannter Funktion, welches die Kennzeichen eines Transmembran-Proteins aufwies (KANG et al. 1987). Das Gen für diesen Vorläufer des β-Amyloidproteins konnte im proximalen Teil des langen Arms von Chromosom 21 lokalisiert werden (GOLDGABER et al. 1987; TANZI et al. 1987).

Ungefähr zur gleichen Zeit führte eine internationale Forschergruppe Untersuchungen an der seltenen Frühform der Alzheimerschen Krankheit durch, bei der die Erkrankung durch ein autosomales dominantes Gen verursacht wird. Die Krankheit konnte bei vier Familien durch mehrere Generationen hindurch verfolgt werden. Bei mehreren hundert Angehörigen dieser Familien wurde ein Restriktionsfragment-Längenpolymorphismus gefunden, der für eine DNS-Sequenz ebenfalls auf Chromosom 21 charakteristisch war und regelmäßig mit dem Vorhandensein eines Demenzzustandes kosegregierte. Das Gen, das für die Übertragung der Krankheit in diesen Familien verantwortlich war, lag auf Chromosom

21 in etwa der gleichen Gegend auf dem langen Arm des Chromosoms wie das Gen für den Vorläufer des β-Amyloids (ST. GEORGE-HYSLOP et al. 1987; TANZI et al. 1987).

Es wurde vermutet, daß das Gen für das Vorläuferprotein und die Messenger-RNS für β-Protein auch zur abnormen Amyloidablagerung bei manchen Patienten mit einem Down-Syndrom führt, bei denen es schon in einem relativ frühen Alter zu einer Demenz kommt. Das β-Protein in den Plaques solcher Patienten ist identisch mit dem β-Protein in den Plaques bei der Alzheimerschen Krankheit. Allerdings wird nur ein Teil der Down-Patienten über dem 40. Lebensjahr dement. Bei einer kürzlichen Untersuchung (WISNEWKSI u. WRZOLEK 1987) ergab sich, daß bei etwa zwei Drittel älterer Down-Patienten mit typischen hirnpathologischen Veränderungen keine Demenz auftritt. Auch diese neuropathologischen Veränderungen unterscheiden sich in wichtiger Hinsicht von denen der Alzheimerschen Krankheit.

So weit sich die Untersuchungsergebnisse auf die Alzheimersche Krankheit bezogen, sah es zunächst so aus, als ob das Gen für die familiäre Form dieser Erkrankung und das Gen für das Vorläufer-Amyloid identisch wären. Darüber hinaus lieferten die Untersuchungen eine mögliche Erklärung für die Entstehung hirnpathologischer Veränderungen bei mongoloiden Patienten.

Aber im Lauf weniger Monate beschrieben ST. GEORGE-HYSLOP et al. (1987) und C. VAN BROECKHOVEN et al. (1987) weitere Untersuchungsergebnisse bei Familien mit Frühformen der Alzheimerschen Krankheit. In diesen Familien trat keine ausschließliche Kosegregation zwischen dem Gen für die Alzheimerschen Krankheit und einem bestimmten Allel des Vorläufer-Amyloid-Gens auf. Das Gen für die familiäre Alzheimersche Krankheit konnte nicht mit dem Gen identisch sein, welches für die Kodierung des Vorläufer-Amyloids verantwortlich war. Außerdem konnte keinerlei Bestätigung für die Beobachtung gefunden werden, daß bei autosomal dominanten oder sporadischen Fällen der Alzheimerschen Krankheit eine Duplikation des distalen Abschnittes von Chromosom 21 auftritt, in dem das Gen für das Vorläufer-Protein enthalten ist (PODLISNY et al. 1987; ST. GEORGE-HYSLOP 1987).

Im Rahmen weiterer Untersuchungen wandte GOEDERT (1987) Klone für das Amyloid-β-Protein an. Es zeigte sich, daß die Verteilung der Vorläufer-mRNS in verschiedenen Hirnregionen bei Patienten mit Alzheimerscher Krankheit nur geringe Variationen aufwies. Es fand sich auch keine Korrelation zwischen den bei der Alzheimerschen Krankheit betroffenen Hirnregionen und dem Vorhandensein der Vorläufer-mRNS des Amyloid-β-Proteins. Der Gehalt an Vorläufer-mRNS in der frontalen und temporalen Rinde oder im Hippokampus – also in Regionen, die bei der Alzheimerschen Krankheit schwer in Mitleidenschaft gezogen sind – wich nicht signifikant von dem mRNS-Gehalt im Striatum und Thalamus ab, – also in zwei Regionen, die nur sehr geringfügig pathologische Veränderungen aufweisen. Der Amyloid-Vorläufer war sowohl in der Körner- als auch in der Pyramidenschicht des Hippokampus und in den Pyramidenzellen der Hirnrinde nachweisbar. Die Pyramidenzellen des Hippokampus degenerieren, nicht jedoch die Körnerzellen. Schließlich wies das Hirngewebe von Kontrollen und von Patienten mit Alzheimerscher Krankheit die gleiche qualitative Verteilung des Vorläufer-Amyloids auf. Die Beziehung zwischen dem β-Amyloid-Protein und den pathologischen Veränderungen bei der Alzheimerschen Krankheit war somit zweifelhaft.

Die Ergebnisse mehrerer, voneinander unabhängiger Untersuchungen mit verschiedenartigem Forschungsansatz stellten also die Vorrangstellung, die Spezifität und die Bedeutung des β-Amyloid-Proteins für die Verursachung der Alzheimerschen Krankheit in Frage.

Dennoch haben einige Forscher zusätzliche Hinweise für einen kausalen Zusammenhang gefunden. So wurde die Alzheimersche Krankheit als eine „zerebrale Form der Amyloidose" (WISNIEWSKI et al. 1988) bezeichnet. Es wurde gezeigt, daß der Vorläufer des A_4-Proteins den Charakter eines transmembranen Eiweißkörpers aufweist; daraus wurde die Vermutung abgeleitet, daß die Pathogenese der Alzheimerschen Krankheit auf zwei verschiedenartigen Wegen erfolgt (MASTERS et al. 1988). Während intrazelluläre Vorgänge zur Entstehung von Neurofibrillenbündeln führen, kommt es durch eine extrazelluläre Verarbeitung des Amyloid-Vorläuferproteins zur Bildung des Kerns der Alzheimer-Plaques sowie zur amyloiden Angiopathie der Gefäßwände. Auf Grund dieser Vorstellung wird das Vorläufer-Amyloid durch eine Membranschädigung freigesetzt und hierdurch für eine proteolytische Spaltung anfällig, die zur Amyloidbildung führt. Die Größenunterschiede zwischen dem Gen-Produkt des Amyloid-Vorläufergens in den amyloiden Fibrillen der Alzheimerschen Plaques und den zerebralen Gefäßwänden könnten dann die Folge einer fortschreitenden Proteolyse darstellen (GLENNER 1988).

MASTERS (1981) weist auch auf klinische und pathologische Gemeinsamkeiten zwischen der Alzheimerschen Krankheit und der Creutzfeldt-Jakobschen Krankheit hin. Hierbei wird aber die Tatsache nicht berücksichtigt, daß die „Plaques" bei derartigen unkonventionellen Viruskrankheiten keine neuritischen Bestandteile enthalten. Außerdem gibt es keine Ähnlichkeit zwischen der Struktur der amyloiden Fibrillen und den paarigen helikalen Filamenten, und zwischen diesen beiden Strukturelementen läßt sich auch keine immunologische Kreuzreaktivität nachweisen. Die gleiche Feststellung trifft auch für die amyloiden Filamente bei der Scrapie-Krankheit zu; auch hier handelt es sich wie bei β-Amyloidprotein um ein Membranglykoprotein, welches möglicherweise neuronalen Ursprungs ist.

Der Glaube an die Vorrangstellung des Amyloids bei der Entstehung von Plaques und Neurofibrillenveränderungen kann auch nicht mit den bahnbrechenden Beobachtungen von TERRY u. WISNIEWSKI (1972) in Einklang gebracht werden. Die Autoren fanden, daß das erste Stadium der Plaquebildung aus einer kleinen Zahl abnormer präsynaptischer Nervenendigungen besteht, deren Durchmesser auf das Fünf- bis Zehnfache angeschwollen ist. In diesem Stadium enthalten die Plaques im allgemeinen kein Amyloid, wenngleich die elektronenmikroskopische Untersuchung in einem Teil der Fälle Bündel von Amyloid erkennen läßt. Der dichte Amyloidkern entwickelt sich erst im zweiten Stadium und stellt kein gleichbleibendes Element der Plaques dar (POUPLARD-BARTHELIEUR 1988). Die geblähten Neuritenforsätze in der Peripherie des Plaques sind mit paarigen helikalen Filamenten angefüllt.

Auf Grund neuerer Forschungsergebnisse ist es also gelungen, bei familiären, durch ein dominantes, autosomales Gen vererbten Formen der Alzheimerschen Krankheit das verantwortliche Gen auf Chromosom 21 zu lokalisieren. Gleichzeitig konnte die Struktur des β-Amyloidproteins charakterisiert und die genetische Lokalisation des Vorläufers dieses Eiweißkörpers bestimmt werden. Hierbei hat sich die Leistungsfähigkeit und Genauigkeit molekularbiologischer Techniken bei der Lösung von Problemen erwiesen, die sich insbesondere bei der Alzheimerschen Krankheit, darüber hinaus aber bei der biologischen Psychiatrie als Ganzes stellen. Die bisherigen Ergebnisse erlauben aber noch keine klare Aussage über die Bedeutung des β-Amyloids für die Verursachung der Alzheimerschen Krankheit.

II. Die Alzheimerschen Neurofibrillenbündel

Bevor wir uns den Hinweisen für eine spezifische Beziehung zwischen den Neurofibrillenveränderungen (und den paarigen helikalen Filamenten als ihren spezifischen Bausteinen) und der Ätiologie der Alzheimerschen Krankheit zuwenden, sollen noch die anderen wichtigsten neurobiologischen Veränderungen der Alzheimerschen Krankheit und ihr kausaler Zusammenhang mit diesem Zustandsbild betrachtet werden. Dabei handelt es sich um die verschiedenen Neurotransmitterveränderungen und um die senilen Plaques.

Was die ersten betrifft, so zeigt das Fehlen eines signifikanten Noradrenalin- oder GABA-Mangels bei den Späterkrankungen, daß diese Neurotransmitterveränderungen erst in einem verhältnismäßig späten Entwicklungsstadium des degenerativen Prozesses auftreten und daher für das „minimale" Alzheimer-Syndrom in dem bereits beschriebenen Sinne nicht von Bedeutung sind. Auch der umschriebene Mangel der ChAT-Aktivität kann nur für einen begrenzten Teil der gesamten Demenzsymptomatik verantwortlich sein. PERRY hat auf Vergleiche mit anderen Säugetiergattungen hingewiesen und hervorgehoben, daß die Aktivität der kortikalen ChAT beim Menschen nur ungefähr 20% der Aktivität dieses Enzyms bei der Ratte beträgt. Desorganisation der Sprache, Apraxie, Agnosie und früher Verlust der meisten als spezifisch menschlich geltenden und individuellen Aspekte der Persönlichkeit deuten auf eine Beeinträchtigung höherer kortikaler integrativer Leistungen hin; Beeinträchtigungen dieser Art können nicht durch ein cholinerges Defizit erklärt werden.

Plaques kommen bereits in der Hirnrinde der meisten normalen Menschen im 8. Lebensjahrzehnt vor. Die Zunahme ihrer Zahl ebenso wie die Proliferation von Neurofibrillenbündeln in der Hirnrinde zeigen eine Verschiebung in Richtung auf Schwellenwerte oder über diese hinaus. Plaques in der Hirnrinde sind ein Korrelat des normalen Alterns. Zahlreiche kortikale Neurofibrillenveränderungen sind von unzweifelhafter Bedeutung: Sie kommen nur bei Patienten mit der Alzheimerschen Krankheit vor.

Die Zahl von Neurofibrillenbündeln und von Plaques korreliert mit dem klinischen Schweregrad der Demenz (ROTH et al. 1967; BLESSED et al. 1968; WILCOCK et al. 1982), mit Defiziten in den wichtigsten Neurotransmittersystemen (MOUNTJOY et al. 1984) und bei der Alzheimerschen Krankheit mit frühem Beginn außerdem mit einem Verlust kortikaler Nervenzellen (MOUNTJOY et al. 1983). Neurofibrillenbildungen wurden auch in den Ursprungszellen der cholinergen (CANDY et al. 1983), noradrenergen (BONDAREFF et al. 1988) und serotonergen (YAMAMOTO u. HIRANO 1985) Bahnen nachgewiesen. Hieraus ergibt sich eine starke Ansammlung von Beweismaterial für den ätiologischen Vorrang der Neurofibrillenveränderungen. Außerdem treten diese Neurofibrillenbündel in einer besonderen Sorte von Rindenzellen, nämlich den Pyramidenzellen, auf; diese spielen bekanntlich eine wichtige Rolle für höhere Assoziations- und Integrationsprozesse in der Hierarchie (ECCLES 1981). Auch diese Tatsache deutet darauf hin, daß die Bildung von paarigen helikalen Filamenten, aus denen Neurofibrillenbündel zusammengesetzt sind, vermutlich zur Erhellung der Demenz beitragen kann.

Zur Untersuchung der Herkunft von paarigen helikalen Filamenten wurden in den letzten Jahren molekularbiologische Methoden entwickelt. Art und Zusammensetzung dieser Filamente konnten vor allem mit der Technik der Strukturanalyse von Proteinen und anderen makromolekularen Gewebsbestandteilen und mit immunologischen Verfahren geklärt werden.

Mehrere Arbeitsgruppen haben in den letzten Jahren einen Beitrag zur Untersuchung der paarigen helikalen Filamente geleistet. Aus diesen Untersuchungen ergaben sich drei widersprüchliche Theorien:

1. Vorstellungen von der Bedeutung mikrotubulärer Proteine, die bei dem Reinigungsprozeß der Proteine gemeinsam mit den Mikrotubuli zutage treten (MAP-Tau-Protein) stützen sich auf die Extraktion von Tau-Protein aus teilweise gereinigten Neurofibrillenfraktionen (KOSIK et al. 1986; GRUNDKE IQBAL et al. 1986; PERRY et al. 1985). Die Möglichkeit, daß diese Beobachtungen zu einem großen Teil durch die Bildung von Epitopen auf der Oberfläche unvollständig gereinigter paariger helikaler Filamente entstehen, wurde kürzlich systematisch untersucht (WISCHIK et al. 1988a, b).
2. Die Auffassung, wonach es sich bei dem Protein der paarigen helikalen Filamente um neurofilamentäre Polypeptide handelt, stützt sich auf immunologische Untersuchungsergebnisse (MILLER et al. 1986; PERRY et al. 1985). Mehrere Arbeitsgruppen haben den Nachweis erbracht, daß partiell extrahierte paarige helikale Filamente mit Antikörpern reagierten, die gegen einen Teil des neurofilamentären Proteins mit hohem Molekulargewicht gerichtet waren, das Querverbindungen zwischen zahlreichen Bestandteilen des Zytoskeletts herstellt. Es ist aber ungewiß, ob diese Kreuzreaktivität auch dann noch bestehen bleibt, wenn man strengere Extraktionsmethoden anwendet, wie sie von WISCHIK und seinen Kollegen benutzt wurden; mit Hilfe dieser Methoden kann man den Kern der paarigen helikalen Filamente von der flockigeren Hülle trennen.
3. Eine dritte Auffassung besagt, daß das A_4-Amyloid den Hauptbestandteil der paarigen helikalen Filamente in den Neurofibrillenbündeln darstellt (MASTERS et al. 1985a, b). Das Vorhandensein von Amyloid-Epitopen auf einem Teil der Neurofibrillenbündel ließ sich aber nicht bestätigen (WONG et al. 1985). Die Arbeitsgruppe in Cambridge wandte monoklonale Antikörper an, die gegen die Epitope des Kerns von paarigen helikalen Filamenten gerichtet waren; dabei kam es zu keinerlei Kreuzreaktivität mit Amyloidablagerungen. Darüber hinaus konnten Mitglieder der Arbeitsgruppe in Cambridge (WISCHIK et al. 1988) aus Fraktionen, die zahlreiche Neurofibrillenveränderungen enthielten,

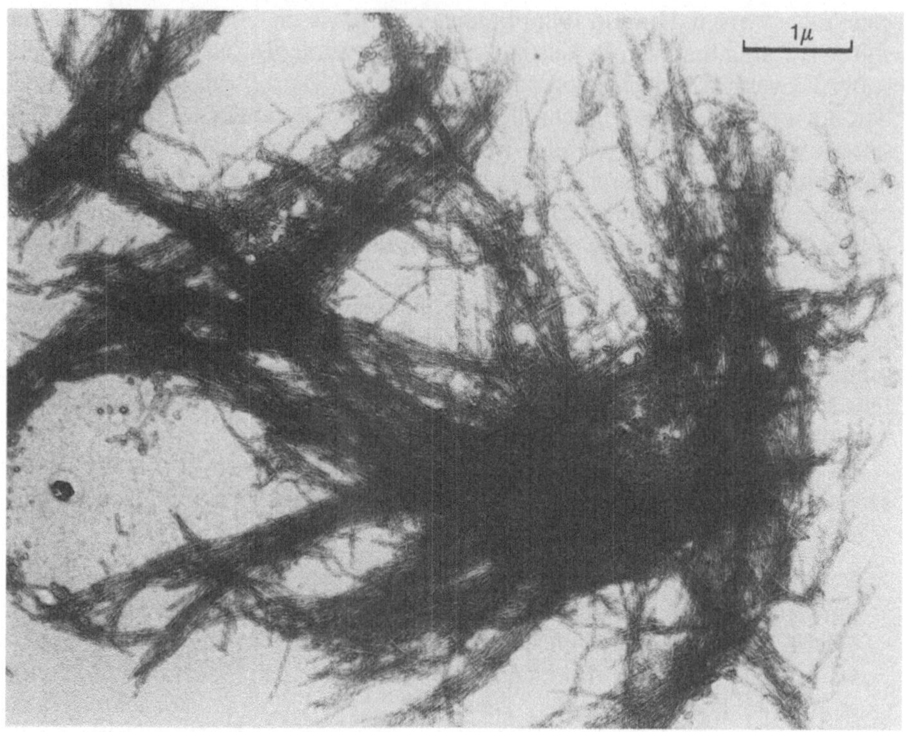

Abb. 1. Isolierte Alzheimersche Neurofibrillenveränderung, negativ gefärbt bei geringer Vergrößerung. Jedes Filament hat einen Durchmesser von etwa 20 nm. Die isolierten Neurofibrillen behalten ihre charakteristische Windung, wie sie in situ zu beobachten ist. Sie bestehen fast ausschließlich aus paarigen helikalen Filamenten, die zu dichten Bündeln zusammentreten

mit Hilfe von Ameisensäure das A_4-Amyloid in morphologisch erkennbarer Form extrahieren, wobei die Aminosäuresequenz mit der von GLENNER u. WONG (1984) beschriebenen Sequenz des A_4-Amyloids identisch war. Die Autoren konnten auch durch chromatographische Techniken das Amyloid von dem Protein unterscheiden, das für den Kern der paarigen helikalen Filamente charakteristisch ist.

1. Die Molekularstruktur der paarigen helikalen Filamente

Auf Grund von morphologischen Untersuchungsergebnissen der Arbeitsgruppe in Cambridge (WISCHIK u. CROWTHER 1986; WISCHIK et al. 1985; CROWTHER et al. 1985) ist es unwahrscheinlich, daß die Bildung von Neurofibrillen als einfacher Zusammenbruch oder als Reorganisation des bestehenden Zytoskeletts erklärt werden kann. Die Autoren untersuchten die innere Architektur der paarigen helikalen Filamente durch eine kombinierte Technik, die aus einer visuellen Diffraktion partieller Fragmente und einer computerisierten Bildrekonstruktion (Abb. 3) besteht (WISCHIK et al. 1985; CROWTHER et al. 1985). Dabei trat eine Struktur zu-

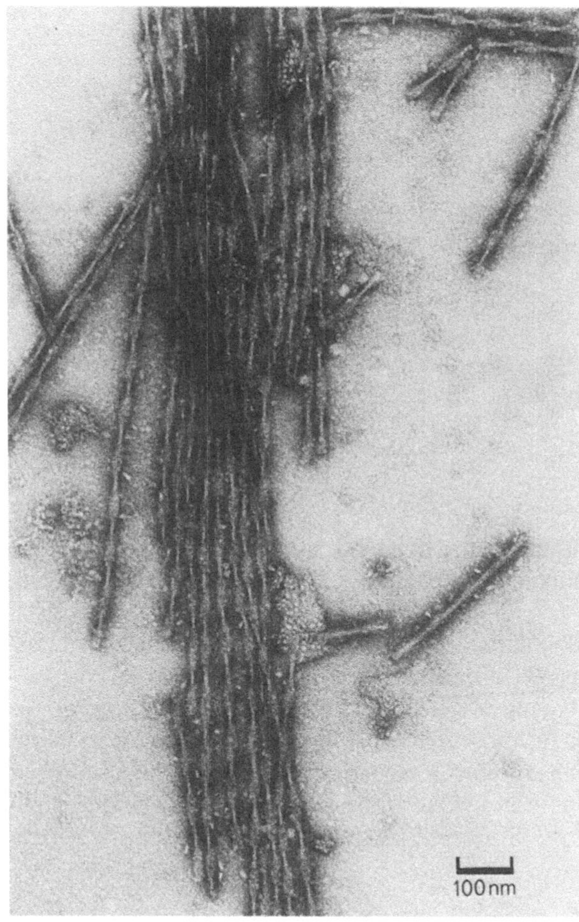

Abb. 2. Dieses elektronenmikroskopische Bild einzelner paariger helikaler Filamente entstammt einer Spezialpräparation der Neurofibrillenveränderungen, wie sie auch in Abb. 1 vorgenommen wurde. Dabei wurde die Technik von WISCHIK (WISCHIK u. CROWTHER 1985) angewandt. Die innere Struktur der einzelnen paarigen helikalen Filamente ist deutlich erkennbar. Es ist bemerkenswert, daß Brüche in den Filamenten zu geraden Rändern an den Enden der Filamente führen, auch wenn die Brüche in kurzen paarigen helikalen Filamenten auftreten. Dies entspricht nicht den Ausfransungen, die bei Brüchen von protofilamentösen Zytoskelettstrukturen zu erwarten wären

tage, die aus einem doppelten Stapel quer orientierter Untereinheiten zusammengesetzt ist; dabei entsteht ein Band, das eine gegen den Uhrzeiger gedrehte Doppelhelix bildet. Jede Untereinheit besteht aus drei Bereichen, die in der Form eines C angeordnet sind.

Das paarige helikale Filament entwickelt sich durch die neu entstehende Polymerisation eines abweichenden oder modifizierten Proteins. Die Bildung von Neurofibrillenbündeln aus paarigen helikalen Filamenten ist wahrscheinlich eine Folge der Tatsache, daß die Neuronen nicht mehr von diesen starken unlöslichen Polymeren gereinigt werden können. Die Unversehrtheit des neuronalen Zytoskeletts hängt davon ab, daß sich die geformten Elemente des Zytoskeletts (Mikrotubuli, mikrotubuläre Proteine, Neurofilamente) ständig in einer Geschwindigkeit von etwa 1 mm pro Tag vom Zellkörper fortbewegen (LASEK 1981). Wenn die normalen Transportmechanismen der Zelle versagen und das hochgradig unlösliche Polymer des paarigen helikalen Filaments nicht mehr beseitigt werden kann, häuft sich dieses zunächst in den geschwollenen Dendriten an, die für das

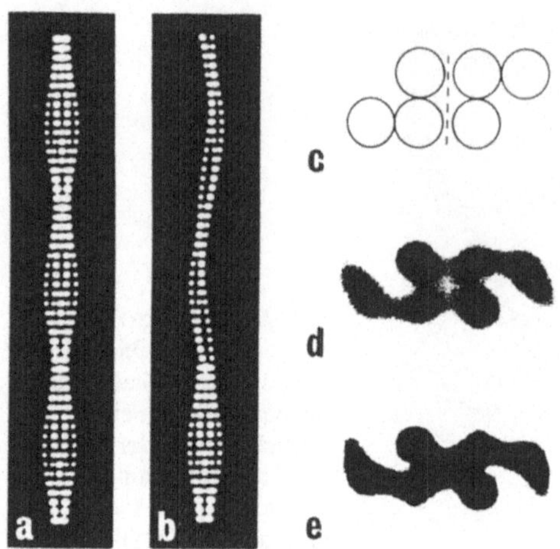

Abb. 3 a–e. Struktur der paarigen helikalen Filamente. **a, b** sind simulierte Bilder eines paarigen helikalen Filaments mit je eineinhalb Filamenten. Die Bilder beruhen auf dem Modell, dessen Querschnitt auf **c** (WISCHIK et al. 1985) dargestellt wird. **d, e** sind zwei Querschnitte, die jeweils von Diffraktionsmustern von Filamenten computerisiert wurden (CROWTHER u. WISCHIK 1985)

frühe Stadium der Plaquebildung kennzeichnend sind; wenn diese Filamente schließlich zu Neurofibrillenbündeln innerhalb des Zellkörpers zusammentreten, wird die Nervenzelle zerstört.

WISCHIK u. CROWTHER (1986) haben diesen Vorgang mit der Sichelzellanämie verglichen. Dort führt eine einzige Mutation des Hämoglobinmoleküls zur Ausfällung des Eiweißes in Form von intrazellulären helikalen polymeren Fasern, die schließlich eine Zerstörung der Erythrozyten zur Folge haben. Wenn die paarigen helikalen Filamente tatsächlich durch die Neuansammlung einer strukturellen Untereinheit entstehen, so muß sich diese Synthese in großer Menge innerhalb solcher Nervenzellen vollziehen, in denen Neurofibrillenveränderungen auftreten.

2. Immunologische Untersuchung der paarigen helikalen Filamente

Die in der Vergangenheit angewandten immunologischen Methoden erlaubten keine Unterscheidung zwischen solchen Proteinen, die einen integralen Bestandteil des unlöslichen, proteaseresistenten Kerns des paarigen helikalen Filaments darstellen und den unspezifischen Eiweißkörpern des Zytoskeletts, die diesem Kernprotein lediglich angelagert sind. WISCHIK benutzte das Enzym Proteasepronase, um den Kern der paarigen helikalen Filamente von seiner Eiweißhülle zu entkleiden. Durch eine solche Pronasebehandlung wird ungefähr 70% der Masse pro Längeneinheit des paarigen helikalen Filaments entfernt; es bleibt dann der Kern übrig, welcher die typische Morphologie des Filaments beibehält.

Mit Hilfe dieser Technik konnten verschiedene Antisera gewonnen werden. Die in ihnen enthaltenen Antikörper reagierten mit isolierten paarigen helikalen Filamenten, nicht aber mit solchen Filamenten, von denen die pronaselösliche Umkleidung nicht entfernt worden war. Die neuen Antisera zeigten keine Kreuzreaktivität mit neurofilamentärem Protein, mikrotubulärem Protein MAP 2 oder mit Amyloid. Dagegen wiesen sie Kreuzreaktionen mit den neuritischen Bestandteilen von senilen Plaques auf, welche bekanntlich paarige helikale Filamente enthalten. Sie reagierten auch mit dem neuritischen Anteil von Plaques bei normalen älteren Personen. Es fanden sich also Verbindungslinien zwischen dem Gehirn bei der normalen Alterung und bei der Alzheimerschen Krankheit, die sich mit einer Reihe spezifischer und empfindlicher immunologischer Untersuchungsmethoden nachweisen ließen.

Eine der monoklonalen Antikörper, die von der Arbeitsgruppe in Cambridge gegen den Kern der paarigen helikalen Filamente entwickelt worden war, reagierte mit pronasebehandelten Filamenten sehr viel stärker als mit unbehandelten Filamenten. In der Folgezeit konnte gezeigt werden (WISCHIK et al. 1988a, b), daß das Epitop, welches von diesem Antikörper erkannt wurde, als Träger ein Fragment des Tau-Proteins enthielt und daß dieses Fragment einen integralen Bestandteil der Kernstruktur des paarigen helikalen Filaments bildete. Dieses Tau-Fragment trug nur etwa 9.5 kD zu den 100 kD bei, aus denen die strukturelle Untereinheit des Filamentkerns besteht. Der Rest des Tau-Proteins bildet einen Teil oder möglicherweise das Ganze der flockigen Umkleidung des paarigen helikalen Filaments.

Das menschliche Tau-Gen ist auf Chromosom 17 lokalisiert (NEVE et al. 1986). Ein angeborener Defekt dieses Gens kann nicht die Ursache der familiären Alzheimerschen Krankheit sein, da das hierfür verantwortliche Gen auf Chromosom 21 liegt (ST. GEORGE-HYSLOP et al. 1988; GOEDERT et al. 1988).

Da die Funktion des Tau-Proteins darin besteht, den Aufbau von Mikrotubuli zu fördern, spielt dieses Eiweiß möglicherweise eine Rolle bei der Bildung paariger helikaler Filamente. Andererseits ist zu bedenken, daß ein großer Teil der Gesamtmenge des Tau-Proteins in Nervenzellen eingebaut wird, die Neurofibrillenveränderungen enthalten. Es kann daher unter Umständen nicht mehr genügend Tau-Protein zur Verfügung stehen, um die für den normalen axonalen Transport verantwortlichen Mikrotubuli zu erhalten. Hierdurch könnte es zu degenerativen Veränderungen in Nervenzellen kommen, die Neurofibrillenveränderungen enthalten und in anderen Neuronen, die frei von solchen Neurofibrillenbündeln sind (GOEDERT et al. 1988).

Abgesehen von diesen bisher nicht ausreichend geklärten Zusammenhängen ergibt sich jedenfalls aus jüngsten Untersuchungen, daß das Tau-Protein einen Bestandteil des Kerns paariger helikaler Filamente bildet. Damit ist der Weg frei geworden für ein Verständnis der Bildung von paarigen helikalen Filamenten und schließlich für eine Aufdeckung der Verursachung der Alzheimerschen Krankheit. Da diese Filamente aber gleichzeitig die Hauptbestandteile des peripheren Anteils der senilen Plaques darstellen und diese Plaques in der Hirnrinde vieler Menschen anzutreffen sind, die das Alter von 65 bis 70 Jahren überschritten haben, könnten diese Erkenntnisse auch ein gewisses Licht auf den Vorgang der normalen Hirnalterung werfen.

H. Schlußbemerkungen

Die Grundfrage, die sich bei Untersuchungen über die Ursache der Alzheimerschen Krankheit stellt, ist die Wahl zwischen zwei Möglichkeiten. Die erste besagt, daß die Alzheimersche Krankheit eine Verstärkung des normalen Alternsprozesses darstellt. Bei der zweiten Alternative werden dagegen die vorliegenden Befunde dahingehend interpretiert, daß es sich um einen von der normalen Alterung qualitativ unabhängigen Krankheitsprozeß handelt.

Aus unserem eigenen Blickpunkt sprechen die heutigen Untersuchungsergebnisse dafür, daß jede dieser beiden Möglichkeiten in gewissem Sinne richtig ist. Vergleicht man die Erscheinungen des normalen Alterns mit den Früh- und Spätformen der Alzheimerschen Krankheit, so finden sich Verbindungslinien, die sich von den völlig gutartigen bis zu den außerordentlich malignen Formen des geistigen Alterns und den zugrundeliegenden Hirnveränderungen erstrecken. In den Gehirnen von Alzheimerkranken findet man keine einzige pathologische Veränderung, die nicht bis zu einem gewissen Grad – wenn auch in manchen Fällen in umschriebener Verteilung – in den Gehirnen geistig rüstiger Greise vorkommen. Plaques, Neurofibrillenbündel, granulo-vakuoläre Zelldegenerationen und sogar das β-Amyloid-Protein lassen sich ausnahmslos in gewissem Umfang auch in den Gehirnen gut erhaltener alter Menschen nachweisen. Was den letzten der genannten Parameter betrifft, so ist auch die anatomische Verteilung des β-Amyloids mit der bei der Alzheimerschen Krankheit identisch; dies trifft jedoch für die morphologischen Veränderungen und für die Neurotransmitterstörungen nicht zu.

Es gibt jedoch auch Trennungslinien, welche in qualitativen Unterschieden zwischen den Gehirnen solcher Personen zum Ausdruck kommen, bei deren Tod keine geistigen Veränderungen vorhanden waren, und solchen Personen, deren Lebensende durch einen schweren geistigen Verfall im Sinne der Alzheimerschen Krankheit gekennzeichnet war. Der erste qualitative Unterschied manifestiert sich bereits bei der gutartigsten Form des Alzheimersyndroms, nämlich bei der Gruppe mit spätem Krankheitsbeginn. Allerdings sollte vielleicht erwähnt werden, daß das Alter beim Krankheitsbeginn und beim Tod aus einleuchtenden Gründen eine viel weniger deutliche Trennungslinie darstellt als pathologische und psychologische Phänomene. Beim Übergang von einem Zustand normaler geistiger Rüstigkeit zum Typ I der Alzheimerschen Krankheit, der sich klinisch in manchen Fällen innerhalb eines kurzen Zeitraums von etwa 2 oder 3 Jahren vollzieht, nimmt die Zahl der senilen Plaques zu und erreicht schließlich Schwellenwerte. Aber Plaques kommen auch in der Hirnrinde beim normalen Altern vor und können manchmal zahlreich sein. Im Falle der Neurofibrillenbündel weist dagegen die Hirnrinde von normalen älteren Menschen entweder überhaupt keine oder derart wenige solche Veränderungen auf, daß sie schwer zu finden sind. Beim Typ I der Demenz wuchern sie in ausgedehnten Regionen des Kortex und dringen in die Tiefe der Hirnrinde ein. Aus diesem Grund vertreten wir in diesem Beitrag die Auffassung, daß die Neurofibrillenveränderungen und die paarigen helikalen Filamente, aus denen sie zusammengesetzt sind, eine zentrale Bedeutung für die Pathologie der Alzheimerschen Krankheit einnehmen.

Ein weiterer Abbruch der Kontinuität wird aber auch dann beobachtet, wenn ein umschriebenes Syndrom, welches als Erkrankung vom Typ I bezeichnet werden kann, in ein Erscheinungsbild übergeht, in dem sich die Symptome des Typs II manifestieren. In den frühen Krankheitsstadien besteht bei solchen Patienten, die sich meist in der Mitte oder am Ende der siebziger Jahre befinden, nur eine umschriebene kognitive Beeinträchtigung, und die Persönlichkeit weist noch einige Jahre lang die gleichen charakteristischen Züge auf. Aber nach zwei oder drei Jahren geht das Zustandsbild in ein rasch fortschreitendes Stadium über; die kognitiven Störungen nehmen ein tiefgreifendes Ausmaß an, die emotionale Ansprechbarkeit läßt rasch nach, der Gedankengang wird inkohärent, und die Persönlichkeit verändert sich so stark, daß die besonderen Eigenheiten der individuellen Identität ausgelöscht werden. Diese klinischen Veränderungen gehen mit qualitativ neuen Veränderungen einher, durch die der zugrundeliegende zerebrale Degenerationsprozeß gekennzeichnet ist. Es kommt zu einem signifikanten Nervenzellverlust in ausgedehnten Regionen der Hirnrinde und zum Auftreten einiger neurochemischer Defizite, die bei normalen Greisen nicht als altersabhängige Veränderungen nachweisbar sind. Die Proliferation von Neurofibrillenbündeln nimmt erheblich zu. Außerdem kommt es neben der weitverbreiteten Bildung von dystrophischen Neuriten in der Hirnrinde zu einer ausgedehnten Wucherung von paarigen helikalen Filamenten, die weder zu erkennbaren Neurofibrillenveränderungen noch zu neuritischen Bestandteilen von Plaques umgeformt werden. Dieses Material reagiert mit Antikörpern gegen paarige helikale Filamente und nicht mit Antikörpern gegen Amyloid (Wischik, private Mitteilung).

Auch die psychologischen Befunde in bezug auf die Gedächtnisstörungen lassen sich nicht mit der Auffassung vereinbaren, daß hinsichtlich der kognitiven Funktion ein Kontinuum zwischen normalem Altern und der Alzheimerschen Krankheit besteht (Huppert 1988). Neuere Untersuchungen haben gezeigt, daß demente Patienten bei der freien Wiedergabe, der Wiedergabe mit Hilfe von Schlüsselreizen und dem Wiedererkennen signifikant schlechter abschnitten als normale alte Menschen. Noch auffälliger ist, daß sich die Leistung von dementen Patienten im Gegensatz zu Normalen unter diesen drei Untersuchungsbedingungen nicht verbesserten.

Es gibt in mehrerer Hinsicht Ähnlichkeiten zwischen der Alzheimerschen Krankheit und anderen degenerativen Erkrankungen, die im mittleren (oder frühen) und im höheren Lebensalter auftreten. Beim Bluthochdruck und Diabetes mellitus sind die Krankheitserscheinungen im höheren Lebensalter gutartiger und stellen eine quantitative Abweichung von der Norm dar. Mit zunehmendem Lebensalter tritt eine Tendenz zur Abnahme der Glukosetoleranz auf. Es gibt aber keine scharfe Trennungslinie zwischen dem Diabetes vom Typ II und dem normalen Altern; im Gegensatz dazu sind Krankheitsformen, die sich im mittleren oder frühen Lebensalter manifestieren, eher mit spezifischen und klar definierbaren Ursachen verknüpft und weisen einen höheren Schweregrad auf. Dies gilt sowohl für den malignen Hochdruck als auch für den Diabetes vom Typ I (mit frühem Krankheitsbeginn), für dessen Zustandekommen Virusinfektionen, immunologische Faktoren und bestimmte HLA-Untergruppen eine prädisponierende oder ursächliche Rolle spielen. Auch der Morbus Parkinson mit spätem Krankheitsbeginn geht mehr allmählich in die Verlangsamung und Steifheit des Begungsablaufs und in die Denkhemmung des normalen Alterns über als die Parkinsonsche Krankheit mit frühem Beginn.

Es wäre sicher von Vorteil, wenn man versuchen würde, diese Krankheitsgruppen in experimentellen Studien getrennt zu behandeln. Der Typ I der Alzheimerschen Krankheit bietet viel günstigere Gelegenheiten für eine Intervention mit irgendeinem vielversprechenden Behandlungsverfahren. Denn die einzigen unzweifelhaften morphologischen Veränderungen sind in solchen Fällen Plaques und

Neurofibrillenveränderungen, während der Nervenzellverlust nicht über die altersabhängigen Neuronenausfälle hinausgeht. Als grobes Abgrenzungskriterium bietet sich z.Z. ein Erkrankungsalter über oder unter 72 Jahren an; außerdem kann das Vorhandensein spezifischer deutlicher herdpsychologischer Ausfallserscheinungen herangezogen werden. Beim Typ II der Erkrankung sind Apraxie, Aphasie und Agnosie unverhältnismäßig deutlich ausgeprägt im Vergleich zu den meßbaren kognitiven Störungen wie z.B. Gedächtnisverlust, Nachlassen der Lernfähigkeit oder Unfähigkeit zum Problemlösen.

Während also beim Typ I der Erkrankung die Behandlungsaussichten günstiger sind, bietet der Typ II der Erkrankung besonders günstige Gelegenheiten zur Erfassung spezifischer ätiologischer Faktoren. Von dieser Möglichkeit wurde im Rahmen der jüngsten Fortschritte bei der Untersuchung von Familien mit frühem Krankheitsbeginn bereits Gebrauch gemacht; dabei zeigte sich, daß solche Erkrankungen durch ein einziges autosomales dominantes Gen auf Chromosom 21 übertragen werden. Wenn das Gen-Produkt einmal bekannt ist, dürften hierdurch auch die ätiologischen Faktoren erhellt werden. Dieses Gen ist aber nicht das kausale Agens in den viel häufigeren Fällen mit spätem Krankheitsbeginn, in den sporadischen Fällen oder bei solchen Patienten, bei denen das Krankheitsrisiko von Verwandten ersten Grades sehr niedrig ist.

Die morphologischen Läsionen – Plaques, Neurofibrillenveränderungen und Nervenzellverlust – auf der einen Seite und das cholinerge Defizit auf der anderen Seite liefern die Grundlage für zwei rivalisierende Hypothesen in bezug auf die Verursachung der Krankheit. Die große Bedeutung der klassischen morphologischen Läsionen stellt eine Schwierigkeit für die cholinerge Hypothese dar. Es wurde kein Mechanismus nachgewiesen, auf Grund dessen ein cholinerges Defizit zur Bildung von Neurofibrillenbündeln in kortikalen Pyramidenzellen führen kann. Es ist – wie bereits oben beschrieben – bekannt, daß die Plaques von einer großen Zahl von Neurotransmittern innerviert werden, und keine experimentellen Läsionen des cholinergen Systems haben zu einer Plaquebildung geführt.

Die morphologische Hypothese besteht wiederum aus zwei rivalisierenden Theorien. Die erste Theorie mißt dem β-Amyloidprotein eine zentrale Bedeutung bei. Dieses Amyloid soll das Vorhandensein zahlreicher Proteine mit unterschiedlich niedrigem Molekulargewicht erklären, die in den amyloiden Kernen der Plaques und den amyloiden Gefäßwandniederschlägen nachweisbar sind. Es wird vermutet, daß diese Proteine aus einem größeren Vorläuferprotein entstehen, das durch ein proteolytisches Enzym gespalten wird. Es besteht weite Übereinstimmung darüber, daß der zentrale Kern der Neurofibrillenbündel aus einem Protein besteht, das keine Verwandtschaft zum Amyloid aufweist. Außerdem ist die Korrelation zwischen dem Amyloid in Blutgefäßen und dem in den senilen Plaques enthaltenen Amyloid bei der Alzheimerschen Krankheit relativ niedrig (MOUNTJOY et al. 1982). Dieser deutliche Unterschied zwischen dem Ausmaß der Amyloidangiopathie und der Zahl neuritischer Plaques in der Hirnrinde von Alzheimerkranken wird auch durch neuere Beobachtungen von SELKOE (1987) gestützt. Die meisten Untersuchungsergebnisse sprechen dafür, daß die neuritischen Komponenten die primäre Schädigung darstellen. Ferner ist unklar, wie die Amyloidablagerung bei der Alzheimerschen Krankheit für die ausgedehnte neuronale Zerstörung verantwortlich sein könnte.

Diese neuritischen Komponenten, welche den wichtigsten und gleichmäßigsten Bestandteil der senilen Plaques darstellen, bestehen zum größten Teil aus helikalen Filamenten. Das paarige helikale Filament ist daher ein spezifisches Bauelement, das den Plaques und Neurofibrillenbündeln gemeinsam ist. Es besteht offensichtlich aus einem abnormen polymerisierten Protein, welches den axonalen Transport beeinträchtigt und schließlich zu einem Untergang der Nervenzelle führt. In der letzten Zeit wurden bereits Fortschritte bei der Aufdeckung der Identität des Proteins erzielt, das einen Teil des Kerns der paarigen helikalen Filamente bildet. Die Aufklärung der übrigen Bestandteile kann in naher Zukunft erfolgen.

Die Entwicklungen der nächsten Jahre sollten dazu beitragen, die Situation zu klären und unser Wissen über die ätiologische Grundlage der Alzheimerschen Krankheit zu vermehren. Vermutlich wird dabei eine der beiden morphologischen Theorien bestätigt werden. Möglicherweise kann aber auch eine Synthese zwischen diesen beiden Theorien zu einer einzigen ursächlichen Erklärung der Alzheimerschen Krankheit führen. Es besteht Grund zu der Hoffnung, daß dieses Stadium erreicht sein wird, wenn die nächste Auflage dieses Buches erscheint.

Literatur

Adolfsson R, Gottfries CG, Roos BE, Winblad B (1979) Changes in brain catecholamines in patients with dementia of Alzheimer's type. B J Psychiatry 135:216–223

Allen SJ, Benton JS, Goodhardt MJ, Haan EA, Sims NR, Smith CCT, Spillane JA, Bowen DM, Davison AN (1983) Biochemical evidence of selective nerve cell changes in the normal ageing human and rat brain. J Neurochem 41:256–265

Arai H, Emson PC, Mountjoy CQ, Carrasco LH, Heizmann CW (1987) Loss of parvalbumin-immunoreactive neurones from cortex in Alzheimer-type dementia. Brain Res 418:164–169

Ball MJ (1977) Neuronal loss, neurofibrillary tangles and granulovacuolar degeneration in the hippocampus with ageing and dementia: A qualitative study. Acta-neuropathola 37(2):111–118

Bartus RT, Dean RL, Beer B, Lippa AS (1982) The cholinergic hypothesis of geriatric memory dysfunction. Science 217:408–414

Bartus R, Dean R, Flicker C (1987) Cholinergic Psychopharmacology. An integration of human and Animal Research on Memory. In Meltzer HJ (ed) Psychopharmacology. The Third Generation of Progress. Raven Press, New York, pp 219–232

Bennett JP, Enna SJ, Bylund DB, Gillin JC, Wyatt RJ, Snyder SH (1979) Arch Gen Psychiatry 36:927–934

Benton JS, Bowen DM, Allen SJ, Haan EA, Davison AN, Neary D, Murphy RP, Snowden JS (1982) Alzheimer's disease as a disorder of the isodendritic core. Lancet 1:456

Berteler A, Falck B, Owman C, Rosengrenn E (1966) The localization of monoaminergic blood-brain barrier mechanisms. Pharmacol Rev 18:369–385

Blessed G, Tomlinson BE, Roth M (1968) The association between quantitative measures of dementia and of senile change in the cerebral grey matter of elderly subjects. Br J Psychiatry 114:797–811

Bondareff W (1983) Age and Alzheimer's disease. Lancet 1:1447

Bondareff W, Mountjoy CQ, Roth M (1981) Selective loss of neurones of origin adrenergic projection to cerebral cortex (nucleus locus coeruleus) in senile dementia. Lancet 1:783–784

Bondareff W, Mountjoy CQ, Roth M (1982) Loss of neurons of origin of the adrenergic projection to cerebral cortex (nucleus locus coeruleus) in senile dementia. Neurol 32:164–168

Bondareff W, Mountjoy CQ, Roth M, Rossor MN, Iversen LL, Reynolds GP (1987a) Age and histopathological heterogeneity in Alzheimer's disease: evidence for subtypes. Arch Gen Psychiatry 44:412–417

Bondareff W, Mountjoy CQ, Roth M, Rossor MN, Iversen LL, Reynold GP, Hauser DL (1987 b) Neuronal degeneration in locus ceruleus and cortical correlates of Alzheimer disease. Alzheimer Disease and Associated Disorders. 1:256–262

Bondareff W, Mountjoy CQ, Roth M, Hauser DL (1988) Neurofibrillary degeneration and neuronal loss in Alzheimer's disease. Arch Gen Psychiatry (in press)

Bowen DM, Smith CB, White P, Davison AN (1976) Neurotransmitter-related enzymes and indices of hypoxia in senile dementia and other abiotrophies. Brain 99:459–495

Bowen DM, White P, Spillane JA, Goodhardt MJ, Curzon G, Iwangoff P, Meier-Ruge W, Davison AN (1979) Accelerated ageing or selective neuronal loss as an important cause of dementia. Lancet 1:11–14

Bowen DM, Allen SJ, Benton JS, Goodhardt MJ, Haan EA, Palmer AM, Sims NR, Smith CCT, Spillane JA, Esiri MM, Neary D, Snowden JS,Wilcock GK, Davison AN (1983) Biochemical assessment of serotonergic and cholinergic dysfunction and cerebral atrophy in Alzheimer's disease. J Biochem 41:266–272

Bowen DM, Davison AN, Francis PT, Neary D, Palmer AM (1984) Alzheimer's disease: importance of acetylcholine and tangle-bearing cortical neurones. In: Wurtman RJ, Corkin SH, Growdon JH (eds) Alzheimer's disease: advances in basic research and therapies, pp 9–27

Brody H (1955) Organization of the cerebral cortex. III. A study of aging in the human cerebral cortex. J Comp Neurol 102:511–556

Brody H (1976) An examination of cerebral cortex and brain stem aging. In: Terry TD, Gershon S (eds) Aging, vol 3: Neurobiology of Aging. Raven Press, New York, pp 177–183

Brown RG, Marsden CD (1984) How common is dementia in Parkinson's disease? Lancet 2:1262–1265

Brun A, Englund E (1981) Regional pattern of degeneration in Alzheimer's disease: neuronal loss and histopathological grading. Histopathology 5:549–564

Bucht G, Adolfsson R, Gottfries CGT, Roos BE, Winblad B (1981) Distribution of 5-hydroxytryptamine and 50 hydroxyindoleacetu acid in human brain in relation to age, drug influence, agonal status and circadian variation. J Neural Transm 51:185–203

Buck SH, Deshmukkh PP, Burks TF, Yamamura HI (1981) A survey of substance P, somatostatin and neurotensin levels in aging in the rat and human central nervous system. Neurobiol Aging 2, pp 257–264

Buell SJ, Coleman PD (1979) Dendritic growth in the aged brain and failure of growth in senile dementia. Science 206:854–856

Candy J, Perry RH, Perry EK, Irving D, Blessed G, Fairbairn AF, Tomlinson BE (1983) Pathological changes in the nucleus of Meynert in Alzheimer's and Parkinson's diseases. J Neurol Sci 59:277–289

Carlson A (1986) General Conclusions. in: Bergener M, Ermini M, Stahelin HB (eds) Dimensions in aging. The 1986 sandox lectures in gerontology. Academic Press, London, pp 301–304

Carlsson A, Winblad B (1976) Influence of age and time interval between death and autopsy on dopamine and 3-methoxytryptamine levels in human basal ganglia. J Neural Transm 38(3–4):271–276

Carlsson A, Adolfsson R, Aquilonius SM, Gottfires CG, Oreland L, Svennerholm L, Winblad B (1980) In: Goldstein et al. (eds) Ergot Compounds and brain functions. Neuroendocrine and neuropsychiatric aspects. Raven Press, New York, pp 295–305

Coleman PD, Flood DG (1987) Neuron numbers and dendritic extent in normal ageing and Alzheimer's disease. Neurobiol Ageing 8(6):521–545

Corsellis JAN (1962) Mental Illness and the Ageing Brain. Oxford University Press, London

Corsellis JAN, Bruton CJ, Freeman-Browne D (1973) The aftermath of boxing. Psychol Med 3:270–303

Coyle JT, Price DL, DeLong MR (1983) Alzheimer's disease: a disorder of cortical cholinergic innervation. Science 219:1184–1190

Cross AJ, Crow TJ, Perry EK, Perry RH, Blessed G, Tomlinson BE (1981) Reduced dopamine beta hydroxalase activity in Alzheimer's disease. Br Med J 282:93–94

Crowther RA, Wischik CM, Stewart M (1985) Analysis of the structure of paired helical filaments. Proc EMSA 43:734–737

Curcio CA, Kemper T (1984) Nucleus raphe dorsalis in dementia of the Alzheimer type: Neurofibrillary changes and neuronal packing density. J Neuropathol of Exp Neurol 43:359–368
Davies P (1979) Neurotranmitter-related enzymes in senile dementia of the Alzheimer type. Brain Res 171:319–327
Davies P, Maloney AJF (1976) Selective loss of central cholinergic neurons in Alzheimer's disease. Lancet 2:1403
Davis P, Verth A (1976) Regional distribution of muscarinic acetylcholine receptor in normal and Alzheimer type brains. Brain Res 138:385–392
Davies P, Katzman R, Terry RD (1980) Reduced somatostatin-like immunoreactivity in cerebral cortex from cases of Alzheimer disease and Alzheimer senile dementia. Nature 288:279–280
Davis PJM, Wright EA (1977) A new method for measuring cranial cavity volume and its application to the assessment of cerebral atrophy at autopsy. Neuropathol Appl Neurobiol 3:341–358
Dawbarn D, Rossor MN, Mountjoy CQ, Roth M, Emson PC (1986) Decreased somatostatin immunoreactivity but not neuropeptide Y immunoreactivity in cortex in senile dementia of Alzheimer type. Neurosci Lett 70:154–159
Diamond MC, Krech D, Rosenzweig MR (1964) The effects of an enriched environment on the histology of the rat cerebral cortex. J Comp Neurol 123:409–418
Diamond MD (1967) Extensive cortical depth measurements and neuron size increases in the cortex of environmentally enriched rats. J Comp Neurol 131:357–364
Drachman DA, Sahakian BJ (1980) Memory and cognitive function in the elderly; a preliminary trial of physostigmine. Arch Neurol 37:657–675
Eccles JC (1981) The modular operation of the cerebral neocortex considered as the material basis of mental events. Neuroscience 6(10):1839–1856
Emson PC, Lindvall O (1979) Distribution of putative neurotransmitters in the neocortex. Neuroscience 4:1–30
Epstein CJ, Martin GM, Schultz AL, Motulsky A (1966) Werner's syndrome a review of its symptomatology, natural history, pathologic features, genetics and relationship to the natural aging process. Medicine (Balt.) 45:177–221
Ferrier IN, Cross AJ, Johnson JA, Crow TJ, Corsellis JAN, Lee YC, O'Shaughnessy D, Adrian TE, McGregor GP, Baracese-Hamilton ASJ, Bloom SR (1983) Neuropeptides in Alzheimer type dementia. J Neurol Sci 62:159–170
Forno LS (1978) The locus ceruleus in Alzheimer's disease. J Neuropathol Exp Neurol 37:614
Gellersted N (1932–1933) Our knowledge of cerebral changes in normal evolution of old age. Upsala Lak(Foren Forh 38:193
Glenner GG (1988) Amyloidosis in the genesis of Alzheimer's disease. In: Pouplard-Barthelaix A, Emile J, Christen Y (eds) Immunology and Alzheimer's disease. Springer, Berlin Heidelberg New York Tokyo, pp 68–87
Glenner GG, Wong CW (1984) Alzheimer's disease: initial report of the purification and characterization of a novel cerebrovascular amyloid protein. Biochem Biophys Res Commun 120:885–890
Goedert M (1987) Neuronal localization of amyloid beta protein precursor mRNA in normal human brain and in Alzheimer's disease. EMBO J 6(12):3627–3632
Goedert M, Wischik CM, Crowther RA, Walker JE, Klug A (1988) Cloning and sequencing of the cDNA encoding a core protein of the paired helical filament of Alzheimer disease: Identification as the microtubule-associated protein tau. Proc Natl Acad Sci USA 85:4051–4055
Goldgaber D, Lerman MI, McBride OW, Saffiotti U, Gajdusek DC (1987) Characterization and chromosomal localization of a cDNA encoding brain amyloid of Alzheimer's disease. Science 235:877–880
Goldman-Rakic PS (1984) Modular organisation of prefrontal cortex. Trends Neurosci 7:419–429
Grundke-Iqbal I, Iqbal K, Quinlan M, Tung Y-C, Zaidi MS, Wiesniewksi HM (1986) Microtubule-associated protein tau: a component of Alzheimer paired helical filaments. J Biol Chem 261:6084–6089
Henderson G, Tomlinson BE, Gibson PH (1980) Cell counts in human cerebral cortex in normal adults throughout life using an image analysing computer. J Neurol Sci 46:113–136

Holliday R (1984) The aging process is a key problem in biomedical research. Lancet ii:1386–1387

Hornykiewicz O (1982) Imbalance of brain monoamines and clinical disorders. Prog Brain Res 55:419–429

Hubbard BM, Anderson JM (1981 a) Age, senile dementia and ventricular enlargement. J Neurol Neurosurg Psychiatry 44:631–635

Hubbard BM, Anderson JM (1981 b) A quantitative study of cerebral atrophy in old age and senile dementia. J Neurol Sciences 50:135–145

Huppert F (1988) Age related changes in memory: learning and remembering new information. In: Boller F, Grafman J (eds) Handbook of Neuropsychology. Elsevier, Amsterdam (in press)

Ishii T (1966) Distribution of Alzheimer's neurofibrillary changes in the brainstem and hypothalamus of senile dementia. Acta Neuropathol 6:181–187

Iversen LL, Rossor MN, Reynolds GP, Hills R, Roth M, Mountjoy CQ, Foote SL, Morrison JH, Bloom FE (1983) Loss of pigmented dopamine-B-nydroxylase positive cells from locus coeruleus in senile dementia of Alzheimer's type. Neurosci Lett 39:95–100

Kang J, Lemaire HG, Unter-Beck A, Salbaum JM, Masters CI, Grzeschik KH, Multhaup G, Bayreuther K, Muller Hill B (1987) The precursor of Alzheimer's disease – amyloid A4 protein resembles a cell surface receptor. Nature 325:733–736

Katzman R (ed) (1983) Biological aspects of Alzheimer's disease. Banburry Report 15, Cold Spring Harbor Laboratory, 435–476

Kay DWK (1977) The epidemiology and identification of brain deficit in the elderly. In: Eisdorfer C, Freidel RO (eds) Cognitive and emotional disturbances in the elderly. Chicago Yearbook 1977:11–26

Kosik KS, Joachim CL, Selkoe DJ (1986) The microtubule-associated protein, tau, is a major antigenic component of paired helical filaments in Alzheimer's disease. Proc Natl Acad Sci USA 83:4044–4048

Kurz A, Rüster P, Romero B, Zimmer R (1986) Cholinerge Behandlungsstrategien bei der Alzheimerschen Krankheit. Nervenarzt 57:558–569

Lasek RJ (1981) The dynamic ordering of neuronal cytoskeletons. Neurosci Res Program Bull 19(1):7–32

Lees AJ (1985) Parkinson's disease and dementia. Lancet I:43–44

Mann DMA, Yates PO (1983) Serotonin nerve cells in Alzheimer's disease. J Neurol Neurosurg Psychiatry 46:96

Mann DMA, Yates PO, Hawkes J (1982) The noradrenergic system in Alzheimer and multi-infarct dementias. J Neuro Neurosurg Psychiatry 45:113–119

Marcusson JO, Morgan DG, Winblad B, Fince CE (1984 b) Serotonin-2 binding sites in human frontal cortex and hippocampus: selective loss of S-2A sites with age. Brain Res 311:51–56

Masters CL, Gajdusek DC, Gibbs CJ Jr (1981 b) Creutzfeldt-Jakob disease virus isolation from the Gerstmann-Straussler syndrome. With an analysis of the various forms of amyloid plaque deposition in the virus-induced spongiform encephalopathies. Brain 104:559–587

Masters CL, Julthaup G, Simms G, Pottgiesser J, Martins RN, Beyreuther K (1985 a) Neuronal origin of a cerebral amyloid: neurofibrillary tangles of Alzheimer's disease contain the same protein as the amyloid of plaque cores and blood vessels. EMBO J 4:2757–2763

Masters CL, Simms G, Weinman NA, Multhaup G, McDonald BL, Beyreuther K (1985 b) Amyloid plaque protein in Alzheimer's disease and Down's syndrome. Proc Natl Acad Sci USA 82:4245–4249

Masters CL, Martins R, Simms G, Rumble B, Fuller S, Hutchinson L, Beer J, Hilbich C, Dyrks T, Fischer P, Weidemann A, Monning U, Multhaup G, Cramer M, Salbaum JM, Wehr S, Beyreuther K (1988) The Molecular Basis of Cerebral Amyloidosis in Alzheimer's Disease and the Unconventional Virus Disease. In: Pouplard-Barthelaix, Emile J, Christen Y (eds) Immunology and Alzheimer's disease. Springer, Berlin Heidelberg New York Tokyo

McGeer PL, McGeer EG (1976) Enzymes associated with the metabolism of catecholamines, acetylcholine and GABA in human controls and patients with Parkinson's disease and Huntington's chorea. 3. Neurochem, 26(1):65–76

McGeer PL, McGeer EG (1978) Aging and neurotransmitter system: A review

McGeer PL, McGeer EG, Suzuki JS (1977) Aging and extrapyramidal function. Arch Neurol 34(1):33–35

McGeer PL, McGeer EG, Suzuki J, Dolman CE, Nagai T (1984) Aging, Alzheimer's disease and the cholinergic system of the basal forebrain. Neurology 34:741–745

McKay AVP, Yates CM, Wright A, Hamilton P, Davies P (1978) Regional distribution of monoamines and their metabolites in the human brain. J Neurochem 30:841–848

McKinney M, Hedreen J, Coyle JT (1982) Cortical cholinergic innervation: implications for the pathophysiology and treatment of Alzheimer's disease. Ageing 19:259

Medawar PB (1952) An unsolved problem in biology. Lewis, London: reprinted 1957 in "The Uniqueness of the Individual". Methuen, London

Miller AK, Alston RL, Mountjoy CQ, Corsellis JAN (1984) Automated differential cell counting on a sector of the normal human hippocampus: the influence of age. Neuropathol Appl Neurobiol 10:123–141

Miller AKH, Alston RL, Corsellis JAN (1980) Variation with age in the volumes of grey and white matter in the cerebral hemispheres of man: measurements with an image analyser. Neuropathol Appl Neurobiol 6:119–132

Miller CCJ, Brion J-P, Clavert R, Chink TK, Eagles PAM, Downes MJ, Flament-Durand J, Haugh M, Kahn J, Probst A, Ulrich J, Anderton BH (1986) Alzheimer's paired helical filaments share epitopes with neurofilament side arms. EMBO J 5:269–276

Monagle RD, Brody H (1974) The effects of age upon the main nucleus of the inferior olive in the human. J Comp Neurol 155:61–66

Morrison JH, Rogers J, Scherr S, Renoit R, Bloom FE (1985) Somatostatin immunoreactivity in neuritic plaques of Alzheimer's patients. Nature 314:90–95

Mountjoy CQ, Tomlinson BE, Gibson PH (1982) Amyloid and senile plaques and cerebral blood vessels: A semi-quantitative investigation of a possible relationship. J Neurol Sci 57:89–103

Mountjoy CQ, Roth M, Evans NJR, Evans HM (1983) Cortical neuronal counts in normal elderly controls and demented patients. Neurbiol Ageing 4:1–11

Mountjoy CQ, Rossor MN, Iversen LL, Roth M (1984) Correlation of cortical cholinergic and GABA deficits with quantitative neuropathological findings in senile dementia. Brain 107:507–518

Mountjoy CQ, Rossor MN, Evans NJR, Reynolds GP, Evans H, Roth M, Iversen LL, Emson P (1986) Biochemical and neuropathological changes in the brain and their correlation to the severity of dementia in Alzheimer's disease. In: Shagass C, Josiassen RC, Bridger WH, Weiss KJ, Stoff D, Simpsom GM (eds) Biological Psychiatry 1985. Proceedings of the third Congress of Biological Psychiatry. Elsevier New York, pp 1415–1417

Never RL, Harris P, Kosik KS, Kurnit DM, Donlon TA (1986) Identification of cDNA clones for the human microtubule – associated protein tau and chromosomal localization of the genes for tau and microtubule – associated protein. Brain Res 387:217–280

Nordberg A, Adolfsson R, Marcusson JO, Winblad B (1982) In: Giacobini E, Filogamo G, Giacobini G, Vernadakis A (eds) The aging brain "cellular and molecular mechanisms of aging in the nervous system". Aging vol 20. Raven Press, New York

Pearson RC, Powell TP (1987) Anterograde vs retrograde degeneration of the nucleus basalis med in Alzheimer's disease. J Neural-Transon 24:139–146

Pearson RCA, Sofroniew MV, Cuello AC, Powell TP, Eckenstein F, Esiri MM, Wilcock GK (1983) Persistence of cholinergic neurons in the basal nucleus in a brain with senile dementia of the Alzheimer's type demonstrated by immunohistochemical staining for choline acetyltransferase. Brain Research 289:375–379

Perry EK (1986) The cholinergic hypothesis – ten years on. Br Med Bul 42(i):63–69

Perry EK, Perry FH, Blessed G, Tomlinson BE (1977 a) Neurotransmitter enzyme abnormalities in senile dementia – choline acetyltransferase and glutamic acid decarboxylase in necropsy brain tissue. J Neurol Sci 34:247–265

Perry EK, Perry RH, Blessed G, Tomlinson BE (1977 b) Neurotransmitter enzyme abnormalities in senile dementia – choline acetyltransferase and glutamic acid decarboxylase in necropsy brain tissue. J Neurol Sci 34:247–265

Perry EK, Perry RH, Gibson PH, Blessed G, Tomlinson BE (1977 c) Cholinergic connection between normal aging and senile dementia in human hippocampus. Neurosci Lett 6:85–89

Perry EK, Tomlinson BE, Blessed G, Bergmann K, Gibson PH, Perry RH (1978) Correlation of cholinergic abnormalities with senile plaques and mental test scores in senile dementia. Br Med J 2:1457–1459

Perry EK, Blessed G, Tomlinson BE, Perry RH, Cros TJ, Cross AJ, Dockray GJ, Diamaline R, Arregui A (1981 a) Neurochemical activities in human temporal lobe related to ageing and Alzheimer-type changes. Neurobiol Aging 2:251–256

Perry EK, Tomlinson BE, Blessed G, Perry RH, Cross AJ, Crow TJ (1981 b) Neuropathological and biochemical observations on the noradrenergic system in Alzheimer's disease. J Neurol Sci 51:279–287

Perry EK, Perry RH, Tomlinson BE (1982) Neurosci Lett 29:303–307

Perry G, Rizzuto N, Autilio-Gambetti L, Gambetti P (1985) Paired helical filaments from Alzheimer's disease patients contain cytoskeletal components. PNAS 82:3916–3920

Perry RH, Blessed G, Perry EK, Tomlinson BE (1980) Histochemical observations on cholinesterase activities in the brains of elderly normal and demented (Alzheimer-type) patients. Age Ageing 9:9–16

Perry RH, Candy JM, Perry EK (1983) Some observations and speculations concerning the cholinergic system and neuropeptides in Alzheimer's disease. In: Terry RD, Katzman R (eds) Biological aspects of Alzheimer's disease. Banbury Report 15:351–361

Perry TL, Kish SJ, Buchanan J, Hansen S (1979) Gamma-aminobutyne-acid deficiency in brain of schizophrenic patients. Lancet I:237–239

Pilleri G (1966) The Cluver-Bucy syndrome in man: a clinico-anatomical contribution to the function of the medial temporal lobe structures. Psychiatria et Neurologia 152:65–103

Podlisny MB, Lee G, Selkoe DJ (1987) Gene dosage of the Beta-amyloid precursor protein in Alzheimer's disease. Science 238:669–671

Pouplard-Berthelieur A (1988) Immunological Markers and Neuropathological Lesions in Alzheimer's disease. In: Pouplard-Barthelaix A, Emile J, Christen Y (eds) Immunology and Alzheimer's Disease. Springer, Berlin Heidelberg New York Tokyo

Quinn NP, Rosser MN, Marsden CD (1986) Dementia and Parkinson's Disease – Pathological and Neurochemical Considerations. In: Roth M, Iversen LL (eds) ALzheimer's Disease and Related Disorders. Br Med Bull Vol 42, 1:86–90

Reynolds GP, Arnold L, Rossor MN, Iversen LL, Mountjoy CQ, Roth M (1984) Reduced binding of (H) Ketanserin to cortical 5-HT receptors in senile dementia of the Alzheimer type. Neurosci Lett 44:47–51

Robakis NK, Wisniewski HM, Jenkins EC, Devine-Gage EA, Houck GE, Yao XL, Ramakrishna N, Wolfe G, Silverman WP, Brown WT (1987 b) Chromosome 21q21 sublocalisation of gene encoding beta amyloid peptide in cerebral vessels and neuritic (senile) plaques of people with Alzheimer disease and Down's syndrome. Lancet 1:384–385

Robinson DS, Sourkes TO, Nies A, Harris LS, Spector S, Bartlett DL, Kaye IS (1977) Monoamine metabolism in human brain. Arch Gen Psychiatry 34(1):89–92

Rossor MN, Mountjoy CQ (1986) Postmortem neurochemical changes in Alzheimer's disease compared with normal aging. The Canadian Journal of Neurological Sciences 13(4) Suppl. 499–502

Rossor M, Iversen LL, Mountjoy CQ, Roth M, Hawthorn J, Ang VY, Jenkins JS (1980 a) Arginine vasopressin and choline acetyltransferase in brains of patients with Alzheimer type senile dementia. Lancet 2:1367–1368

Rossor MN, Fahrenkrug J, Emson PC, Mountjoy CQ, Iversen LL, Roth M (1980 b) Reduced cortical choline acetyltransferase activity in senile dementia of Alzheimer type is not accompanied by changes in vasoactive intestinal polypeptide. Brain Res 201:249–253

Rossor MN, Emson PC, Mountjoy CQ, Roth M, Iversen LL (1980 c) Reduced amounts of immunoreactive somatostatin in the temporal cortex in senile dementia of Alzheimer type. Neurosci Lett 20:373–377

Rossor MN, Rehfeld JF, Emson PC, Mountjoy CQ, Roth M, Iversen LL (1981 a) Normal cortical concentration of cholecystokinin with reduced acetyltransferase activity in senile dementia of Alzheimer type. Life Sci 29:405–410

Rossor MN, Iversen LL, Johnson AJ, Mountjoy CQ, Roth M (1981 b) Cholinergic deficit in frontal cerebral cortex in Alzheimer's disease is age dependent. Lancet pp 1422

Rossor MN, Svendsen C, Hunt SP, Mountjoy CQ, Roth M, Iversen LL (1982a) The substantia innominata in Alzheimer's disease: an histochemical and biochemical study of cholinergic marker enzymes. Neurosci Lett 28:217–222
Rossor MN, Garret NJ, Johnson AL, Mountjoy CQ, Roth M, Iversen LL (1982b) A post-mortem study of the cholinergic and GABA systems in senile dementia. Brain 105:313–330
Rossor MN, Iversen LL, Reynolds GP, Mountjoy CQ, Roth M (1984) Neurochemical characteristics of early and late onset types of Alzheimer's disease. Br Med J 288:361–364
Roth M (1971) Classification and aetiology of mental disorders in old age: some recent developments. In: Kay DWK, Walk A (eds) Recent Developments in Psychogeriatrics (Special Publication No. 6 of the British Journal of Psychiatry). Royal Medico-Psychological Association, London, pp 1–18
Roth M (1985) Evidence on possible heterogeneity of Alzheimer's disease and its bearing on aetiology and treatment. In: Butler RN, Bearn A (eds) The Ageing Process: Therapeutic Implications. Raven Press, New York, pp 251–275
Roth M (1987) The association of clinical and neurobiological findings and its bearing on the classification and aetiology of Alzheimer's disease. In: Roth M, Iversen LL (eds) ALzheimer's Disease and Related Disorders. Br Med Bull Vol 42 No. 1:42–50
Roth M (1988) Growing Points in the Neurobiology of Alzheimer's Disease. In: Govoni S, Battaini F (eds) Modification of Cell to Cell Signals During Normal and Pathological Aging. NATO ASI Series H: Cell Biology, Vol. 9:213–226
Roth M, Wischik CM (1985) The heterogeneity of Alzheimer's disease and its implications for scientific investigations of the disorder. In: Arie T (ed) Recent advances in psychogeriatrics 1. Churchill Livingstone, Edinburgh, pp 71–92
Roth M, Tomlinson BE, Blessed G (1966) Correlation between scores for dementia and counts of "senile plaques" in cerebral grey matter of elderly subjects. Nature 200:109–110
Roth M, Tomlinson BE, Blessed G (1967) The relationship between quantitative measures of dementia and of degenerative changes in the cerebral grey matter of elderly subjects. Proc Soc Med 60:254–259
St. George Hyslop PH, Tanzi RE, Polinsky RJ, Haines JL, Nee L, Watkins PC, Myers RH, Feldman RG, Pollen DF, Drachman D, Growdon J, Bruni A, Foncin J-F, Gusella JF (1987) The genetic defect causing familial Alzheimer's disease maps on chromosome 21. Science 235:885–890
Scheibel ME, Tomiyasu U, Scheibel AB (1977) The aging human Betz cell. Exp Neurol 56:598–609
Selkoe DJ (1987) Deciphering Alzheimer's disease: the pace quickens. Trends Neurosci 10:181–184
Severson JA, Marcusson J, Winblad B, Finch CE (1982) Age-correlated loss of dopaminergic binding sites in human basal ganglia. J Neurochem 39:1623–1631
Severson JA, Marcusson JO, Osterburg HH, Finch CE, Winblad B (1985) Elevated density of (3H) imipramine binding in aged human brain. J Neurochem 45(5):1382–1389
Spokes EGS (1979) An analysis of factors influencing measurements of dopamine, noradrenaline, glutamate decarboxylase and choline acetylase in human post-mortem brain tissue. Brain 102:333–346
Spokes GS, Garrett NJ, Iversen LL (1979) Differential effects of agonel status on measurements of GABA and Glutamatic-decarboxylase in human postmortem brain-tissue from control and Huntingtons-chorea subjects. J Neurochem 33:773–778
Struble RG, Powers RE, Cassanova MF, Kitt CA, Brown EC, Price DL (1987) Neuropeptidergic systems in plaques of Alzheimer's disease. J Neuropathol Exp Neurol 46(5):567–584
Tagliavini F, Pilleri G (1983) Neuronal counts in basal nucleus of Meynert in Alzheimer's disease and in simple senile dementia. Lancet 1:469–470
Tanzi RE, Gusella JF, Watkins PC, Bruns GAP, St. George-Hyslop P, Van Keuren MLV, Patterson D, Pagan S, Kurnit DM, Neve RL (1987) Amyloid beta protein gene: cDNA, mRNA distribution, and genetic linkage near the Alzheimer locus. Science 235:880–884
Terry RD (1985) Some unanswered questions about the mechanisms and aetiology of Alzheimer's disease. In Alzheimer's disease. Senile dementia of Alzheimer's type – aging of the brain. Dan Med Bull 31(2):22–24

Terry RD, Wisniewski HM (1972) Ultrastructure of senile dementia and of experimental analogs. In: Gaitz CM (ed) Advances in behavioural biology, vol 3. Aging and the brain. Plenum Press, New York, pp 89–116
Terry RD, Fitzgerald C, Peck A, Millner J, Farmer P (1977) Cortical cell counts in senile dementia. J Neuropathol Exp Neurol 36:633
Terry RD, Peck A, Deteresa R, Schecter R (1981) Some morphometric aspects of the brain in senile dementia of the Alzheimer type. Ann Neurol 10:184–192
Terry RD, Hansen LA, DeTeresa R, Davies P, Tobias H, Katzman R (1987) Senile dementia of the Alzheimer type without neocortical neurofibrillary tangles. J Neuropathol Exp Neurol 46(3):262–268
Tomlinson BE (1961) The ageing brain. In: Smith TW, Cavanagh JB (eds) Recent Advances in Neuropathology 1. Churchill Livingstone 1979, Edinburgh, pp 129–159
Tomlinson BE, Corsellis JAN (1984) Ageing and the dementias. In: Adams JH, Corsellis JAN, Duchen LW (eds) Greenfield's Neuropathology, 4th edn. Arnold, London, ch. 20, pp 951–1025
Tomlinson BE, Henderson G (1976) Some quantitative cerebral findings in normal and demented old people. In: Terry RD, Gershon S (eds) Neurobiol Aging vol 3. Raven Press, New York, pp 183–204
Tomlinson BE, Blessed B, Roth M (1968) Observations on the brains of non-demented old people. J Neurol Sci 7:331–356
Tomlinson BE, Blessed B, Roth M (1970) Observations on the brains of demented old people. J Neurol Sci 11:205–242
Tomlinson BE, Irving D, Blessed G (1981) Cell loss in the locus ceruleus in senile dementia of Alzheimer type. J Neurol Sci 49:419–428
Tomlinson BE, Irving D, Blessed G (1982) Cell loss in the locus coeruleus in senile dementia of Alzheimer type. J Neurol Sci 49:419–428
Uemura E, Hartmann HA (1978) RNA content and volume of nerve cell bodies in human brains 1. pre-frontal cortex in ageing in demented subjects. J Neurobiol Exp Neurol 37:487–497
Van Broeckhoven C, Genthe AM, Vandenberghe A, Horsthemke B, Backhovens H, Raeymaekers P, Van Hul W, Wehnert A, Gheuens J, Cras P, Bruyland M, Martin JJ, Salbaum M, Multhaup G, Masters CL, Beyreuther K, Gurling HMD, Mullan MJ, Holland A, Barton A, Irving N, Williamson R, Richards SJ, Hardy JA (1987) Failure of familial Alzheimer's disease to segregate with the A 4-amyloid gene in several European families. Nature 329:153–155
Vijayashanka N, Brody H (1971) Neuronal population of the human abducens nucleus. Anat Rec 169:447
Vijayashanka N, Brody H (1973) The neuronal population of the nuclei of the trochlear nerve and the locus ceruleus in the human. Anat Rec 172:421–422
Whitehouse PJ, Price DL, Struble RG, Clark AW, Coyle JT, DeLong MR (1982) Alzheimer's disease and senile dementia: loss of neurons in the basal forebrain. Science 215:1237–1239
Wilcock GK, Esiri MM, Bowen DM, Smith CT (1982) Correlation of cortical choline acetyltransferase activity with the severity of dementia and histological abnormalities. J Neurol Sci 57:407–417
Wilcock GK, Esiri MM, Bowen DM, Smith CCT (1983) The nucleus in Alzheimer's disease cell counts and cortical biochemistry. Neuropathol Appl Neurobiol 9:175–179
Winblad B, Adolfsson R, Gottfries CG, Oreland L, Roos BE (1978) Brain mono-amines, mono amine metabolites and enzymes in physiological aging and senile dementia. In recent developments in Mass Spectrometry in Biochemistry and Medicine, Vol 1:253–267
Wischik CM, Crowther RA, Stewart M, Roth M (1985) Subunit structure of paired helical filaments in Alzheimer's disease. J Cell Biol 100:1905–1912
Wischik CM, Crowther RA (1986) The Alzheimer Tangle and Aging. In: Govoni S, Battaini F (eds) Modification of Cell to Cell Signals during Normal and Pathological Aging. NATO ASI Series H: Cell Biology, Vol 9:227–234
Wischik CM, Novak M, Thogersen HC, Edwards PC, Runswick MJ, Jakes R, Walker JE, Milstein C, Roth M, Klug A (1988 a) Isolation of a fragment of tau derived from the core of the paired helical filament of Alzheimer disease. Proc Natl Sci USA Vol 85:4506–4510

Wischik CM, Novak M, Edwards PC, Klug A, Tichelaar W, Crowther RA (1988 b) Structural characterization of the core of the paired helical filament of Alzheimer disease. Proc Natl Acad Sci Vol 85:4884–4888

Wisniewski HM, Wrzolek M (1987) Pathogenesis of amyloid formation in Alzheimer disease, Down's syndrome and scrapie. Ciba Found Symp 135

Wisniewski HM, Currie JR, Barcikowska M, Robakis NK, Miller DL (1988) Alzheimer's Disease, a Cerebral Form of Amyloidosis. In: Pouplard-Barthelaix A, Emile J, Christen Y (eds) Immunology and Alzheimer's Disease. Springer, Berlin Heidelberg New York Tokyo, pp 1–6

Wong CW, Quaranta V, Glenner GG (1985) Neuritic plaques and cerebrovascular amyloid in Alzheimer disease are antigenically realated. Proc Natl Acad Sci USA 82:8729–8732

Yamamoto T, Hirano A (1985) Nucleus raphe dorsalis in Alzheimer's disease: neurofibrillary tangles and loss of large neurons. Ann Neurol 17:573–577

Yates CM, Simpson J, Maloney HFJ, Gordon A (1979) Dopamine in Alzheimer's disease and senile dementia. Lancet ii:851–852

Demenzerkrankungen im mittleren und höheren Lebensalter

H. LAUTER und A. KURZ

INHALTSVERZEICHNIS

Der folgende Beitrag enthält einen Überblick über die häufigsten Demenzerkrankungen in der zweiten Lebenshälfte, ihre Beziehungen zu der normalen Altersinvolution des Gehirns und den gegenwärtigen Stand der Demenzdiagnostik; einige zusätzliche Überlegungen gelten den allgemeinen Prinzipien der Behandlung. Während neurobiologische Grundlagen und klinische Symptomatik der Alzheimerschen und Pickschen Krankheit ausführlicher dargestellt sind, gehen wir auf die Gruppe der zerebrovaskulären Demenz nur am Rande ein, da dieses Thema in einem Kapitel von Band 6 (dieses Werkes) behandelt wurde (BRUN u. GUSTAFSON 1988). In Band 6 findet der Leser auch mehrere weitere Beiträge über primäre und sekundäre Hirnerkrankungen, die ein Demenz-Syndrom zur Folge haben können; diese Kapitel enthalten zahlreiche zusätzliche Informationen, die für eine genauere Kenntnis verschiedenartiger Formen der Demenz im Alter von Nutzen sind.

A. Hirnalterung und Demenz

Daß „der Verstand verschwindet, wenn das Alter kommt" und damit die letzte Phase des menschlichen Lebens durch „zweite Kindheit, gänzliches Vergessen" gekennzeichnet ist, hat Shakespeare zwar bereits vor mehreren hundert Jahren festgestellt. Auffassungen dieser Art sind aber auch unserem aufgeklärten Zeitalter nicht fremd, um so mehr, als wir häufiger als früher die Gelegenheit haben, mit solchen Schicksalsverläufen im Alter konfrontiert zu werden. Wir wissen ja, daß das Gehirn des Menschen das einzige Organsystem darstellt, dessen Zellpopulation sich nach Abschluß der fötalen Entwicklung nicht mehr erneuert und daß im Laufe des Lebens – vor allem aber nach dem siebten Lebensjahrzehnt – in vielen Hirnregionen mit unerbittlicher Gesetzmäßigkeit ein fortschreitender Neuronenverlust und eine nicht mehr rückbildungsfähige Schrumpfung des Hirngewebes einsetzt. Im Gegensatz zu anderen Organen müßte also das Gehirn eine besondere Vulnerabilität gegenüber den normalen Alterungsprozessen aufweisen und seine Funktionsfähigkeit mehr und mehr einbüßen.

Glücklicherweise wird aber diese düstere Perspektive den Tatsachen nicht gerecht. Bei der überwiegenden Mehrzahl älterer Menschen nimmt das geistige Leistungsvermögen keineswegs generell in nennenswertem Umfang ab. Gruppenvergleiche, die den möglichen intervenierenden Faktoren – z. B. Ausgangsbegabung, Ausbildung, allgemeiner Gesundheitszustand, biographische Gesamtsituation oder motivationale Bedingungen – Rechnung tragen, lassen die Bedeutung des Lebensalters zurücktreten, machen aber innerhalb ein und derselben Altersgruppe erhebliche Leistungsunterschiede deutlich (s. Kap. 1 von KRUSE in diesem Band).

Intellektueller Abbau oder geistiger Verfall gehören also keineswegs zu den unausweichlichen Folgeerscheinungen der Hirnalterung. Neuere morphometrische Untersuchungen haben gezeigt, daß zwar die Nervenzellen im Neokortex mit steigendem Lebensalter eine Abnahme ihrer Größe aufweisen, daß aber der Grad des Neuronenverlustes sehr viel geringer ist als dies früher angenommen wurde (TERRY et al. 1987). Außerdem gehören degenerative Vorgänge offensichtlich zum normalen Entwicklungsprozeß des Zentralnervensystems und begleiten die ständige Bildung neuer synaptischer Verbindungen. Auch im Gehirn des alten Menschen wird der Verlust an Nervenzellen durch die Bildung zahlreicher Nervenbindungen wettgemacht, die von benachbarten Neuronen ausgehen und zur Entstehung neuer funktionsfähiger Synapsen führen. Nervenzellverluste, die im Rahmen der Altersinvolution eintreten, werden also durch eine kontinuierliche reaktive Synaptogenese kompensiert (Cotman et al. 1986). Als Index für die Funktionsfähigkeit dieser synaptischen Verbindungen kann die Messung der Neurotransmitteraktivität herangezogen werden; Verminderungen dieser Transmitter, ihrer Abbauprodukte oder ihrer Enzyme sind im Neokortex gesunder älterer Menschen nicht oder nur in geringem Umfang nachweisbar (Perry u. Perry 1988). Diese neuronale Plastizität verleiht dem alternden Gehirn einen relativen Schutz gegenüber der Schädigung und dem Verlust von Nervenzellen. Es gibt jedoch eine große Zahl primärer und sekundärer Hirnkrankheiten, bei denen die auch im Alter noch vorhandenen neuronalen Kompensationsmechanismen nicht ausreichen, um das Auftreten schwerer kognitiver Defizite zu verhindern.

I. Häufigkeit von Demenzerkrankungen im Alter

Demenzprozesse im Alter gelten heute überall in der Welt als ein großes, nahezu unlösbares gesundheits- und sozialpolitisches Problem. Dies war nicht immer so. Noch zu Beginn dieses Jahrhunderts erreichten relativ wenige Menschen das 75. Lebensjahr. Die seither erzielten Erfolge bei der Behandlung und Verhütung von Infektionskrankheiten, der erhöhte Standard der allgemeinen Hygiene und die verbesserten Lebensbedingungen haben zu einer erheblichen Senkung der Mortalität und zu einer Verlängerung der durchschnittlichen individuellen Lebensdauer geführt. In der Bundesrepublik Deutschland hat sich die Zahl der 65jährigen und Älteren innerhalb weniger Jahrzehnte verdoppelt. Von dieser Entwicklung sind die Höchstaltrigen – also Personen jenseits des 75. oder 80. Lebensjahres – überproportional betroffen. Da gleichzeitig die Geburtenraten stark zurückgegangen sind, ist nicht nur die absolute Zahl älterer Menschen, sondern auch ihr relativer Anteil an der Gesamtbevölkerung erheblich angewachsen. Eine immer größer werdende absolute Zahl und ein erheblich höherer relativer Anteil der Bevölkerung erreicht somit jenes Lebensalter, in dem sich die meisten chronischen Hirnkrankheiten manifestieren. Als Folge davon haben die Altersdemenzen innerhalb der Gesamtpopulation dramatisch zugenommen und werden in den nächsten Jahrzehnten weiter ansteigen.

Genaue Häufigkeitsangaben über die Demenz im Alter lassen sich vor allem durch Feldstudien an klar definierten Querschnitten der Gesamtbevölkerung gewinnen. Solche Untersuchungen sind zwar stark von der jeweils angewandten Methodik abhängig (siehe hierzu Beitrag von Krauss in diesem Band). Trotzdem weisen die Ergebnisse dieser Studien in bezug auf die Stichtagshäufigkeit schwerer und mittelgradiger Demenzzustände eine relativ hohe Übereinstimmung auf. Die Prävalenzrate derartiger Erkrankungsformen bei der Bevölkerung im Alter von 65 Jahren und darüber werden in rund der Hälfte der diesbezüglichen Feldstudien auf 5–8% beziffert. Sie steigen mit zunehmendem Lebensalter deutlich an. In der

Altersgruppe der 30- bis 65jährigen sind nur 0,26% der Bevölkerung betroffen, bei den 75- bis 84jährigen und den 85jährigen und älteren jeweils 4,2%, 10,7% und 17,3% (SULKAVA et al. 1985).

Die Häufigkeit des erstmaligen Auftretens von senilen und präsenilen Demenzprozessen läßt sich nur mit der Hilfe von Untersuchungen ermitteln, bei denen größere Stichproben der Gesamtbevölkerung nach Ablauf eines längeren Zeitintervalls erneut interviewt werden. Studien dieser Art wurden vorwiegend in skandinavischen Ländern, aber auch in Großbritannien, in den USA und in Israel durchgeführt. Aufgrund dieser Studien kann davon ausgegangen werden, daß in einer Risikopopulation von 1000 älteren Menschen jährlich etwa 10 bis 20 an einer Demenz erkranken. Ebenso wie die Prävalenzraten nehmen auch die Inzidenzziffern mit zunehmendem Lebensalter zu; in der Altersgruppe der 60- bis 69jährigen liegt die Häufigkeit jährlicher Neuerkrankungen bei 2,8–5,1% pro Tausend, bei den 70jährigen und älteren wurden dagegen Inzidenzraten von 34–57 pro Tausend ermittelt (BERGMANN u. COOPER 1986). Näheres hierzu kann dem Beitrag von KRAUSS in diesem Band entnommen werden.

II. Arten der zugrundeliegenden Demenzerkrankungen

Welche spezifischen Erkrankungen den Demenzsyndromen im Alter zugrunde liegen, läßt sich am zuverlässigsten durch Hirnsektionen bei Patienten feststellen, bei denen zu Lebzeiten eine Demenz bestand. Soweit solche autoptischen Untersuchungen in westlichen Ländern durchgeführt wurden, lassen sie ausnahmslos ein starkes Überwiegen der Alzheimerschen Krankheit gegenüber der Multi-Infarkt-Demenz und anderer Formen der zerebrovaskulären Demenz erkennen. Von den 58 Fällen von Altersdemenz in dem Sektionsmaterial von MÖLSÄ et al. (1985) gehörten 48,3% zur Alzheimerschen Krankheit und 19% zur Multi-Infarkt-Demenz, während in 10% Kombinationsformen beider Krankheiten und in 5% andere spezifische Demenzerkrankungen festgestellt wurden; in 18% konnte die neuropathologische Diagnose allerdings nicht eindeutig geklärt werden. BRUN (1987) und GUSTAVSON (1987) haben die neuropathologischen Diagnosen bei 150 Patienten mit senilen und präsenilen Demenzprozessen ermittelt, die im Rahmen einer klinischen Longitudinalstudie untersucht worden waren. Wie aus Abb. 1 ersichtlich, überwiegt in diesem Sektionsmaterial ebenfalls die Gruppe der Alzheimerschen Demenz (Abb. 1).

Relativ hoch ist aber auch der Anteil fronto-temporaler Rindendegenerationen, die neuropathologisch nicht der Demenz vom Alzheimer Typ entsprechen, von denen allerdings nur ein geringgradiger Prozentsatz die typischen morphologischen Merkmale der Pickschen Atrophie aufweist.

Sektionsergebnisse dieser Art werden im Zusammenhang mit bestimmten Forschungsprojekten gewonnen und stellen vermutlich selektierte Stichproben dar, die für die Gesamtzahl dementer älterer Menschen nicht repräsentativ sind. Andererseits stehen bei epidemiologischen Feldstudien nicht immer ausreichende Informationen zur Verfügung, um die zuverlässige diagnostische Zuordnung eines Demenzsyndroms zu einer bestimmten Krankheitskategorie vornehmen zu können. Die Resultate solcher Untersuchungen sind daher inkonsistent. Dennoch

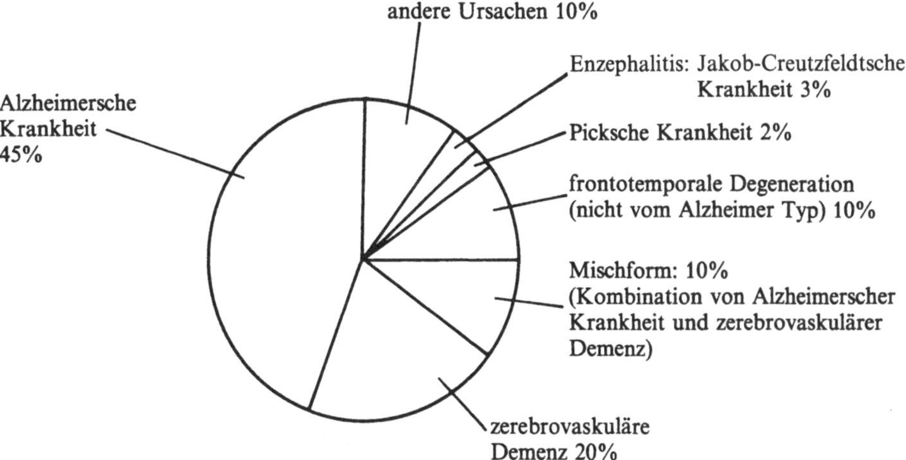

Abb. 1. Häufigkeit verschiedener Demenzerkrankungen im Alter aufgrund der Autopsiebefunde von 150 Patienten mit Demenzsyndromen im Senium und Präsenium. Längsschnittstudie von Lund. (Nach Brun 1987; persönliche Mitteilung)

zeigt sich bei diesen Studien, daß bei Patienten mit einem Erkrankungsalter vor dem 65. Lebensjahr ein sehr breites Spektrum von Demenzerkrankungen mit unterschiedlichen Ursachen vorliegt, während bei den 65jährigen und älteren die Alzheimersche Krankheit mit rund 55%, die zerebrovaskuläre Demenz oder gemischt vaskulär-degenerative Demenzen mit rund 40% bei weitem überwiegen und andere spezifische Demenzerkrankungen nur bei ca 5% vorhanden sind (Sulkava et al. 1985). Mehrere Vergleichsuntersuchungen sprechen dafür, daß in Japan die zerebrovaskuläre Demenz stärker verbreitet ist als in Westeuropa. Solche Unterschiede können zwar durch die Verschiedenartigkeit der Diagnostik hervorgerufen werden; möglicherweise sind aber die Risikofaktoren für das Auftreten spezifischer Demenzerkrankungen nicht überall in der Welt gleichmäßig verteilt.

Aufgrund der genannten Untersuchungsbefunde lassen sich die Demenzerkrankungen im Alter in zwei große Kategorien untergliedern. Die erste – sehr viel kleinere – Kategorie wird meist durch spezifische, teilweise reversible Ursachen hervorgerufen. wie sie beim gesunden älteren Menschen nicht anzutreffen sind; hierzu gehören z. B. toxische Substanzen, Hirntraumen oder Neoplasmen. Auch eine Demyelinisierung der weißen Substanz mit hypertensiven Veränderungen der kleinen Markgefäße und lakunären Infarkten oder eine systematisch ausgebreitete Atrophie der obersten Rindenschichten mit Status spongiosus, Zellschwellungen und Pick-Zellen findet sich bei keinem geistig rüstigen Menschen im höheren Lebensalter; Veränderungen dieser Art sind vielmehr pathognomische Hinweise für eine progressive subkortikale vaskuläre Enzephalopathie (PSVE: Morbus Binswanger) oder eine Picksche Krankheit.

Anders hingegen verhält es sich bei der – sehr viel größeren – zweiten Kategorie von Demenzerkrankungen, nämlich der zerebrovaskulären Demenz und der Alzheimerschen Krankheit. Die für diese Krankheitsprozesse charakteristischen neuropathologischen Veränderungen kommen auch bei geistig rüstigen Menschen in höheren Lebensjahrzehnten und vor allem im Greisenalter vor, allerdings in geringerer Intensität und zum Teil mit anderer Lokalisation. Erst oberhalb eines gewissen Schweregrades führen Infarktherde, Plaques und Neurofibrillenveränderungen zu einer Demenz. Die neuropathologische Diagnose erfolgt daher nicht aufgrund eines eindeutigen qualitativen Merkmals, sondern kann sich nur an lokalisatorischen Gesichtspunkten, vor allem aber an quantitativen pathometrischen Kriterien orientieren. Diese neuropathologischen Schwellenkritierien reichen in der Regel aus, um eine zuverlässige Abgrenzung normaler, geistig rüstiger älterer Menschen von Demenzkranken zu ermöglichen. Es gibt aber eine kleine Zahl von Fällen, bei denen die neuropathologischen Kriterien für eine Demenzerkrankung vorliegen, ohne daß zu Lebzeiten der betroffenen Patienten irgendwelche klinischen Symptome einer Demenz feststellbar waren. Sofern solche Beobachtungen nicht durch Besonderheiten der Schädigungslokalisation zu erklären sind, könnte es sich um präsymptomatische Fälle der Altersdemenz handeln, die vielleicht mit einer besonderen psychologischen Resistenz der betroffenen Personen zusammenhängen. Außerdem sind Plaques und Neurofibrillenveränderungen möglicherweise unspezifische Folgezustände und Epiphänomene verschiedenartiger neuronaler Funktionsstörungen; die heutige Entwicklung auf dem Gebiet der Proteinchemie und Molekularbiologie könnte zur Entdeckung anderer biologischer Krankheitsindikatoren führen, die unmittelbarer mit der Pathogenese der Alzheimerschen Krankheit verknüpft sind und das Vorliegen einer solchen Altersdemenz mit größerer Zuverlässigkeit anzeigen.

Scheinbare Diskrepanzen zwischen morphologischem und klinischem Befund lassen sich allerdings bei einigen Patienten auch durch das gleichzeitige Vorhandensein verschiedenartiger Hirnschädigungen erklären. Besonders häufig sind Mischformen von vaskulärer und degenerativer Demenz. In diesen Fällen reichen weder die Zahl der Plaques und Neurofibrillenveränderungen, noch die Lokalisation und das Volumen der Erweichungsherde für sich allein genommen aus, um eine Demenz zu verursachen; erst die Summation beider Schädigungen führt dazu, daß die kritische Demenzschwelle überschritten wird. Die relativ seltenen Fälle einer schweren Parkinson-Demenz können zwar durch besonders hochgradige Zellverluste im Meynertschen Basalkern bedingt sein. Solche Kombinationen von Parkinsonscher Krankheit und Demenz treten aber auch dann auf, wenn sich zu den neuropathologischen Grundlagen des Morbus Parkinson Veränderungen im Sinne einer senilen Hirninvolution hinzugesellen (QUINN et al. 1986). Keine der beiden Schädigungen würde ohne das Hinzutreten der Zweitschädigung einen schweren kognitiven Leistungsabbau zur Folge haben, und erst die additive Wirkung von Hirnerkrankung und seniler Hirninvolution führt zu Demenz.

III. Beziehungen zwischen Alter und Demenzprozessen

Wenn von den Altersdemenzen die Rede ist, so wird oft von der Vorstellung ausgegangen, diese Erkrankungen seien ausnahmslos durch die normale Altersinvolution verursacht. Wenn dies richtig wäre, dann hätten die Bemühungen um eine differentialdiagnostische Abgrenzung verschiedener Demenzformen im Alter keine praktische Bedeutung, und eine Therapie könnte allenfalls dann erfolgreich sein, wenn es gelänge, das Fortschreiten der normalen Alterung aufzuhalten oder zu verzögern. Tatsächlich können aber die Zusammenhänge zwischen Alter und Krankheit durch verschiedenartige Modellvorstellungen erklärt werden. Es ist daher zu fragen, welche dieser Hypothesen für die unterschiedlichen Demenzerkrankungen am besten geeignet sind.

Eine *erste Erklärungmöglichkeit* besteht darin, daß das Zusammentreffen einer Demenzerkrankung mit dem höheren Lebensalter rein zufällig ist. Dies trifft sicher für die relativ kleine Gruppe von Altersdemenzen zu, die auf einer spezifischen Ursache beruhen und prinzipiell auch in jüngeren Lebensjahren auftreten können. Daß einige dieser Erkrankungen sich in der zweiten Lebenshälfte häufen, könnte auf der altersabhängigen Verringerung körperlicher Kompensationsvorgänge beruhen.

Eine *zweite*, gegensätzliche *Hypothese* geht von einem außerordentlich engen Zusammenhang zwischen Alter und Demenz aus. Aus dem Blickwinkel eines solchen Erklärungsmodells führt eine Steigerung der normalen Hirninvolution zur Altersdemenz. Diese Annahme wäre für die Entstehung der Alzheimerschen Krankheit in Betracht zu ziehen; Patienten mit einer derartigen Demenz würden den Rand einer Gaußschen Normalverteilungskurve bilden und denjenigen älteren Personen entsprechen, bei denen Plaques und Neurofibrillenveränderungen den höchsten Intensitätsgrad erreicht haben. Die Hirnalterung wäre dann eine latente Krankheit, die bei besonders starker Ausprägung in eine manifeste Demenzerkrankung einmünden würde.

Tatsächlich wird diese Modellvorstellung heute nach wie vor diskutiert. Vergleichende Untersuchungen an den Gehirnen normaler und dementer älterer Menschen lassen allerdings neben manchen Gemeinsamkeiten der neuropathologischen Veränderungen doch auch erhebliche Verschiedenartigkeiten erkennen, die sich nicht nur auf Ausmaß und Lokalisation der Neuronenverluste, sondern besonders auch auf den schweren Zerfall der Nervenfortsätze und der zytoarchitektonischen Struktur bei der Alzheimerschen Krankheit beziehen (SCHLOTE 1988; HAUW et al. 1988). Die Anwendung monoklonaler Antikörper gegenüber mikrotubulärem Tau-Protein läßt bei der Alzheimerschen Krankheit in vielen Teilen der Hirnrinde ein diffuses Netzwerk dystrophischer Nervenfasern erkennen (SELKOE 1987). Das Ausmaß dieser regressiven Veränderungen steht in starkem Gegensatz zu den reaktiv-kompensatorischen Vorgängen, die man an den Neuriten und Dendriten in vielen Altersgehirnen beobachtet und die bei der Alzheimerschen Krankheit fehlen.

Diese Befunde sind mit der Annahme der unmittelbaren kausalen Bedeutung der senilen Hirninvolution für die Alzheimersche Krankheit schwer zu vereinbaren; andere Formen der Altersdemenz können durch ein solches Modell erst recht nicht erklärt werden. Weitere Überlegungen, die speziell die Beziehungen zwischen Alzheimerscher Krankheit und Altern betreffen, finden sich in dem Beitrag von M. ROTH in diesem Band.

Ein Zusammenhang zwischen Altern und Krankheit könnte *drittens* auch darin bestehen, daß verschiedene Erkrankungen den normalen Hirnalterungsprozeß beschleunigen. Als Beispiele hierfür können das frühzeitige Auftreten von Plaques und Neurofibrillenveränderungen bei Mongoloiden im Alter von 30 Jahren oder die Dementia pugilistica herangezogen werden, die sich bei manchen Boxern schon in jüngeren oder mittleren Lebensjahrzehnten findet und mit zahlreichen Neurofibrillenveränderungen im Gehirn einhergeht; in solchen Fällen haben die multiplen Hirntraumen möglicherweise nach einer gewissen Latenzzeit zu einer vorzeitigen Hirnalterung geführt. Bei der Alzheimerschen Demenz können einige hirnpathologische Veränderungen – z. B. die Bildung von Plaques, Neurofibrillenveränderungen und einer Amyloidose kleiner Gefäße – als Ausdruck beschleunigter Hirnalterungsvorgänge interpretiert werden. Dagegen sind andere Hirnalterungsprozesse – wie die Lipofuszineinlagerung –, die ebenfalls Folge einer senilen Hirninvolution sind, bei der Alzheimerschen Krankheit nicht verstärkt. Umgekehrt gibt es bei dieser Demenzform morphologische und molekularbiologische Veränderungen, die vermutlich mit dem normalen Altern nichts zu tun haben.

Schließlich kann *viertens* bei der Entstehung von Demenzprozessen auch insofern ein Zusammenhang zwischen Altern und Krankheit vorhanden sein, als die Hirnalterung das Auftreten einer Demenz begünstigt. Jüngere Menschen überstehen selbst schwere Hirntraumen oft ohne bleibende kognitive Leistungsausfälle, während es bei Personen im höheren Lebensalter viel leichter zu einer Demenz kommt. Die kompensatorische Funktionsreserve des Gehirns wirkt sich auch auf die kognitiven Folgezustände eines oder mehrerer Schlaganfälle aus.

B. Diagnostik

I. Zielsetzung

Die Erstellung einer Diagnose erfolgt in der klinischen Medizin durch die Zuordnung von Krankheitssymptomen zu einer bestimmten Gruppe von syndromalen Merkmalskombinationen und durch die Zurückführung solcher Syndrome auf die ihnen zugrundeliegenden pathologischen Organveränderungen und die hierfür verantwortlichen ursächlichen Bedingungen. Das Ziel dieses Vorgehens besteht in der Bildung erklärender und prädiktiver Gesetzesaussagen, die sich aus der jeweiligen nosologischen Klassenzugehörigkeit ergeben. Die hierbei zustandekommenden diagnostischen Begriffe sind unerläßliche Grundlagen für die Erkennung und Behandlung einer Krankheit. „Nomina si nescis, perit et cognitio rerum" schreibt LINNAEUS in seiner Philosophia Botanica.

Diesen Denkansatz des Realismus, der die Krankheiten an und für sich – gewissermaßen losgelöst von ihren Opfern – in den Mittelpunkt der Betrachtung rückt, hat man mit der Ärzteschule von Knidos in Verbindung gebracht und ihr die Auffassung der hippokratischen Medizin von Kos gegenübergestellt, die den Standpunkt des Nominalismus einnahm, die „Universalien" von Krankheiten lediglich als gedankliche Abstraktionen ansah und sich für die vielen individuellen Krankheitsschicksale einzelner Patienten interessierte. Wenngleich diese Unterscheidung den historischen Tatsachen nicht gerecht wird, sind Kos und Knidos zu Symbolen geworden, die das medizinische Denken als These und Antithese in den letzten Jahrhunderten durchziehen. Beide Betrachtungsweisen schließen sich aber nicht gegenseitig aus, sondern müssen neben- und miteinander angewandt werden. Die „nomothetische" – auf die Aufstellung von Gesetzesaussagen gerichtete – abstrahierende und typisierende Krankheitsdiagnose ist ein wichtiger erster Schritt zur Beurteilung des Patienten. Die nomothetische Diagnose bedarf aber der Ergänzung durch die „idiographische" Diagnose, die auf eine individualisierende Betrachtung des einzelnen Patienten ausgerichtet ist. Dieser Teil der Diagnostik berücksichtigt die Beeinflussung des Krankheitsgeschehens durch genetische und erworbene Konstitution, Besonderheiten der Lebensphase sowie gleichzeitig bestehende andere Erkrankungen, Biographie, Persönlichkeit, Mitwelt und individuelle Lebenssituationen (JANZEN 1970). Alle diese vielfältigen Gesichtspunkte können selbst mit Hilfe eines multiaxialen Klassifikationssystems nicht in eine nomothetische Diagnose einbezogen werden, weil eine derartige Komplexität von Faktoren keine Gesetzesaussagen erlaubt, die einfach genug sind, um wissenschaftlich überprüfbar zu sein. Eine nomothetische Diagnose bedeutet daher notwendigerweise eine starke Abstraktion. Sie kann durchaus „richtig" sein und dennoch nicht die „richtige Diagnose" darstellen. Denn wenn mit der Diagnose die ärztliche Kunst des Durchschauens und Unterscheidens gemeint ist, so verlangt sie auch die Beachtung zahlreicher idiographischer Individualfaktoren, die für die Beurteilung der Krankheit und die Erstellung von Prognose und Therapieplan bedeutsam sind. Die Diagnose ist somit kein einmaliger Vorgang, sondern ein kontinuierlicher Prozeß, der solange fortgesetzt werden muß, wie bei einem Patienten Entscheidungen über das richtige ärztliche Tun und Lassen zu treffen sind.

II. Diagnostische Entscheidungsschritte

Aus diesen allgemeinen Überlegungen läßt sich ein mehrstufiger Entscheidungsprozeß ableiten, der bei der Diagnose einer Altersdemenz vollzogen werden muß. Ausgangspunkt des diagnostischen Prozesses ist der Verdacht auf das Vorliegen eines Demenzsyndroms. Dieser ergibt sich bei der ärztlichen Untersuchung aus den Angaben des Patienten oder seiner Angehörigen, während er sich bei epidemiologischen Feldstudien unter Umständen auf den positiven Ausfall eines kognitiven Screeningtests gründen kann.

Die erste diagnostische Frage ist nun, ob die Kriterien für das Vorliegen eines Demenzsyndroms bei dem betreffenden Patienten oder Probanden erfüllt sind. Ist dies nicht der Fall, so muß nach einer anderen Erklärung für die Beschwerden des Patienten oder seiner Krankheitserscheinungen gesucht werden. Bestätigt sich dagegen der Verdacht auf ein Demenzsyndrom, so ist als zweiter diagnostischer Schritt der Schweregrad der Demenz festzustellen, weil die Anwendung des heute sehr weit gefaßten Begriffs der Demenz nur dann sinnvoll ist, wenn der Grad der hirnorganischen Leistungseinbußen näher spezifiziert wird. Die Wahl einer erfolgversprechenden medikamentösen Therapie und der erforderlichen psychologischen und sozialen Hilfen hängt oft in erheblichem Maß von dem Umfang der beeinträchtigten kognitiven Leistungen und der noch verbliebenen Fähigkeit zur selbständigen Lebensbewältigung ab.

Bei den anschließenden diagnostischen Entscheidungsschritten geht es um die Erkennung der zugrundeliegenden Hirnschädigung. Hierbei ist zunächst zu fragen, ob sich aus Vorgeschichte, körperlicher Untersuchung oder aus laborchemischen, neurophysiologischen oder bildgebenden Zusatzverfahren konkrete Hinweise auf Art und Ursache einer spezifischen Erkrankung ergeben, welche die Hirnfunktionen direkt oder indirekt in Mitleidenschaft zieht. Damit lassen sich bereits einige spezifische Demenzerkrankungen erkennen, z. B. Demenzprozesse bei Hirntumoren, subduralem Hämatom, infektiösen und toxischen Hirnerkrankungen oder bei einigen primär degenerativen Hirnkrankheiten, z. B. Chorea Huntington, Morbus Parkinson oder progressive supranukleäre Lähmung.

Es bleibt aber gerade bei Patienten im höheren Lebensalter eine große Gruppe von Demenzsyndromen übrig, bei denen sich die zugrundeliegende Krankheitsdiagnose zunächst weder aufgrund von Anamnese und körperlicher Untersuchung noch mit Hilfe technisch-apparativer Zusatzbefunde feststellen läßt. Sieht man von den Frühstadien der Jakob-Creutzfeldtschen Krankheit ab, bei denen manchmal noch keine neurologischen Störungen oder charakteristischen EEG-Veränderungen vorhanden sind, so gehören zu dieser Gruppe vor allem die Alzheimersche und Picksche Krankheit. Die Entscheidung, welcher der beiden Erkrankungen die anamnestischen und klinischen Merkmale des betreffenden Patienten zuzuordnen sind, wird auf der Grundlage von klinischen Kriterien getroffen, die für Erscheinungsbild und Verlauf der beiden Krankheiten charakteristisch sind. Beim Vorhandensein einer der beiden genannten Demenzerkrankungen muß noch die Frage beantwortet werden, welchem Verlaufsstadium des Krankheitsprozesses die klinische Symptomatik entspricht, da dies für Prognose und Therapieplanung von Bedeutung ist.

Nach Abschluß der bisher beschriebenen diagnostischen Entscheidungsschritte steht die Krankheitsdiagnose i. allg. mit einem ausreichenden Grad an Sicherheit fest. Es bleibt allenfalls eine geringe Zahl von Fällen übrig, die sich zum Zeitpunkt der Untersuchung keiner bestimmten Krankheitskategorie zuordnen lassen und zumindest vorläufig als unklassifizierbar gelten müssen. Dies kann daran liegen, daß eine atypische Symptomatik bzw. eine uncharakteristische Kombination zweier verschiedenartiger Demenzerkrankungen vorliegt oder daß die klinischen Merkmale auf eine besonders seltene Form einer primär degenerativen Demenz – z. B. eine progressive subkortikale Gliose – zurückzuführen sind; in allen diesen Fällen kann die Diagnose manchmal durch den weiteren Krankheitsverlauf, oft aber erst durch die Autopsie geklärt werden.

Der nächste diagnostische Entscheidungsschritt bezieht sich auf die Krankheitsätiologie. Diese Frage erübrigt sich allerdings bei denjenigen Demenzprozessen, bei denen die Krankheitsursache bereits eindeutig aus der Diagnose erschlossen werden kann; dies gilt beispielsweise für alle Hirnerkrankungen, die auf infektiösen, toxischen oder metabolischen Ursachen beruhen. Bei einigen Demenzerkrankungen wird aber die zugrundeliegende Hirnschädigung durch Ursachen unterschiedlicher Art hervorgerufen; so kann einer zerebrovaskulären Demenz beispielsweise eine entzündliche Gefäßerkrankung oder eine kardiogene Embolie zugrunde liegen. Die ursächlichen Faktoren der primär degenerativen Demenzprozesse sind zwar gegenwärtig noch nicht ausreichend bekannt. Dennoch dürfte es gerade bei der Alzheimerschen Krankheit sinnvoll sein, sich nicht mit der Feststellung dieser Diagnose zu begnügen, sondern semiologisch unterscheidbare Untergruppen zu bilden, die möglicherweise Hinweise auf eine verschiedenartige Ätiologie darstellen. Das bekannteste und am häufigsten angewandte Kriterium zur Unterscheidung solcher Untergruppen ist das Erkrankungsalter, wobei im allgemeinen das 65. Lebensjahr als Trennungslinie zwischen den präsenilen und senilen Krankheitsformen herangezogen wird.

Während die bisher dargestellten diagnostischen Entscheidungsprozesse der nosologischen Zuordnung des Demenzprozesses dienten, geht es bei den weiteren Überlegungen um die idiographischen Aspekte der Diagnostik. Der Blickwinkel der Untersuchung richtet sich jetzt auf Sekundärfaktoren, die das Erscheinungsbild und den Verlauf der Demenzerkrankung beeinflussen können. Hierzu gehören zusätzliche somatische Erkrankungen und körperliche Funktionsstörungen sowie unerwünschte Nebenwirkungen medikamentöser Therapieverfahren. Bedeutsam sind aber auch sensorische Defizite, Art des sozialen Umfeldes, Gestaltung des äußeren Lebensrahmens, individuelle Nutzung der noch erhaltenen Fähigkeiten, besondere Anpassungsreaktionen und Bewältigungsstrategien sowie Einstellung und Reaktionsweisen von Familienangehörigen und anderen Bezugspersonen.

III. Diagnose des Demenzsyndroms

Die frühzeitige Erkennung eines Demenzsyndroms ist eine wichtige Voraussetzung für die Aufdeckung der zugrundeliegenden Hirn- oder Systemerkrankung. Wenn die durch eine solche Erkrankung verursachte Hirnschädigung potentiell reversibel ist, so hängt die völlige Rückbildung der psychischen Störungen sehr davon ab, daß die Behandlung so rasch wie möglich einsetzt. Aber auch dann, wenn die Ätiologie des Krankheitsprozesses unbekannt ist oder erfolgversprechende Therapiemaßnahmen nicht zur Verfügung stehen, müssen die Familienangehörigen gründlich beraten und soziale Hilfe rechtzeitig geplant und bereitgestellt werden, damit die betroffenen Patienten so lange wie möglich in ihrer gewohnten Umwelt belassen und Krisen, Gefährdungen oder unnötige Krankenhaus- und Heimunterbringungen vermieden werden können. Außerdem darf man in den nächsten Jahren mit der Entwicklung neuer Pharmaka rechnen, die zu einer Verbesserung des Hirnstoffwechsels führen; ihre Wirksamkeit hängt u. a. davon ab, daß sie in einem möglichst frühen Stadium der Erkrankung angewandt werden.

Häufig wird aber eine Demenz erst relativ spät festgestellt. Die Patienten und ihre Angehörigen führen die psychischen Veränderungen zumeist auf das fortgeschrittene Lebensalter, auf allgemeine Lebensbelastungen oder andere Faktoren zurück. Auch Ärzte haben oft große Schwierigkeiten, weniger ausgeprägte Formen eines Demenzsyndroms zu erkennen. Dies hängt u. a. damit zusammen, daß die diagnostischen Kriterien für ein solches Syndrom und die zu seiner Feststellung erforderlichen Beobachtungs- und Untersuchungsverfahren nicht genau genug festgelegt sind.

Der Begriff der „Demenz" hat in der Geschichte der Psychiatrie zahlreiche Wandlungen durchgemacht. Im letzten Jahrzehnt hat sich aber die Tendenz durchgesetzt, zur Definition des Demenzsyndroms auch für den klinischen Routinegebrauch eindeutige Begriffsbeschreibungen und ausführliche diagnostische Richtlinien heranzuziehen, wie sie beispielsweise für den psychiatrischen Abschnitt der geplanten 10. ICD-Revision vorgesehen sind. Darüber hinaus sind für die Diagnose der Demenz operationalisierte Ein- und Ausschlußkriterien entwikkelt worden, die besonders gut für Forschungszwecke geeignet sind und zunächst im DMS III, später im DMS III-R der American Psychiatric Association ihren Niederschlag gefunden haben. Solche operationalisierte Kriterien wurden auch im Rahmen der 10. ICD-Revision für Forschungszwecke vorgeschlagen (Tabelle 1).

Als führende Symptome der Demenz gelten Gedächtnis- und Intelligenzeinbußen. Bei diesen Leitkriterien handelt es sich nicht um kategoriale, sondern um dimensionale Merkmale, die in der Gesamtbevölkerung älterer Menschen kontinuierlich verteilt sind. Es ist daher prinzipiell schwierig, ein allgemeinverbindliches Schwellenkriterium anzugeben, mit dessen Hilfe Vorhandensein oder Fehlen eines Demenzsyndroms eindeutig bestimmt werden kann. Frühere Demenzdefinitionen gingen von einer sehr engen Fassung dieses Begriffs aus, ohne hierfür ein eindeutiges Schwellenkriterium anzugeben. Im Gegensatz hierzu stellen die auf Tabelle 1 angegebenen Kriterien eine sehr viel weiter gefaßte Definition des Demenzbegriffs dar und machen die Feststellung einer Demenz davon abhängig,

Tabelle 1. Diagnostische Kriterien des Demenzsyndroms. (Nach den diagnostischen Forschungskriterien der ICD 10). Die folgenden Kriterien müssen gegeben sein:

A. Nachweis einer Demenz:
Diese besteht aus
   1. Einem objektiv nachweisbaren *Nachlassen des Gedächtnisses*, das die Bewältigung von Alltagsaktivitäten beeinträchtigt. Die Gedächtnisstörungen treten vor allem beim Erlernen von neuem Material in Erscheinung. Namentlich in späteren Stadien der Demenz ist aber auch die Wiedergabe früher erlernter Informationen und das Kurzzeitgedächtnis betroffen
   2. Einer objektiv nachweisbaren *Einbuße an intellektuellen Fähigkeiten*, die in der Beeinträchtigung des Denkens und in Störungen der Informationsverarbeitung zum Ausdruck kommt. Auch diese Störung sollte so schwerwiegend sein, daß sie die Bewältigung von Alltagsproblemen in Mitleidenschaft zieht

B. Fehlen einer Bewußtseinstrübung

C. Beeinträchtigung der emotionalen Kontrolle, des Sozialverhaltens oder der Motivation:

D. Eine zuverlässige klinische Diagnose
ist nur möglich, wenn das Kriterium A schon seit *mindestens sechs Monaten* deutlich vorhanden ist. Bei einem kürzer zurückliegenden Krankheitsbeginn kann dagegen zunächst nur eine Verdachtsdiagnose gestellt werden

Die Diagnose wird ferner gestützt durch eine Beeinträchtigung anderer höherer kortikaler Funktionen, z.B. durch das Vorhandensein aphasischer, agnostischer oder apraktischer Störungen. Es kann auch eine Desintegration des sozialen Verhaltens mit fortschreitender Persönlichkeitsveränderung auftreten, wobei ein Verlust der Spontaneität als auffälliges Frühsymptom in Erscheinung treten kann

Der Schweregrad der Demenz kann als Ausmaß der Beeinträchtigung von Gedächtnisleistung oder intellektueller Fähigkeiten bestimmt werden und richtet sich im Zweifelsfall danach, welcher dieser beiden Bereiche schwerer in Mitleidenschaft gezogen ist daß die Einbußen von Gedächtnis und Intelligenz im Verhältnis zum früheren Leistungsniveau des betreffenden Patienten eine verminderte Kompetenz bei der Bewältigung von Alltagsaufgaben nach sich ziehen. Darüber hinaus werden operationale Kriterien angegeben, mit deren Hilfe die Beeinträchtigung von Gedächtnis und Intelligenz in leichte, mittelgradige und schwere Störungsformen eingeteilt werden können. Diese Kriterien ermöglichen innerhalb der weit gefaßten Demenzdefinition eine Unterscheidung von Schweregraden der Demenz. Eine solche Abstufung ist für die Beurteilung von Prognose, Verlauf und Therapie von Bedeutung und erlaubt gleichzeitig bei wissenschaftlichen Fragestellungen die Bildung von Untersuchungsstichproben, die bezüglich der Ausprägung des Demenzsyndroms homogen zusammengesetzt sind.

Dennoch kann es in vielen Fällen schwierig sein, gerade die leichten Formen der Demenz verläßlich zu diagnostizieren und von organischen Psychosyndromen anderer Art – Delir, Amnesie, organische Persönlichkeitsveränderung u. a. – oder nicht organisch bedingten psychischen Krankheiten – Depression, Minderbegabung, Persönlichkeitsstörung u. a. – abzugrenzen. Dies wird durch die Tatsache belegt, daß die Prävalenzraten für milde Ausprägungsformen der Demenz in der Gesamtbevölkerung der 65jährigen und älteren eine sehr viel größere Streubreite aufweisen als die in Feldstudien gleicher Art ermittelten Häufigkeitsangaben für schwere und mittelgradige Demenzerkrankungen. Die diesbezüglichen Werte reichen von unter 3–53%. Sogar unter klinischen Untersuchungsbedingungen kann die prognostische Validität bei der Erkennung von Frühmanifestationen der Demenz recht niedrig sein (Nott u. Fleminger 1975; Ron et al. 1979). Erst recht haben aber verschiedene Feldstudien gezeigt, daß das Vorhandensein oder die erwartete Progredienz eines leichten Demenzsyndroms sich bei späteren Nachuntersuchungen oft nicht bestätigte (Bergmann 1979; Nielsen u. Bjorn-Henriksen 1981; Magnusson u. Helgasson 1981).

Der Grund für diese diagnostische Inkonsistenz ist vor allem in dem Umstand zu suchen, daß sich die wichtigsten Merkmale einer leichten Demenz – nämlich die geringgradige Beeinträchtigung von Gedächtnis und anderen kognitiven Fähigkeiten – auch bei anderen psychischen Störungen finden. Die Demenzdiagnostik zielt daher nicht nur darauf ab, den Verdacht eines Demenzsyndroms gegebenenfalls zu bestätigen, sondern ihn auch so zuverlässig als möglich auszuschließen. Erfahrungen in vielen Untersuchungszentren haben gezeigt, daß die dringende Vermutung einer Demenz bei etwa 20% der Patienten nicht zutraf, auch wenn bereits eine Voruntersuchung durch erfahrene Spezialisten erfolgt war. Lang anhaltende und gering ausgeprägte Verwirrtheitszustände im Rahmen körperlicher Krankheiten oder im Zusammenhang mit medikamentösen Behandlungsverfahren täuschen leicht eine Demenz vor. Lebenslang bestehende soziale Anpassungsschwierigkeiten oder Bildungsmängel können mit einer leichten Demenz verwechselt werden, wenn keine ausreichenden anamnestischen Fremdinformationen vorhanden sind. Deutliche amnestische Syndrome sind zwar durch das Fehlen von intellektuellen Störungen oder organischen Veränderungen der Persönlichkeit gekennzeichnet; leichtere Gedächtnisstörungen sind aber ein häufiges Merkmal der normalen Altersinvolution des Gehirns, treten im Rahmen der sogenannten „benignen senilen Vergeßlichkeit" auf (Kral 1962) und sind bei alten und höchstaltrigen Menschen oft nur schwer von einer leichten Demenz abzugrenzen. Schwierige differentialdiagnostische Probleme können auch durch eine hysterische Pseudodemenz hervorgerufen werden, an deren Entstehung eine organische Hirnschädigung nicht selten beteiligt ist. Die Leistungsausfälle, die bei diesem Erscheinungsbild zutage treten, entsprechen meist nicht dem Schwierigkeitsgrad der gestellten Anforderungen und treten oft bei Aufgaben auf, die selbst von Patienten mit einer schweren Demenz noch bewältigt werden; charakteristisch ist außerdem das Mißverhältnis zwischen den massiven kognitiven Störungen während der psychiatrischen Untersuchung und der weitgehenden Bewältigung praktischer Alltagsprobleme.

Die bei weitem häufigste Quelle für die Fehldiagnose einer Demenz ist aber sicher die Tatsache, daß auch depressive Verstimmungen, vor allem – aber keineswegs nur – bei älteren Menschen mit kognitiven Leistungseinbußen einhergehen können und mit Gedächtnisstörungen, Konzentrationsstörungen, Erschwerung und Verlangsamung des Denkens und Antriebsverarmung verbunden sind. Derartige kognitive Störungen sind als „depressive Pseudodemenz" bezeichnet worden (MADEN et al. 1952; KILOH 1961; POST 1962; WELLS 1979), weil sie im Gegensatz zu „echten" Demenzzuständen nicht auf einer faßbaren hirnorganischen Grundlage beruhen und mit dem Abklingen der Melancholie in der Regel wieder verschwinden. Da sich aber andererseits die Klagen der Patienten über Vergeßlichkeit und intellektuelle Einbußen auch in Form objektiv nachweisbarer Defizite manifestieren, kann man auch von einem „Demenzsyndrom der Depression" (FOLSTEIN u. MCHUGH 1978) sprechen. Die differentialdiagnostische Abgrenzung der mit einer Melancholie einhergehenden kognitiven Störung gegenüber einer hirnorganisch bedingten Demenz stützt sich vor allem auf Vorhandensein oder Fehlen früherer depressiver Krankheitsepisoden. Melancholische Patienten neigen meist dazu, ihre kognitiven Beeinträchtigungen erheblich zu überschätzen, während bei Demenzkranken eher das Gegenteil der Fall ist. Außerdem gehen Depressionen im Alter mit zahlreichen typischen Vitalstörungen, häufig auch mit Wahngedanken und Suizidideen einher und sprechen im allgemeinen gut auf eine antidepressive Therapie an; dies alles ist bei der Demenz nicht der Fall. Dagegen sind das Orientierungsvermögen im Alltag und die sprachlichen Funktionen bei der Melancholie unbeeinträchtigt. Allerdings kann es besonders bei beginnenden Demenzerkrankungen gleichzeitig zum Auftreten depressiver Verstimmungen kommen. Diese sind inhaltlich oft sehr auf das Erleben der Leistungseinbuße bezogen, weisen eine stärkere Situationsabhängigkeit mit ausgeprägten zeitlichen Fluktuationen auf und sind meist durch eine geringere Vitalisierung gekennzeichnet. Die Entscheidung, ob es sich ausschließlich um eine Depression oder um deren Kombination mit einem beginnenden Demenzprozeß handelt, ist aber in manchen Fällen schwierig und kann dann nur aufgrund der weiteren Verlaufsbeobachtung getroffen werden.

Unter den Untersuchungsverfahren, die zur Feststellung oder zum Ausschluß eines Demenzsyndroms geeignet sind, spielen die psychiatrische Anamnese und Befunderhebung die wichtigste Rolle. Da die Diagnose einer Demenz auf dem Nachweis des Verlustes früher vorhandener Fähigkeiten beruht und einen Vergleich von Persönlichkeit und kognitivem Leistungsniveau mit der bisherigen Lebensbewährung voraussetzt, ist eine genaue Fremdanamnese unerläßlich. Informationsgewinnung und Befunderhebung erfolgen zwar in der ärztlichen und klinischen Routinepraxis vorwiegend auf dem Wege eines erfahrungsgeleiteten und kriterienorientierten, freien Interviews. Besonders für wissenschaftliche Fragestellungen bedarf dieses eher intuitive Vorgehen der Ergänzung durch standardisierte Erhebungsinstrumente. Hierzu gehören semistrukturierte Interviewverfahren, Beobachtungsskalen und wenig aufwendige Kurztests, mit deren Hilfe einige besonders wichtige kognitive Leistungen in relativ einfacher Weise überprüft und quantitativ erfaßt werden können. Zu den letzteren Instrumenten gehört die Mini-Mental-State-Examination (MMSE) von FOLSTEIN et al. (1975), über deren Anwendung mittlerweile große Erfahrungen vorliegen und die sich im Rahmen von Feldstudien als Screening-Verfahren zur Erfassung mittelgradiger und schwerer Demenzzustände eignet (HENDERSON 1986). Eine gute Kombination standardisierter Beurteilungsverfahren stellt die CAMDEX von ROTH et al. (1986) dar, die neben einer strukturierten Befragung von Patienten und Angehörigen auch mehrere international gebräuchliche Beobachtungsskalen und Demenztests umfaßt und gleichzeitig die Erkennung anderer psychiatrischer Symptomkombinationen und Krankheitszustände ermöglicht (Näherere hierzu Beitrag H. LAUTER in Band 6 dieses Werkes)

Psychologische Testverfahren sind vor allem zur detaillierten und differenzierten Beurteilung spezifischer Leistungsdefizite in verschiedenen kognitiven Bereichen geeignet und können als Grundlage von Trainings- und Rehabilitationsprogrammen dienen. Die Aussagekraft dieser Tests bei leichten Demenzsyndromen im Alter oder bei entsprechenden Verdachtsfällen ist leider beschränkt, da sich die Leistungsprofile normaler und leicht dementer älterer Patienten nicht zuverlässig genug voneinander abgrenzen lassen. Klinisch zweifelhafte Fälle können daher auch mit Hilfe experimentalpsychologischer Untersuchungsmethoden oft nicht ausreichend geklärt werden. Am ehesten dürften solche Verfahren zur Frühdiagnose einer Demenz beitragen, die Umstellungsvermögen, Konzeptbildung, optisch-räumliche Störungen und perseveratorische Tendenzen erfassen und latente Benennungsschwierigkeiten aufdecken (FLICKER et al. 1985). Durch die Anwendung von psychometrischen Tests, die gegenüber erworbenen Hirnschädigungen verhältnismäßig resistent sind, sollte auch eine Beurteilung des früheren kognitiven Leistungsniveaus angestrebt werden.

Bei der Diagnose eines Demenzsyndroms wird man sich im allgemeinen nicht auf das Ergebnis apparativer Untersuchungsverfahren stützen. Solche Befunde können aber auf Hirnschädigungen oder Systemerkrankungen hinweisen, die erfahrungsgemäß häufig eine Demenz zur Folge haben. Aus diesem Grund läßt sich beim Vorliegen eines klinischen Verdachts auf ein Demenzsyndrom durch die Anwendung solcher Verfahren u. U. eine höhere Wahrscheinlichkeit der Diagnose erreichen. Das EEG stellt bei der Erkennung eines Demenzsyndroms keine Hilfe dar. Es kann auch bei schweren Demenzprozessen unauffällig sein. Erweiterungen der äußeren und inneren Liquorräume im CT, welche deutlich über die Altersnorm hinausreichen, können die klinische Diagnose in fraglichen Fällen untermauern, aber niemals begründen. Volumenverminderungen des Gehirns kommen aber auch beim Fehlen psychoorganischer Veränderungen vor, ebenso wie umgekehrt ein normales CT die Diagnose einer Demenz nicht ausschließt. Die Überbewertung von CT-Befunden ist eine häufige Quelle einer fehlerhaften Demenzdiagnose. Verminderungen des Stoffwechsels von Glukose und Sauerstoff im PET-Scan dürften bei entsprechenden klinischen Verdachtsmomenten als frühe Hinweise auf das Vorliegen eines Demenzsyndroms zu werten sein.

IV. Diagnose spezifischer Demenzerkrankungen

Der Nachweis einer spezifischen Demenzerkrankung stützt sich auf die Diagnose des Demenzsyndroms sowie auf das Vorhandensein bestimmter Merkmale, die für den jeweiligen Krankheitsprozeß charakteristisch sind. Schon die Anamnese liefert oft wichtige Anhaltspunkte für die Krankheitsdiagnose. Beispiele hierfür sind das Auftreten transienter ischämischer Attacken oder deutlich ausgeprägter Schlaganfälle als Vorläufer einer Multi-Infarkt-Demenz oder von Schädel-Hirn-Verletzungen in der Vorgeschichte eines subduralen Hämatoms oder einer traumatischen Demenz. Besonders zu achten ist auch auf Kontakte mit toxischen Substanzen, Genuß- oder Suchtmitteln, auf eine vorangegangene oder zum Untersuchungszeitpunkt bestehende Verordnung und Einnahme von Medikamenten oder auf Beschwerden, die – wie z. B. eine starke Kälteempfindlichkeit – auf endokrine Funktionsstörungen hindeuten können. Wichtig sind ferner Hinweise auf einseitige Ernährungsgewohnheiten, unzureichende Flüssigkeitszufuhr, fieberhafte Erkrankungen, Herz- und Kreislaufprobleme oder venerische Infektionen. Überstandene Subarachnoidalblutungen, Meningitiden oder Hirntumoren gehören zu den häufigsten Ursachen des kommunizierenden Hydrozephalus.

Auch aus dem internistischen und neurologischen Befund lassen sich Anhaltspunkte für bestimmte Demenzerkrankungen gewinnen. Bei der Untersuchung findet man u. U. typische myxödematöse Erscheinungen, die auf eine Hypothyreose hindeuten oder eine Struma, die in Verbindung mit einer Tachykardie oder einem feinschlägigen Tremor den Verdacht auf eine Hyperthyreose nahelegt. Andere internistische Befunde weisen auf eine konsumierende Krankheit, eine Kollagenose oder eine Stoffwechselerkrankung hin. Kopfschmerzen und Hirndrucksymptome erlauben den Verdacht auf eine intrakranielle Raumbeschränkung. Chorea Huntington, M. Parkinson, progressive supranukleäre Lähmung und Multiple Sklerose sind durch typische neurologische Störungen gekennzeichnet. Das rasche Fortschreiten einer Demenz beim gleichzeitigen Auftreten spastischer, extrapyramidaler und zerebellärer Störungen spricht für eine Jakob-Creutzfeldtsche Krankheit. Ataxie, Tremor, Myoklonien und Polyneuropathien kommen bei verschiedenen reversiblen Demenzen vor. Ein Demenzsyndrom, das mit Gangstörungen und Inkontinenz einhergeht, wird besonders häufig beim kommunizierenden Hydrozephalus beobachtet. Die Kombination von Lebererkrankung mit dystonischen Bewegungen und einem Kayser-Fleischerschen Hornhautring ist für eine Wilsonsche Krankheit charakteristisch. Eine leichte neurologische Halbseitensymptomatik in Verbindung mit überstandenen Schlaganfällen und einem fluktuierenden Verlauf des Demenzprozesses läßt an eine Multi-Infarkt-Demenz denken. Beispiele dieser Art ließen sich natürlich beliebig vermehren.

Im Gegensatz zur Erkennung eines Demenzsyndroms kommt bei der Diagnose spezifischer Demenzerkrankungen den laborchemischen, neurophysiologischen und bildgebenden Zusatzverfahren eine große Bedeutung zu. Die Frage hierbei ist allerdings, welche dieser diagnostischen Methoden im konkreten Fall

Tabelle 2. Obligatorische Zusatzuntersuchungen bei ätiologisch ungeklärten Demenzerkrankungen

Urinstatus
Blutbild
Elektrolyte
Harnstoff, Kreatinin
Leberfunktionen
Schilddrüsenhormone
Vitamin B_{12} und Folsäure
Fettstatus
TPHA
EKG
Röntgenaufnahme des Thorax
Kraniales CT oder MRT

eingesetzt werden müssen und von welchen Prizipien man sich hierbei leiten lassen sollte. Am einfachsten liegen die Dinge, wenn sich aus Anamnese und körperlichem Befund bereits der konkrete Verdacht auf das Vorliegen einer bestimmten Krankheit ergeben hat. Es werden dann diejenigen Zusatzuntersuchungen durchgeführt, die zur Erhärtung oder Widerlegung dieses Verdachts führen. Sehr viel schwieriger ist es, Umfang und Art der erforderlichen Zusatzuntersuchungen in jenen Fällen festzulegen, bei denen klinisch kein konkreter Verdacht auf eine bestimmte Demenzerkrankung besteht. Dies gilt für den größten Teil derjenigen Patienten, bei denen sich erst im höheren oder höchsten Lebensalter ein Demenzsyndrom entwickelt. Selbstverständlich wird man in diesen Fällen nicht sämtliche überhaupt denkbaren apparativen Zusatzuntersuchungen veranlassen. Es müssen aber alle diejenigen Befunde erhoben werden, die zur Aufdeckung der häufigsten Demenzerkrankungen unentbehrlich sind, um so mehr, als es auch im höheren Alter behebbare Formen der Demenz gibt, die oft unter einem wenig charakteristischen klinischen Erscheinungsbild ablaufen. Hierfür hat sich das auf Tabelle 2 dargestellte Routineprogramm bewährt.

In diesem Programm sind zahlreiche Untersuchungsverfahren – z. B. EEG, Doppler-Sonographie oder psychometrische Testmethoden, die zur Lokalisation einer Hirnschädigung beitragen können – bewußt nicht aufgenommen worden. Selbstverständlich sind sowohl diese Verfahren als auch andere apparative Techniken oder die Liquoruntersuchung im Einzelfall zur Beantwortung bestimmter diagnostischer Fragestellungen durchaus indiziert. Sie gehören aber nicht zu den ausnahmslos unverzichtbaren Routineuntersuchungen. Darüber hinaus mag es Einzelfälle geben, bei denen klinisches Erscheinungsbild und Verlauf für eine Alzheimersche Krankheit oder vaskuläre Demenz derart krankheitstypisch sind, daß auf ein kraniales Computertomogramm verzichtet werden kann. Die Entscheidung über Art und Umfang der erforderlichen Untersuchungen muß ohnehin stets von einem erfahrenen Nervenarzt getroffen werden, der die Grenzen, Fehlerquellen und den Aussagewert der verschiedenen apparativen Untersuchungsmethoden gut genug zu beurteilen vermag. Er wird sich nicht von diesen Verfahren verleiten lassen, sondern sich ihrer bedienen und sich u. U. auch auf der

Grundlage seines klinischen Gesamteindrucks über einen Einzelbefund hinwegsetzen oder auf Untersuchungen verzichten, die trotz des zusätzlichen Informationsgewinns keinen wesentlichen Beitrag zur richtigen Behandlung des Patienten leisten.

Wenn sich aus Anamnese, körperlichem Befund und Zusatzuntersuchungen die Zuordnung des Demenzsyndroms zu einer bestimmten Krankheitskategorie nicht vornehmen läßt, so bleiben jene primär degenerativen Demenzprozesse übrig, die nicht von vornherein durch Besonderheiten der neurologischen Symptomatik als eigenständige Erkrankungen abgrenzbar sind. Im DMS III werden diese klinischen Erscheinungsbilder unter der einheitlichen Bezeichnung „primär degenerative Demenzen" zusammengefaßt und hinsichtlich ihrer Merkmale nur global und unzureichend charakterisiert. Sieht man von einigen extrem seltenen Erkrankungen ab, die gleichfalls primär degenerativen Ursprungs sind, so gehören zu dieser Kategorie vor allem die Alzheimersche und die Picksche Krankheit sowie eine Gruppe mit fronto-temporaler Rindendegeneration (FTD), deren nosologische Stellung zwar gegenwärtig noch unklar ist, die aber zumindest aufgrund ihres klinischen Erscheinungsbildes ebenfalls der Pickschen Krankheit zugeordnet werden kann.

Da Alzheimersche Krankheit und Picksche Atrophie gemeinsam mit vaskulärer Demenz und den Mischformen von Alzheimerscher Krankheit und vaskulärer Demenz für 85–90% aller Demenzprozesse im höheren Lebensalter verantwortlich sind, geht es bei der Diagnostik von Demenzerkrankungen im Alter vorwiegend darum, diese Krankheitskategorien voneinander abzugrenzen. Dabei kann man sich an den charakteristischen Krankheitsmerkmalen orientieren, wie sie in Lehrbuchdarstellungen oder in den diagnostischen Richtlinien heutiger Klassifikationssysteme enthalten sind. Mischformen zwischen Alzheimerscher Krankheit und vaskulärer Demenz lassen sich klinisch schwer diagnostizieren, da sich ihre Merkmale – beispielsweise in bezug auf den Krankheitsbeginn – zum Teil gegenseitig ausschließen. Am ehesten ist die Feststellung eines Mischfalls dann möglich, wenn Erscheinungsbild und Verlauf zunächst eindeutig der Alzheimerschen Krankheit entsprechen und sich erst später Schlaganfälle und neurologische Störungen einstellen, die auf eine vaskuläre Genese hindeuten.

Die Erkennung und differentialdiagnostische Abgrenzung von Alzheimerscher Krankheit, Pickscher Atrophie und vaskulärer Demenz kann aber auch mit Hilfe von klinischen Symptomskalen durchgeführt werden. Diese beruhen auf Merkmalslisten, die aufgrund von allgemeinen Erfahrungen über die Symptomatologie dieser Erkrankung zusammengestellt wurden; in ihnen wird keine Unterscheidung zwischen obligaten und fakultativen Symptom- oder Verlaufsmerkmalen vorgenommen, einige Kriterien werden aber besonders stark gewichtet. Der Nachteil dieser standardisierten Beurteilungsinstrumente besteht vor allem darin, daß die in ihnen enthaltenen Merkmale nicht eindeutig genug definiert sind und daß ihr diagnostischer Wert in starkem Maße von der Qualität der zugrundeliegenden Informationen und Beobachtungen abhängt.

Als Beispiel einer solchen Merkmalsliste kann die von HACHINSKI et al. (1975) entwickelte, aus 13 Items bestehende Ischämie-Skala gelten, mit der die Symptome einer Multi-Infarkt-Demenz erfaßt werden. Validierungen dieser Skala anhand von Autopsieergebnissen (ROSEN et al. 1979; MÖLSÄ et al. 1985) zeigten, daß nicht alle Merkmale der Liste gleich gut zur Unterscheidung von Multi-Infarkt-Demenz und Alzheimerscher Krankheit geeignet waren, was zu Veränderungsvorschlägen in der Skalenkonstruktion geführt hat. Insbesondere fand sich, daß die klinische Diagnose der Multi-Infarkt-Demenz mit Hilfe der Ischämie-Skala zu häufig gestellt wird und die Zahl falsch-positiver Fälle außerordentlich hoch ist (MÖLSÄ et al. 1985), während der Prozentsatz falsch-negativer Diagnosen sehr niedrig liegt. Der Grund hierfür ist, daß Schlaganfälle in der Vorgeschichte und neurologische Herdbefunde – wie sie in diesen Merkmalslisten enthalten sind – nicht unbedingt bedeuten, daß eine Demenz vaskulären Ursprungs ist, während umgekehrt ischämische Hirnläsionen in der Regel nicht zu schwerwiegenden kognitiven Einbußen führen, wenn sie nicht gleichzeitig mit neurologischen Störungen einhergehen. Der Wert der Ischämie-Skala liegt also weniger in dem positiven Nachweis als in dem Ausschluß einer vaskulären Demenz. Dieses Instrument kann aber mit zwei anderen Beurteilungsskalen kombiniert werden, der Alzheimer Skala und der Pick-Skala, die gleichzeitig zur Erfassung der fronto-temporalen Degenerationen geeignet sind. Beide Merkmalslisten wurden von GUSTAFSON u. NILSSON (1982) entwickelt und beruhen auf dem gleichen Prinzip wie die Ischämie-Skala. Eine Validierung der drei genannten Skalen gegen Autopsiebefunde bei 89 verstorbenen dementen Patienten ergab typische Profile bei Patienten mit Alzheimerscher Krankheit, Multi-Infarkt-Demenz und Pickscher Atrophie (BRUN u. GUSTAFSON 1988); dagegen war bei Mischformen von Alzheimerscher Krankheit und Multi-Infarkt-Demenz kein einheitliches Muster erkennbar.

V. Ätiologische Diagnose

Um die verfügbaren Behandlungsverfahren in vollem Umfang ausschöpfen zu können, muß die Ätiologie der Demenzerkrankung so weit wie möglich geklärt sein. Bei einigen Demenzprozessen bedarf daher die zugrundeliegende Krankheitsursache einer weiteren ätiologischen Differenzierung. So muß beispielsweise bei einer Multi-Infarkt-Demenz die Frage geklärt werden, ob die ischämischen Hirnläsionen thrombotischer, embolischer oder haemodynamischer Genese sind; in jedem dieser Fälle sind jeweils andere Behandlungsstrategien erforderlich, um die Infarktprophylaxe darauf abzustimmen. Bei einem kommunizierenden Hydrozephalus wird die Operationsindikation unter anderem davon abhängen, ob es sich um eine idiopathische Form der Erkrankung handelt oder ob Liquorabflußstörungen durch eine frühe Subarachnoidalblutung, ein Schädel-Hirn-Trauma oder eine Meningitis und sich hieran anschließende leptomeningeale Fibrosen hervorgerufen wurden. Bei einem intrakraniellen Hirntumor ist die Wahl des Therapieverfahrens von Art und Lokalisation der Hirngeschwulst abhängig.

Prinzipiell können Demenzerkrankungen mit bekannter Ätiologie in zwei Gruppen eingeteilt werden, die sich in bezug auf ihre Therapierbarkeit voneinander unterscheiden. Bei einer kleineren Gruppe sogenannter „reversibler" Demenzprozesse ist eine ursächliche Behandlung möglich, die zu einer Heilung oder wesentlichen Besserung führt. Bei einer größeren, zweiten Gruppe ist dagegen die Ursache der zugrundeliegenden Erkrankung entweder nicht bekannt oder kann nicht, beziehungsweise nur zum Teil beseitigt werden.

Tabelle 3. Häufigkeit reversibler Demenzerkrankungen in 15 Untersuchungsstatistiken verschiedener Autoren

	A	B	C	D	E
Gesamtzahl der untersuchten Patienten mit einem Demenzsyndrom	1032				
Davon nicht behebbare Demenzerkrankungen		911 (88%)			
Behebbare Demenzerkrankungen		121 (12%)			
Davon:					
1. Endokrinopathien, Stoffwechselerkrankungen, Vitaminmangelzustände			41		
Darunter: Schilddrüsenerkrankungen				14	
hiervon: Hypothyreose					12
Hyperthyreose					1
perniziöse Anämie				2	
Lebererkrankungen				1	
2. Kommunizierender Hydrozephalus			34		
3. Raumfordernde Prozesse			17		
Darunter: gutartige Hirntumoren				7	
subdurales Hämatom				7	
4. Toxische und medikamentös bedingte Demenzerkrankungen			16		
5. Angiopathien			2		
6. Neurosyphilis			3		
7. Verschiedene behebbare Demenzkrankheiten			8		

Zur ersten Gruppe – den behebbaren Hirn- und Systemerkrankungen – gehören nach den Angaben der Literatur 10–30% aller Demenzprozesse. Eine Zusammenstellung von 15 Publikationen (MARSDEN u. HARRISON 1972; FOX et al. 1975; FREEMON 1976; KATZMAN 1977; VICTORATOS et al. 1977; HARRISON u. MARSDEN 1977; SELTZER u. SHERWIN 1978; PEARCE u. MILLER 1973; HUTTON 1981; RABINS 1981; SMITH u. KILOH 1981; BENSON u. BLUMER 1982; MALETTA et al. 1982; MARTIN et al. 1983; LARSON et al. 1984), welche die Häufigkeit behebbarer Demenzformen zum Gegenstand hatten, ergibt, daß unter insgesamt 1032 Demenzerkrankungen in 121 Fällen, also bei 12% der Patienten, eine behebbare Demenz festgestellt wurde (Tabelle 3).

In dieser Aufstellung sind diejenigen Fällie nicht berücksichtigt, bei denen kein Demenzsyndrom vorlag, sondern Depressionen, amnestische Syndrome, Verwirrtheitszustände oder andere psychiatrische Erkrankungen diagnostiziert wurden; bei Einbeziehung dieser Patienten in die Berechnung würde sich der Anteil reversibler Erkrankungen etwa auf das Doppelte erhöhen. Natürlich weist der Prozentsatz der potentiell behandelbaren Demenzen in den genannten Untersuchungen eine starke Variationsbreite auf und schwankt auf Grund verschiedener Selektionsfaktoren zwischen 0 und 36%. Man kann daher sicher nicht davon ausgehen, daß die genannten Untersuchungen für die Häufigkeitsverteilung reversibler Demenzformen in der Gesamtbevölkerung repräsentativ sind. Der Prozentsatz behebbarer Demenzen bei den 60jährigen und älteren liegt niedriger und schwankt zwischen 0% (SELTZER u. SHERWIN 1978), 3,8% (SMITH u. KILOH 1981) und 12,5% (FOX et al. 1975) bei stationären und zwischen 4,5% (MALETTA et al. 1982) und 14% (LARSON et al. 1984) bei ambulanten Patienten. Wenngleich also bei den Altersdemenzen Alzheimersche Krankheit und vaskuläre Demenz überwiegen, so fördert doch auch hier eine gründliche medizinische Diagnostik bei jedem zehnten bis fünfzehnten Patienten einen behebbaren Demenzzustand zutage.

Die Häufigkeitsverteilung der verschiedenartigen reversiblen Demenzerkrankungen zeigt, daß endokrine Störungen sowie Stoffwechsel- und Vitaminmangelkrankheiten offensichtlich am häufigsten vorkommen. Die Gruppe des kommunizierenden Hydrozephalus ist in Tabelle 3 wahrscheinlich deshalb besonders stark vertreten, weil ein erheblicher Teil der Untersuchungen in neurologischen Kliniken durchgeführt wurde und das diagnostische und therapeutische Interesse dieser Einrichtungen besonders auf die Diagnose und Therapie dieser Erkrankungen gerichtet war. Unter den intrakraniellen Raumbeschränkungen spielt das chronisch subdurale Hämatom eine große Rolle; unter den Tumoren wurden – so weit dies aus den Angaben der Autoren erkennbar war – nur die gutartigen Hirngeschwülste in die Aufstellung übernommen. Zu der Gruppe der toxisch bedingten Demenzprozesse wurden nur die durch Medikamente und Industriegifte verursachten Erkrankungen, nicht aber die durch chronischen Alkoholismus entstandenen dementiellen Zustandsbilder gerechnet. Auf Tabelle 4 wird eine Aufzählung der häufigsten irreversiblen Demenzerkrankungen vorgenommen.

Ausführliche Übersichten zu diesem Thema finden sich u.a. bei FOERSTER u. REGLI (1980), HAASE (1977), CUMMINGS (1983), ROTH (1981), BIEDERT et al. (1987) und MUMENTHALER (1987). Außerdem sei auf die Beiträge von HUBER, HUFFMANN und CUTTING in Band 6 dieses Handbuchs verwiesen.

Behebbare Demenzzustände weisen gegenüber den irreversiblen Demenzprozessen einige Besonderheiten auf, die ja eine entsprechende Vermutungs- oder Verdachtsdiagnose nahelegen. An eine reversible Demenz ist besonders bei jüngeren Patienten mit leichterem Grad der Demenz, bei vorwiegend subkortikalem Demenztyp sowie beim Vorhandensein begleitender neurologischer Störungen – z.B. Kopfschmerzen, Paraesthesien,, Gangstörungen, Ataxie, epileptischen Anfällen oder Myoklonien – zu denken. Die bisherige Krankheitsdauer ist in der Regel kurz; bei schon länger zurückliegendem Krankheitsbeginn kann eine unerwartete Zunahme der kognitiven Beeinträchtigung oder das Auftreten von deliranten Symptomen den Verdacht auf das Hinzutreten einer reversiblen Sekundärerkrankung – z.B. eines subduralen Hämatoms oder eines medikamentös verursachten organischen Psychosyndroms – rechtfertigen.

Obwohl die behebbaren Demenzzustände einer ursächlichen Behandlung zugänglich sind, ist eine völlige Rückbildung der kognitiven Störungen doch nicht in allen Fällen gewährleistet. In der Literatur konnten wir einige systematische Untersuchungen über den Therapieerfolg bei insgesamt 60 Patienten mit reversiblen Demenzerkrankungen finden (HUTTON 1981; SMITH u. KILOH 1981; FOX et al. 1975; FREEMON 1976; RABINS 1985). Nur bei 23 Kranken wurde eine völlige Remission der Demenz erreicht; in 18 Fällen trat eine partielle Besserung ein, während bei 19 Patienten ein Behandlungserfolg völlig ausblieb. Am günstigsten

Tabelle 4. Die wichtigsten Gruppen behebbarer Demenzzustände (in Anlehnung an Mumenthaler 1987)

1. Vaskulopathien
   a) Infektiös bedingte Erkrankungen der Hirngefäße (z. B. Lues cerebrospinalis)
   b) Zerebrale Gefäßkollagenosen auf der Grundlage von Autoimmunkrankheiten (z. B. systematischer Lupus erythemathodes, Riesenzellarteriitis)
2. Rheologisch bedingte Hirndurchblutungsstörungen (z. B. bei Polyzythämie, Hyperlipidämie, multiplem Myelom)
3. Enzephalitiden (z. B. progressive Paralyse, chronische tuberkulöse Meningoenzephalitis, Toxoplasmose)
4. Gutartige Hirntumoren (z. B. Stirnhirnmeningeom, Akustikusneurinom mit okklusivem Hydrozephalus, zystische Tumoren des 3. Ventrikels)
5. Chronisches subdurales Hämatom
6. Kommunizierender Hydrozephalus
7. Intoxikationen
   a) Industriegifte (z. B. Kohlenmonoxyd, Quecksilber, Blei, Perchloräthylen)
   b) Medikamente (z. B. Psychopharmaka, anticholinerge Substanzen, Antihypertonika, Antikonvulsiva, Beta-Blocker, Cimetidin, Digoxin)
   c) Alkohol
8. Stoffwechselerkrankungen
   a) Zerebrale Hypoxie bei pulmonalen, kardiologischen und hämatologischen Erkrankungen
   b) Störungen des Leberstoffwechsels (z. B. bei porto-kavalem Shunt, Morbus Wilson, Hämochromatose)
   c) Dialyse-Enzephalopathie
   d) Hyperlipidämie
9. Elektrolytstörungen
   a) Hyponatriämie (z. B. bei ungenügender Kochsalzzufuhr oder im Zusammenhang mit diuretischer Behandlung)
   b) Hypernatriämie (z. B. bei inadäquater Flüssigkeitszufuhr oder übermäßigem Flüssigkeitsverlust)
10. Endokrinopathien
   a) Hypothyreose
   b) Hyperthyreose
   c) Hypoparathyreoidismus
   d) Hyperparathyreoidismus
11. Vitaminmangelkrankheiten
   a) Vitamin B_{12}-Mangel (z. B. bei perniziöser Anämie)
   b) Folsäuremangel
   c) Vitamin B_1-Mangel
   d) Vitamin B_6-Mangel

waren die Ergebnisse bei den medikamentös bedingten Demenzprozessen, am schlechtesten bei der Shuntoperation des kommunizierenden Hydrozephalus, während die Endokrinopatien, Stoffwechsel- und Vitaminmangelkrankheiten eine Zwischenstellung einnahmen.

Für diese ernüchternde Bilanz sind vermutlich mehrere Faktoren verantwortlich. Die Therapie kann zu spät oder nicht lange und intensiv genug erfolgt sein;

sie kann sich – z. B. beim Hydrocephalus communicans – nachträglich als ungeeignet oder zu komplikationsreich erweisen. Sicher gibt es aber unter den reversiblen Demenzzuständen auch Fälle, bei denen die vermutete Ursache nicht von ätiologischem Belang ist oder lediglich zu einem anderen, unbeeinflußbaren Krankheitsprozeß additiv hinzutritt (LARSON et al. 1984).

Aus diesen Erfahrungen ergibt sich, daß man wohl besser von „potentiell reversiblen" oder „potentiell behebbaren" Demenzzuständen sprechen sollte; ob und in welchem Umfang die prinzipiell mögliche Rückbildung der kognitiven Leistungsausfälle im konkreten Fall tatsächlich eintritt, läßt sich meist nicht zuverlässig vorhersagen. Außerdem besteht zwischen den „behebbaren" und den „nicht behebbaren" Demenzerkrankungen keine strenge Dichotomie. Zwischen diesen beiden Extrempolen unaufhaltsam fortschreitender und völlig rückbildungsfähiger dementieller Zustände gibt es vielmehr einen breiten Zwischenbereich partiell behebbarer kognitiver Störungen, der sich nicht ausschließlich auf das Gebiet der reversiblen Demenzen beschränkt. Solche partiellen Remissionen können beispielsweise auch bei der Bestrahlung oder zytostatischen Therapie von bösartigen Hirntumoren eintreten. Ähnliches gilt für die kognitiven Störungen bei der Multi-Infarkt-Demenz; durch eine frühzeitige Infarktbehandlung können sich die Leistungseinbußen teilweise zurückbilden, und ihr weiteres Fortschreiten läßt sich unter Umständen verhindern oder verzögern. So wichtig es also ist, die relativ seltenen Fälle potentiell reversibler Demenzen im Alter zu erkennen und ihren Ursachen so weit als möglich entgegenzuwirken, so darf diese Bemühung andererseits nicht dazu führen, die sehr viel größere Gruppe der nicht behebbaren Demenzprozesse für schlechthin unbeeinflußbar zu halten. Eine wesentliche Aufgabe der Demenzdiagnostik besteht gerade darin, auch bei den sogenannten irreversiblen Altersdemenzen nach ursächlichen Bedingungen oder im Einzelfall nachweisbaren Sekundärfaktoren zu suchen, die zumindest teilweise behebbar sind und eine günstige Beeinflussung des Krankheitszustandes ermöglichen.

VI. Erkennung von Sekundärfaktoren

Klinisches Erscheinungsbild und Verlauf eines Demenzprozesses werden nicht allein von der zugrundeliegenden Hirn- oder Systemerkrankung bestimmt, sondern durch zahlreiche zusätzliche Faktoren beeinflußt. Die gesundheitliche Gesamtverfassung des betroffenen Patienten kann gerade im höheren Lebensalter durch gleichzeitig vorhandene andere körperliche oder psychische Krankheiten erheblich eingeschränkt sein. Solche Erkrankungen können sich negativ auf das Befinden und Verhalten dementieller Patienten auswirken und zusätzliche kognitive Einbußen zur Folge haben. Bei der Suche nach Sekundärfaktoren muß besonders auf die Zahl, Art und Dosis der eingenommenen Medikamente geachtet werden. Aufgrund von Veränderungen von Pharmakodynamik und Pharmakokinetik im höheren Lebensalter reagieren Patienten mit einer Altersdemenz oft schon auf eine geringe Einzeldosis oder auf eine gebräuchliche Kombination mehrerer Pharmaka mit unerwünschten Nebenerscheinungen; dabei treten häufig Verminderungen der Vigilanz, Verwirrtheitszustände oder zunehmende dementielle Symptome in Erscheinung. Auch Beeinträchtigungen der Mobilität und der optischen und akustischen Wahrnehmung bedürfen der genauen diagnostischen Feststellung, damit die erforderlichen Behandlungs- und Korrekturmaßnahmen veranlaßt werden können.

Das Krankheitsschicksal eines dementen Patienten hängt darüber hinaus stark von den jeweiligen Umweltbedingungen ab. Mit zunehmender Einengung kognitiver Leistungen kann ein immer größerer Kreis von normalen Alltagsproblemen nicht mehr selbständig erledigt werden. Die ärztliche Diagnostik muß sich daher der Frage zuwenden, welche praktischen Anforderungen in der konkreten Lebenssituation an den Patienten gestellt werden, inwieweit er den hierbei auftretenden Schwierigkeiten noch gerecht wird und welche konkreten Gefährdungen sich hierbei möglicherweise ergeben können. Der äußere Lebensrahmen muß also daraufhin überprüft werden, ob er dem Patienten die erforderliche Überschaubarkeit, Sicherheit und Hilfsmöglichkeiten anbietet. Da 80–90% der Patienten nicht in einem Heim untergebracht sind, sondern von Familienmitgliedern versorgt und betreut werden, muß sich die ärztliche Untersuchung auch auf die Angehörigen erstrecken. Das Zusammenleben mit einem demenzkranken älteren Menschen bringt für die betroffenen Familien andersartige und in der Regel größere Probleme mit sich als die Versorgung eines körperlich Kranken. Mangelndes Wissen über die vorliegende Krankheit führt für den Angehörigen zu Unsicherheit, zu Fehleinschätzungen, unberechtigten Hoffnungen oder unbegründeten Schuldgefühlen (KURZ et al. 1987). Der Arzt sollte sich also ein Urteil darüber bilden, ob die Angehörigen ausreichend über die Art der Krankheit informiert sind, sich in das Verhalten des Patienten einzufühlen vermögen und sowohl die äußeren Lebensbedingungen als auch ihr eigenes Verhalten an die Krankheit anpassen können. Informiertheit, Einfühlungsvermögen, pflegerisches Geschick und Belastungsfähigkeit von Angehörigen und anderen Bezugspersonen stellen einen Sekundärfaktor dar, der in hohem Maße das weitere Lebensschicksal der Patienten beeinflußt. Nur bei genauer Kenntnis dieses Faktors kann eine kontinuierliche ärztliche und soziale Beratung vorgenommen werden, die zur Festigung des familiären und gesellschaftlichen Selbsthilfepotentials führt.

C. Alzheimersche Krankheit

Während seiner Tätigkeit an der Frankfurter Klinik untersuchte Alois Alzheimer eine 51jährige Patientin, bei der sich neben paranoiden Denkinhalten eine rasch zunehmende Gedächtnisschwäche mit schweren räumlichen Orientierungsstörungen und eine hochgradige Ratlosigkeit entwickelt hatte. Im Verlauf der weiteren stationären Beobachtung stellten sich aphasische, agraphische und apraktische Erscheinungen ein. Die Einschränkung des Auffassungsvermögens schritt ständig fort, und die Patientin starb viereinhalb Jahre später in einem Zustand hochgradigen geistigen Abbaus. Die von Alzheimer in seinem Münchener Laboratorium vorgenommene Hirnautopsie zeigte neben einer allgemein diffusen Atrophie des Gehirns und einem Verlust an Ganglienzellen vor allem das Vorhandensein zahlreicher hirnpathologischer Veränderungen, die mit der Bielschowskyschen Silberfärbung zur Darstellung gelangten. Auf der 37. Tagung der

Südwestdeutschen Irrenärzte berichtete Alzheimer über diesen Erkrankungsfall unter dem Titel „über einen eigenartigen Erkrankungsprozeß der Hirnrinde" (1907). Schon wenige Jahre später fand diese Erkrankung als eine nosologisch eigenständige präsenile Demenz unter der Bezeichnung „Alzheimersche Krankheit" Eingang in die 8. Auflage des Kraepelinschen Lehrbuchs. Von da an galt sie mehrere Jahrzehnte lang als ein relativ seltenes Leiden des mittleren Lebensalters und wurde von der sehr viel häufigeren „senilen Demenz" des höheren Alters nosologisch unterschieden.

Allerdings hatte Alzheimer in einer zweiten Publikation (1911) auf mehrere Fälle aufmerksam gemacht, bei denen sich erst im Senium ein fortschreitender Demenzprozeß mit aphasischen und agnostischen Störungen entwickelt hatte und die Hirnautopsie die gleichen histopathologischen Veränderungen wie bei dem ursprünglichen präsenilen Fall zutage brachte. Er glaubte daher für die auch von anderen Autoren beobachtete Sonderform der präsenilen Demenz keinen ursächlich spezifischen Krankheitsprozeß mehr verantwortlich machen zu dürfen. Vielmehr betrachtete er diese Fälle als „atypische Formen der senilen Demenz". Obwohl auch in den folgenden Jahrzehnten weder in klinischer noch in morphologischer oder neurochemischer Hinsicht irgendwelche qualitativen Unterschiede zwischen seniler Demenz und Alzheimerscher Krankheit aufgefunden wurden, hat sich die unitaristische Anschauung gegenüber der dualistischen Tradition zunächst nicht durchsetzen können. Erst in den letzten zehn Jahren ist es allgemein üblich geworden, alle Demenzformen, die durch das massenhafte Auftreten von senilen Plaques, die Häufung von Neurofibrillenveränderungen in der Hirnrinde und einige andere typische histopathologische Veränderungen charakterisiert sind, ohne Rücksicht auf das Erkrankungsalter als „Demenz vom Alzheimer Typ" (DAT) oder als „Alzheimersche Krankheit" zu bezeichnen und allenfalls innerhalb dieser klinisch und morphologisch definierten einheitlichen Kategorie zwei Untertypen mit präsenilem (PSDAT) oder senilem (SDAT) Krankheitsbeginn vorzusehen. Der neue Bedeutungsgehalt des alten Terminus hat sicher den Vorteil, daß sich der Begriff der Alzheimerschen Krankheit nun nicht mehr auf ein relativ seltenes Leiden, sondern auf die häufigste Form der Demenz im höheren Lebensalter und damit auf ein gesundheits- und forschungspolitisches Problem von großer Bedeutung bezieht; gleichzeitig wird mit dem Verzicht auf den herkömmlichen Terminus „senile Demenz" zum Ausdruck gebracht, daß diese Erkrankung nicht einfach ein zwangsläufiges Epiphänomen von Senilität oder normaler Altersinvolution darstellt.

Mit der unitaristischen Sichtweise der Alzheimerschen Krankheit ist natürlich nicht notwendigerweise die Auffassung verbunden, daß alle zu diesem Krankheitstyp gehörigen Demenzformen auf der gleichen Entstehungsursache und den gleichen pathogenetischen Mechanismen beruhen oder gleich gut auf bestimmte Therapiemaßnahmen ansprechen. Es kann aus praktisch-klinischen Gründen oder aufgrund von Forschungsgesichtspunkten durchaus sinnvoll sein, eine Untergliederung in bestimmte Untergruppen vorzunehmen. Hierfür wurden neben dem Erkrankungsalter auch andere Merkmale herangezogen, z. B. Vorhandensein oder Fehlen von Parietalhirnsymptomen (McDonald 1969) oder von Sprachstörungen (Seltzer u. Sherwin 1983; Folstein u. Breitner 1981; Breitner u. Folstein 1984). Morphologische und neurochemische Kriterien können zur Unterscheidung zweier Untergruppen der Alzheimerschen Krankheit dienen, die man als AD_1 und AD_2 bezeichnet hat. Durch derartige Unterteilungen bilden sich in den beiden Subkollektiven jeweils charakteristische Merkmalscluster, wobei sich in der Gruppe mit den schwereren Krankheitserscheinungen – also bei den Patienten mit AD_2 oder mit Parietalhirnsymptomen und aphasischen Störungen – Fälle mit frühem Krankheitsbeginn und familiären Erkrankungsformen häufen. Diese Unterscheidungen beruhen aber ausnahmslos auf Querschnittsuntersuchungen und berücksichtigen nicht die Tatsache, daß Vorhandensein oder Fehlen eines Merkmals stark von dem jeweiligen Verlaufsstadium der Krankheit abhängig ist. Man geht daher zum gegenwärtigen Zeitpunkt wohl am besten so lange von der Einheitlichkeit der Alzheimerschen Krankheit aus, bis neue ätiologische, pathogenetische oder therapeutische Kenntnisse eine sinnvollere Klassenzuordnung ermöglichen.

I. Neurobiologische Grundlagen

1. Neuropathologie

Makroskopisches Kennzeichen der Alzheimerschen Krankheit ist eine Atrophie des Gehirns, die das Ausmaß der altersbedingten Größenabnahme im Mittel um 10–20% übersteigt. Die individuelle Ausprägung der atrophischen Veränderungen kann sehr unterschiedlich sein, so daß zwischen dementen und gesunden älteren Menschen eine relativ breite Überlappung besteht (HUBBARD u. ANDERSON 1981).

Zu den mikroskopischen Krankheitsmerkmalen gehört ein Nervenzellverlust in Verbindung mit degenerativen Veränderungen in zahlreichen verbleibenden Neuronen. Besonders typisch hierfür sind Neurofibrillenbündel und eine Rarefizierung des Dendritenbaumes sowie der Dendritendorne bei weitgehend fehlenden reaktiver Synapsenbildung. Im Hirnparenchym finden sich neuritische Plaques in großer Zahl. Darüber hinaus erkennt man einen spongiösen Umbau der Hirnrinde und eine Auflösung der kortikalen Schichtstruktur. In den meisten Fällen sind Markveränderungen und eine Amyloidose kleiner Blutgefäße nachweisbar. Im Hippokampus können Hiranokörper und granulahaltige Vakuolen auftreten.

Der Neuronenuntergang konzentriert sich auf bestimmte Zellpopulationen. Am stärksten betroffen sind die zentralen und medialen Anteile der Amygdala und die Abschnitte CA1 und CA2 des Hippokampus. In Mitleidenschaft gezogen sind auch die im basalen Vorderhirn gelegenen cholinergen Neurone des medialen Septums, des diagonalen Bandes und des Meynertschen Basalkerns, ferner die noradrenergen Zellen des Locus caeruleus und die serotonergen Neuronen des dorsalen Raphekerns (PRICE 1984). Im Neokortex betrifft der Neuronenverlust vor allem die großen Pyramidenzellen. Sie sind im Vergleich zum normalen Alter um rund 30% reduziert, während die Zahl von kleineren Neuronen und Gliazellen kaum vermindert ist (HUBBARD u. ANDERSON 1985). Die regionale Verteilung des neokortikalen Zellverlustes zeigt eine klare Bevorzugung der basalen und medialen Abschnitte des Temporallappens, des entorhinalen Kortex und des Parietallappens (BRUN u. GUSTAFSON 1976).

Die Markveränderungen, wie sie bei rund 60% der Fälle beobachtet werden, bestehen in einem partiellen Untergang von Axonen, von Myelinscheiden und von Gliazellen, begleitet von einer reaktiven Astrozytenvermehrung. Viele kleinste Arteriolen und Kapillaren weisen eine fibrohyaline Wandverdickung auf. Hypertensive Angiopathie und vollständige Infarkte, wie sie für die Binswangersche Krankheit charakteristisch wären, fehlen jedoch. In der Vorgeschichte dieser Patienten finden sich regelmäßig Hinweise auf eine kardiovaskuläre Erkrankung mit wiederholter systemischer Hypotension. Daher handelt es sich bei der Pathologie der weißen Substanz wahrscheinlich um eine Hypoperfusionsschädigung, die durch das Zusammentreffen einer fibrohyalinen Sklerose der Markarteriolen mit wiederholtem Blutdruckabfall zustande kommt. Sie steht weder quantitativ noch lokalisatorisch in einem Zusammenhang mit den Veränderungen im kortikalen Grau (BRUN u. ENGLUND 1986).

In zahlreichen Nervenzellen finden sich Neurofibrillenbündel. Dabei handelt es sich um argentophile Einschlüsse im perinukleären Zytoplasma, die ultrastrukturell im wesentlichen aus dichtgepackten, paarigen helikalen Filamenten mit einem Durchmesser von 10 nm und einer Periodizität von 160 nm bestehen. Sie können auch gerade Filamente von 10–20 nm Durchmesser enthalten. Die Neurofibrillenbündel kommen am häufigsten in den Pyramidenzellen des Hippokampus, des Gyrus parahippocampalis und des Bulbus olfactorius vor.

In fortgeschrittenen Krankheitsstadien sind sie auch in anderen Zellpopulationen und Rindenschichten erkennbar. Bei präsenilen Fällen treten Neurofibrillenbündel auch im Neokortex auf, und zwar bevorzugt in der dritten und fünften Rindenschicht der frontalen, temporalen und parietalen Assoziationsfelder. Sie werden darüber hinaus in den oben erwähnten subkortikalen Kerngebieten angetroffen (ULRICH et al. 1986).

Immunzytochemisch bestehen Gemeinsamkeiten zwischen den paarigen helikalen Filamenten und normalen Neurofilamenten und Mikrotubuli. Insbesondere die höhermolekularen Neurofilamentpolypeptide, die mikrotubulären TAU-Proteine und das weitere mikrotubuläre Protein MAP2 wurden als Oberflächenantigene der paarigen helikalen Filamente nachgewiesen. Dies bedeutet zwar nicht, daß sie ausschließlich aus solchen Eiweißkörpern zusammengesetzt sind, weist aber auf eine mögliche Beteiligung normaler zytoskeletaler Proteine an der Entstehung paariger helikaler Filamente hin (SELKOE 1986; siehe hierzu auch Beitrag von M. ROTH in diesem Band).

Die Neurofibrillenbündel sind nicht krankheitsspezifisch. Sie kommen im Gehirn nicht dementer älterer Menschen vor, allerdings in geringerer Zahl und ausschließlich im Hippokampus. Darüber hinaus werden sie bei einer Reihe von verschiedenartigen Erkrankungen angetroffen: beim Down-Syndrom, bei der amyotrophen Lateralsklerose und beim Parkinson-Demenz-Komplex auf Guam, bei der progressiven supranukleären Lähmung, beim postenzephalitischen Parkinson-Syndrom und bei der Dementia pugilistica. Bei der Mehrzahl dieser Erkankungen haben aber entweder die meisten Neurofibrillenbündel eine unterschiedliche Ultrastruktur oder sie sind anders lokalisiert als bei der Alzheimerschen Krankheit (WISCHIK u. CROWTHER 1986).

Die neuritischen Plaques sind rundliche Strukturen im Hirnparenchym von 15–200 Mikrometer Durchmessern, bestehend aus einem zentral gelegenen extrazellulären Amyloidkern und einem umgebenden Hof aus degenerierten Neuriten und Gliafortsätzen. Die Struktur der Plaques läßt verschiedene Entwicklungsstufen erkennen, wobei der Amyloidgehalt von den unreifen zu den reifen Stadien zunimmt. Am Ende dieser Entwicklungsreihe ist nur noch der Amyloidkern erkennbar, während die dystrophischen Neuriten fehlen. Der Amyloidkern enthält unpaare Fasern von helikaler Struktur mit 4–9 nm Durchmesser. Die veränderten Neuriten enthalten häufig paarige helikale Filamente und reagieren immunzytochemisch mit Antikörpern gegen mikrotubuläre TAU-Proteine und phosphorylierte Neurofilamentpolypeptide. Prädilektionsorte der Plaquebildung im Neokortex sind die zweite und dritte Rindenschicht der frontalen, temporalen und parietalen Assoziationsfelder. Außerhalb des Neokortex kommen Plaques vor allem im Hippokampus, im Mandelkern und im Bulbus olfactorius vor. Ihre Lokalisation zeigt also gewisse Parallelen, jedoch keine völlige Übereinstimmung mit der Verteilung der Neurofibrillenveränderungen.

Die neuritischen Plaques sind ebenso wie die Neurofibrillenbündel nicht krankheitsspezifisch. Sie finden sich, wenn auch in weit geringerer Häufigkeit, im Gehirn von nicht dementen älteren Menschen, besonders in den phylogenetisch alten kortikalen Strukturen wie im Hippokampus. Identische Plaques treten beim Down-Syndrom jenseits des 40. Lebensjahres auf. Plaques mit ähnlicher Struktur, aber höherem Amyloidgehalt und mit bevorzugter zerebellärer Lokalisation kommen bei der Kuru-Krankheit, bei der Jakob-Creutzfeldtschen Krankheit und beim Gerstmann-Sträußler-Syndrom vor (ULRICH et al. 1986).

In der Wand von kleinen penetrierenden Arteriolen und von kleinen intrazerebralen Gefäßen kommt es in 50–80% der Fälle zur Ablagerung von Amyloidproteinen. Eine solche Gefäßamyloidose findet sich nur bei einem Drittel nicht dementer älterer Menschen. Es bestehen weder quantitative noch lokalisatorische Beziehungen zu den Plaques (ESIRI u. WILCOCK 1986).

Bei mehreren der beschriebenen histologischen Veränderungen konnte ein klarer quantitativer Zusammenhang mit dem klinischen Schweregrad der Demenz festgestellt werden. Dies gilt besonders für die Dichte der Neurofibrillenveränderungen (WILCOCK u. ESIRI 1982) und der Plaques (DUYCKAERTS et al. 1986). In Temporallappenbiopsinen ist das Ausmaß des Nervenzellverlustes am engsten mit den psychopathologischen Veränderungen verknüpft (NEARY et al. 1986).

Einige der morphologischen Krankheitsmerkmale zeigen eine ausgeprägte altersabhängige Variabilität. Bei jüngeren Kranken ist der Nervenzellverlust im Neokortex (HUBBARD u. ANDERSON 1985), vor allem im Temporallappen und in den subkortikalen Kerngebieten (MANN et al. 1986), die Dichte und Ausbreitung von Neurofibrillenveränderungen (CONSTANTINIDIS 1978) und die Ausdehnung der Hirnatrophie (HUBBARD u. ANDERSON 1981) stärker ausgeprägt als bei Patienten mit sehr spätem Krankheitsbeginn.

In jüngster Zeit gelang mit immunozytochemischen Methoden die Entdeckung einer weiteren Proteinanomalie, deren Beziehung zu den morphologischen Krankheitsmerkmalen noch nicht geklärt ist. Aus Homogenaten von Hirngewebe wurde ein monoklonaler Antikörper gegen ein Polypeptid von 68 kD Molekulargewicht gewonnen. Dieses als A68 bezeichnete Protein kommt vor allem in den

Neuriten, jedoch nicht im Amyloidkern der Plaques, sowie in Nervenzellen vor, unabhängig davon, ob sie Neurofibrillenveränderungen enthalten oder nicht. A68 fehlt im Gehirn gesunder älterer Menschen und findet sich bei anderen Formen der Demenz nur in Spuren. Es könnte sich daher um ein relativ krankheitsspezifisches Protein handeln, dessen Vorhandensein im Gehirn nachweisbar ist, noch bevor ausgeprägte morphologische Veränderungen entstehen. Dieser Erkenntnisfortschritt ist ein Beispiel dafür, daß die Erforschung der Hirnläsionen, welche der Alzheimerschen Krankheit zugrunde liegen, heute ebenso von der Entwicklung neuerer Untersuchungstechniken abhängt wie vor rund 80 Jahren, als mit der Silberfärbung nach Bielschowsky die Neurofibrillenveränderungen entdeckt wurden.

2. Neurochemie

Einen vergleichenden Zugewinn an Erkenntnis bedeutet die Anfang der siebziger Jahre einsetzende Aufklärung der neurochemischen Veränderungen bei der Alzheimerschen Krankheit. In Untersuchungen an autoptischem Material zeigte sich als schwerstwiegende Anomalie eine Abnahme der cholinergen Aktivität im Kortex (Bowen u. Davison 1986). Sie äußert sich in einer Reduktion der Enzyme Cholinacetyltransferase und Acetylcholinesterase um mehr als 50% gegenüber gleichaltrigen nicht dementen Kontrollfällen. Das cholinerge Defizit ist im Hippokampus, in der Amygdala und im Temporallappen am stärksten ausgeprägt und zeigt damit eine ähnliche topographische Verteilung wie die morphologischen Veränderungen. Aus Biopsiestudien weiß man zusätzlich, daß auch die funktionell bedeutsamere Syntheserate von Acetylcholin im Temporal- und Frontallappen um rund die Hälfte herabgesetzt ist.

Die Veränderungen des noradrenergen Transmittersystems sind von geringerem Grad und zeigen keine ähnliche klare lokalisatorische Beziehung zu den histopathologischen Krankheitsmerkmalen. Die Konzentration von Noradrenalin und seinem primären Metaboliten ist in verschiedenen kortikalen Regionen um durchschnittlich 30% gegenüber gesunden Kontrollfällen reduziert (Mann et al. 1982). Die Aktivität des spezifischen biosynthetischen Enzyms Dopamin-β-Hydroxylase ist ebenfalls vermindert (Cross et al. 1981).

Die Beteiligung des serotonergen Systems zeigt sich in einer Konzentrationsabnahme von 5-Hydroxytryptamin und seinen Abbauprodukten, die im Hippokampus und im temporalen Kortex besonders ausgeprägt ist (Middlemiss et al. 1986).

Bei den drei bisher beschriebenen Transmittersystemen gehen die präsynaptischen Defizite mit einer Dichteabnahme der postsynaptischen Rezeptoren einher (Cross et al. 1984).

Die kortikalen Defizite von Cholinacetyltransferase und von Noradrenalin stehen in einem quantitativen Zusammenhang mit dem Nervenzellverlust in den subkortikalen Kerngebieten, die den hauptsächlichen Ursprungsort der cholinergen und noradrenergen Innervation des Neokortex und des Hippokampus darstellen (Ichimiya et al. 1986). Die biochemischen Veränderungen könnten daher mit einem Befall aszendierender Fasern erklärt werden. Bisher ist aber offen, ob es sich dabei um einen anterograden oder um einen retrograden Vorgang handelt.

Die Konzentrationsabnahme der Aminosäuren Glutamat und Gamma-Amino-Buttersäure (ELLISON et al. 1986) sowie des Neuropeptids Somatostatin (BEAL u. MARTIN 1986) steht möglicherweise im Zusammenhang mit einem Untergang von intrinsischen kortikalen Neuronen, welche diese Neurotransmitter enthalten.

Eine eindeutige Beziehung zwischen dem Ausmaß der neurochemischen Veränderungen und dem klinischen Schweregrad der Demenz wurde bisher nur für das cholinerge System nachgewiesen (PERRY et al. 1978). Ebenso wie einige morphologische Krankheitsmerkmale sind mehrere Transmitterdefizite bei einem frühen Krankheitsbeginn stärker ausgeprägt als bei einem späteren Manifestationsalter. Dies gilt für die cholinerge und noradrenerge Aktivitätsminderung sowie für die Reduktion von Somatostatin (YATES et al. 1983; ROSSOR et al. 1984, siehe hierzu auch den Beitrag von M. ROTH in diesem Band).

3. Molekularbiologie

Die heute zur Verfügung stehenden molekularbiologischen Untersuchungstechniken eröffnen die Möglichkeit, die Struktur der abnormen Proteine in den Neurofibrillenbündeln, in den neuritischen Plaques und in den kleinen Gefäßen zu analysieren und so der Frage nach ihrer gegenseitigen Beziehung und nach ihrem Ursprung näher zu kommen.

Als erstem Schritt auf diesem Weg gelang es, aus amyloidhaltigen Blutgefäßen ein Protein mit 4 kD Molekulargewicht zu isolieren (GLENNER u. WONG 1984). Ein Polypeptid gleichen Molekulargewichts und weitgehend übereinstimmender Zusammensetzung aus insgesamt 45 Aminosäuren wurde kurze Zeit später als Hauptbestandteil des Amyloids in neuritischen Plaques gefunden (MASTERS et al. 1985a, SELKOE et al. 1986). Die Aminosäuresequenz des als A 4 oder auch als Beta-Protein bezeichneten Eiweißkörpers zeigt keine Homologie mit bisher bekannten Proteinen. Ein Polypeptid mit identischer Aminosäurezusammensetzung, jedoch mit einer ausgeprägteren Heterogenität der Sequenz am terminalen Ende konnte auch in Neurofibrillenbündeln nachgewiesen werden (MASTERS et al. 1985b).

Ausgehend von der Aminosäurensequenz des A 4-Proteins wurde entdeckt, daß dieses niedermolekulare Polypeptid Teil eines sehr viel größeren, aus 695 Aminosäuren bestehenden Vorläufermoleküls ist. Dieser Vorläufer scheint ein Membranglykoprotein zu sein und weist Ähnlichkeiten mit einem Zelloberflächenrezeptor auf. Das A 4-Fragment liegt vermutlich nahe an oder innerhalb der Membran (KANG et al. 1987). Aus bisher unbekannten Gründen wird bei der Alzheimerschen Krankheit das Vorläuferprotein gespalten, worauf das A 4-Protein extrazellulär zu Plaques und Gefäßamyloid, intrazellulär zu Neurofibrillenbündeln aggregieren könnte (MASTERS u. BEYREUTHER 1986). Gegen die Annahme eines gemeinsamen Ursprungs aller abnormen Amyloidablagerungen spricht jedoch, daß Antikörper gegen das A 4-Protein zwar mit dem Amyloid aus Plaques und Gefäßen reagieren, nicht aber mit Neurofibrillenbündeln und nicht mit den

Neuriten der Plaques, und daß umgekehrt Antikörper gegen paarige helikale Filamente keine Bindung an das Plaques- und Gefäßamyloid zeigen. Diese Beobachtungen sind eher mit der Vorstellung vereinbar, daß die intraneuronalen und extraneuronalen Amyloidfasern trotz ihrer protein-chemischen Verwandtschaft unterschiedlichen Ursprungs sind (SELKOE 1986).

Das Gen für das A 4-Vorläuferprotein ist auf dem Chromosom 21 lokalisiert, und zwar in unmittelbarer Nachbarschaft der Region, die dreifach vorliegen muß, um den Phänotyp des Down-Syndroms hervorzurufen (KANG et al. 1987; GOLDGABER et al. 1987; TANZI et al. 1987a). Das Gen findet sich auch in der DNA von nichtmenschlichen Primaten und anderen Säugetieren, ist also stammesgeschichtlich alt. Die mRNA für das Vorläuferprotein kommt in verschiedenen Körpergeweben und Zellarten vor und ist bei der Alzheimerschen Krankheit im Gehirn nicht drastisch vermehrt (BAHMANYAR et al. 1987).

Beim Down-Syndrom ist der Gen-Ort des Vorläuferproteins dupliziert, so daß die Amyloidablagerungen hier sehr wahrscheinlich durch einen Gen-Dosis-Effekt zustande kommen. Bei der Alzheimerschen Krankheit liegt aber keine Genverdoppelung auf dem Chromosom 21 vor (ST. GEORGE-HYSLOP et al. 1987 b). Nicht das Vorhandensein oder die Menge des Vorläuferproteins dürfte für den pathogenetischen Mechanismus eine Rolle spielen, sondern die pathologische Spaltung dieses Moleküls, über deren Ursachen noch keine ausreichende Klarheit besteht. Ob die Spaltungsprodukte oder das Fehlen des Vorläuferproteins den wesentlichen pathogenen Faktor darstellen und in welcher Beziehung diese Vorgänge zu anderen molekularbiologischen Vorgängen sowie den morphologischen Veränderungen stehen, muß vorläufig offenbleiben.

II. Klinische Diagnostik

1. Krankheitssymptome

Die klinische Diagnose der Alzheimerschen Krankheit setzt zunächst das Vorhandensein eines wichtigen Einschlußkriteriums und eines ebenso bedeutsamen Ausschlußkriteriums voraus. Erstens muß durch die psychiatrische Untersuchung der Nachweis eines mindestens einige Monate bestehenden Demenzsyndroms leichten, mittleren oder stark ausgeprägten Schweregrades erbracht sein. Zweitens dürfen sich aus der Anamnese, dem körperlichen Befund und den laborchemischen, neurophysiologischen oder bildgebenden Zusatzuntersuchungen keine Hinweise für das Vorliegen einer spezifischen Krankheitsursache oder für das Vorhandensein einer anderen bekannten Hirn- oder Systemerkrankung ergeben. Durch das letztgenannte Kriterium läßt sich die im höheren Lebensalter zweithäufigste Demenzerkrankung – die zerebrovaskuläre Demenz – in den meisten Fällen von der Alzheimerschen Krankheit abgrenzen, da für die erstere Erkrankung das Auftreten von Schlaganfällen und das Vorhandensein von früheren oder zum Untersuchungszeitpunkt noch vorhandenen neurologischen Störungen charakteristisch ist, die auf einen überstandenen Hirninfarkt hindeuten.

Über die genannten beiden Kriterien hinaus gibt es verschiedene weitere typische Krankheitsmerkmale, welche die Erkennung einer Alzheimerschen Krankheit und deren Abgrenzung gegenüber anderen Demenzprozessen erlauben. Hierzu gehört der langsame, meist nicht auf einen genauen Zeitpunkt zu datierende Beginn und die allmähliche, in der Regel kontinuierliche Zunahme des geistigen Leistungsabbaus. Die Krankheit kann in Ausnahmefällen schon vor dem 40. Lebensjahr einsetzen, beginnt manchmal zwischen dem 50. und 60. Lebensjahr, meist aber erst im Senium. Neben den Gedächtniseinbußen und den allgemeinen kognitiven Leistungseinbußen sind schon sehr frühzeitig räumliche Orientierungsstörungen sowie „verwaschene" neuropsychologische Herdsymptome zu erkennen, die den aphasischen, apraktischen und agnostischen Störungen bei streng lokalisierten Hirnschädigungen ähneln und auf den bevorzugten Befall von Schläfen- und Scheitelhirn zurückzuführen sind. Diese „Werkzeugstörungen" sind zwar bei präsenilem Krankheitsbeginn besonders prägnant und heben sich stärker vor dem Hintergrund anderer, relativ besser erhaltener kognitiver Fähigkeiten ab. Sie treten aber auch bei den meisten Patienten auf, die erst im Senium von der Alzheimerschen Krankheit befallen werden. Allerdings ist die Verflechtung dieser Herdsymptome mit den amnestischen und intellektuellen Defiziten bei älteren Kranken oft stärker.

Darüber hinaus ist für die Alzheimersche Krankheit ein Verlust an Antrieb und Initiative charakteristisch. Die Persönlichkeit des Patienten ist allerdings selbst bei weit fortgeschrittenem geistigen Abbau durch eine besondere Liebenswürdigkeit, Verbindlichkeit der Umgangsformen und soziale Gefolgsbereitschaft gekennzeichnet; STERTZ (1921) hat deshalb von der „liebenswürdigen Verblödung" bei der Alzheimerschen Krankheit gesprochen. Auch die letztgenannten Merkmale treten bei jüngeren Patienten oft deutlicher in Erscheinung als bei älteren. Auf einige weitere Krankheitssymptome wird im Rahmen der Verlaufsbeschreibung eingegangen.

Während die bisher aufgeführten Merkmale in der normalen ärztlichen Untersuchungssituation und in der klinischen Routinepraxis zur Erkennung der Alzheimerschen Krankheit ausreichen, empfiehlt sich für wissenschaftliche Fragestellungen eine stärkere Operationalisierung der klassifikatorischen Kriterien und eine genauere Festlegung der diagnostischen Entscheidungsregeln, da hierdurch falsch positive Fälle mit größerer Sicherheit ausgeschlossen werden können und damit eine homogenere Stichprobenbildung möglich ist. Hierfür bieten sich vier verschiedenartige Klassifikationssysteme an: Das DSM III (APA 1980), das DSM III-R (APA 1987), die Empfehlungen der NINCDS-ADRDA-Arbeitsgruppe (MCKHANN et al. 1984) sowie die diagnostischen Forschungskriterien der ICD 10 (WHO 1987), mit deren internationaler Einführung voraussichtlich im Jahre 1990 zu rechnen ist.

Das DSM III sieht für die Alzheimersche Krankheit keine eigenständige nosologische Kategorie vor, sondern faßt sie mit der Pickschen Atrophie und einigen anderen primären degenerativen Demenzprozessen zu einer größeren diagnostischen Klasse der „primär degenerativen Demenz" zusammen. Damit wird der Tatsache nicht Rechnung getragen, daß Picksche Krankheit und fronto-temporale Rindendegenerationen ohne Alzheimer-typische Gewebsveränderungen keineswegs extrem seltene Formen der Demenz darstellen und daß ihre differentialdiagnostische Abgrenzung von der Alzheimerschen Krankheit klinisch aufgrund der Verschiedenartigkeit von Frühsymptomatik und Krankheitsverlauf im allgemeinen möglich ist. In der DSM III-R wird daher eine Einengung dieser Krankheitskategorie in die „primär degenerative Demenz vom Alzheimer-Typ" vorgenommen; die hierfür relevanten Krankheitsmerkmale sind allerdings spärlich.

Im Gegensatz hierzu liefern die Vorschläge der amerikanischen NINCDS-ADRDA-Arbeitsgruppen zahlreiche Kriterien zur Diagnose der Alzheimerschen Krankheit. Ein besonderer Vorteil dieser Empfehlungen liegt darin, daß zwischen einer wahrscheinlichen, vermutlichen und gesicherten Diagnose unterschieden wird. Von einer *wahrscheinlichen* Alzheimerschen Krankheit kann gesprochen werden, wenn die Demenz allmählich beginnt und langsam fortschreitet und wenn keine anderen Hirn- oder Systemkrankheiten nachweisbar sind, die für die zunehmenden kognitiven Störungen verantwortlich zu machen sind. Einige zusätzliche Merkmale – z. B. das Auftreten aphasischer, agnostischer oder apraktischer Störungen, Schwierigkeiten bei der Bewältigung von Alltagsproblemen,

Tabelle 5. Diagnostische Kriterien der Alzheimerschen Krankheit nach den Forschungskriterien der ICD 10 (verkürzte Fassung)

I. Demenz bei Alzheimerscher Krankheit

A. Vorhandensein eines Demenzsyndroms von leichtem, mittlerem oder schwerem Ausprägungsgrad

B. Vorgeschichte, körperlicher Befund und Zusatzuntersuchungen ergeben keine Hinweise für eine klinisch erkennbare Demenzursache oder für eine andere primäre oder sekundäre Hirnerkrankung

C. Die folgenden Merkmale können zur Stützung der Diagnose herangezogen werden, sind aber nicht unerläßlich:
   1. Beeinträchtigung kortikaler Funktionen mit aphasischen, agnostischen oder apraktischen Störungen
   2. Herabsetzung von Motivation und Antrieb mit Apathie und Spontaneitätsverlust. Reizbarkeit und Enthemmung des Sozialverhaltens
   3. Vorliegen einer Hirnatrophie, besonders wenn diese bei Nachuntersuchungen zunimmt
   4. In schweren, fortgeschrittenen Fällen kann es zu Parkinson-ähnlichen Symptomen kommen

II. Demenz bei Alzheimerscher Krankheit mit Beginn im Senium

A. Die Kriterien A–C einer Demenz bei Alzheimerscher Krankheit müssen erfüllt sein, und die Krankheit muß im Alter von 65 Jahren oder darüber begonnen haben

B. Außerdem muß mindestens eines der folgenden Merkmale vorhanden sein:
   1. Hinweise für einen sehr langsamen, allmählichen Beginn und eine langsame Verlaufsgeschwindigkeit, was allerdings manchmal erst nach dreijährigem oder längerem Krankheitsverlauf festgestellt werden kann
   2. Vorherrschen von Gedächtnisstörungen

III. Demenz bei Alzheimerscher Krankheit mit Beginn im Präsenium

A. Die Kriterien A–C der Demenz bei Alzheimerscher Krankheit müssen erfüllt sein und das Erkrankungsalter muß niedriger als 65 Jahre sein

B. Außerdem muß mindestens eines der folgenden Merkmale vorhanden sein:
   1. Hinweise für relativ raschen Beginn und Verlauf der Krankheit
   2. Vorhandensein von Schläfen-, Scheitel- und Stirnhirnsymptomen; neben den Gedächtnisstörungen sind auch eine Aphasie, Agraphie, Alexie, Akalkulie und Apraxie vorhanden

Häufung gleichartiger Krankheitsfälle in der Herkunftsfamilie, vermehrtes Auftreten langsamer Wellenformen im EEG oder Zunahme hirnatrophischer Veränderungen bei Längsschnittuntersuchungen im CT – stützen die Diagnose einer Alzheimerschen Krankheit. Dagegen kann das Vorliegen dieser Krankheit nur *vermutet* werden, wenn Erkrankungsbeginn, Symptomatologie oder Verlauf in dieser oder jener Hinsicht von dem gewohnten Bild abweichen oder wenn gleichzeitig eine zweite Hirn- oder Systemerkrankung vorliegt, die aber vom Untersucher nicht als Ursache des Demenzprozesses betrachtet wird. Als *gesichert* gilt die Diagnose nur dann, wenn die klinischen Kriterien für eine wahrscheinliche Alzheimersche Krankheit erfüllt sind und durch das histopathologische Ergebnis einer autoptischen oder bioptischen Untersuchung bestätigt werden. Zu Lebzeiten des Patienten wäre ein solcher Sicherheitsgrad der Diagnose nur durch eine Hirnbiopsie zu erreichen, was aber aus ethischen Gründen lediglich ausnahmsweise vertretbar ist. Allerdings kann die Diagnose auch ohne Biopsiebefund klinisch mit hohem Wahrscheinlichkeitsgrad gestellt werden; die Validierung der klinischen Diagnose gegenüber dem Autopsiebefund älterer dementer Patienten ergibt nach neueren Untersuchungen (BRUN u. GUSTAFSON 1988; MÖLSÄ et al. 1985) eine Sensitivität und Spezifität von je etwa 80%.

Die diagnostischen Forschungskriterien der ICD 10 sind in verkürzter Form in Tabelle 5 wiedergegeben.

Sie beruhen auf klar definierten Merkmalen und einer einfachen diagnostischen Entscheidungsregel und sind eine gute Grundlage für eine zuverlässige Erkennung der Alzheimerschen Krankheit.

Wie schon in Abschnitt B erläutert, kann die Diagnose der Alzheimerschen Krankheit auch durch eine kombinierte Anwendung der Ischämie-Skala und der Alzheimer- und Pick-Skala vorgenommen werden. Patienten mit einer Alzheimerschen Krankheit zeichnen sich durch hohe Punktwerte in der Alzheimer-Skala aus; die Werte in der Pick-Skala sind in den meisten Fällen niedrig, können aber bei frontaler Akzentuierung des Krankheitsprozesses auch höher sein.

2. Verlauf

Die Gesamtdauer der Alzheimerschen Krankheit ist großen individuellen Schwankungen unterworfen, beträgt aber im Durchschnitt 6–8 Jahre. Der Verlauf vollzieht sich in drei Stadien.

Das erste Krankheitsstadium ist durch das Auftreten von Merkfähigkeitstörungen gekennzeichnet. Schon sehr früh können räumliche Orientierungsstörungen in Erscheinung treten. Viele Patienten finden sich in fremder Umgebung nicht mehr zurecht. Diese gestörte Raumauffassung kann mehr den Charakter einer gnostischen Gliederungsschwäche für räumliche Strukturen annehmen oder sich stärker durch eine Apraxie der räumlichen Orientierungsbewegungen äußern. In der Mehrzahl der Fälle tritt ein deutlicher Antriebsverlust auf. Das Krankheitsbewußtsein ist oft erhalten und stark ausgeprägt; die Stimmung ist ängstlich und ratlos. Oft können länger anhaltende schwere Depressionen in Erscheinung treten. Im Sozialverhalten tritt das Bedürfnis nach Autonomie gegenüber den kommunikativen Aspekten der Partnerschaftsbeziehung in den Hintergrund; sprachliche Äußerungen münden oft in ein freundlich-belangloses Gerede. Bei einigen Patienten treten Beeinträchtigungs- und Verfolgungsideen auf. Neben Wortfindungsstörungen können sich auch schon leichtere apraktische Symptome bemerkbar machen.

Nach einer Periode von 2–3 Jahren entwickelt sich das zweite Stadium der Krankheit. Die Demenz schreitet fort, wobei mehr und mehr auch ältere Erinnerungsspuren nicht mehr aktiviert werden können. Gleichzeitig entwickeln sich die bereits erwähnten aphasischen, apraktischen und agnostischen Störungen. Dabei kommt es auch zu paraphasischen Entgleisungen, die allerdings in der Spontansprache meist wenig auffallen. Die Auffassung von Umweltsituationen kann so erschwert sein, daß bei vielen Patienten Panikreaktionen in Erscheinung treten. Störungen des Körperschemas sind häufig. Obwohl auch in diesem Stadium der Antriebsverlust meist im Vordergrund steht, kann sich eine Beschäftigungsunruhe einstellen, wobei iterative Bewegungselemente deutlich hervortreten. Es kommt zu Unruhe- und Verwirrtheitszuständen, besonders in den Nachtstunden. Einige Patienten verlieren das Gefühl für die Vertrautheit der gewohnten Umgebung. Sie glauben, daß sie sich an einem anderen Ort befinden und drängen ständig „nach Hause“. Logoklonien und Perseverationen stellen sich ein. Auf neurologischem Gebiet entwickeln sich vor allem extraprapyramidale Symptome; bei manchen Patienten tritt eine Gangunsicherheit auf. Auch pyramidale Symptome werden beobachtet. In etwa 10–20% der Fälle stellen sich große zerebrale Anfälle ein.

Nach einer Periode von 2–3 Jahren oder einem noch längeren Zeitraum kommt es zum dritten Stadium der Krankheit. Der Intelligenzabbau ist inzwischen weit fortgeschritten; die neuropsychologischen Herderscheinungen lassen sich von der schweren allgemeinen Demenz oft nicht mehr klar abtrennen. Das motorische Verhalten sinkt auf eine niedrige Stufe ab und zeichnet sich durch eine ständige Wiederholung einfacher, stereotyper Grundbewegungen aus. Zahlreiche Automatismen treten auf, in denen gewisse ontogenetische und phylogenetische Entwicklungsstufen wieder manifest werden. Die sprachlichen Äußerungen werden unverständlich und beschränken sich auf das Hervortreten von unartikulierten Lauten, die keinen intentionalen Bezug mehr erkennen lassen. Bei einigen Patienten treten in diesem oder bereits in einem früheren Stadium Myoklonien auf. Oft kommt es auch zu einem mehr oder weniger kompletten Klüver-Bucy-Syndrom. In den letzten Lebensmonaten besteht eine extreme Hypokinese mit zunehmenden Beugekontrakturen der Gliedmaßen. Trotz ausreichender Nahrungszufuhr entwickelt sich ein kachektischer Zustand. Der Tod tritt im allgemeinen durch eine Bronchopneumonie ein.

Bei Patienten, die erst im höheren Lebensalter erkranken, schreitet der Krankheitsprozeß meist langsamer fort, und die typischen Endstadien werden oft nicht mehr erreicht. Konfabulationen, Wahnideen und Verwirrtheitszustände sind im Senium häufiger. Logoklonien, Echolalie, epileptische Anfälle, extrapyramidale Symptome und schwere andere neurologische Erscheinungen sind dagegen eher für Personen mit früherem Krankheitsbeginn charakteristisch.

In den letzten Jahren hat man versucht, diese relativ grobe klinische Verlaufseinteilung zu differenzieren. Dabei wurde meist von der Beobachtungen von DE AJURIAGUERRA et al. (1965) ausgegangen, wonach sich der Funktionsabbau bei dementen Patienten spiegelbildlich zur Entwicklung kognitiver Leistungen in der Kindheit verhält. Verlaufsskalen, die auf diesem entwicklungspsychologischen Modell beruhen, sind die Hierarchic Dementia Scale von COLE et al. (1983) und die Global Deterioration Scale (GDS) bzw. das Functional Assessment Staging (FAST) von REISBERG et al. (1985). Nach unserer eigenen Erfahrung und den Beobachtungen von anderen Autoren (GUTZMANN 1988) weist jedoch der Abbauprozeß bei der Alzheimerschen Krankheit zwar eine gewisse Regelhaftigkeit auf, bei der bestimmte Stadien der ontogenetischen Entwicklung erkennbar sind; dieser Verlauf unterliegt aber keiner starren, in jedem einzelnen Fall vorhersehbaren Gesetzmäßigkeit, so daß verschiedene Leistungen oft auch einen unterschiedlichen Grad der Desorganisation aufweisen können.

3. Zusätzliche Untersuchungsverfahren

Zu den diagnostischen Kriterien der Alzheimerschen Krankheit gehört der Ausschluß klinisch erkennbarer Demenzursachen oder anderer primärer oder sekundärer Hirnerkrankungen. Aus diesem Grund sind bestimmte Zusatzuntersuchungen ein notwendiger Bestandteil der Diagnostik. Darüber hinaus dient der Einsatz apparativer Untersuchungstechniken aber auch der Suche nach sensitiven und spezifischen biologischen Indikatoren, mit deren Hilfe die Validität der Diagnose namentlich in klinisch atypischen Fällen oder frühen Verlaufsstadien der Erkrankung verbessert werden kann. Auf diesem Gebiet der klinischen Forschung sind in den letzten Jahrzehnten erhebliche Fortschritte erzielt worden, und die Verbesserung und Evaluation solcher Verfahren wird sich vermutlich rasch weiterentwickeln.

a) Blutuntersuchungen

Pathologische Befunde bei der Alzheimerschen Krankheit müssen sich nicht auf das Gehirn beschränken, sondern können sich auch in anderen Organsystemen manifestieren. Zum gegenwärtigen Zeitpunkt sind keine konstanten und spezifischen Veränderungen an Bestandteilen des peripheren Bluts bekannt, die als biologische diagnostische Kriterien in Betracht kommen. In Zukunft könnten aber Blutuntersuchungen zum Nachweis krankheitsspezifischer DNA-Anomalien Bedeutung erlangen. Ferner könnten krankheitsspezifische Proteine mit immunologischen Verfahren im peripheren Blut feststellbar sein.

b) Liquoruntersuchung

Die Untersuchung des Liquors kann zum Ausschluß von entzündlichen Prozessen des Zentralnervensystems von Nutzen sein. Die Suche nach spezifischen Markern der Alzheimerschen Krankheit im Liquor hat bisher noch zu keinen verwertbaren Ergebnissen geführt. Es besteht zwar eine negative Korrelation zwischen dem Azetylcholingehalt des Liquors und dem Schweregrad der Demenz; auch das Verhältnis von Azetylcholinesterase zu Butyrylcholinesterase könnte als potentieller biologischer Marker in Betracht kommen, ebenso eine Erniedrigung des Somatostatingehalts des Liquors. Aber alle diese Befunde sind mit methodischen Problemen behaftet, die noch nicht ausreichend gelöst sind; außerdem bedürfen sie der Bestätigung an größeren Patientenkollektiven und an gleichaltrigen Kontrollen von Gesunden sowie von Personen mit anderen Demenzerkrankungen.

Das Protein A68, das im Gehirn von Alzheimer-Kranken nachgewiesen wurde, geht auch in den Liquor über, kommt bei Kontrollpersonen nicht vor und erlaubt offenbar auch eine differentialdiagnostische Unterscheidung zwischen der Alzheimerschen Krankheit und anderen Demenzprozessen. Bisher stützen sich diese Beobachtungen aber noch auf relativ geringe Fallzahlen (WOLOZIN u. DAVIES 1986).

c) Craniale Computertomographie (CT)

Sie gehört deshalb zu den wichtigsten Untersuchungsverfahren bei der Diagnostik der Alzheimerschen Krankheit, weil sie den Ausschluß verschiedener anderer Demenzursachen ermöglicht. Bei Alzheimer-Kranken ist die Erweiterung der inneren und äußeren Liquorräume im allgemeinen sehr viel ausgeprägter als bei geistig rüstigen Menschen des gleichen Lebensalters. Es gibt aber den Menschen ohne Hirnatrophie und Hirnatrophien ohne Demenz. In einer Studie, in der die Beurteilung des Computertomogramms ohne Kenntnis des klinischen Befundes vorgenommen wurde, wiesen 16% der normalen Kontrollen eine Ventrikelerweiterung auf, während bei 25% der Dementen die Ventrikelgröße unauffällig war (JACOBY et al. 1980; JACOBY u. LEVY 1980). Die neuroradiologischen Untersuchungsergebnisse von Alzheimer-Kranken überlappen sich also mit den Befunden normaler gleichaltriger Kontrollpersonen.

Die Einführung von linearen oder planimetrischen Messungen der inneren und äußeren Liquorräume hat sich zur Abgrenzung von normalen und pathologischen Befunden nicht bewährt (LUXENBERG et al. 1986). Bei volumetrischen Bestimmungen der Ventrikelgröße traten zwar die Gruppenunterschiede zwischen normalen und dementen Individuen deutlicher in Erscheinung; es gibt aber auch hier erhebliche Überschneidungen, vor allem bei den Frühstadien der Alzheimerschen Krankheit. Auch Versuche, über eine optische Bildanalyse hinaus durch die quantitative Bestimmung von Dichteunterschieden in den kleinsten Flächeneinheiten von Mark und Rinde eine unmittelbare Erfassung parenchymatöser Strukturen zu ermöglichen und damit die diagnostische Spezifität des Computertomogramms zu verbessern, haben zu keinen befriedigenden Ergebnissen geführt, nicht zuletzt infolge der hierbei auftretenden technischen Artefakte. Computertomographische Längsschnittuntersuchungen sind aber wegen des prozeßhaften Fortschreitens der Alzheimerschen Krankheit zur Abgrenzung gegenüber altersinvolutiven Hirnveränderungen gut geeignet (GADO et al. 1983; BRINKMAN u. LARGEN 1984; LUXENBERG et al. 1986). Der Schweregrad einer Demenz zeigt eine trendhafte positive Beziehung zur Ventrikelerweiterung, jedoch keine Korrelation mit dem Ausmaß der kortikalen Atrophie.

d) Magnet-Resonanz-Tomographie (MRT)

Die Vorteile dieses bildgebenden Verfahrens für die Erkennung und Differentialdiagnose der Alzheimerschen Krankheit bestehen darin, daß durch die bessere Darstellung der Sylvischen Furche und das Fehlen von Knochenartefakten die Temporalwindungen und besonders die Hippokampusregion deutlicher sichtbar gemacht werden können. Der mit bestimmten Meßverfahren erzielbare Kontrast zwischen Hirngewebe und Liquor, sowie die Mitberücksichtigung koronarer und sagittaler Schnittebenen, erlauben genauere volumetrische Bestimmungen von Gehirn und Liquorräumen und tragen damit möglicherweise zu einer besseren Abgrenzung von Alzheimerschen Krankheit und seniler Hirninvolution bei. Andere Untersuchungsparameter gestatten eine klarere Unterscheidung von Rinden- und Markgrenze. Dies kann die Differentialdiagnose von Alzheimerscher Krankheit und vaskulärer Demenz erleichtern, da bei der ersteren vorwiegend kortikales und subkortikales Grau betroffen sind, während bei der letzteren sowohl Läsionen in der weißen als auch solche in der grauen Substanz weit verbreitet sind. Infolge der hohen Signalempfindlichkeit gegenüber Markveränderungen ist die MRT ein besonders geeignetes Verfahren für die Darstellung von Infarktherden und Demyelinisierungen; sehr kleine und klinisch stumme Markinfarkte können der CT-Untersuchung entgehen.

Auch die häufigen Dichteminderungen im Mark, die bei Patienten mit Alzheimerscher Krankheit in 32% der Fälle (STEINGART et al. 1987b; INZITARI et al. 1987) computertomographisch nachweisbar sind und heute meist als „Leukoaraiose" (HACHINSKI et al. 1987) bezeichnet werden, sind in der MRT deutlicher und häufiger (ERKINJUNTTI et al. 1987) zu erkennen. Von den neuropathologischen Korrelaten dieser Markveränderungen war bereits die Rede. Eine Leukoaraiose findet sich auch – und zwar ausnahmslos – bei Patienten mit einer Multi-Infarkt-Demenz (INZITARI et al. 1987; ERKINJUNTTI et al. 1987); bei normalen Greisen ist sie in etwa 8–10% der Fälle vorhanden (STEINGART et al. 1987a; INZITARI et al. 1987) und geht hier mit leichteren kognitiven Störungen einher. In klinisch gering ausgeprägten Fällen von Alzheimerscher Krankheit ist die Intensität der Leukoaraiose mit dem Schweregrad der Demenz positiv korreliert (STEINGART et al. 1987b); bei weiter fortgeschrittenen Krankheitsstadien ist diese Korrelation vermutlich deshalb nicht mehr nachweisbar, weil die kognitiven Leistungseinbußen dann sehr viel stärker von anderen morphologischen Veränderungen beeinflußt werden.

Möglicherweise bietet die MRT über die Erkennung von Infarkten und leukoaraiotischen Veränderungen hinaus noch zusätzliche Unterscheidungskriterien zwischen vaskulärer und Alzheimerscher Demenz, die auf krankheitstypischen physikalischen und chemischen Veränderungen des Marklagers beruhen könnten (BESSON et al. 1984). Wahrscheinlich wird die Weiterentwicklung der MRT-Technik in der Richtung der Spektroskopie (Magnetische Resonanz-Spektrographie, MRS) eine Analyse der Resonanz anderer Atome – z. B. 31P, 23 NA oder 12C) in verschiedenen Hirnarealen ermöglichen und damit genauere Aufschlüsse über die spezifischen Gewebsveränderungen bei den degenerativen Demenzerkrankungen erbringen.

e) Regionale Hirndurchblutungsmessung

Bei der Alzheimerschen Krankheit sinkt die Gesamtdurchblutung des Gehirn proportional zum Ausmaß der intellektuellen Leistungseinbußen ab. Die Lokalisation der Durchblutungsdefizite zeigt eine deutliche Akzentuierung in den Temporo-Parietal-Regionen. Die Intensität dieser Veränderungen nimmt in fortgeschrittenen Krankheitsstadien zu und ist von der Schwere der intellektuellen Leistungseinbuße abhängig. Das regionale Verteilungsmuster steht im engen Zusammenhang mit der Art der vorherrschenden kognitiven Störungen, der psychiatrischen Symptomatik und den topographischen Schwerpunkten der neuropathologischen Läsionen (GUSTAFSON u. RISBERG 1974; GUSTAFSON et al. 1984). Bei bestimmten neuropsychologischen Testaufgaben steigt zwar die globale Hirndurchblutung an; diese Perfusionsverbesserung kommt aber den ohnehin stärker durchbluteten frontalen und präzentralen Hirnregionen und nicht den temporalen, parietalen und okzipitalen Assoziationsfeldern zugute, die bei der Lösung solcher Testaufgaben aktiviert werden müßten (INGVAR et al. 1975). Alzheimersche Krankheit, Picksche Krankheit und zerebrovaskuläre Demenz zeigen jeweils typische Unterschiede in bezug auf das regionale Durchblutungsmuster (GUSTAFSON u. RISBERG 1979). Das Verfahren trägt also zur Differentialdiagnose verschiedenartiger Demenzerkrankungen bei. Eine Unterscheidung zwischen Patienten mit Alzheimerscher Krankheit und gesunden gleichaltrigen Kontrollen ist auch mit der Messung der regionalen Hirndurchblutung – ebenso wie bei den meisten anderen Untersuchungsverfahren – nicht immer möglich. Erfahrungen mit der Früherfassung leichter Demenzzustände sind begrenzt.

In jüngster Zeit wird die Ära der regionalen Durchblutungsmessungen mehr und mehr von der Entwicklung neuer Verfahren abgelöst, die eine dreidimensionale Erfassung von Durchblutung und Stoffwechsel in sämtlichen Hirnregionen unter Einschluß tiefer gelegener neuronaler Strukturen erlauben.

f) Single-Photonen-Emissions-Computer-Tomographie (SPECT)

Die SPECT ermöglicht eine dreidimensionale Darstellung der regionalen Hirndurchblutung mit Gamastrahlen emittierenden Radionukliden. Auch mit dieser Methode erkennt man die für die Alzheimersche Krankheit typischen Durchblutungsdefizite in der temporo-parietalen Rinde.

g) Positronen-Emissions-Tomographie (PET)

Die Anwendung dieses Verfahren ist an die Verfügbarkeit von Protonen emittierenden Radioisotopen gebunden, die in einem Zyklotron erzeugt werden. Die Methode ist technisch kompliziert, personalaufwendig und kostenintensiv und kann daher bisher nur in wenigen Zentren durchgeführt werden. Messungen des Glukosestoffwechsels mit Hilfe des Isotops 18-Fluoro-Desoxyglukose ergaben bei der Alzheimerschen Krankheit einen verminderten Glukoseverbrauch vor allem im temporalen und parietalen Kortex (DUARA et al. 1984; FRIEDLAND et al. 1985). Diese regionalen metabolischen Defizite sind mit bestimmten kognitiven Leistungseinbußen korreliert (FRIEDLAND et al. 1983). Verringerungen des Hirnstoffwechsels in der temporo-parietalen Rinde bei der Alzheimerschen Krankheit wurden auch bei Studien der Sauerstoffutilisation gefunden (FRACKOWIAK et al. 1981). Neben dem unterschiedlichen Betroffensein der vorderen und hinteren Hirnregionen weisen die Stoffwechselstörungen bei der Alzheimerschen Krankheit auch deutliche Rechts-Links-Asymmetrien auf, die mit Erkrankungsalter, Verlauf und Art des kognitiven Störungsmusters in Beziehung stehen. Bei den meisten anderen Demenzerkrankungen zeigen die Stoffwechselstörungen ein anderes regionales Verteilungsmuster, so daß die PET-Untersuchung die Differentialdiagnose erheblich erleichtert (FRIEDLAND 1987). Einige Untersuchungen haben ergeben, daß die typischen regionalen metabolischen Defizite schon in einem sehr frühen Stadium der Alzheimerschen Krankheit beobachtet werden (FRIEDLAND et al. 1985), so daß das Verfahren die Möglichkeit bieten könnte, sehr leichte und – ähnlich wie bei der Chorea Huntington – präsymptomatische Fälle der Alzheimerschen Krankheit zu erfassen. Vereinzelt wurden allerdings im Frühstadium der Alzheimerschen Demenz auch unauffällige Stoffwechselbefunde beschrieben (CUTLER et al. 1985; SZELIES et al. 1986).

h) Elektroenzephalographie

Die häufigsten EEG-Veränderungen bei der Alzheimerschen Krankheit bestehen in einer Verlangsamung des dominanten Alpha-Rhythmus, vor allem in den hinteren Hirnregionen, einer Zunahme langsamer Wellen aus dem Theta- und Delta-Bereich, einer Abnahme der Beta-Aktivität, bisynchronen Spikes und Steilwellen oder Fokalstörungen, vorwiegend in der linken vorderen Temporalregion (FENTON 1986). Gleichaltrige Kontrollpersonen weisen viermal häufiger ein normales EEG-Muster auf als Patienten mit einer Demenz. Dennoch gibt es, ebenso wie bei der CT, eine deutliche Überlappungszone; in einer neueren Untersuchung wiesen 14% der Patienten mit Alzheimerscher Krankheit ein unauffälliges EEG auf, während das Hirnstrombild bei normalen gleichaltrigen Kontrollen in 27% der Fälle leichte bis mittelgradige Veränderungen zeigte (RAE-GRANT et al. 1986). Ebenso läßt sich aufgrund des EEG-Befundes keine eindeutige Abgrenzung zwischen verschiedenen Formen der Demenzerkrankungen vornehmen. Allerdings ist das EEG bei Patienten mit autoptisch gesicherter Alzheimerscher Krankheit sehr häufig schon in einem frühen Verlaufsstadium deutlich verändert; Picksche Krankheit und Multi-Infarkt-Demenz weisen meist ein andersartiges EEG-Muster oder ein normales Hirnstrombild auf, während das EEG bei der Jacob-Creutzfeldtschen Krankheit häufig durch typische periodische, triphasische Wellen gekennzeichnet ist.

Mit Hilfe des Brain Electrical Activity Mapping (BEAM) läßt sich die regionale Verteilung der EEG-Veränderungen sehr viel genauer erfassen. Hierdurch können Frühfälle von präseniler und seniler Alzheimerscher Krankheit noch deutlicher gegenüber normalen gleichaltrigen Kontrollen abgegrenzt werden. Während einige Längsschnittuntersuchungen für eine kontinuierliche Zunahme der EEG-Veränderungen im Verlauf der Alzheimerschen Krankheit sprechen (COBEN et al. 1983), hat sich in anderen Studien herausgestellt, daß das Hirnstrombild trotz fortschreitendem Krankheitsprozeß in einigen Fällen keine Zunahme der Auffälligkeiten aufwies oder daß die EEG-Störungen sogar rückläufig sein können.

Stärkere Intensität der EEG-Veränderungen ist mit einem größeren Schweregrad kognitiver Leistungseinbußen korreliert (JOHANNESSON et al. 1979; RAE-GRANT et al. 1987). Nach den Untersuchungen von MERSKEY et al. (1980) besteht eine besonders enge Beziehung zwischen EEG-Auffälligkeiten und Frühsymptomen der Demenz. Dagegen weisen die CT-Veränderungen eine engere Korrelation mit fortgeschrittenen kognitiven Leistungsdefiziten auf. Es besteht ein enger Zusammenhang zwischen der Schwere der EEG-Veränderungen und den neuropathologischen Hirnläsionen bei der Alzheimerschen Krankheit wie z. B. der Zahl der senilen Plaques (DEISSENHAMMER u. JELLINGER 1974) oder dem Neuronenverlust und der Zahl granulovakuolärer Zellveränderungen im Hippokampus (RAE-GRANT et al. 1987).

i) Evozierte Potentiale

Bei der Ableitung *visuell evozierter Potentiale* nach Blitzreizung fanden sich bei senilen wie auch bei präsenilen Fällen von Alzheimerscher Krankheit verlängerte Latenzzeiten derjenigen Komponenten, die nach 100 ms auftreten (WRIGHT et al. 1986). Allerdings wurden diese Ergebnisse von COBEN et al. (1983) bei Alzheimer-Patienten mit senilem Krankheitsbeginn nicht bestätigt, bei denen die kognitiven Leistungseinbußen möglicherweise weniger ausgeprägt waren. Der Grad der Latenzverlängerung ist mit der Schwere der Demenz korreliert.

Im Gegensatz zur Blitzreizung findet sich bei der Muster-Umkehr-Reizung keine Verlängerung der Latenz von P100 (WRIGHT et al. 1986); dagegen tritt bei dieser Reizauslösung eine Latenzverzögerung späterer Komponenten (N140, P200, N250) der VEP auf.

Unter den *akustisch evozierten Potentialen* können die Frühkomponenten bei der Alzheimerschen Krankheit verändert sein (MAURER et al. 1988), was auf eine verzögerte Impulsfortleitung im ponto-mesenzephalen Bereich hindeutet.

Die Spätkomponenten können einen Beitrag zur Unterscheidung subkortikaler und kortikaler Demenzerkrankungen leisten; bei den ersteren – z. B. beim Morbus Parkinson – sind die mit einer relativ kürzeren Latenz auftretenden N1- und P2-Wellen stärker verzögert.

Die größte Aussagekraft für die Demenz-Diagnostik haben aber die mit einer kognitiven Aufgabenstellung verbundenen „endogenen" Potentiale, vor allem die mit einer Latenz von ca. 300 ms. auftretende P3-Welle. Dieses Potential tritt als Antwort auf akustische Reize oder andere Aufgaben mit niedriger Auftretenswahrscheinlichkeit auf und stellt das elektrophysiologische Korrelat von kognitiven Prozessen der Informationsaufnahme und -verarbeitung dar (s. Übersichten CELESIA 1986; FENTON 1986; PATTERSON et al. 1983; VISSER 1985). Die meisten Untersuchungen zeigen, daß sich demente Patienten von gleichaltrigen normalen Kontrollprobanden oder Personen mit nichtorganischen psychiatrischen Erkrankungen durch eine verlängerte P3-Latenz oder verringerte P3-Amplitude unterscheiden. Fraglich ist allerdings, inwieweit diese Parameter auch zur Erfassung leichter und früher Demenzerkrankungen geeignet sind.

Die Methode des Brain-Mapping bietet die Möglichkeit, neben den Latenz- und Amplitudenwerten auch den Aspekt der regionalen Verteilung und der Lateralität des P3-Potentials zu erfassen. Damit wird voraussichtlich die diagnostische Spezifität des P3-Tests zunehmen. Bei der Untersuchung von spät erkrankten Alzheimer-Patienten fand sich im Vergleich mit altersentsprechenden Kontrollen ein symmetrischer Amplitudenabfall vor allem in der Parieto-Okzipitalregion, während die P3-Felder frontal gut erhalten waren (MAURER et al. 1988). Die topographische Verteilung wies somit ein ähnliches Schädigungsmuster auf, wie es von neuropathologischen Befunden, regionalen Hirndurchblutungsmessungen sowie SPECT- und PET-Untersuchungen her bekannt ist. Sollte sich dies bestätigen, so könnte sich das Brain Mapping zu einem Untersuchungsverfahren entwickeln, das für die Diagnose der Alzheimerschen Krankheit von großem Wert ist und gegenüber anderen bildgebenden Verfahren den Vorteil der Nichtinvasivität und der beliebig häufigen Wiederholbarkeit bietet.

III. Ätiologische Hypothesen

1. Genetische Hypothese

Die Alzheimersche Krankheit tritt in der Mehrzahl der Fälle sporadisch auf. Bei rund einem Drittel der Patienten findet sich aber unter den Verwandten mindestens ein weiterer Krankheitsfall. Die Häufigkeit der Sekundärerkrankungen und ihre Verteilung in den untersuchten Familien weist eindeutig darauf hin, daß Erbfaktoren eine ätiologische Bedeutung haben. Der Nachweis einer familiären Häufung kann allerdings aus zwei Gründen schwierig sein: Erstens reichen die über mögliche Sekundärfälle vorliegenden Informationen für eine klare Diagnose vielfach nicht aus. Dies kann dazu führen, daß andere Formen der Demenz fälschlicherweise als Demenz bei Alzheimerscher Krankheit identifiziert werden. Zweitens führt der relativ späte Krankheitsbeginn dazu, daß Träger der genetischen Disposition an konkurrierenden Todesursachen versterben, bevor die Anlage manifest wird. Dies gilt besonders für frühere Generationen, wo die Lebenserwartung geringer war als heute. Man versucht, diese Fehlerquelle durch Ermittlung altersbezogener Inzidenzraten und Berücksichtigung von Überlebenswahrscheinlichkeiten so gering wie möglich zu halten.

Aus Untersuchungen an unausgelesenen Fällen von präseniler und seniler Alzheimerscher Krankheit ist seit langem bekannt, daß die Häufigkeit von Sekundärerkrankungen in den Familien gegenüber dem Erwartungswert für die Bevölkerung erhöht ist. Neuere genetische Studien, die von neuropathologisch bestätigten Krankheitsfällen ausgingen, haben gezeigt, daß genetische Faktoren bei einem frühen Erkrankungsalter eine sehr viel größere Rolle spielen als bei einem späten Krankheitsbeginn (HESTON et al. 1981; WHALLEY et al. 1982). Bei Ausgangsfällen mit einem Manifestationsalter über 70 Jahren beträgt die Erkrankungswahrscheinlichkeit für Geschwister bei Erreichen des 85. Lebensjahres rund 10% und ist damit nicht wesentlich höher als in der Bevölkerung. Bei einem frühen Erkrankungsalter des Ausgangsfalles ist die Krankheitserwartung für Geschwister bei Erreichen des 85. Lebensjahres rund doppelt so hoch. Wenn auch bei einem Elternteil des Ausgangsfalls die Krankheit vorgelegen hat, so erreicht die Erkrankungswahrscheinlichkeit für Geschwister im 85. Lebensjahr die Größenordnung einer dominanten Vererbung (HESTON et al. 1981). Über die Erkrankungswahrscheinlichkeit von Nachkommen liegen bisher zu wenige Informationen vor; sie dürfte jener der Geschwister entsprechen.

Die genetischen Untersuchungen an unausgelesenen Fällen lassen keine eindeutige Aussage über den Erbgang der Alzheimerschen Krankheit zu. Von einigen Autoren wurde eine dominante Vererbung mit reduzierter Penetranz, von anderen ein multifaktorieller Erbmodus angenommen. Es sind aber einige Familienstammbäume beschrieben worden, wo die Krankheit in mehreren aufeinanderfolgenden Generationen auftrat und dabei einem klaren autosomal-dominanten Erbgang folgte (LAUTER 1961; NEE et al. 1983; FONCIN et al. 1985). In diesen Familien manifestierte sich die Demenz jeweils schon im mittleren Lebensalter und zeigte einen rasch progredienten Verlauf. Eine vergleichbare familiäre Häufung ist bei der Spätform der Alzheimerschen Krankheit bisher nicht beobachtet worden. Lediglich aus einer Untersuchung ergeben sich Anhaltspunkte dafür, daß die senile Form, zumindest in einem Teil der Fälle, dominant vererbt werden kann. Bei Patienten mit ausgeprägten agraphischen Symptomen lag die Krankheitserwartung für Verwandte ersten Grades bei 50%, sofern sie das 90. Lebensjahr erreichten (BREITNER u. FOLSTEIN 1984). In einer anderen Studie, die ebenfalls von Spätformen mit starken agraphischen Störungen ausging, konnte dieses Ergebnis allerdings nicht bestätigt werden (KNESEVICH et al. 1985). Die präsenile, dominant vererbte Form der Alzheimerschen Krankheit ist selten. Sie unterscheidet sich klinisch (NEE et al. 1983), neuropathologisch (HESTON et al. 1981), neurochemisch (DAVIES 1986) und hinsichtlich der charakteristischen Verteilung von metabolischen Defiziten (POLINSKY et al. 1987) nicht von der sehr viel häufigeren sporadischen Variante.

Daß genetische Faktoren für das Auftreten der Alzheimerschen Krankheit nicht alleine verantwortlich sein können, sondern daß andere, bisher unbekannte Einflüsse zumindest den Manifestationszeitpunkt bestimmen, geht aus Untersuchungen an Zwillingen hervor. Es wurden konkordante (SHARMAN et al. 1979; COOK et al. 1981; JANOTA 1982) und diskordante (COOK et al. 1981; RENVOIZE et al. 1986) monozygote Zwillingspaare beschrieben. In einer neueren Studie (NEE et al. 1987) waren von 17 monozygoten Zwillingspaaren 7 bzw. 41% konkordant; bei drei dieser Paare differierte der Krankheitsbeginn um 5 bis 10 Jahre. Bei den diskordanten monozygoten Zwillingspaaren bestand die Diskordanz im Mittel über 10 Jahre. Von fünf dizygoten Zwillingspaaren waren zwei konkordant. Das Erkrankungsalter lag bei einem Paar um das 60., bei dem anderen um das 80. Lebensjahr. Ähnliche Ergebnisse wurden früher bereits von KALLMANN et al. (1951) berichtet.

Schon seit langem hat man Veränderungen auf dem Chromosom 21 mit der Alzheimerschen Krankheit in Verbindung gebracht. In den Familien der Kranken kommen Fälle von Trisomie 21 gegenüber dem Bevölkerungsdurchschnitt etwas gehäuft vor (HESTON u. MASTRI 1977; HEYMAN et al. 1983). Dies wurde in anderen Untersuchungen jedoch nicht bestätigt (WHALLEY et al. 1982; AMADUCCI et al. 1986). Man weiß auch, daß beim Down-Syndrom nahezu ausnahmslos jenseits des 40. Lebensjahres qualitativ dieselben morphologischen und biochemischen Veränderungen im Gehirn vorhanden sind wie bei der Alzheimerschen Krankheit, es bestehen jedoch quantitative Unterschiede (OLIVER u. HOLLAND 1986; GODRIDGE et al. 1987; MANN et al. 1987). Patienten mit Down-Syndrom sind in der überwiegenden Mehrzahl der Fälle durch eine komplette Trisomie des Chromosoms 21 gekennzeichnet. Zumindest muß aber der distal gelegene Abschnitt auf dem längeren Arm dieses Chromosoms verdoppelt sein, um den Phänotyp des Down-Syndroms hervorzurufen. Es lag daher nahe, auch bei der Alzheimerschen Krankheit nach Genanomalien auf dem Chromosom 21 zu suchen.

Tatsächlich ist in jüngster Zeit der Nachweis geglückt, daß in vier Familienstammbäumen die Alzheimersche Krankheit mit einem bestimmten Abschnitt auf dem Chromosom 21 kosegregiert. Er liegt etwas außerhalb der erwähnten Region, die für das Down-Syndrom obligat verdoppelt sein muß (ST. GEORGE-HYSLOP et al. 1987a). Da auch das Gen für das A4-Vorläuferprotein auf dem Chromosom 21 lokalisiert ist, wurde vermutet, daß das Gen für die familiäre Form der Alzheimerschen Krankheit mit dem Vorläufergen identisch sein könnte. Das Vorkommen von Rekombinationsvorgängen zwischen diesen beiden Genen schließt diese Möglichkeit jedoch aus (v. BROECKHOVEN et al. 1987; TANZI et al. 1987b). Inwieweit genetische Veränderungen auf dem Chromosom 21 auch für das Auftreten anderer familiärer Fälle oder für die Entstehung der sporadischen Formen verantwortlich sind, ist gegenwärtig ungeklärt.

2. Toxische Hypothese

Die Ergebnisse mehrerer Fallkontrollstudien stimmen darin überein, daß der Exposition an toxischen Substanzen keine ätiologische Bedeutung zukommt. Es ergaben sich aber Anhaltspunkte dafür, daß die Aluminiumkonzentration im Gehirn, besonders im Hippokampus und in angrenzenden Rindenbezirken, bei der Alzheimerschen Krankheit erhöht ist und daß zwischen dem regionalen Aluminiumgehalt und der Dichte von Neurofibrillenveränderungen ein Zusammenhang besteht (CRAPPER et al. 1976).

Aluminium hat eine neurotoxische Wirkung. Im Tierexperiment ruft es Neurofibrillenveränderungen hervor; die Verabreichung von Aluminiumhydroxid bei der Dialysetherapie kann zu einer Enzephalopathie führen. Eine erhöhte Aluminiumkonzentration findet sich auch in neurofibrillenhaltigen Nervenzellen des Hippokampus bei der Amyotrophen Lateralsklerose und beim Parkinson-Demenz-Komplex auf Guam (PERL et al. 1982). Diese Akkumulation wird auf einen sekundären Hyperparathyreoidismus zurückgeführt, der auf der Grundlage eines kalzium- und magnesiumarmen Trinkwassers bei gleichzeitig hohem Aluminiumgehalt des Erdreichs zu einer vermehrten Anreicherung von Aluminium im Gehirn führt.

Aus diesen Beobachtungen wurde die Annahme abgeleitet, daß Aluminium als toxischer Umweltfaktor auch für die Entstehung der Alzheimerschen Krankheit eine Rolle spielen könnte. Dafür spricht, daß dieses Metall im Zentrum der Amyloidkerne von Plaques am höchsten konzentriert ist, wohin es nur in einem sehr frühen Entwicklungsstadium der Plaque gelangen kann (CANDY et al. 1986).

Gegen die toxische Hypothese lassen sich aber mehrere Enwände vorbringen. Die Erhöhung der globalen und regionalen Aluminiumkonzentration im Gehirn bei der Alzheimerschen Krankheit im Vergleich zum normalen Alter und der Zusammenhang des regionalen Aluminiumgehalts mit der Dichte von Neurofibrillenveränderungen wurde in anderen Untersuchungen nicht bestätigt (McDERMOTT et al. 1979; MARKESBERY et al. 1981). Bei Patienten mit einer Dialyse-Enzephalopathie ist der Aluminiumgehalt im Gehirn um ein Mehrfaches höher als bei der Alzheimerschen Krankheit; dennoch treten hier weder die typischen Gewebsveränderungen noch die psychopathologischen Merkmale der Alzheimerschen

Krankheit auf. Die aluminiuminduzierten Neurofibrillenveränderungen im Tierexperiment haben eine andere Ultrastruktur als die Neurofibrillenveränderungen bei der Alzheimerschen Krankheit. Ferner sind bei einer Aluminiumtoxikation auch spinale Neurone betroffen. Auch scheinen neue Untersuchungen auf Guam die abnorme Mineralverteilung in Trinkwasser und Erdreich in den geographischen Regionen nicht zu bestätigen, wo die Amyotrophe Lateralsklerose und der Parkinson-Demenz-Komplex mit besonders hoher Inzidenz vorkommen (Kurland 1988). Beim heutigen Stand des Wissens über die biologische Bedeutung von Aluminium und über die zellulären Vorgänge bei der Alzheimerschen Krankheit läßt sich die Frage nicht entscheiden, ob die hohe Aluminiumkonzentration eine unspezifische Folgeerscheinung von degenerativen neuronalen Prozessen, insbesondere von Membranveränderungen, darstellt, oder ob Aluminiumsalze aktiv an der Pathogenese beteiligt sind.

3. Infektionshypothese

Auch wenn mehrere Fallkontrollstudien keinen Zusammenhang zwischen dem Auftreten der Alzheimerschen Krankheit und Infektionserkrankungen oder möglichen Infektionsquellen nachweisen konnten, wird eine infektiöse Ursache diskutiert. Diese Vermutung stützt sich vor allem auf morphologische und teilweise auch klinische Parallelen mit anderen, früher als degenerativ angesehenen Erkrankungen des Zentralnervensystems, die durch unkonventionelle Viren hervorgerufen werden. Ihre Besonderheit besteht in der langen Inkubationszeit und im Fehlen einer Immunantwort des Organismus. Histopathologisch haben diese Erkrankungen eine neuronale Degeneration, eine begleitende Proliferation der Astroglia und einen spongiösen Umbau der grauen Substanz, weswegen man sie als spongiöse Enzephalopathien zusammenfaßt. Hierzu gehören neben der übertragbaren Enzephalopathie der Nerze und der Scrapie-Krankheit der Schafe zwei Slow-virus-Erkrankungen beim Menschen: die ursprünglich auf Neuguinea endemische, inzwischen weitgehend ausgestorbene Kuru-Krankheit sowie die Jakob-Creutzfeldtsche Erkrankung.

Die Scrapie-Krankheit der Schafe wird durch ein infektiöses, mit konventionellen Viren nicht vergleichbares Protein verursacht (Prusiner 1982). Man nimmt an, daß dieses Agens für die Umwandlung eines normalen Vorläuferproteins verantwortlich ist, das von einem Gen mit bekannter chromosomaler Lokalisation kodiert wird. Analog zu den Verhältnissen bei der Alzheimerschen Krankheit lagert sich das Produkt dieser Transformation als Amyloid im Gehirn ab.

Die Jacob-Creutzfeldtsche Krankheit ist eine seltene, übertragbare und rasch progrediente präsenile Demenz, gekennzeichnet durch Pyramidenbahnzeichen, Myoklonien, zerebelläre Symptome und Sehstörungen, begleitet von einem Demenzsyndrom kortikalen Typs, das sich von der Alzheimerschen Krankheit oft nur schwer unterscheiden läßt (Watson 1979; Brown et al. 1986). Der neuropathologische Befund zeigt neben der charakteristischen spongiösen Enzephalopathie in rund 10% der Fälle amyloidhaltige neuritische Plaques und vereinzelte Neurofibrillenveränderungen (Hirano et al. 1972). Bemerkenswerterweise kommt die Jacob-Creutzfeldtsche Krankheit in einem kleinen Teil der Fälle familiär gehäuft vor, wobei ein direkter vertikaler Infektionsweg ausgeschlossen werden kann. Die Krankheit setzt bei den familiären Fällen deutlich früher ein als bei sporadischen (Masters et al. 1981).

Da auch bei der Alzheimerschen Krankheit spongiöse Veränderungen der Hirnrinde und Myoklonien vorkommen, und da in einigen Familien ein Zusammentreffen von Alzheimerscher und Jacob-Creutzfeldtscher Krankheit beobachtet wurde (Masters et al. 1981), wurde auch für die Alzheimersche Krankheit eine infektiöse Genese diskutiert. Übertragungsexperimente vom Menschen auf andere Primaten haben jedoch bisher eine Transmission nicht schlüssig nachweisen können (Goudsmit et al. 1980). Auch wenn damit keine konkreten Anhaltspunkte für eine Virusätiologie gegeben sind, könnten Slow-virus-Infektionen ein pathogenetisches Modell für die Alzheimersche Krankheit darstellen.

4. Traumatische Hypothese

Zwei Beobachtungen weisen auf eine mögliche Beteiligung traumatischer Einflüsse an der Ätiologie oder Pathogenese der Alzheimerschen Krankheit hin. Es wurden einige wenige präsenile, histologisch bestätigte Fälle beschrieben, deren Beginn zeitlich mit einer Schädel-Hirn-Verletzung zusammenfiel (Rudelli et al. 1982). Eine Summierung von traumatischen Ereignissen, wie sie besonders bei Boxern vorkommt, führt nicht selten nach mehrjähriger Latenz zu neurologischen und psychopathologischen Auffälligkeiten, die man als „Dementia pugilistica“ bezeichnet hat (Corsellis 1978). Mehrere Fallkontrollstudien sind der Frage nach einem vermehrten Auftreten von Schädel-Hirn-Traumen im Vorfeld der Alzheimerschen Krankheit nachgegangen; ihre Ergebnisse sind inkonsistent. Es läßt sich daher gegenwärtig nicht sicher ausschließen, daß traumatische Vorschädigungen das Entstehen der charakteristischen morphologischen Veränderungen begünstigt.

5. Psychosoziale Risikofaktoren

Ungünstige soziale Lebensverhältnisse können über Ernährungsmängel und über eine Häufung von körperlichen Störungen sowie von schädigenden Umwelteinflüssen die biologische Widerstandskraft gegen demenzverursachende Erkrankungen vermindern. Darüber hinaus setzen unterdurchschnittliche Intelligenz, mangelhafte Ausbildung, unzureichende geistige Aktivität und Verarmung an Sinnesreizen möglicherweise die psychologische Resistenz gegenüber degenerativen neuronalen Prozessen herab. Psychosoziale Faktoren sind auch für die Erkennung einer Demenz von Bedeutung und haben einen nicht zu unterschätzenden Einfluß auf die Ergebnisse insbesondere von epidemiologischen Feldstudien. Die kulturelle und schichtspezifische Aufmerksamkeits- und Toleranzschwelle gegenüber psychischen Abweichungen und die Tragfähigkeit des sozialen Netzes für behinderte Mitmenschen spielen hier eine ebenso große Rolle wie die prämorbide intellektuelle und sprachliche Kompetenz der untersuchten Person.

Bei der Alzheimerschen Krankheit wurden aber bisher keine eindeutigen Zusammenhänge zwischen der Häufigkeit ihres Auftretens und Schichtzugehörigkeit, Intelligenz, Ausbildungsstand und beruflicher Qualifikation nachgewiesen (MORTIMER 1988). Auf die Prävalenzunterschiede zwischen westlichen und asiatischen Ländern wurde in Abschn. A.II bereits hingewiesen.

Zu den bekannten Risikofaktoren gehören sicher neben einem höheren Lebensalter das Auftreten eines Down-Syndroms sowie eine genetische Prädisposition. Einige Studien haben zwar ein gehäuftes Vorkommen von Erkrankungen des blutbildenden Systems in den Familien von Alzheimer-Kranken gezeigt; dies wurde aber in neueren Fallkontrolluntersuchungen nicht bestätigt.

Insgesamt fügen sich die heutigen Erkenntnisse über die Entstehung der Alzheimerschen Krankheit noch nicht zu einem einheitlichen Bild zusammen. Beim gegenwärtigen Stand des Wissens wird man über die relativ vage Annahme einer multifaktoriellen Genese nicht hinausgelangen.

D. Picksche Krankheit

Arnold PICK beschrieb um die Jahrhundertwende Demenzsyndrome bei älteren Menschen, die auf einer hochgradigen umschriebenen Schrumpfung vorwiegend des Stirn- und Schläfenlappens beruhten und trotz der Besonderheiten ihrer klinischen Symptomatologie zunächst als Ausdruck einer zerebralen Altersinvolution gedeutet wurden. Genauere histopathologische Untersuchungen, die Alois ALZHEIMER (1911) durchführte, zeigten weder senile Plaques noch Neurofibrillenveränderungen; auch fehlten ischämische Läsionen und zerebrale Gefäßveränderungen. Dagegen fanden sich die als Picksche Zellen bezeichneten argentophilen Einschlüsse im Perikaryon von mehr oder weniger geschwollenen Nervenzellen. 1918 beschrieb H. RICHTER den Fall einer Pickschen Atrophie bei einer im 42. Lebensjahr erkrankten Patientin und erwähnte erstmals eine Ähnlichkeit mit den heredodegenerativen Systemerkrankungen. Auch ONARI u. SPATZ betonten 1926 die Prädilektion des Prozesses für bestimmte neuronale Systeme und hoben gleichzeitig hervor, daß das Leiden im Gegensatz zur Ansicht von Pick einer Krankheitseinheit im Sinne Kraepelins darstelle; sie schlugen deshalb die Bezeichnung „Picksche Krankheit“ vor, die sich im internationalen Schrifttum eingebürgert hat. Bald darauf konnte für einige Fälle auch der Nachweis der Erblichkeit erbracht werden. Gleichzeitig mehrten sich Mitteilungen über Frühfälle, die weit vor dem Präsenium auftraten, wodurch sich die Zweifel an einem Zusammenhang mit der senilen Hirninvolution bestätigten.

In den folgenden Jahrzehnten haben sich viele weitere Autoren mit dem klinischen und neuropathologischen Bild der Pickschen Krankheit auseinandergesetzt, u. a. C. SCHNEIDER (1927), MALLISON (1947), SJÖGREN et al. (1952), LÜERS u. SPATZ (1957), ESCOUROLLE (1958); SCHENK (1959), DELAY u. BRION (1962) und JAKOB (1979). Dabei wurden Lokalisation und Ausbreitung des atrophischen Prozesses genauer erfaßt und auf die Verschiedenartigkeit der neuropathologischen Veränderungen hingewiesen, die für bestimmte Untertypen der Pickschen Krankheit charakteristisch sind, z. B. von NEUMANN (1949), CONSTANTINIDIS et al.

(1974), TISSOT et al. (1975) oder von MUNOZ-GARZIA u. LUDWIN (1986). In jüngster Zeit hat BRUN (1987) aufgrund von Autopsieergebnissen bei klinisch genau untersuchten Demenzpatienten im mittleren und höheren Lebensalter eine kleine Gruppe mit typischer Pickscher Krankheit von einer sehr viel größerem Zahl primär degenerativer Demenzen mit umschriebener Stirnhirndegeneration – der sogenannten Frontallappendegeneration (FLD) – abgegrenzt. Diese Fälle gehören zwar aufgrund ihres histopathologischen Befundes mit Sicherheit nicht zur Alzheimerschen Krankheit. Sie weisen jedoch gegenüber den klassischen Formen der Pickschen Krankheit einige bedeutsame neuropathologische Unterschiede auf und stellen daher möglicherweise einen eigenständigen Typ unter den systembezogenen primär degenerativen Demenzprozessen dar. Andererseits läßt sich der Rahmen der für die Picksche Krankheit pathognomischen morphologischen Merkmale gegenwärtig nicht zuverlässig festlegen. In den folgenden Ausführungen werden wir daher die Frontallappendegeneration aufgrund der fast völligen Gleichartigkeit der klinischen Symptomatik und der Ähnlichkeit der histopathologischen Veränderungen als eine häufige Variante des Morbus Pick betrachten.

I. Neuropathologische Veränderungen

Das Gehirn von Patienten mit Pickscher Krankheit zeichnet sich bei makroskopischer Inspektion durch eine hochgradige umschriebene, häufig asymmetrische Atrophie aus, welche die typische Form eines Nußblattreliefs aufweist und neben Stirn- und Schläfenhirn auch die vorderen Teile der Insel und die unteren Abschnitte des Scheitelhirns betrifft. Vom Schläfenlappen sind besonders der Pol und die infratemporalen Regionen betroffen, während die hinteren und oberen Abschnitte der ersten Temporalwindung einschließlich der Wernickeschen Zone sowie die Querwindungen verschont und der Hippokampus weniger stark befallen sind. Die Stirnhirnatrophie betrifft meist vorwiegend den Pol und die basalen Abschnitte; in seltenen Fällen kann auch die Stirnhirnkonvexität stark in Mitleidenschaft gezogen sein. Insgesamt stellt die basale fronto-temporale Rinde den Prädilektionsort der Atrophie dar. Der Prozeß läßt anfangs in typischen Fällen eine Vorliebe für onto- und phylogenetisch frühe Systeme erkennen, erstreckt sich aber auch auf neokortikale Regionen. Der frühzeitige Befall des Stirnhirns und der olfaktorisch-limbischen Grenzregion an der Schläfenlappenbasis mit Nucleus amygdala und Stria terminalis erklärt das klinische Hervortreten von Persönlichkeitsveränderungen und emotionalen Störungen. Da in den Frühfällen das Ammonshorn in der Regel unauffällig und das limbische System im engeren Sinne nicht in Mitleidenschaft gezogen ist, wird auch das relativ lange Erhaltenbleiben von Merkfähigkeit und Gedächtnis bei der Pickschen Krankheit verständlich. Weitgehend verschont bleiben neben den bereits erwähnten Abschnitten des Schläfenhirns auch die Regio postcentralis und der Okzipitallappen, während der Krankheitsprozeß in einigen Fällen auf die motorische Rinde übergreifen kann. Von den subkortikalen Kerngebieten sind besonders der Nucleus caudatus, aber auch Putamen, Pallidum, Substantia nigra sowie bestimmte Kerne des Thalamus betroffen (JAKOB 1979).

Bei der mikroskopischen Untersuchung fehlen Plaques und Neurofibrillenveränderungen oder finden sich nur in einer Zahl und Lokalisation, die nicht von den Verhältnissen in den Gehirnen normaler alter Menschen abweicht. Im Vordergrund steht ein Verlust an Neuronen, Nervenzellfortsätzen und Markscheiden sowie eine Vermehrung von Astrozyten und Gliafasern in der obersten und der dritten Rindenschicht; gleichzeitig bildet sich ein feinmaschiger Status spongiosus, vor allem in der zweiten Rindenschicht. Im Perikaryon der Nervenzellen dieser zweiten Schicht bilden sich Pick-Zellen mit argentophilen Einschlüssen, die vermutlich eine Antwort auf den Untergang von Dendriten in der Hirnrinde darstellen (Jakob 1979). Sie finden sich nur bei 20–30% der Fälle und werden auch bei anderen Erkrankungen beobachtet, sind also nicht für die Picksche Krankheit spezifisch. Sie bestehen zum größten Teil aus richtungslos zusammengelagerten, geraden Filamenten von 10–20 nm Durchmesser. Vereinzelt enthalten sie paarige helikale Filamente, die weniger denen der Alzheimerschen Krankheit ähneln als vielmehr denen, die bei der progressiven supranukleären Lähmung zu beobachten sind. Immunzytochemische Untersuchungen haben gezeigt, daß die Antigeneigenschaften der Pick-Körper denen der Neurofibrillenveränderungen bei der Alzheimerschen Krankheit ähneln, sich aber von denen normaler Neurofilamente unterscheiden. In den meisten typischen Fällen kommen neben den Pick-Zellen auch ballonierte Nervenzellen vor, die sich in verschiedenen Regionen verstreut finden und andere Neuronenpopulationen betreffen.

Von den neuropathologischen Veränderungen bei der Pickschen Krankheit ist auch die weiße Substanz betroffen. Die Veränderungen des Marklagers sind aber meist geringer ausgeprägt als die der Rinde. Es handelt sich dabei um eine deutliche Gliaproliferation und um eine im Vergleich zu dieser Gliawucherung meist relativ leichte Demyelinisierung. Die regionale Ausbreitung der Markveränderungen entspricht der Lokalisation der kortikalen Degeneration, betrifft also vorwiegend das Marklager des Stirn- und Schläfenhirns. Die subkortikalen U-Fasern sind in die Markschädigung einbezogen.

Die bereits erwähnte Frontallappendegeneration (Brun 1987) unterscheidet sich vor allem dadurch von dem klassischen neuropathologischen Erscheinungsbild der Pickschen Krankheit, daß Stirn- und Schläfenhirn makroskopisch keine oder allenfalls nur eine leichte Schrumpfung aufweisen. Bei der histologischen Untersuchung finden sich Neuronenverluste, Gliawucherung und Spongiose. Pick-Zellen fehlen und Nervenzellschwellungen sind nur selten nachweisbar. Die regionale Verteilung der degenerativen Rindenveränderung ist ähnlich wie bei den typischen Fällen der Pickschen Atrophie, wobei aber die Stirnhirnkonvexität stark und die vorderen Abschnitte des Schläfenlappens oft nur gering betroffen sind.

II. Klinisches Erscheinungsbild

Die Picksche Krankheit ist sehr viel seltener als die Alzheimersche Krankheit. Ihr Anteil an den organischen Demenzprozessen des höheren und mittleren Lebensalters beträgt ca. 2,5%; dazu kommen allerdings weitere 10% von primär degenerativen Frontallappendegenerationen (Brun 1987), deren nosologische Bezie-

Tabelle 6. Kriterien der Pickschen Krankheit[a]

Alle folgenden Kriterien sollten erfüllt sein:

1. Vorhandensein eines Demenz-Syndroms mit leichtem, mittlerem oder schwerem Ausprägungsgrad
2. Langsamer Beginn und ständige Verschlimmerung der Symptome
3. Vorherrschen von Frontalhirnsymptomen mit zwei oder mehr der folgenden Merkmale: Emotionale Abstumpfung, Vergröberung des Sozialverhaltens, Enthemmung, Apathie oder psychomotorische Unruhe
4. Relatives Erhaltensein von Gedächtnis und Parietallappenfunktionen in den frühen Stadien der Krankheit
5. Fortschreitende Sprachverarmung mit „stehenden Redensarten"
6. Fortschreitender Abbau der Motorik
7. Vorgeschichte, körperliche Untersuchung und spezielle Zusatzbefunde ergeben keinen Hinweis auf klinisch erkennbare Ursachen der Demenz oder auf eine primäre oder sekundäre Hirnkrankheit

Die Diagnose wird zusätzlich gestützt durch das Vorhandensein von Triebstörungen und den Nachweis verschiedener Ausprägungsgrade des Klüver-Bucy-Syndroms

[a] Die Kriterien 1 bis 4 entsprechen den Forschungskriterien der ICD 10; die übrigen Merkmale stellen bedeutsame weitere Kriterien dar, die bei der Diagnose berücksichtigt werden sollten.

hung zur Pickschen Krankheit aus den oben genannten Gründen gegenwärtig noch unklar ist.

Die Picksche Krankheit beginnt meist zwischen dem 45. und 55. Lebensjahr, also in der Regel früher als die Alzheimersche Demenz. Das Leiden kann aber auch jüngere Menschen befallen und sogar noch im hohen Lebensalter in Erscheinung treten. Frauen sind etwas häufiger betroffen als Männer.

Wie aus Tabelle 6 hervorgeht, sind für die klinische Diagnose der Pickschen Krankheit vor allem vier Kriterien maßgebend: das Vorhandensein eines Demenzsyndroms (*1*), der langsame Beginn und das kontinuierliche Fortschreiten der Krankheitserscheinungen (*2*), das Vorherrschen von Persönlichkeitsveränderungen im Sinne eines Stirnhirnsyndroms (*3*) und das relative Erhaltensein von Gedächtnis und Parietalhirnfunktionen in den Frühstadien der Erkrankung (*4*). Weitere typische Kennzeichen der Pickschen Krankheit sind der charakteristische Verfall der Sprache (*5*), der zunehmende Abbau der Motorik (*6*) sowie das Fehlen von anamnestischen Hinweisen oder Untersuchungsbefunden, die für eine bestimmte Ursache der Demenz oder eine primäre oder sekundäre Hirnkrankheit sprechen (*7*). Auch das Vorhandensein von Triebstörungen kann von zusätzlicher diagnostischer Bedeutung sein.

Die Krankheit zeigt im allgemeinen einen typischen Verlauf, den man nach C. SCHNEIDER (1927) in drei Stadien einteilen kann: Das Frühstadium ist durch eine fortschreitende Persönlichkeitsveränderung gekennzeichnet, im zweiten Stadium kommt es zu einer Zuspitzung des Stirnhirnsyndroms mit zunehmender Apathie und geistigem Abbau, während im dritten Stadium ein Zustand schwerster Demenz mit Sprachverödung und Abbau der motorischen Funktionen eintritt.

Die Veränderungen der Persönlichkeit machen sich in verschiedener Hinsicht bemerkbar. Oft kommt es schon in einem frühen Krankheitsstadium zu einer Enthemmung der Impulskontrolle mit dranghafter psychomotorischer Unruhe und Rastlosigkeit. Gleichzeitig büßten die Patienten ihre Spontaninitiative ein; Vernachlässigung der Körperpflege, Verwahrlosung des Äußeren und berufliches Versagen machen sich bemerkbar. Das emotionale Verhalten ist durch Stumpfheit und Gemütsarmut gekennzeichnet. Nichtige Anlässe können zu kurzfristigen Reaktionen von Gereiztheit und Aggressivität führen; solche Gefühlsausschläge sind aber oberflächlich und wenig nachhaltig und machen bald wieder einer flacheuphorischen Stimmungslage Platz. Das Sozialverhalten der Patienten wird durch mangelnde Verfügbarkeit jener Erfahrungen geprägt, die für die Regelung mitmenschlicher Beziehungen bestimmend sind. Die Kranken fallen aus dem Rahmen anerzogener sozialer Spielregeln, verlieren den Takt gesellschaftlicher Konventionen und büßen die Rücksicht auf allgemein gültige moralische Wertmaßstäbe ein; in manchen Fällen führt diese ethische Bedenkenlosigkeit zu Verstößen gegen die Rechtsordnung. Mit zunehmender Einengung des Erlebnis- und Motivhorizonts gelingt es dem Patienten nicht mehr, Wahrnehmung und Handeln mit der Gesamtheit persönlicher Erfahrungen und eigener Zielvorstellungen zu verbinden, komplexe Situationszusammenhänge zu erfassen und zu einem Sachverhalt Stellung zu nehmen. Daher wird auch die krankhafte Veränderung des eigenen Zustands nicht mehr als solche erlebt. Das Handeln gerät immer mehr in den Sog von kurzschlüssigen Augenblicksimpulsen und unmittelbaren Außenreizen. Die elementaren Intelligenzfunktionen können lange Zeit gut erhalten sein, so daß die üblichen experimentalpsychologischen Testuntersuchungen oft wenig Auffälliges zutage fördern. Vor allem die Merkfähigkeit ist anfangs fast ausnahmslos gut erhalten, auch wenn das verfügbare Erfahrungswissen in der konkreten Alltagssituation nicht mehr aktualisiert werden kann. Auch das räumliche Orientierungsvermögen ist nicht beeinträchtigt. Dagegen kann die zeitliche Orientierung sowie die Einordnung lebensgeschichtlicher Daten in ein allgemeines Zeitgitter erhebliche Lücken aufweisen. Insgesamt ist das kognitive Leistungsniveau der Patienten starken situativen Schwankungen unterworfen; Erfahrungstatbestände, die in einem bestimmten Bewandtniszusammenhang nicht berücksichtigt werden, können unter andersartigen Bedingungen der Untersuchungssituation durchaus noch zur Verfügung stehen, sofern es gelingt, Antriebsverarmung, Ablenkbarkeit und Interesselosigkeit des Patienten zu überwinden. Wenn der Kranke auf offensichtliche Unstimmigkeiten seines Urteils oder Widersprüchlichkeiten seiner Aussagen aufmerksam gemacht wird, werden meist improvisierte Konfabulationen zur Erklärung herangezogen.

Zu den obligaten Symptomen der Pickschen Atrophie gehört der fortschreitende Abbau sprachlicher Funktionen. Dabei fällt in der Regel zuerst die Einförmigkeit der sprachlichen Äußerungen auf. Die Patienten erzählen mehrere Male dieselbe Geschichte und benutzen hierbei die gleichen Worte, den gleichen Tonfall und die gleichen gestischen und mimischen Nuancen. Allmählich bilden sich einige „stehende Redensarten" heraus, die sich ohne Rücksicht auf die äußere Situation mehrmals am Tag wiederholen. Die Sprachhandlung paßt sich der Reaktion des Gesprächspartners nicht an, wird nicht mehr in eine Partnerschaftsbeziehung eingebunden, verliert die normale Verbindlichkeit und nimmt den Charakter des Starren und Formelhaften an. Im weiteren Verlauf der Erkrankung geht die Zahl der noch vorhandenen sprachlichen Äußerungen immer mehr zurück, bis schließlich nur noch ein oder zwei Redensarten erhalten bleiben. Der Sprechantrieb kann anfangs im Zusammenhang mit der allgemeinen triebhaften Enthemmung gesteigert sein; mit Fortschreiten des Krankheitsprozesses tritt aber stets eine allgemeine Sprachverarmung in den Vordergrund, die mit einer zunehmenden physiognomischen Leere im Sinne einer Amimie einhergeht und schließlich zu einem völligen Mutismus führen kann. Schon in einem frühen Krankheitsstadium treten oft Schwierigkeiten in der Wortfindung und eine Verarmung des Wortschatzes auf. In einigen Fällen wird mit fortschreitender Krankheit auch das Sprachverständnis in Mitleidenschaft gezogen; paraphasische Entgleisungen treten dagegen in der Regel nicht auf. Weitere typische Sprachstörungen bei der Pickschen Krankheit sind die Echolalie, das Iterieren von Worten oder Sätzen (Palilalie) und das sprachliche Perseverieren, also das Nichtloskommen von bestimmten sprachlichen Äußerungen. Logoklonien sind dagegen extrem selten.

Ein weiteres Kennzeichen der Pickschen Krankheit ist der Abbau nichtsprachlicher motorischer Funktionen. Zunächst kommt es dabei zu „Fehlhandlungen", bei denen zwar das Bewegungsmotiv meist noch in einer sinnvollen Beziehung zur Gesamtsituation steht; der Handlungsablauf entgleist aber deshalb, weil im Bewegungsentwurf verschiedene Teilaspekte unberücksichtigt bleiben, die für den angemessenen Handlungsvollzug entscheidend sind. Auf einer tieferen Abbaustufe der Motorik steht die Handlung mit der konkreten Situation nicht mehr in einer sinnvollen Beziehung und läßt überhaupt kein Handlungsziel mehr erkennen. Es handelt sich zunächst noch um komplexere, sich in iterativer Weise vollziehende Handlungsabläufe. Im fortgeschrittenen Krankheitsstadium nehmen solche Stereotypen den Charakter primitiver Schablonen an, die rhythmisch verlaufenden Grundbewegungen – z. B. Nesteln, Wischen, Zupfen, Reiben, u. a. – entsprechen. Schließlich kann es zu oralen Automatismen und Greifbewegungen kommen, bei denen eine reflexhafte Koppelung zwischen angeborenen Auslösemechanismen und motorischen Instinktbewegungen besteht.

Neben den bisher beschriebenen Symptomen tritt bei der Pickschen Krankheit oft auch eine Veränderung der Einzeltriebe auf. Zu den diesbezüglichen Erscheinungen gehören Heißhunger und Eßgier, Hypersexualität, Sammeltrieb, Aggressivität, planloses Davonlaufen oder Herumstreunen sowie Besonderheiten des analen Verhaltens, die durch das Spielen mit dem eigenen Kot oder durch das Herumschmieren mit Fäkalien gekennzeichnet sind. Zu den einzelnen Facetten des Klüver-Bucy-Syndroms, die sich bei der Pickschen Krankheit entwickeln können, gehört neben emotionaler Abstumpfung, Hypersexualität, Hyperoralität, Hyper- und Heterophagie auch die starke Abhängigkeit von irrelevanten optischen Reizen, die mit einer zwanghaften Blickzuwendung beantwortet werden.

Bei etwa einem Drittel der Patienten treten namentlich in den Anfangsstadien psychotische Erscheinungen auf, vorwiegend in Form von flüchtigen paranoiden Reaktionen, expansiven oder hypochondrischen Wahnbildungen oder paranoid-halluzinatorischen Zustandsbildern. Kurz dauernde ängstlich-depressive Verstimmungen kommen gelegentlich vor, nicht aber nachhaltige Depressionen mit Vitalstörungen. Hin und wieder sind Blockierungen und Unterbrechungen in der Abfolge von Handlungsvollzügen und komplexeren Bewegungsmustern zu beobachten. Sie beruhen vermutlich darauf, daß einzelne Bewegungssbläufe nicht mehr fest genug mit dem personalen Entwurf der Gesamthandlung verbunden sind. Solche Handlungsstörungen unterscheiden sich durch ihren temporären Charakter von den Symptomen der Apraxie, die bei der Pickschen Krankheit sehr selten und allenfalls in sehr fortgeschrittenen Krankheitsstadien vorkommen. Auch zerebrale Anfälle und Myoklonien treten nur bei wenigen Patienten auf, während synkopale Attacken im Zusammenhang mit niedrigem Blutdruck und orthostatischen Regulationsstörungen des Kreislaufs häufiger sind. Obwohl in vielen Fällen die Stammganglien in den anatomischen Schrumpfungsprozess einbezogen sind, treten extrapyramidale Symptome nur bei einem kleinen Teil der Patienten auf und sind meist geringfügiger Natur; auch neurologische Störungen spielen nur eine untergeordnete Rolle. Das EEG ist im allgemeinen unauffällig oder weist allenfalls leichtere Normabweichungen auf. Im Computertomogramm des Schädels ist meist eine Erweiterung und Verplumpung der Liquorräume festzustellen. Vorderhörner und frontale Windungsfurchen lassen nur in Einzelfällen auf eine lokale Akzentuierung der Hirnatrophie schließen. Bei der Messung der regionalen Hirndurchblutung und im PET-Scan zeigt sich dagegen, daß die Frontalregion in besonders starkem Maße von der verminderten Blutversorgung und von der Störung des Glukosestoffwechsels betroffen ist.

Die mittlere Krankheitsdauer beträgt etwa 5 Jahre. Die Schwankungen sind aber groß; bei einigen Patienten ist der Verläuf kürzer als ein Jahr, bei anderen bis zu 20 Jahren. Die Mehrzahl der Erkrankungen tritt sporadisch auf; bei 20–25% der Patienten sind aber Sekundärfälle bei Familienmitgliedern beschrieben worden. Genetische Faktoren spielen also bei der Pickschen Krankheit vermutlich eine ebenso große Rolle wie bei der Alzheimerschen Demenz; mehrere Stammbaumuntersuchungen sprechen für eine autosomal-dominante Vererbung.

E. Differentialdiagnose

Über die bereits in Abschnitt B erörterten diagnostischen Fragen hinaus ergeben sich bei der Abgrenzung von Alzheimerscher Krankheit, Pickscher Krankheit und zerebrovaskulärer Demenz einige zusätzliche Probleme. Im allgemeinen ist es mit Hilfe einer sorgfältigen Anamnese, Befunderhebung und Verlaufsbeobachtung bei der überwiegenden Zahl der Patienten möglich, Picksche und Alzheimersche Krankheit, vorwiegend aufgrund ihrer unterschiedlichen Frühsymptomatik, voneinander zu unterscheiden. Allerdings gibt es Fälle von Alzheimerscher Demenz, die eine besondere frontale Akzentuierung des Krankheitsprozesses aufweisen. Bei solchen Patienten treten aber wohl in einem sehr viel früheren Stadium Merkfähigkeits- und Gedächtnisstörungen, Beeinträchtigungen des räumlichen Orientierungsvermögens oder apraktische bzw. agnostische Störungen auf.

Zerebrovaskuläre Demenzen sind im allgemeinen durch plötzlichen Beginn, intermittierenden Verlauf und deutliche neurologische Herdsymptome und fokale Befunde gekennzeichnet. Dennoch können sie zu Verwechslungen mit primär degenerativen Demenzen führen. Im Zusammenhang mit einem Bluthochdruck kommt es bei der progressiven subkortikalen vaskulären Enzephalopathie (PSVE) – also der Binswangerschen Krankheit – zu einem schweren Myelinverlust in großen Marklagerbezirken und zu verstreuten Infarkten im Mark und im subkortikalen Grau. In ihrem klinischen Bild ähnelt diese seltene Erkrankung meist der Multi-Infarkt-Demenz; aber die neurologischen Befunde können zurücktreten, und der Verlauf kann mehr einen kontinuierlichen progredienten Charakter aufweisen, so daß zunächst eher an das Vorliegen einer Alzheimerschen Krankheit gedacht wird; andererseits kann es aber bei den engen Verbindungen zwischen subkortikalen neuronalen Schaltstellen und prämotorischer Rinde auch zu einer vorwiegend frontalen Erscheinungsform der Demenz kommen. Kleinere Infarktherde in der Rinde, im Mark oder in den Stammganglien lassen sich in der CT oder MRT ebenso wie die Leukoaraiose auch bei geistig rüstigen älteren Menschen nachweisen; Befunde dieser Art genügen also nicht, um die klinische Diagnose einer Alzheimerschen oder Pickschen Krankheit in Frage zu stellen. Anders verhält es sich jedoch, wenn diese Infarktzonen besonders ausgeprägt sind oder wenn die vaskulären Läsionen an strategisch besonders wichtigen neuronalen Schaltzentren – wie z. B. beidseits im Thalamus oder in den mediobasalen Bereichen der Hippokampusregionen – lokalisiert sind. In solchen Fällen ist es oft schwer zu entscheiden, ob die vaskulären Läsionen ausreichend sind, um das Zustandekommen der Demenz zu erklären oder ob es sich um Mischformen von vaskulärer und degenerativer Demenz handelt. Von der letzteren Annahme ist vor allem dann auszugehen, wenn zunächst das typische klinische Bild einer Pickschen oder Alzheimerschen Krankheit vorliegt, sich aber im weiteren Verlauf ein apoplektisches Geschehen hinzugesellt. Gelegentlich kann sich auch eine Parkinsonsche Krankheit mit einer Alzheimerschen Demenz kombinieren; auf die mögliche Pathogenese solcher Kombinationsformen wurde schon im Eingangskapitel hingewiesen.

Schließlich gibt es auch seltene Formen der degenerativen Demenz, die sich klinisch meist nicht zuverlässig erfassen lassen. Hierzu gehört beispielsweise die progressive subkortikale Gliose (NEUMANN u. COHN 1967) – auch die präsenile Gliadystrophie genannt. Diese Krankheit ist durch ein deutliches Überwiegen ausgedehnter Markveränderungen gegenüber der Rindenschädigung gekennzeichnet. Die kortikale Gliose ist geringer ausgeprägt und betrifft die tiefen Rindenschichten. Der Neuronenverlust in der Hirnrinde ist geringer; Nervenzellschwellungen und Pick-Zellen fehlen. Die Atrophie kann lokalisiert oder diffus sein und Parietal- und Okzipitalregion in Mitleidenschaft ziehen. Basalganglien, Thalamus und unterer Olivenkern sind stärker mitbetroffen. Vaskuläre Veränderungen sind meist nicht nachweisbar. Das klinische Bild kann einer Alzheimerschen Demenz oder einer Pickschen Krankheit entsprechen.

F. Therapeutische Überlegungen

Obwohl der vorliegende Band ein eigenes Kapitel über die Behandlung alterspsychiatrischer Krankheiten enthält (s. Beitrag KANOWSKI), wären Ausführungen über die Demenzerkrankung im höheren Lebensalter unvollständig, wenn hierbei nicht wenigstens auf einige grundsätzliche therapeutische Überlegungen eingegangen würde.

I. Verhütung der Demenz

Angesichts der weiten Verbreitung von Demenzprozessen in der Gesamtbevölkerung älterer Menschen und der zu erwartenden Zunahme dieser Entwicklung in den nächsten Jahrzehnten stellt sich die Frage, ob sich Demenzerkrankungen im Alter in absehbarer Zeit verhüten lassen. Sicher kann diese Frage nicht generell bejaht werden. Es gibt aber keinen Zweifel, daß die Häufigkeit von Schlaganfällen in verschiedenen Teilen der Welt, z. B. in Japan und USA, eine rückläufige Tendenz aufweist, was wahrscheinlich auf die verbesserten Möglichkeiten der Hochdrucktherapie zurückzuführen ist. Für Patienten, die eine transiente ischämische Attacke durchgemacht haben, gibt es neben der antihypertensiven Behandlung noch andere wirksame sekundärprophylaktische Maßnahmen, welche die Wahrscheinlichkeit weiterer zerebraler Insulte verringern. Damit können also Risikofaktoren vermindert werden, die für die Entstehung einer Multi-Infarkt-Demenz von großer Bedeutung sind. Hoffnungen auf einen Rückgang dieser Demenzform sind daher berechtigt.

In bezug auf die Alzheimersche Krankheit ist das gegenwärtige ätiologische Wissen noch zu gering, um eine rationale Grundlage für eine Primärprophylaxe zu ermöglichen. Mit dem raschen Fortschreiten molekulargenetischer Erkenntnisse wird es allerdings in naher Zukunft gelingen, die Anlageträger in familiären Krankheitsfällen frühzeitig zu erkennen; damit werden zwar die Möglichkeiten der genetischen Beratung verbessert, gleichzeitig allerdings auch ethische Fragen aufgeworfen.

Viele Demenzprozesse werden durch Risikofaktoren begünstigt, die in niedrigen Sozialschichten gehäuft auftreten; dazu gehören infektiöse und parasitäre Erkrankungen, Anämie, Nierenkrankheiten, Schlaganfälle, Bluthochdruck, Fettsucht, Ernährungsmängel, Nikotinabusus, exzessiver Alkoholmißbrauch oder Häufigkeit von Verkehrsunfällen. Verbesserte allgemeine Lebensbedingungen könnten also zu einer Verminderung der Demenzrate führen. In dieser Hinsicht sind die Untersuchungen von Svanborg et al. (1986) beachtenswert, wonach sich bei gleichaltrigen Greisen die Zugehörigkeit zu einem späteren Geburtsjahrgang positiv auf den körperlichen Gesundheitszustand und das kognitive Leistungsniveau im Alter auswirkt. Wahrscheinlich ist dies eine Folge günstigerer Umweltverhältnisse, unter denen diese Menschen aufgewachsen sind; ob Erhöhungen des Lebensstandards aber auch zu einer niedrigeren altersspezifischen Inzidenz von Demenzprozessen führen, läßt sich nicht sicher beurteilen. Intensive geistige Tätigkeit bedeutet leider keinen allgemeinen Schutz vor einer Demenz; möglicherweise tragen aber Erziehung, Bildung und intellektuelle Übungseffekte dazu bei, daß dementielle Symptome längere Zeit kompensiert und überbrückt und erst bei höheren Graden der Hirnschädigung manifest werden. Primär verhütbar sind organische Psychosyndrome und Demenzzustände, die durch nicht ausreichend kontrollierte Einnahme von Pharmaka, Medikamentenabhängigkeit bzw. langjährigen Alkoholmißbrauch zustandekommen oder durch schwerwiegende Ernährungsmängel oder Elektrolytstörungen verursacht werden.

II. Behebung der Grundkrankheit

Für die relativ kleine Gruppe der reversiblen Demenzprozesse steht ein verhältnismäßig weites Spektrum von Therapiemaßnahmen zur Verfügung, durch die sich bei der Mehrzahl der Fälle die kognitiven Störungen ganz oder zumindest teilweise beheben lassen. Hierzu gehört die Penicillinbehandlung der progressiven Paralyse, die neurochirurgische Entfernung eines Meningeoms oder subduralen Hämatoms, die Anlegung eines ventriculoatrialen Shunts beim kommunizierenden Hydrozephalus, die Elimination toxisch wirkender Medikamente oder exogener Noxen, die Vitaminzufuhr bei der perniziösen Anämie und anderen Vitaminmangelkrankheiten, der Ausgleich von Elektrolytstörungen, die Behandlung einer Hypothyreose mit Schildrüsenhormonen oder einer Hyperthyreose mit thyreostatischen Substanzen, die Resektion eines Nebenschilddrüsenadenoms, die Korrektur von hepatisch oder renal bedingten Stoffwechselstörungen oder die Kortikosteroidbehandlung bei immunologisch bedingten zerebralen Vaskulopathien.

III. Verlaufsbeeinflussung

Es gibt viele medizinische Krankheiten, deren Ursache nicht oder nur ungenügend bekannt ist, bei denen aber dennoch Behandlungsmaßnahmen möglich sind, welche in die Pathogenese oder in zusätzliche Entstehungsbedingungen der Krankheitsprozesse eingreifen und daher einen günstigen Einfluß auf Symptomatik und Verlauf bewirken. Dies gilt auch für die häufigsten Formen der Altersdemenz. Ein Beispiel hierfür ist die Behandlung mit Antikoagulatien, Thrombozytenaggregationshemmern und Antihypertensiva oder die kardiale Therapie bei verschiedenartigen Formen der zerebrovaskulären Demenz oder die Penicillaminbehandlung der Wilsonschen Krankheit.

Eine Beeinflussung der Alzheimerschen Demenz kann durch den Versuch unternommen werden, die bereits in den Frühstadien dieser Krankheit bestehenden Neurotransmitterdefizite auf dem Gebiet des cholinergen Systems wieder auszugleichen. Eine solche Substitutionstherapie mit cholinergen Substanzen hat allerdings bisher bei den Demenzen vom Alzheimer Typ nur wenig überzeugende Erfolge gebracht. Während die Behandlung mit Cholinvorstufen weitgehend wirkungslos ist, lassen sich mit Acetylcholinesterasen zumindest bei einem Teil der Patienten die Leistungen in Lern- und Gedächtnistests verbessern (Kurz et al. 1986). Die bisher zur Verfügung stehenden cholinomimetischen Substanzen zeichnen sich leider durch eine schlechte Verträglichkeit und eine sehr kurze Halbwertszeit aus. Vermutlich kann aber in absehbarer Zukunft mit der Entwicklung wirksamerer Substanzen aus dieser Stoffgruppe gerechnet werden, wobei auch an den tierexperimentell bereits nachgewiesenen trophischen Einfluß des Nerven-Wachstumsfaktors auf cholinerge Neuronen zu denken ist. Die Ergebnisse der Substitutionstherapie mit anderen Neurotransmittern, z. B. solchen aus der Gruppe der Neuropeptide, lassen sich noch nicht gut genug beurteilen, um eine breitere Anwendung von ACTH-Fragmenten, Vasopressin, vasopressinanalogen Substanzen oder anderen Neuropeptiden zu rechtfertigen.

Die sogenannten nootropen Psychopharmaka greifen in verschiedener Weise in den zellulären Sauerstoff- und Glukosestoffwechsel ein, fördern die Eiweißsynthese und erhöhen die neuronale Energiereserve. Substanzen dieser Art können namentlich bei leichteren Demenzzuständen einen auch objektiv erkennbaren Effekt aufweisen. Die Weiterentwicklung solcher Behandlungsverfahren hängt aber entscheidend von der Verbesserung der Methoden ab, die zum Wirksamkeitsnachweis der Therapie erforderlich sind.

Ein besonders wichtiges Element der Demenzbehandlung besteht in der Wiederherstellung und Verbesserung gestörter körperlicher Funktionen. Solche Beeinträchtigungen können mit der Grundkrankheit zusammenhängen, sind aber zum überwiegenden Teil eine Folge der Multimorbidität im Alter. Sie wirken sich negativ auf das Befinden und die kognitiven Funktionen aus. Zu denken ist hierbei vor allem an verschiedenartige Organerkrankungen, an die negativen Auswirkungen verschiedener medikamentöser Behandlungsverfahren auf das kognitive Leistungsniveau, an Folgezustände von vielfältig bedingten Ernährungsmängeln und unzureichende Flüssigkeitszufuhr sowie vor allem an die schwerwiegenden Wahrnehmungs- und Informationsdefizite, die sich aus unkorrigierten Seh- oder Hörstörungen ergeben. Auch motorische Lähmungen und Behinderungen verringern das Wohlbefinden, den Aktionsradius und die Aufnahme von Kontakten und Informationen und bedürfen der krankengymnastischen Behandlung. Insgesamt kann durch eine konsequente Therapie der genannten Störung der Verlauf von Demenzerkrankungen oft entscheidend beeinflußt werden.

IV. Symptomerleichterung

Das klinische Erscheinungsbild einer Demenz wird meist nicht allein von den kognitiven Leistungseinbußen bestimmt. Oft stehen vielmehr andere Veränderungen des Erlebens und Verhaltens im Vordergrund, die eine gezielte Therapie dieser psychischen Störungen erforderlich machen. Leitsymptome für derartige medikamentöse Interventionen sind vor allem Angstzustände, depressive Verstimmungen, paranoide und halluzinatorische Phänomene, Schlafstörungen sowie anderweitig nicht beherrschbare, grob störende oder potentiell gefährdende Verhaltensweisen, wie z. B. motorische Unruhe oder hochgradige Aggressivität.

Ein besonders wichtiger Aspekt der symptomatischen Therapie ist die ständige Übung erhaltener Fähigkeiten, also die Förderung von Selbständigkeit, Aktivität und sozialer Kommunikation, sowie die Wiederbelebung alter Lebenserinnerungen.

Die Behandlung dementer Patienten setzt Verständnis und die richtige Deutung psychologischer Abwehrmechanismen voraus, die bei der Auseinandersetzung mit negativen Gefühlsreaktionen herangezogen werden. Hierzu gehören u. a. Verdrängung, Verleugnung, Rigidität, Regression, Somatisierung und Projektion. Bei manchen Patienten führen solche Anpassungstechniken nicht zu einer Leidentlastung, sondern stellen eine Quelle zusätzlicher Behinderung dar und erschweren den Umgang mit den Betroffenen. In anderen Fällen sind diese Bewältigungsstrategien sinnvoll und sollten auch therapeutisch unterstützt werden.

Dennoch häufen sich im Verlauf eines Demenzprozesses Situationen, denen der Patient aufgrund seiner eingeschränkten kognitiven Fähigkeiten nicht mehr gewachsen ist und die er mit Fehlhandlungen, Ratlosigkeit oder mit ängstlichen und aggressiven Panikreaktionen beantwortet. Daher muß der äußere Lebensraum so gestaltet werden, daß die Aufnahme und Verarbeitung von Informationen durch Orientierungshilfen erleichtert, die im Alltag erforderlichen Handlungsabläufe vereinfacht, potentielle Gefahrenquellen ausgeschaltet und Überforderungssituationen soweit wie möglich vermieden werden. Hierzu gehört auch die Vermittlung sozialer Dienste im Rahmen der offenen Altenhilfe, die Regelung finanzieller Belange und die frühzeitige Vorsorge für eine eventuell notwendig werdende Heimunterbringung.

Schließlich ist auch die Stützung und Beratung der Bezugspersonen ein unerläßlicher Bestandteil des Behandlungsprogramms. Dabei kommt es besonders darauf an, ausreichende Informationen über die Krankheit zu vermitteln, das Verständnis für die Kranken zu fördern, den Blick für die von der Krankheit weitgehend unversehrten Bereiche der Person zu schärfen und die Angehörigen zumindest teilweise von ihren pflegerischen und kustodialen Funktionen zu entlasten (Kurz et al. 1987). Maßnahmen dieser Art können wesentlich dazu beitragen, daß die Familie – das für die Demenzkranken wichtigste soziale Bezugssystem – ihre schwierige Aufgabe auf Dauer erfüllen kann; sie dienen aber auch zur Erleichterung der Arbeit von professionellen und freiwilligen Helfern.

Die genannten symptomatischen Behandlungsmaßnahmen mögen zwar zunächst relativ unbedeutend erscheinen. Aber gerade bei Patienten, für die keine spezifischen Therapiemaßnahmen zur Verfügung stehen, werden die für die Betreuung unmittelbar verantwortlichen Personen selbst zum wichtigsten Instrument der Behandlung. Ihre Bemühungen können gerade wegen ihrer Unspezifität etwas Entscheidendes bewirken: Daß die Würde des chronisch erkrankten alten Menschen auch dann noch erhalten bleibt, wenn die Möglichkeit zur Persönlichkeitsverwirklichung, die Fähigkeit zur Selbstbestimmung und das Ich-Bewußtsein längst verloren gegangen sind.

Literatur

Ajuriaguerra J de, Kluser JP, Velghe J, Tissot R (1965) Praxies idéatoires et permanence de l'objet. Quelques aspects de leur desintégration conjointe dans les syndromes démentiels du grand âge. Psychiat Neurol (Basel) 150:306–319

Alzheimer A (1907) Über eine eigenartige Erkrankung der Hirnrinde. Allg Z Psychiat 64:146–148

Alzheimer A (1911) Über eigenartige Krankheitsfälle des späteren Alters. Z ges Neurol Psychiat 4:356–385

Amaducci LA, Fratiglioni L, Rocca W, Fieschie C, Livrea P, Predone D, Bracco L, Lippi A, Gandolfo C, Bino G, Prencipe M, Bonatti M, Girotti F, Carella F, Tavolato B et al. (1986) Risk factors for clinically diagnosed Alzheimer's disease: a case control study of an Italian population. Neurology 36:922–931

American Psychiatric Association (1980) Diagnostic and statistical manual of mental disorders. Washington D.C.

American Psychiatric Association (1987) DSM III-R: diagnostic and statistical manual of mental disorders. APA: Washington D.C.

Bahmanyar S, Higgins GA, Goldgaber D, Lewis DA, Morrison JH, Wilson MC, Shankar SK, Gajdusek CD (1987) Localization of amyloid β protein messenger RNA in brains from patients with Alzheimer's disease. Science 237:77–80

Beal MF, Martin JB (1986) Neuropeptides in neurological disease. Ann Neurol 20:547–565

Benson DF, Blumer D (1982) Psychiatric aspects of neurologic disorders. Grund & Stratton, New York

Bergmann K (1979) The problem of early diagnosis. In: Glen AIM, Whalley LJ (eds) Alzheimer's disease: early recognition of potentially reversible deficits. Churchill Livingstone, Edingburgh London New York, pp 68–77

Bergmann K, Cooper B (1986) Epidemiological and public health aspects of senile dementia. In: Sörensen AB, Weinert FE, Sherrod LR (eds) Human development and the life course: multidisciplinary perspectives. Lawrence Erlbaum Ass, Hillsdale, N.J. London, pp 71–97

Besson JAO, Corrigan EM, Foreman EI, Eastwood LM, Smith FW, Ashcroft GW (1984) NMR-Imaging in Demenzzuständen. Eine diagnostische und quantitative Studie. Z Gerontol 17:136–140

Biedert S, Schreiter U, Alm B (1987) Behandelbare dementielle Syndrome. Nervenarzt 58:137–149

Bowen DM, Davison AN (1986) Biochemical studies of nerve cells and energy metabolism in Alzheimer's disease. Br Med Bull 422(1):75–80

Breitner JCS, Folstein MF (1984) Familial Alzheimer dementia: a prevalent disorder with specific clinical features. Psychol Med 14:63–80

Brinkman SD, Largen Jr JW (1984) Changes in brain ventricular size with repeated CAT scans in suspected Alzheimer's disease. Am J Psychiatr 141:81–83

Broeckhoven van C, Genthe AM, Vendenberghe A, Horsthemke B, Backhovens H, Raeymaekers P, van Hul W, Wehnert A, Gheuens J, Cras P, Bruyland M, Martin JJ, Salbaum M, Multhaupt G, Masters CL et al. (1987) Failure of familial Alzheimer's disease with the A4-amyloid gene in several European families. Nature 329:153–155

Brown P, Cathala F, Castaigne P, Gajdusek DC (1986) Creutzfeldt-Jakob disease: clinical analysis of a consecutive series of 230 neuropathologically verified cases. Ann Neurol 20:597–602

Brun A (1987) Frontal lobe degeneration of non-Alzheimer type. I. Neuropathology. Arch Gerontol Geriatr 6:193–208

Brun A, Englund E (1986) A white matter disorder in dementia of the Alzheimer type: a pathoanatomical study. Ann Neurol 19:253–262

Brun A, Gustafson L (1976) Distribution of cerebral degeneration in Alzheimer's disease. A clinico-pathological study. Arch Psychiat Nervenkr 223:15–33

Brun A, Gustafson L (1988) Zerebrovaskuläre Erkrankungen. In: Kisker KP, Lauter H, Meyer JE, Müller C, Strömgren E (Hrsg) Bd 6 Organische Psychosen. Springer, Berlin Heidelberg New York Tokyo (Psychiatrie der Gegenwart, 3. Aufl, S 253–295)

Candy JM, Oakley AE, Klinowski J, Carpenter TA, Perry RH, Atack JR, Perry EK, Blessed G, Fairbairn A, Edwardson AJ (1986) Aluminosilicates and senile plaque formation in Alzheimer's disease. Lancet i:354–356

Celesia G (1986) EEG and event related potentials in aging and dementia. J Clin Neurophysiol 3:99–111

Coben LA, Danziger WL, Hughes CP (1983) Visual evoked potentials in mild senile dementia of Alzheimer type. Electroencephalogr Clin Neurophysiol 55:121–130

Cole MG, Dastoor DP, Koszycki D (1983) The hierarchic dementia scale. J Clin Exp Gerontol 5:219–234

Constantinidis J (1978) Is Alzheimer's disease a major form of senile dementia? Clinical, anatomical, and genetic data. In: Katzman R, Terry RD, Blick KL (eds) Alzheimer's disease: Senile dementia and related disorders (Aging Vol 7). Raven Press, New York, pp 15–25

Constantinidis R, Richard J, Tissot R (1974) Pick's disease. Histological and clinical correlations. Eur Neurol 11:208–217

Cook RH, Schneck SA, Clark DB (1981) Twins with Alzheimer's disease. Arch Neurol 38:300–301

Corsellis JAN (1978) Posttraumatic dementia. In: Katzman R, Terry RD, Blick KL (eds) Alzheimer's disease: Senile dementia and related disorders (Aging Vol 7). Raven Press, New York, pp 125–133

Cotman CW, Gibbs RB, Nieto-Sampedro M (1986) Synapse turnover in the central nervous system. In: Changeux JP, Konishi M (eds) The neuronal and molecular basis of learning. John Wiley & Sons, Chichester, pp 275–298

Crapper DR, Krishnan SS, Quittkat S (1976) Aluminium, neurofibrillary degeneration and Alzheimer's disease. Brain 99:67–80

Cross AJ, Crow TJ, Perry EK, Perry RH, Blessed G, Tomlinson BE (1981) Reduced dopamin-β-hydroxylase activity in Alzheimer's disease. Br Med J 1:93–94

Cross AJ, Crow TJ, Ferrier IN, Johnson JA, Bloom SR, Corsellis JAN (1984) Serotonin receptor changes in dementia of the Alzheimer type. J Neurochem 43:1574–1581

Cummings JL (1983) Treatable dementias. In: Mayeux R, Rosen WG (eds) The dementias. Raven Press, New York, pp 165–183

Cutler NR, Haxby JV, Duara R, Grady CL, Moore AM, Parisi JW, White J, Heston L, Margolin RMR, Rapoport SI (1985) Brain metabolism as measured in a patient with familial Alzheimer's disease. Neurology 35:1556–1561

Davies P (1986) The genetics of Alzheimer's disease: a review and a discussion of the implications. Neurobiol Aging 7:459–466

Deissenhammer E, Jellinger K (1974) EEG in senile dementia. Electroencephalogr Clin Neurophysiol 36:91

Delay J, Brion S (1962) Les demences tardives. Masson, Paris

Duara R, Grady C, Haxby J, Sundaram M, Cutler NR, Heston L, Moore A, Schlageter N, Larson S, Rapoport SI (1984) Positron emission tomography in Alzheimer's disease. Neurology 36:879–887

Duyckaerts C, Hauw JJ, Bastenaire F, Piette F, Poulain C, Rainsard V, Javoy-Agid F, Berthaux P (1986) Laminar distribution of neocortical senile plaques in senile dementia of the Alzheimer type. Acta Neuropathol 70:249–256

Ellison DW, Beal MF, Mazureck MF, Bird ED, Martin JB (1986) A postmortem study of amino acid neurotransmitters in Alzheimer's disease. Ann Neurol 20:616–621

Erkinjuntti T, Ketonen L, Sulkava R, Sipponen J, Vuorialho M, Iivanainen M (1987) Do white matter changes in MRI and CT differentiate vascular dementia from Alzheimer's disease? J Neurol Neurosurg Psychiatr 50:37–42

Escourolle R (1958) La maladie de Pick. Étude critique d'ensemble et synthèse anatomo-clinique. R. Foulon, Paris

Esiri MM, Wilcock GK (1986) Cerebral angiopathy in dementia and old age. J Neurol Neurosurg Psychiatr 49:1221–1226

Fenton GO (1986) Electrophysiology of Alzheimer's disease. Br Med Bull 42:29–33

Flicker C, Ferris SH, Crook T, Bartus RT, Reisberg b (1985) Cognitive function in normal aging and early dementia. In: Traber J, Gispen WH (eds) Senile dementia of the Alzheimer type. Early diagnosis, neuropathology and animal models. Springer, Berlin Heidelberg New York Tokyo, pp 2–17

Foerster K, Regli F (1980) Zur Ätiologie dementieller Syndrome. Fortschr Neurol Psychiatr 48:207–219

Folstein MF, Breitner JCS (1981) Language disorder predicts familial Alzheimer's disease. John Hopkins Med J 149:145–147

Folstein MF, McHugh PR (1978) Dementia syndrome of depression. In: Katzman R, Terry RD, Bick KL (eds) Alzheimer's disease: Senile dementia and related disorders (Aging Vol 7). Raven Press, New York, pp 96–98

Folstein MF, Folstein SE, McHugh PR (1975) "Mini Mental State": a practical method for grading the cognitive state of patients for the clinician. J Psychiatr Res 12:189–198

Foncin JF, Salon D, Supino-Viterbo V, Feldman RG, Macchi G, Mariotti P, Scoppetta C, Caruso G, Bruni AC (1985) Démence présenile d'Alzheimer transmise dans une famille étendue. Rev Neurol (Paris) 141:194–202

Fox JH, Topel JL, Huckman MS (1975) Dementia in the elderly – a search for treatable illnesses. J Gerontol 30:557–564

Frackowiak RSJ, Pozzilli C, Legg NJ, DuBoulay GH, Marshall J, Lenzi GL, Jones R (1981) Regional cerebral oxygen supply and utilization in dementia. A clinical and physiological study with oxygen-15 and positron tomography. Brain 104:753–778

Freemon FR (1976) Evaluation of patients with progressive intellectual deterioration. Arch Neurol 33:658–659

Friedland RP (1987) The findings of metabolic brain imaging techniques in dementia of Alzheimer type. Vortragsmanuskript. In: Symposion on consensus development in the diagnosis of Alzheimer's disease. World Health Organization, Genf

Friedland RP, Budinger RF, Gnaz E et al (1983) Regional cerebral metabolic alterations in dementia of the Alzheimer type: Positron emission tomography with 18F fluorodeoxyglucose. J Comput Assist Tomogr 7:590–598

Friedland RP, Budinger TF, Koss E, Ober BA (1985) Alzheimer's disease: anterior-posterior and lateral hemispheric alterations in cortical glucose utilization. Neurosci Lett 53:235–240

Gado M, Hughes CP, Danziger W et al. (1983) Aging, dementia, and brain atrophy: a longitudinal computed tomographic study. AJNR 4:699–702

Glenner GG, Wong CW (1984) Alzheimer's disease: initial report of the purification and characterization of a novel cerebrovascular amyloid protein. Biochem Biophys Res Commun 120:885–890

Godridge H, Reynolds GP, Czudek C, Calcutt NA, Benton M (1987) Alzheimer-like neurotransmitter deficits in adult Down's syndrome brain tissue. J Neurol Neurosurg Psychiatr 50:775–778

Goldgaber D, Lerman MI, McBride OW, Saffiotti U, Gaidusek DC (1987) Characterization and chromosomal localization of a cDNA encoding brain amyloid of Alzheimer's disease. Science 235:877–880

Goudsmit J, Morrow CH, Asher DM (1980) Evidence for and against the transmissability of Alzheimer's disease. Neurology 30:945–950

Gustafson L (1987) Frontal lobe degeneration of non-Alzheimer type. II. Clinical picture and differential diagnosis. Arch Gerontol Geriatr 6:209–223

Gustafson L, Nilsson L (1982) Differential diagnosis of presenile dementia on clinical grounds. Acta Psychiatr Scand 65:194–209

Gustafson L, Risberg J (1974) rCBF related to psychiatric symptoms in dementia with onset in the presenile period. Acta Psychiatr Scand 50:516–538

Gustafson L, Risberg J (1979)Regional cerebral blood flow measurements by the 133Xe inhalation technique in differential diagnosis of dementia. Acta Neurol Scand 60 (Suppl 72):546–547

Gustafson L, Risberg J, Johanson M, Brun A (1984) Evaluation of organic dementia by regional cerebral blood flow measurements and clinical and psychometric methods. Monogr Neurol Sci 11:111–117

Gutzmann H (1988) Senile Demenz vom Alzheimer-Typ. Klinische, computertomographische und elektroenzephalographische Befunde. Enke, Stuttgart

Haase GR (1977) Diseases presenting as dementia. In: Wells CE (ed) Dementia, 2nd ed. Davis, Philadelphia, pp 27–67

Hachinski VC, Iliff LD, Zilkha E, du Boulay GA, Marshall J, Ross Russell RW, Symon L (1975) Cerebral blood flow in dementia. Arch Neurol 32:632–637

Hachinski VC, Potter P, Merskey H (1987) Leuko-araiosis. Arch Neurol 44:21–23

Harrison MJG, Marsden CD (1977) Progressive intellectual deterioration; letter to the editor. Arch Neurol 34:199

Hauw JJ, Duyckaerts C, Delaère P (1988) Neuropathology of aging and DAT: How can age-related changes be distinguished from those due to disease processes? In: Henderson AS, Henderson JH (eds) Etiology of dementia of Alzheimer's type. Dahlem Workshop, Report LS 43. John Wiley & Sons, Chichester, pp 195–211

Henderson AS (1986) Epidemiology of mental illness. In: Häfner H, Moschel G, Sartorius N (eds) Mental health in the elderly. A review of the present state of research. Springer, Berlin Heidelberg New York Tokyo, pp 29–34

Heston LL, Mastri AR (1977) The genetics of Alzheimer's disease: Association with hematologic malignancy and Down's syndrome. Arch Gen Psychiatr 34:976–981

Heston LL, Mastri AR, Anderson VE, White J (1981) Dementia of the Alzheimer type: Clinical genetics, natural history and associated conditions. Arch Gen Psychiatr 38:1085–1090

Heyman A, Wilkinsons WE, Hurwitz BJ, Schmechel D, Sigmon AH, Weinberg T, Helms MJ, Swift M (1983) Alzheimer's disease: genetic aspects and associated clinical disorders. Ann Neurol 14:507–515

Hirano A, Ghatak NR, Johnson AB, Partnow MJ, Gomori AJ (1972) Argentophilic plaques in Creutzfeldt-Jakob disease. Arch Neurol 26:530–542

Hubbard BM, Anderson JM (1981) A quantitative study of cerebral atrophy in old age and senile dementia. J Neurol Scie 50:135–145
Hubbard BM, Anderson JM (1985) Age-related variations in the neuron content of the cerebral cortex in senile dementia of Alzheimer type. Neuropathol Appl Neurobiol 11:369–382
Hutton JT (1981) Senility reconsidered: letter to the editor. JAMA 245:1025–1026
Ichimiya Y, Arai H, Kosaka K, Iizuka R (1986) Morphological and biochemical changes in the cholinergic and monoaminergic systems in Alzheimer-type dementia. Acta Neuropathol 70:112–116
Ingvar DH, Risberg J, Schwartz MS (1975) Evidence of subnormal function of association cortex in presenile dementia. Neurology 25:964–974
Inzitari D, Diaz F, Fox A, Hachinski VC, Steingart A, Lau C, Donald A, Wade J, Mulic H, Merskey H (1987) Vascular risk factors and leuko-araiosis. Arch Neurol 44:42–47
Jacoby RJ, Levy R (1980) Computed tomography in the elderly. Senile dementia: diagnosis and functional impairment. Br J Psychiatr 136:256–269
Jacoby RJ, Levy R, Dawson JM (1980) Computed tomography in the elderly. 1. The normal population. Br J Psychiatr 136:249–255
Jakob H (1979) Die Picksche Krankheit. Eine neuropathologisch-anatomisch-klinische Studie. Springer, Berlin Heidelberg New York
Janota I (1982) Genetics of Alzheimer's disease. Br Med J 284:1410
Janzen R (1970) Entstehung von Fehldiagnosen – nach den Erfahrungen eines Neurologen. Thieme, Stuttgart
Johannesson G, Hagberg B, Gustafson L (1979) EEG and cognitive impairment in presenile dementia. Acta Neurol Scand 59:225–240
Kallman FJ, Feingold L, Bondy E (1951) Comparative adaptation, social and psychometric data of the life histories of senescent twin pairs. Am J Hum Genet 3:65–73
Kang J, Lemaire HG, Unterbeck A, Salbaum JM, Masters CL, Grzeschick KH, Multhaupt G, Beyreuther K, Müller-Hill B (1987) The precursor of Alzheimer's disease amyloid A4 protein resembles a cell-surface receptor. Nature 325:733–736
Katzman R (1977) Normal pressure hydrocephalus. In: Wells CE (ed) Dementia, 2nd ed. Davis Company, Philadelphia, pp 69–92
Kiloh LG (1961) Pseudo-dementia. Acta Psychiatr Scand 37:336–351
Knesevich JW, Toro FR, Morris JC, LaBarge E (1985) Aphasia, family history, and the longitudinal course of senile dementia of the Alzheimer type. Psychiatry Res 14:255–263
Kral VA (1962) Senescent forgetfulness: benign and malignant. J Canad Med Assoc 86:257–260
Kurland LT (1988) Amyotrophic lateral sclerosis and Parkinson's disease complex on Guam linked to an environmental neurotoxin. TINS 11(2):51–54
Kurz A, Rüster P, Romero B, Zimmer R (1986) Cholinerge Behandlungsstrategien bei der Alzheimerschen Krankheit. Nervenarzt 57:558–569
Kurz A, Feldmann R, Müllers-Stein M, Romero B (1987) Der demenzkranke ältere Mensch in der Familie: Grundzüge der Angehörigenberatung. Z Gerontol 20:248–251
Larson EB, Reifler BV, Featherstone JH, English SR (1984) Dementia in elderly outpatients: a prospective study. Ann Intern Med 100:417–423
Lauter H (1961) Genealogische Erhebungen in einer Familie mit Alzheimerscher Krankheit. Arch Psychiat Nervenkr 202:126–139
Lauter H (1988) Die organischen Psychosyndrome. In: Kisker KP, Lauter H, Meyer JE, Müller C, Strömgren E (Hrsg) Bd 6 Organische Psychosen. Springer, Berlin Heidelberg New York Tokyo (Psychiatrie der Gegenwart, 3. Aufl, S 1–56)
Lüers T, Spatz H (1957) Picksche Krankheit. In: Scholz W (Hrsg) Nervensystem. Springer, Berlin Göttingen Heidelberg (Handbuch der speziellen pathologischen Anatomie und Histologie, Bd XIII/1A)
Luxenberg J, Creasey H, Haxby J et al. (1986) The rate of centricular enlargement in dementia of Alzheimer type correlates with rate of neuropsychological deterioration. J Nucl Med 27:1024
Madden JJ, Luhan JA, Kaplan LA, Manfredi HM (1952) Non-dementing psychoses in older persons. JAMA 150:1567–1570

Magnusson H, Helgasson T (1981) Longitudinal studies of mental illness in the aged. Epidemiology of mental disorders in the aged in Iceland. In: Magnussen G, Nielssen J (eds) Epidemiology and prevention of mental illness in old age. Jörgen Buch, Hellerup, DK, pp 29–33
Maletta GJ, Pirozzolo FJ, Thompson G, Mortimer JA (1982) Organic mental disorders in a geriatric outpatient population. Am J Psychiatry 139:521–523
Mallison R (1974) Zur Klinik der Pickschen Atrophie. Nervenarzt 6:247–256
Mann DMA, Yates PO, Hawkes J (1982) The noradrenergic system in Alzheimer and multi-infarct dementias. J Neurol Neurosurg Psychiatry 45:113–119
Mann DMA, Yates PO, Marcyniuk B (1986) A comparison of nerve cell loss in cortical and subcortical structures in Alzheimer's disease. J Neurol Neurosurg Psychiatry 49:310–312
Mann DMA, Yates PO, Marcyniuk B, Ravindra CR (1987) Loss of neurons from cortical and subcortical areas in Down's syndrome patients at middle age. Quantitative comparisons ith younger Down's patients and patients with Alzheimer's disease. J Neurol Sci 80:79–89
Markesbery WR, Ehmann WD, Hossain TIM, Alauddin M, Goodin DT (1981) Instrumental neuron activation analysis of brain aluminum in Alzheimer disease and aging. Ann Neurol 10:511–516
Marsden CD, Harrison MJG (1972) Outcome of investigation of patients with presenile dementia. Br Med J 2:249–252
Martin BA, Thompson EG, Eastwood MR (1983) The clinical investigation of dementia. Can J Psychiatry 28:282–285
Masters CL, Beyreuther K (1986) The structure of amyloid filament in Alzheimer's disease and the unconventional virus infection of the nervous system. Psychol Med 16:735–737
Masters CL, Gajdusek DC, Gibbs CJ (1981) The familial occurence of Creutzfeldt-Jakob disease and Alzheimer's disease. Brain 104:535–558
Masters CL, Simm G, Weinmann, NA, Multhaupt G, McDonald BL, Beyreuther K (1985a) Amyloid plaque core protein in Alzheimer disease and Down syndrome. Proc Natl Acad Sci USA 82:4245–4249
Masters CL, Multhaupt G, Gimms G, Pottgiesser J, Martins RN, Beyreuther K (1985b) Neuronal origin of a cerebral amyloid: neurofibrillary tangles of Alzheimer's disease contain the same protein as the amyloid of plaque cores and blood vessels. EMBO J 4(11):2757–2763
Maurer K, Lowitzsch K, Stöhr M (1988) Evozierte Potentiale. AEP – VEP – SEP. Enke, Stuttgart
McDermott RR, Smith I, Iqbal K, Wisniewski HM (1979) Brain aluminum in aging and Alzheimer disease. Neurology 29:809–814
McDonald C (1969) Clinical heterogeneity in senile dementia. Br J Psychiatry 115:267–271
McKhann G, Drachman D, Folstein M, Katzman R, Price D, Stadlan EM (1984) Clinical diagnosis of Alzheimer's disease. Neurology 34:939–944
Merskey H, Ball MJ, Blume WT et al. (1980) Relationship between psychological measures and cerebral organic changes in Alzheimer's disease. Can J Neurol Sci 7:45–49
Middlemiss DN, Bowen DM, Plamer AM (1986) Serotonin neurons and receptors in Alzheimer's disease. In: Briley M, Kato A, Weber M (eds) New concepts in Alzheimer's disease. MacMillan, Basingstoke London, pp 89–102
Mölsä PK, Paljärvi L, Rinne JO, Rinne UK, Säkö E (1985) Validity of clinical diagnosis in dementia: a prospective clinicopathological study. J Neurol Neurosurg Psychiatry 48:1085–1090
Mortimer JA (1988) Do psychosocial risk factors contribute to Alzheimer's disease? In: Henderson AS, Henderson JH (eds) Etiology of dementia of Alzheimer's type. Dahlem Workshop, Report LS 43. John Wiley & Sons, Chichester, pp 39–52
Mumenthaler M (1979) Behebbare und unvermeidbare Demenzen. Schweiz med Wschr 117(25–28):964–967, 1002–1008, 1040–1045
Munoz-Garcia D, Ludwin SK (1986) Clinicopathological studies of some non-Alzheimer dementing diseases. Can J Neurol Sci 13:483–489
Neary D, Snowden JS, Mann DMA, Bowen DM, Sims NR, Northen B, Yates PO, Davison AN (1986) Alzheimer's disease: a correlative study. J Neurol Neurosurg Psychiatry 49:229–237
Nee LE, Polinsky RJ, Eldridge R, Weingartner H, Smallberg S, Ebert M (1983) A family with histologically confirmed Alzheimer's disease. Arch Neurol 40:203–208

Nee LE, Eldridge R, Sunderland T, Thomas CB, Katz D, Thompson KE, Weingartner H, Weiss H, Julian C, Cohen R (1987) Dementia of the Alzheimer type: clinical and family study of 22 twin pairs. Neurology 37:359–363

Neumann MA (1949) Pick's disease. J Neuropathol Exp Neurol 8(3):255–282

Neumann MA, Cohn R (1967) Progressive subcortical gliosis. A rare form of presenile dementia. Brain 90(II):405–418

Nielsen J, Björn-Henriksen T (1981) A geronto-psychiatric 15-19-year follow-up study of the population aged 65+ in the island of Samsö. In: Magnussen G, Nielsen J (eds) Epidemiology and prevention of mental illness in old age. Jörgen Buch, Hellerup, DK, pp 44–51

Nott PN, Fleminger JJ (1975) Presenile dementia: the difficulties of early diagnosis. Acta Psychiatr Scand 51:210–217

Oliver C, Holland AJ (1986) Down's syndrome and Alzheimer's disease: a review. Psychol Med 16:307–322

Onari K, Spatz H (1926) Anatomische Beiträge zur Lehre von der Pickschen umschriebenen Großhirnrinden-Atrophie („Picksche Krankheit"). Z Neurol 101:470–511

Patterson JV, Michalewski JH, Thompson LW (1983) Average evoked potentials in dementia. In: Reisberg B (ed) Alzheimer's disease. Free Press, New York London, pp 237–251

Pearce J, Miller E (1973) Clinical aspects of dementia. Baillière Tindall, London

Perl DP, Gajdusek DC, Garruto RM, Yanagihara RT, Gibbs CJ (1982) Intraneuronal aluminum accumulation in amyotrophic lateral sclerosis and Parkinsonism-dementia of Guam. Science 217:1053–1055

Perry EK, Perry RH (1988) Aging and dementia: neurochemical and neuropathological comparisons. In: Henderson AS, Henderson JH (eds) Etiology of dementia of Alzheimer's type. Dahlem Workshop, Report LS 43. John Wiley & Sons, Chichester, pp 213–228

Perry EK, Tomlinson BE, Blessed G, Bergmann K, Gibson PH, Perry RH (1978) Correlation of cholinergic abnormalities with senile plaques and mental test scores in senile dementia. Br Med J 2:1457–1459

Polinsky RJ, Noble H, di Chiro G, Nee LE, Feldman RG, Brown RT (1987) Dominantly inherited Alzheimer's disease: cerebral glucose metabolism. J Neurol Neurosurg Psychiatry 50:752–757

Post F (1962) The significance of affective symptoms in old age. Oxford University Press, London

Price DL (1984) Neuropathology of Alzheimer's disease. In: Kelly WE (ed) Alzheimer's disease and related disorders. Charles Thomas, Springfield, Ill., pp 81–104

Prusiner SB (1982) Novel proteinaceous infectious particles cause scrapie. Science 216:136–144

Quinn NP, Rossor MN, Marsden CD (1986) Dementia and Parkinson's disease – pathological and neurochemical considerations. Br Med Bull 42:86–90

Rabins PV (1981) The prevalence of reversible dementia in a psychiatric hospital. Hosp Community Psychiatry 32:490–492

Rabins PV (1985) The reversible Dementia. In: Arie T (ed) Recent advances in psychogeriatrics (No. 1). Churchill Livingstone, Edingburgh London New York, pp 93–102

Rae-Grant AD, Blume W, Lau C, Fishman M, Hachinski V, Merskey H (1986) The EEG in Alzheimer-type dementia: lack of progression with sequential studies. Can J Neurol Sci 13:407–409

Rae-Grant AD, Blume W, Lau C, Hachinski V, Fishman M, Merskey H (1987) The electroencephalogram in Alzheimer-type dementia. Arch Neurol 44:50–54

Reisberg B, Ferris SH, DeLeon M (1985) Senile dementia of the Alzheimer type: diagnostic and differential diagnostic features with special reference to Functional Assessment Staging (FAST). In: Traber J, Gispen WH (eds) Senile dementia of the Alzheimer type. Springer, Berlin Heidelberg New York Tokyo, pp 18–37

Renvoize EB, Mindham RHS, Stewart M, McDonald R, Wallace DRD (1986) Identical twins discordant for presenile dementia of the Alzheimer type. Br J Psychiatry 149:509–512

Richter H (1918) Eine besondere Art von Stirnhirnschwund mit Verblödung. Z Neurol 38:127

Ron MA, Toone BK, Garralda ME, Lishman WA (1979) Diagnostic accuracy in presenile dementia. Br J Psychiatry 134:161–168

Rosen WG, Terry RD, Fuld PA, Katzman R, Peck A (1979) Pathological verification of ischemic score in differentiation of dementias. Ann Neurol 7(5):486–488

Rossor MN, Iversen LL, Reynolds GP, Mountjoy CQ, Roth M (1984) Neurochemical characteristics of early and late onset types of Alzheimer's disease. Br Med J 288:961–964
Roth (1981) The diagnosis of dementia in late and middle life. In: Mortimer JA, Schumann LM (eds) The epidemiology of dementia. Oxford University Press, New York Oxford, pp 24–61
Roth M, Tym E, Mountjoy CQ, Huppert FA, Hendrie H, Verma S, Goddard R (1986) CAMDEX. A standardized instrument for the diagnosis of mental disorder in the elderly with special reference to the early detection of dementia. Br J Psychiatry 149:698–709
Rudelli R, Strom JO, Welch PT, Ambler MW (1982) Posttraumatic premature Alzheimer's disease: neuropathological findings and pathogenetic considerations. Arch Neurol 39:570–575
Schenk VWD (1959) Re-examination of a family with Pick's disease. Ann Hum Genet 23:325–332
Schlote W (1988) What are the relationships between clinical manifestation and neuropathology? In: Henderson AS, Henderson JH (eds) Etiology of dementia of Alzheimer type. Dahlem Workshop, Report LS 43. John Wiley & Sons, Chichester, pp 105–113
Schneider C (1927) Über die Pickschе Krankheit. Monatsschr Psychiat Neurol 65:230–275
Selkoe DJ (1986) Altered structural proteins in plaques and tangles: what do they tell us about the biology of Alzheimer's disease? Neurobiol Aging 7:425–432
Selkoe DJ (1987) Deciphering Alzheimer's disease: the pace quickens. TINS 10:181–185
Selkoe DJ, Abraham CR, Podlinsky MB, Duffy LK (1986) Isolation of low-molecular-weight proteins from amyloid plaque fibers in Alzheimer's disease. J Neurochem 46:1820–1834
Seltzer B, Sherwin I (1978) "Organic Brain Syndromes": an empirical study and critical review. Am J Psychiatry 135(1):13–21
Seltzer B, Sherwin I (1983) A comparison of clinical features in early and late onset primary degenerative dementia. One entity or two? Arch Neurol 40: 143–146
Sharman MG, Watt DC, Janota I, Carrasco LH (1979) Alzheimer's disease in a mother and identical twin sons. Psychol Med 9:771–774
Sjögren T, Sjögren H, Lindgren ÅGH (1952) Morbus Alzheimer and Morbus Pick. A genetic, clinical, and patho-anatomical study. Acta Psychiatr Neurol Scand 82 (Suppl):1–152
Smith JS, Kiloh LG (1981) The investigation of dementia: results in 200 consecutive admissions. Lancet 824–826
St. George-Hyslop PH, Tanzi RE, Polinsky RJ, Haines JL, Nee LE, Watkins PC, Myers RH, Feldman RG, Pollen D, Drachman D, Growdon J, Bruni A et al. (1987a) The genetic defect causing familial Alzheimer's disease maps on chromosome 21. Science 235:885–890
St. George-Hyslop PH, Tanzi RE, Polinsky RJ, Neve RL Myers RH (1987b) Absence of duplication of chromosome 21 gene in familial and sporadic Alzheimer's disease. Science 238:664–666
Steingart A, Hachinski VC, Lau C, Fox AF, Diaz F, Cape R, Lee D, Inzitari D, Merskey H (1987a) Cognitive and neurologic findings in subjects with diffuse white matter lucencies on computed tomographic scan (leuko-araiosis). Arch Neurol 44:32–35
Steingart A, Hachinski VC, Lau C, Fox AJ, Fox H, Lee D, Inzitari D, Merskey H (1987b) Cognitive and neurologic findings in demented patients with diffuse white matter lucencies on computed tomographic scan (Leuko-araiosis). Arch Neurol 44:36–39
Stertz G (1921/22) Zur Frage der Alzheimerschen Krankheit. All Z Psychiat 77:336
Sulkava R, Wikström J, Aromaa A, Raitasalo R, Lehtinen V, Lahtela K, Palo J (1985) Prevalence of severe dementia in Finland. Neurology 35:1025–1029
Svanborg A, Berg S, Mellström D, Nilsson L, Persson G (1986) Possibilities of preserving physical and mental fitness and autonomy in old age. In: Häfner H, Moschel G, Sartorius N (eds) Mental health in the elderly. Springer, Berlin Heidelberg New York Tokyo, pp 195–202
Szelies B, Herholz K, Pawlik G, Beil C, Wienhard K, Heiss WD (1986) Zerebraler Glukosestoffwechsel bei präseniler Demenz vom Alzheimer Typ – Verlaufskontrolle unter Therapie mit muskarinergen Cholinagonisten. Fortschr Neurol Psychiatr 54:364–373
Tanzi RE, Gusella JF, Watkins PC, Bruns GAP, St. George-Hyslop P, van Keuren ML, Patterson D, Pagan S, Kurnit DM, Neve RL (1987a) Amyloid β protein gene: cDNA, mRNA distribution and genetic linkage near the Alzheimer locus. Science 235:880–884
Tanzi RW, St. George-Hyslop P, Haines JL, Polinsky RJ, Nee LE, Foncin JF, Neve RL, McClatchey AI, Conneally PM, Gusella JF (1987b) The genetic defect in familial Alzheimer's disease is not tightly linked to the amyloid β-protein gene. Nature 329:156–157

Terry RD, de Teresa R, Hansen LA (1987) Neocortical cell counts in normal human adult ageing. Ann Neurol 21:530–539
Tissot R, Constantinidis J, Richard J (1975) La maladie de Pick. Masson, Paris
Ulrich J, Probst A, Anderton BH, Kahn J (1986) Dementia of Alzheimer type (DAT) – a review of its morbid anatomy. Klin Wochenschr 64:103–114
Victoratos GC, Lenman JAR, Herzberg L (1977) Neurological investigation of dementia. Br J Psychiatry 130:131–133
Visser SL (1985) EEG and evoked potentials in the diagnosis of dementia. In: Traber J, Gispen WH (eds) Senile dementia of Alzheimer type. Springer, Berlin Heidelberg New York Tokyo, pp 102–116
Watson CP (1979) Clinical similarity of Alzheimer and Creutzfeldt-Jakob's disease. Ann Neurol 6:368–369
Wells CE (1979) Pseudodementia. Am J Psychiatry 136:895–900
Whalley LJ, Carothers AD, Collyer S, de Mey R, Frackiewicz A (1982) A study of familial factors in Alzheimer's disease. Br J Psychiatry 140:249–256
Wilcock GK, Esiri MM (1982) Plaques, tangles and dementia. J Neurol Sci 56:343–356
Wischick CM, Crowther RA (1986) Subunit structure of the Alzheimer tangle. Br Med Bull 42(1):51–56
Wolozin BL, Davies P (1986) Alzheimer-related neuronal protein A68: specifity and distribution. Ann Neurol 22:521–526
World Health Organization (1987) ICD-10. 1986 Draft of Chapter V, Categories F00-F99. Mental, Behavioural and Developmental Disorders, Genf
Wright CE, Harding GFA, Orwin A (1986) The flash and pattern VEP as a diagnostic indicator of dementia. Doc Ophthalmol 62:89–96
Yates CM, Simpson J, Gordon A, Maloney AFJ, Allison Y, Ritchie IM, Urquhart A (1983) Catecholamines and cholinergic enzymes in pre-senile and senile Alzheimer-type dementia and Down's syndrome. Brain Res 280:119–126

Verwirrtheitszustände

K. Oesterreich

INHALTSVERZEICHNIS

A. Einleitung

Die Bezeichnung Verwirrtheitszustand (=VZ) – englisch: confusional state, synonym gebraucht mit delirium; französisch: état confusionnel; spanisch: estado confusional – umschreibt in seiner typischen Erscheinungsform Symptome oder eine Symptomgruppierung, d. h. ein Syndrom, dessen Feststellung das Vorhandensein bestimmter charakteristischer Merkmale voraussetzt, ohne daß diese in einer gesetzmäßigen Verteilung vorkommen müssen. Die Bezeichnung VZ ist rein deskriptiv gemeint. Zur klassischen Ausprägungsform eines VZ gehören eine Aufmerksamkeits- und Auffassungsstörung; Beeinträchtigung der Erlebnisfähigkeit, die sich nicht an den realen Ereignissen ermessen läßt, Störungen der Orientierung, des Kurzzeit- und des Langzeitgedächtnisses sowie ein zeitlich abgrenzbarer Verlauf unterschiedlicher Dauer. Nach Abklingen des VZ besteht für den Zeitraum seines Bestehens eine amnestische oder hypomnestische Lücke. Der typische reversible VZ hinterläßt keine dauerhafte Funktions- oder morphologische Schädigung im Bereich des Zentralnervensystems.

Der Begriff VZ darf nicht mit „Demenz" gleichgesetzt werden. Auf die Wichtigkeit und die Kriterien einer differentialdiagnostischen Abgrenzung von VZ und Demenz hat mehrfach Roth (1955, 1959, 1978) hingewiesen. VZ können ganz unabhängig von einer dementiellen Erkrankung auftreten, andererseits aber auch Vorboten oder Begleiterscheinungen verschiedener dementieller Erkrankungen sein bzw. den dementiellen Prozeß überlagern. Inwieweit ein dementieller Prozeß der pathogenetische Hintergrund eines VZ ist, muß durch geeignete Untersuchungsmethoden bestimmt werden. In manchen Fällen können ein längeranhaltender VZ oder mehrfach episodisch auftretende VZ in eine chronisch verlaufende Demenz übergehen. Die im deutschen Sprachraum gebräuchlichen und mehr oder weniger synonym mit VZ eingesetzten Begriffe sind:

Organische (exogene, symptomatische) Psychose,
Akuter exogener Reaktionstypus,
Amnestisches Syndrom,
Korsakow,
Delir,
Globale transitorische Amnesie,
Durchgangssyndrom.

Eine Übersicht über englischsprachige Synonyma stammt von Liston (1982).

Nicht alle Termini im deutschen und englischen Sprachraum erfüllen ausreichende Kriterien hinsichtlich ihrer Anwendbarkeit auf einen VZ. Die Begriffe werden unterschiedlich gehandhabt und reichen teilweise über eine reine Deskription einer Symptomgruppierung hinaus. Auch hier herrschen symptomatologische, ätiologische und verlaufstypologische Verwischungen vor. Mit der Verwendung der Bezeichnung VZ sollten pathogenetische und/oder unmittelbare ätiologische Anlässe zunächst offenbleiben. In eine solche Empfehlung eingeschlossen ist auch eine Warnung vor einer vorschnellen Verknüpfung der Bezeichnung VZ mit dem organischen Psychosyndrom (Demenz).

Ältere Patienten mit VZ werden nicht generell dem Fachpsychiater zur Untersuchung und Behandlung zugeführt. VZ begegnen im klinischen Alltag noch häufiger den Internisten, Neurologen, Chirurgen, Neurochirurgen und Vertretern anderer medizinischer Disziplinen. Besonders konfrontiert mit Personen mit VZ sind Mitarbeiter der stationären und ambulanten Altenhilfe, vor allem im Pflegebereich.

B. Symptomatik

Der VZ unterscheidet sich von den sog. „Verwirrtheit“ hinsichtlich seiner Verlaufsdauer. Die Bezeichnung „Verwirrtheit“ wird meist auf amnestische Symptome einer längeranhaltenden dementiellen Erkrankung bezogen und sollte besser der medizinischen Laiensprache vorbehalten bleiben. Grundsätzlich reversibel, kann der VZ Sekunden, Minuten oder Stunden anhalten. Ein Bestehenbleiben über wenige Tage ist ebenfalls noch als VZ zu benennen, wenn eine völlige Restitution des psychischen Befundes eintritt. Das englische Wort “confusion” gegenüber “confusional state” umschreibt einen mehr oder weniger anhaltenden Zustand von Desorientierung einschließlich kognitiven Einbußen. Es entspricht ungefähr dem „amnestischen Syndrom“ von Haase (1979). Whitehead (1984) erhebt den akuten Beginn zum Unterscheidungskriterium zwischen confusional state und confusion. Wittenborn (1984) nennt Zustände verlangsamten Denkens, verbunden mit Störungen der Aufmerksamkeit “confusion”.

I. Kognitive Funktionen

Die Frage nach der Quantität und der Qualität einer Bewußtseinsstörung führt bei der Beschreibung von VZ kaum weiter. Rabins u. Folstein (1982) sind die einzigen, die expressis verbis die Diagnose eines VZ an den Nachweis einer Bewußtseinsveränderung und an kognitive Störungen knüpfen. Ausschließlich bestehende kognitive Einbußen bei fehlender Bewußtseinsveränderung weisen nach ihnen auf eine Demenz hin. Man wird nicht in der früher gebräuchlichen Form den Nachweis gradueller Unterschiede des Bewußtseins im Sinne von Vigilanzschwankungen erbringen müssen, um einen VZ diagnostizieren zu dürfen. Von daher gesehen verwundert, daß in der Neufassung der deutschsprachigen Übersetzung des ICD 10 (nicht veröffentlichtes Manuskript 1986) die Bewußtseinsstörung und im DMS-III (Koehler u. Sass 1984) die Bewußtseinstrübung zum Postulat für die Diagnose eines VZ (=Delir) erhoben werden. Leitsymptome der beim VZ im Vordergrund stehenden Einbußen der mnestischen Leistung und der daraus ableitbaren Orientierungsstörung sind Beeinträchtigungen der Perzeption. Das Bewußtsein als solches muß nicht getrübt sein im Sinne von Vergangenheit, Benommenheit usw. Manche Kranke können sich sogar im Zustand der Überwachheit befinden. Auffassungs-, Wahrnehmungs- und Erlebnisfähigkeit können, ohne daß man von einer Vigilanztrübung sprechen darf, so stark betroffen sein, daß sich der Patient nicht mehr in seiner Umgebung zurechtfindet, Personen seiner Umgebung einschließlich seinen Angehörigen und seine gegenwärtige Situation nicht erkennt und fehlinterpretiert. Die Orientierung des Patienten in zeitlicher, räumlicher und persönlicher Hinsicht kann mehr oder weniger eingeschränkt sein. Je nach Schweregrad und Verlauf des VZ können flüchtige Phasen einer besseren Orientierung von stärkeren Störungsgraden gefolgt sein. Leichte VZ können noch mit teilweiser Orientierung einhergehen. Der krankhafte Zustand muß den Angehörigen oder Pflegepersonen nicht auffallen. In Abhängigkeit vom gesamten Zustandsbild hat der Patient Schwierigkeiten mit seinem zusammenhängenden und auf seine aktuelle Situation gerichteten Denken. Kritik und Urteilsfähigkeit sind vermindert oder aufgehoben. Der Schwerstverwirrte findet sich nicht mehr zurecht und kann sich nicht mehr identifizieren. Sein Reden ist unzusammenhängend, er konfabuliert.

II. Affektivität

In unregelmäßiger Form und Verteilung bestehen beim VZ ängstliche Ratlosigkeit, Hilflosigkeit, Apathie, die an Indolenz erinnert, oder läppisch-heiteres Verhalten, übertriebene Empfindsamkeit und Erregtheit. Häufig an Fehlverhalten der Pflegepersonen gebunden oder auf Angst oder psychotische Erscheinungen zurückzuführen sind aggressive Ausbrüche. Sie können in handgreifliche Auseinandersetzungen mit Personen der Umgebung übergehen.

III. Psychomotorik

In psychomotorischer Hinsicht sind beim VZ alle Formen von Aktivitätsänderungen zu finden: Inaktivität, die an einen Stupor erinnern kann, planloses Handeln, Reden und Agitieren, unruhige Getriebenheit, Bewegungsstereotypien, Expansivität. Im sprachlichen Bereich treten oft Logorrhöe und Konfabulationen auf.

IV. Psychotische Symptome

Illusionäre Verkennungen der Gegenstände und Personen in der Umgebung, Halluzinationen, oneroide Erlebnisse (HUBER 1972; MÜLLER u. WERTHEIMER 1981), primäre paranoide Einfälle und Wahrnehmungen oder paranoide Ausgestaltung der Sinnestäuschungen sind häufig Bestandteile eines VZ. Während HUBER (1972) hauptsächlich optische Halluzinationen bei VZ beobachtet hat, standen bei KRAL (1975) Geruchs- und haptische Halluzinationen im Vordergrund.

V. Prodromi

Ein plötzlicher, akuter Beginn eines VZ muß nicht das Vorhandensein blander Prodromalerscheinungen ausschließen. Sie sind symptomatologisch vieldeutig, diffus und ätiologisch unspezifisch, werden häufig übersehen und können erst im nachhinein, nach Manifestation des VZ, als dessen Vorstadium erkannt werden.

Pitt (1974) hat auf den wichtigen situativen Anteil bei der Entstehung von VZ hingewiesen. Er nennt z. B. Umgebungseinflüsse in den Abendstunden und in der Dunkelheit, die zunächst vorübergehende Furcht und illusionäre Verkennungen bei bis dahin völlig unauffälligen und angstfreien Personen ausgelöst haben. Diese Zustände konnten sich wiederholen und verstärken und schließlich einen VZ einleiten. Die Rolle von Prodromi können auch somatische Vorgänge bei gerontopsychiatrischen Erkrankungen übernehmen. Vorangehende Schlafstörungen oder eine Schlaf-Wach-Umkehr vermögen u. U. in einen nächtlichen VZ überzuleiten. Generell müssen altersbedingte Veränderungen der zirkadianen Rhythmen als mögliche Bahnungen von VZ erwogen werden. U'Ren (1984) nennt allgemeine Angst, Unruhe, vermehrte Irritierbarkeit, depressiv-resignativen Rückzug, Konzentrationserschwerung, Schlafstörung und nächtlichen Alpdruck als Prodromi von VZ. Wegen der Komplexität ihrer Zuordnung bedarf es in diesen Fällen jedoch einer differentialdiagnostischen Abgrenzung von anderen gerontopsychiatrischen Erkrankungen wie beginnende Demenz, endogene Psychose, abnorme Reaktion und Entwicklung sowie psychosomatische Syndrome.

C. Spezielle Erscheinungsformen

Die von vielen Autoren im Zusammenhang mit der Beschreibung des VZ immer wieder benutzten Termini „Amentielles Syndrom" und „oneroide Erlebnisform" sind in einem schon zur Psychiatriegeschichte gehörigen Aufsatz von Mayer-Gross (1924) definiert worden. Ursprünglich wurde der Begriff oneroid eher für endogene Psychosen reserviert. Den Amentia-Begriff legt Mayer-Gross auf eine exogene Ursache fest. Mit seinem Zugeständnis, daß auch endogenen Psychosen „Stoffwechselanomalien" und „toxische Zustände" zugrunde liegen dürften, hat er schon seinerzeit Beziehungen zwischen endogenen und exogenen Psychosen hergestellt. Sie sind noch heute Bestandteil der ätiologischen Grundlagenforschung in der Psychiatrie.

Wiecks (1967) Lehre von den Durchgangssyndromen erlaubt eine systematische Zuordnung. Der VZ würde nach dieser Einteilung zu den (reversiblen) Funktionspsychosen gehören und müßte je nach seinem Ausprägungsgrad den leichten bis schweren Durchgangssyndromen und ggf. dem Symptom Bewußtseinsstörung zugeordnet werden. Die von Müller (1976) gegenüber dem Begriff Durchgangssyndrom ausgesprochenen Bedenken besitzen auch heute noch ihre Gültigkeit.

D. Verlauf

Postulat des typischen VZ ist seine Reversibilität. Über längere Zeit andauernde VZ zeigen häufig einen fluktuierenden Verlauf. Dabei kann ihre Symptomatik kurzfristig stärker oder weniger stark ausgeprägt sein (Roth 1978). Ein in Chronizität übergehender VZ sollte nicht mehr als „Verwirrtheitszustand“, sondern als organisches oder amnestisches Psychosyndrom oder als Demenz bezeichnet werden.

I. Altersverteilung

Das Risiko, an einem VZ zu erkranken, nimmt mit Anstieg des Lebensalters und Gefährdung durch Multimorbidität zu. LIPOWSKI (1983) vermerkt, daß VZ bei über 40jährigen viermal häufiger auftreten als bei Jüngeren. Besonders gefährdet sind Personen, die älter als 70 Jahre sind. In einer von LIPOWSKI zitierten geriatrischen Multicenter-Studie aus Großbritannien war in 35% der über 65jährigen Grund für die stationäre Aufnahme in ein Allgemeinkrankenhaus ein VZ. KRAL (1975) teilt mit, daß bei 20–40% von Patienten in einem Allgemeinkrankenhaus VZ beobachtet wurden, ohne eine Altersangabe zu nennen. Eine Bestimmung von Inzidenzraten hält er für schwierig. Von GURLAND u. BIRKETT (1983) werden Untersuchungen erwähnt, nach denen von 71 Patienten im Alter von über 70 Jahren, die wegen akuter körperlicher Erkrankung in ein Allgemeinkrankenhaus eingewiesen worden waren, 17% während des stationären Aufenthaltes einen VZ bekamen. In der englischen Multicenter-Studie wurden für psychiatrische Kliniken 55%, für ein geriatrisches Hospital 80% von Patienten mit VZ errechnet. 25% kognitiv intakte Ältere entwickelten innerhalb des ersten Monats nach der Aufnahme in eine internistisch-geriatrische Klinik einen VZ. Speziell gefährdet scheinen Patienten im Rahmen einer nur vorübergehenden Aufnahme ins Krankenhaus zur diagnostischen Abklärung zu sein. KRAL (1975) hält eine Zahl von 7–10% Älterer, die wegen eines VZ in einer psychiatrischen bzw. gerontopsychiatrischen Einrichtung untergebracht werden mußten, für viel zu gering. Nicht alle Personen mit VZ würden vom Psychiater gesehen und diagnostiziert. Teilweise seien die VZ auch zu flüchtig, als daß sie dokumentiert würden. Das von TRZEPACZ et al. (1985) errechnete Durchschnittsalter für VZ beträgt 59 Jahre, für Demenzen 69 Jahre. Die Untersuchung differenziert hinsichtlich des Grundleidens wie folgt: 53% stammten aus der inneren Medizin, 23% aus der Neurologie, 15% aus der Chirurgie, 8,3% aus anderen Institutionen.

II. Mortalität

Die in der Literatur befindlichen Untersuchungszahlen stimmen weitgehend überein. Nach TRZEPACZ et al. (1985) verstarben von Patienten mit einem VZ innerhalb von 6 Monaten 25%. Bei chronischen Demenzen ohne VZ waren es im gleichen Zeitraum nur 6,7%. LISTON (1982) nennt im Sechs-Monats-Zeitraum 17–25% Todesfälle, LIPOWSKI (1983) ebenfalls im Verlauf von 6 Monaten 33%, REISBERG et al. (1985) innerhalb von 4 Jahren 27%. Wesentlich höher liegen die Ziffern von ROTH (zit. von KRAL 1975), der im Zwei-Jahres-Ablauf 50% von Todesfällen gesehen hat.

Mit Recht warnen RABINS u. FOLSTEIN (1982) vor einer Fehlinterpretation der Mortalitätsstatistiken bei Patienten mit VZ. In Aussagen über die Sterberate sind grundsätzlich möglicherweise vorhandene somatische Erkrankungen wie schwere kardiovaskuläre Störungen, Malignom usw. mitzuberücksichtigen. Im Einzelfall muß die genaue Todesursache ermittelt werden. Sie steht u. U. mit einem abgelaufenen VZ in keinerlei Zusammenhang.

E. Kausale Faktoren

Bei kaum einem Alterspatienten wird es möglich sein, sich nur auf eine singuläre Ursache für die Entstehung eines VZ festzulegen. Bei der Suche nach ätiopathogenetischen Faktoren eines VZ im höheren und hohen Lebensalter müssen die Prinzipien von Multifaktorialität/Multikonditionalität berücksichtigt werden. Prädisponierende Faktoren, z. B. frühere Erkrankungen oder klinisch nicht manifestes organisches Psychosyndrom, werden häufig nicht ausgeschlossen werden können. Eine leichtere kompensierte Erkrankung, die aus irgendeinem Grunde exazerbiert, erweitert schon zusammen mit dem unmittelbaren Anlaß den kausalen Rahmen. Die Tendenz, nach der Ältere häufig dem Risiko eine VZ ausgesetzt sind (Lipowski 1983; Trzepacz et al. 1985) läßt aber auch vermuten, daß Altern per se schon einen Risikofaktor darstellen könnte. Dem Kliniker begegnen häufig Ältere mit VZ, die nach ihren anamnestischen Daten bis zum Auftreten ihres VZ körperlich gesund und psychisch unauffällig gewesen sind. Die ganze Diskussion der Entstehungsbedingungen von VZ ist sicher auch auf der Ebene der Streßlehre und der Schwellentheorie zu führen. Lauter (1972) spricht von einem Nebeneinander von endogenen und exogenen Faktoren und erwähnt auch biographische Streßsituationen. Die „Katastrophenreaktion“ nach von Tiggelen (1977) meint die gleichen Komplikationen. Als Grundvorgang wird ein relativer Kortikosteroid-Mangel diskutiert. Auch wenn die Fragen über Toleranz, Adaptation, Dekompensation und Vulnerabilität des alternden Organismus noch nicht abschließend beantwortet sind, ist es naheliegend, Streßvorgänge in die kausale Betrachtungsweise von VZ einzubeziehen (Oesterreich 1984). Zusammenstellungen über Ursachen von VZ, teilweise in tabellarischer Form, haben in neuerer Zeit Foerster (1981), Liston (1982), Cutting (1983), Cavalieri (1984) und U'Ren (1984) vorgelegt. Was das überragende Gewicht medikamentöser Substanzen im Rahmen der Entstehungsbedingungen eines VZ angeht, so muß von vornherein vor übertriebener Bereitwilligkeit bei der Rezeptur von Pharmaka bei Alterspatienten gewarnt werden.

I. Organkrankheiten

Praktisch kein Organ und Organsystem des alternden menschlichen Organismus kann letztlich aus der kausalen Verantwortung für einen VZ entlassen werden. Auch wenn eine klinische Manifestation einer Erkrankung zu Lebzeiten nicht nachweisbar ist, ergeben sich häufig aus dem Sektionsbefund pathologische Veränderungen, deren pathogenetische Beteiligung an einem VZ nicht ausgeschlossen werden kann. Eine Aufzählung einzelner Krankheitsvorgänge muß unvollständig bleiben. Der Nachweis einzelner Organkrankheiten darf nicht vergessen lassen, daß das mehrdimensionale Konzept zur vorherrschenden Betrachtungsweise der Psychiatrie des Alterns gehört (Oesterreich 1981).

1. Gehirn und Nervensystem

Bevorzugte Grundkrankheiten in der Geriatrie/Gerontopsychiatrie sind das organische Psychosyndrom, frühe und späte Demenz vom Alzheimer Typ, vaskuläre Demenz (Multi-Infarkt-Demenz) und die sekundären Demenzen. Letztere stehen meist im kausalen Zusammenhang mit internistischen Erkrankungen und sind Bestandteil des multifaktoriellen Ursachenbündels eines VZ. Die zerebrovaskulären Störungen, lokalisierte und allgemeine Mangelzustände von zerebraler Durchblutung und Hypoxämie, und die klinischen Syndrome von TIA, PRIND und apoplektischem Insult sind im neurologischen Schrifttum dargestellt. Dazu gehören auch Veröffentlichungen über den Zusammenhang von Migräne und VZ. Weitere, ebenfalls den Neurologen beschäftigende Krankheiten sind: Epilepsie, epileptischer Dämmerzustand, postparoxysmaler Dämmerzustand, petit-mal-Status, entzündliche Erkrankungen des Gehirns und seiner Häute, die verschiedenen Hydrozephalusformen, Gehirntumoren und -metastasen und Arteriitis temporalis.

Bei allen diesen Erkrankungen besteht die Möglichkeit des Auftretens von VZ. Aus der neurochirurgischen Krankheitslehre sind die traumatischen Hirnschädigungen zu nennen: Commotio und Contusio cerebri, Hirnschwellung und -ödem, traumatische Gehirnblutungen, Hirnabszeß. Geläufige Bezeichnungen sind traumatischer oder posttraumatischer VZ oder traumatische Psychose. Neurologie und Psychiatrie werden gemeinsam tangiert von Patienten mit degenerativen Hirnkrankheiten, zerebralen Spätfolgen einer Lues und dem Parkinsonsyndrom.

2. Andere Organe und Organsysteme

Der Nachweis bestimmter krankhafter Veränderungen bei der Untersuchung eines Patienten mit einem VZ darf nicht dazu verleiten, Nachforschungen über mögliche weitere Glieder der Kausalkette vorzeitig abzubrechen und sich mit dem erhobenen Einzelbefund zu begnügen. Wie für alle Organe und Organsysteme gilt auch hier die Grundregel von der Multifaktorialität. In vorderer Reihe aktueller oder schon länger wirksamer Anlässe für einen VZ stehen krankhafte Veränderungen am kardiovaskulären System: Hyper- oder Hypotonie, orthostatische Beschwerden, Synkopen, Herzrhythmusstörungen, Störungen der Erregungsleitung (u. U. medikamentös ausgelöst), Herzinfarkt, Herzstillstand (evtl. Narkosezwischenfall), Endokarditis, Thrombose, Embolie. An weiteren krankhaften Vorgängen können einen VZ erklären: Erkrankungen der Atemwege, der Niere, der Leber, der endokrinen Organe und des rheumatischen Formenkreises. Ferner sind zu erwähnen Diabetes mit Veränderungen des Blutzuckergehalts im 24-St.-Profil, fieberhafte und infektiöse Prozesse. Einen besonderen Raum im Vorfeld von VZ nehmen Störungen des Elektrolythaushaltes ein. Sie sind in der überwiegenden Zahl der Fälle Folge einer Exsikkose. Diese kann krankheitsbedingt oder durch Medikamente oder unzureichende pflegerische Versorgung ausgelöst sein. Mangelsyndrome, hauptsächlich beim Vitamin-B-Komplex, und Eisenmangel können sich ebenfalls bei der diagnostischen Untersuchung eines VZ finden.

II. Medikamentöse Einflüsse

Unzureichende Erfahrungen in der medikamentösen Behandlung von Alterskranken läßt häufig eine iatrogene Beteiligung an der Entstehung eines VZ nicht ausschließen. Die Mehrzahl der Älteren ist auf eine medikamentöse Therapie angewiesen. Voraussetzung für ein qualifiziertes Behandlungskonzept sind Kenntnisse über Multimorbidität und geriatrische Arzneimittellehre. Infolge von Reduktion der Organreserven (besonders Gehirn, Herz und Nieren) mit sekundärer Beeinträchtigung der Arzneimitteltoleranz treten Veränderungen der Pharmakokinetik und -dynamik auf. Unerwünschte Begleitwirkungen auf Medikamente aus der allgemeinen und internistischen Praxis bestehen bei Alterspatienten fünf- bis siebenmal häufiger als bei Jüngeren (Franke 1983). Bei gerontopsychiatrischen Kranken hat Verwoerdt (1976) auf Psychopharmaka zweieinhalb- bis dreimal häufiger Nebenwirkungen gesehen als bei jüngeren Psychiatrie-Patienten. Karasu et al. (1976) fanden iatrogen gesetzte Nebenwirkungen auf Neuroleptika bei 20% ihrer Alterspatienten. Danielczyk (1979) beobachtete psychotische Reaktionen in 0,67% der Behandlung mit Glykosiden; in 1,1% mit Neuroleptika; in 1,3% mit Diuretika und 5,4% mit Antidepressiva. Ähnliche Werte hat Salzman (1982) mitgeteilt. Nach Liston (1982) können praktisch alle medikamentösen Substanzen einen VZ auslösen.

Im Hinblick auf die Vielzahl möglicher Imponderabilien bei einer medikamentösen Therapie bedarf es bei Alterskranken eines strengen Reglements einer gut funktionierenden Compliance zwischen Patient, Angehörigen/Pflegepersonen und Arzt. Ein solches Regime dürfte am ehesten Gewähr dafür bieten, Unsicherheiten wie individuelle Inkompatibilität, gestörte Arzneimittelinteraktion, paradoxe Effekte und Intoxikation vorzubeugen. Allgemeingültige Regeln können in der Geriatrie/Gerontopsychiatrie nicht aufgestellt werden. Die Erfahrung, wonach Alterspatienten durchschnittlich mit einem Drittel bis der Hälfte der Dosierung eines im jüngeren und mittleren Erwachsenenalters befindlichen Kranken auskommen, sollte genügen. Behandlungsverfahren sind immer auf den Einzelfall abzustellen. Cherkin u. Flood (1985) plädieren für eine "individualize drug dosage for each patient", die u. U. eine tägliche medikamentöse Neueinstellung notwendig macht.

1. Psychopharmaka und verwandte Substanzen

Speziell von den Psychopharmaka und den ihnen verwandten Substanzen kann keine aus dem Risikokatalog ausgenommen werden. Besondere Gefahren bestehen bei der Überdosierung, beim Gebrauch von Anticholinergika, der Kombination von EKT und Psychopharmaka sowie der gleichzeitigen Einnahme von Medikamenten und Alkohol. Die Zahl unerwünschter Begleitwirkungen nimmt in

Abhängigkeit von der Dosierungshöhe zu, sofern nicht schon von vornherein eine individuelle Unerträglichkeit vorliegt. Auch der psychisch Alterskranke kommt durchschnittlich mit einem Drittel bis der Hälfte der Vergleichsdosis eines Menschen im mittleren Erwachsenenalter aus. Die Gefahr eines VZ besteht auch dann, wenn im Rahmen einer pharmakologischen Langzeittherapie eine Änderung der Dosierung vorgenommen wird. Bei zu rascher Reduktion der Dosis können Entzugssyndrome provoziert werden. Außer den Psychopharmaka im engeren Sinn sind Barbiturate, Bromide, Belladonna-haltige Substanzen und Hydantoine in den Risikokatalog für VZ aufzunehmen.

Vornehmlich werden VZ bei Patienten mit einem Altersparkinson beobachtet, die unter einer Antiparkinsonmedikation stehen. Danielczyk (1979, 1983) sah psychotische Reaktionen auf eine Antiparkinsontherapie in 47–60% seiner Fälle und beschrieb „pharmakotoxische Psychosen". Sie traten bei Mono- und bei Kombinationsbehandlung auf. Verschiedentlich sind „DOPA-Psychosen" bei Alterspatienten beschrieben worden. Schneider et al. (1984) konnten einzelne oder mehrere psychotische Episoden bei 17,6% von unter Antiparkinsonmitteln stehenden Älteren beobachten. Ein pathophysiologischer Zusammenhang zwischen organischen Psychosen und Nebenwirkungen der Psychopharmaka einschließlich Spätdykinesie liegt nahe (Thomas u. McGuire 1986).

2. Andere Medikamente

Die Reihe der nicht psychopharmakologisch wirksamen Substanzen, die im Zusammenhang mit einem VZ diskutiert werden müssen, umfaßt auch die große Zahl geriatrisch wirksamer Medikamente: Glykoside, Antiarrhythmatika, Diuretika, Vasodilatatoren, Antihypertensiva, Insulin, Antiphlogistika, Analgetika und Spasmolytika. Weiter wurden VZ bei Anwendung von Antihistaminika, Antiemetika, Kortikosteroiden, Antidiarrhoika, Hustenmitteln, Tuberkulostatika, Muskelrelaxantien und Antikonvulsiva bekannt. In allen diesen Fällen muß natürlich die zur Rezeptur dieser Mittel zwingende Erkrankung in das Kausalbündel eines VZ einbezogen werden. Auf die Problematik der mit einer Multitherapie verbundenen Kompatibilität und Inkompatibilität wurde bereits hingewiesen. Nach eigenen Beobachtungen ist in den meisten Fällen die Ausheilung eines VZ gelungen, wenn bei dem von der psychiatrischen Abteilung übernommenen Alterspatienten die bisherige medikamentöse Therapie erheblich reduziert wurde.

III. Substantielle Außeneinwirkungen

Der Einfluß substantieller Außeneinwirkungen soll in medizinisch-therapeutische und nicht-therapeutische unterteilt werden.

1. Medizinisch-therapeutische Einwirkungen

In Abhängigkeit von der Art der Erkrankung können therapeutische Verfahren und Eingriffe erforderlich werden, die neben der medikamentösen Therapie oder allein indiziert sind. Elektrokrampftherapie, Strahlenbehandlung, operative Maßnahmen und Narkose besitzen ein hohes Risiko für das Auftreten eines VZ bei einem Alterskranken.

MILLAR (1984) unterscheidet das "emergence delirium" vom "intervall delirium". Beide treten im Zusammenhang mit operativen Eingriffen auf. Ihre Häufigkeit hat seit der Chirurgie am offenen Herzen zugenommen. Das emergence delirium beginnt im unmittelbaren Anschluß an die Narkose und besteht aus psychomotorischer Unruhe mit Schreien, Weinen, Schlagen und Desorientierung. Auf alle Altersgruppen bezogen, hat es MILLAR in 5,3–10,1% der Fälle beobachtet. Das Intervalldelirium setzt nach Abschluß der Narkose und erst nach einem kurzen luziden Intervall ein. Nach Allgemeinoperationen bei Älteren war es in 16% zu beobachten, bei Operationen am offenen Herzen in bis zu zwei Drittel der Fälle. Somatische Vorgänge wie zerebrale Mangeldurchblutung und Sauerstoffmangel sind bei beiden Delirformen anzunehmen. Beim Intervall-Delirium spielen auch situative Vorgänge wie unbekanntes Stationsmilieu und Perzeptionsschwierigkeiten wie Sehschwäche oder -verlust nach Staroperationen eine begleitende wichtige Rolle. In einigen Klinikzentren hat sich die Regelung bewährt, gefährdete Personen, insbesondere dementielle Kranke, bis zum und unmittelbar nach dem operativen Eingriff in der gerontopsychiatrischen Intensivstation zu versorgen.

2. Außeneinwirkungen ohne medizinisch-therapeutische Relevanz

Aus der unübersehbaren Anzahl möglicher Außeneinwirkungen, die mit einem VZ in Verbindung stehen können, sollen folgende benannt werden: Intoxikationen aller Art, z. B. Kohlenmonoxyd; Unfälle, Frakturen, Verbrennungen, Isolation, organische Lösungsmittel u. v. a. m. Je nach Gesundheits-/Krankheitszustand des betroffenen Älteren wird der Gefährdungsgrad für einen VZ kleiner oder größer sein.

IV. Psychosoziale Faktoren

Eine Mitbeteiligung situativer Faktoren bei der Ausbildung eines VZ wird sich nur schwerlich generell ausklammern lassen. Auch die bisher in den Abschn. E.I–III. erwähnten kausalen Faktoren finden im psychosozialen Bedingungsgefüge und nicht ohne den betroffenen Patienten, seine individuelle Situation und Reaktion und die Situation und Reaktion seiner Umgebung statt. Fast alle Autoren tragen deshalb der Beschreibung der psychosozialen Momente Rechnung, insbesondere jene, die ausführlich auf therapeutische Verfahren eingehen. Aus diesem Grund möchten wir uns nicht so einseitig festlegen wie JARVIK (1980), wenn sie von einer ausschließlichen Organpathogenese des VZ spricht und weitere kausale Faktoren nicht zuläßt. Den Rang einer Mitwirkung an der Entstehung eines VZ können vorausgehende Angst, Furcht, Unsicherheit, vermindertes Selbstwertgefühl, Trauer und Rückzug erreichen. Sie wurden in anderem Zusammenhang schon bei den Prodromi genannt. Eher kürzer belastend auswirken können sich familiäre Konflikte, Frustration und Enttäuschung. Fehlende Orientierung und Mangel an Geborgenheit, Änderung der Gewohnheiten, der Tages- und Schlafrhythmen sowie der Ernährung können schon den psychisch gesunden Älteren in einer Weise tangieren, daß er über eine Unruhe in einen VZ gerät. Typische Beispiele für die zuletztgenannten Risiken sind nicht vorbereitete Aufnahme ins Altenheim, Einweisung ins Krankenhaus einschließlich Erwachen aus der Narkose auf einer als fremd erlebten Klinikstation, Urlaubsreise an einen fremden Ort. Die psychosozialen Einflußfaktoren stehen in engem Zusammenhang mit dem folgenden Abschnitt.

V. Prädisposition

Einige Beziehungen, die in Abschn. IV geschildert wurden, sind zugleich als prädisponierende Elemente zu charakterisieren. Darüber hinaus sind zu nennen: Behinderung der Sinnesorgane, speziell des Seh- und Hörvermögens; langanhaltende Schlafstörung bzw. Störungen des Schlaf-Wach-Rhythmus; Hospitalismus/Institutionalismus mit Reduktion bzw. Verlust der Reagibilität auf Außenreize; chronische Schmerzen und Schmerzanfälle mit Entstehung einer starken Empfindlichkeit gegenüber Außenreizen. Abhängigkeit und Sucht, soweit sie nicht bereits zu einer Persönlichkeitsveränderung geführt haben, können im Rahmen eines Umgebungswechsels, einer Krankenhausaufnahme oder medikamentösen Umstellung Entzugserscheinungen auslösen. Auf der anderen Seite kann es zwischen der den Abusus ausmachenden Substanz und anderen medikamentösen Behandlungsverfahren zu negativen Interaktionen kommen. Organische Grundleiden auf dem internistischen und psychiatrischen Sektor, insbesondere dementielle Prozesse, sowie längerfristige Unterschreitung des für Ältere notwendigen Flüssigkeitslimits von 1 bis 1,5 Liter täglich können ebenfalls den Nährboden für einen VZ abgeben. Im Einzelfall wird eine Verschlimmerung der Vorerkrankung durch einen VZ nicht ausgeschlossen werden können.

F. Befund

Soweit es der Schweregrad des VZ zuläßt, ist die klinische Untersuchung durch diagnostische Spezialmethoden zu ergänzen. Der Eindruck einer „Verwirrtheit“ kann übersehen werden, wenn es sich um leichte Formen mit relativ geordnetem Verhalten handelt. Infolge von Aufmerksamkeits- und Auffassungsstörung kann es schwierig sein, den Schweregrad der Gedächtniseinbuße zu bestimmen (Jarvik 1980). Sehr flüchtige VZ können sich der Beobachtung durch den Untersucher entziehen (Kral 1975). Sie fallen u. U. auch nicht den nächsten Angehörigen auf. Vor Durchführung spezieller diagnostischer, insbesondere apparativer Eingriffe, ist auf jeden Fall wenigstens der Versuch einer allgemeinen, klinisch orientierten Befragung zu unternehmen (Rabins 1985). Kognitive Einbußen sind nicht mit Bewußtseins- oder Vigilanzstörungen im konventionellen Sinn zu verwechseln.

I. Elektroenzephalographie

Eine Übersicht über elektroenzephalographische Veränderungen bei geronto-psychiatrischen Syndromen stammt von Kanowski (1971). Nach Obrist (1978) korreliert der EEG-Befund mit den ihm zugrunde liegenden Stoffwechselvorgängen und der zerebralen Durchblutung. Charakteristikum des VZ ist eine Verlangsamung der elektroenzephalographischen Aktivität (Liston 1982). Rabins u. Folstein (1982) fanden eine diffuse Verlangsamung der EEG-Wellen bei 81% ihrer Patienten mit einem VZ und bei 33% der Demenz-Patienten. Bei sonst identischen klinischen Untersuchungsergebnissen (Blutdruck, Pulsfrequenz, Temperatur) in beiden Gruppen gilt ihnen der EEG-Befund als ein besonders wichtiger Beleg für einen VZ. Innerhalb der Demenz-Gruppen wurde nicht differenziert. Lipowski (1983) führt den EEG-Befund beim VZ auf eine Dysbalance im Neurotransmittersystem zurück. Besonders betroffen seien cholinerges, adrenerges und noradrenerges System. Kortisol-Anteile sollen sich auf die Schlafphasen auswirken und nächtliche VZ erklären können.

Die für eine Demenz vom Alzheimer-Typ charakteristische EEG-Veränderungen mit einer generalisierten Verlangsamung des α-Grundrhythmus, in leichteren Fällen mit ϑ-, in schwereren Fällen mit ϑ- und δ-Wellen bei fehlendem α-Rhythmus kommen weitgehend auch beim VZ zur Darstellung.

Generell zeichnet sich das EEG im Senium durch eine größere Variabilität gegenüber dem mittleren Lebensalter aus (Christian 1984). Vorherrschend für das Alters-EEG ist eine Verlangsamung der α-Frequenz, öfters verbunden mit Diskontinuität, Spannungsreduktion bis zur sukzessiven Auflösung des α-Rhythmus mit passagerer Abflachung der Kurve. Weitere EEG-Merkmale im Alter sind gewöhnlich eine zunehmende Häufung der ϑ-Wellen, vor allem über den temporalen Hirnabschnitten, und, besonders beim weiblichen Geschlecht, vorübergehend auch ein β-Zuwachs, der sich meist bis zum 75. Lebensjahr wieder verringert. Dieser Befund leitet zur elektroenzephalographischen Diagnose eines VZ über. Für den Nachweis eines VZ ist die Unregelmäßigkeit der Wellenformen typisch. Bei gleichzeitig vorhandener Bewußtseinsstörung nimmt die Frequenz der Hirnrhythmen weiter ab. Das EEG erlaubt darüber hinaus die Erkennung fokaler Erkrankungen, von Intoxikationen, eines Anfallsleidens, Delirs und Entzugsdelirs, einer Hirnschwellung und traumatischer Läsionen. Psychische Unruhezustände verschiedener Ätiologie führen zu keinen spezifischen elektroenzephalographischen Veränderungen.

II. Computertomographie

Aus dem kranialen CT läßt sich kein für ein VZ typischer Rückschluß ziehen. Hingegen vermag das CT zerebrale Grunderkrankungen nachzuweisen, die einen VZ auslösen können, z. B. mit atrophischen Veränderungen einhergehende organische Psychosyndrome, dementielle Erkrankungen und andere Hirnprozesse, traumatische Hirnschäden einschließlich Blutungen, Tumoren.

III. Neurobiochemie

Ein bestimmtes pathophysiologisches Substrat, dessen Nachweis die Diagnose eines VZ eindeutig belegen würde, ist nicht bekannt. Zusammen mit CAVALIERI (1984) und anderen nehmen auch wir eine Imbalance oder toxische Abläufe im zerebralen Stoffwechselgeschehen an, die zu einer allgemeinen zerebralen Funktionsbeeinträchtigung führen und einen VZ auslösen können. Lokalisierte metabolische Läsionen sind unwahrscheinlicher als ein globaler Zustand. Der schillernde Begriff der „zerebrovaskulären Insuffizienz" gibt die Komplexität der pathophysiologischen Grundmuster nur unvollständig wieder und ist zu pauschal. Auch die zerebrovaskuläre Insuffizienz ist letztlich Störungen des Neurotransmitter-Metabolismus zuzurechnen. Beteiligt ist dabei die Gesamtheit der Neurotransmittersysteme.

Für die neurobiochemische Erklärung von kognitiven und Gedächtnisleistungen wird vorwiegend das cholinerge System herangezogen. Das „zentrale anticholinerge Syndrom" besteht aus den Symptomen Verwirrtheit, Merkschwäche, Orientierungsschwäche und psychotische Erscheinungen einschließlich optischen und akustischen Halluzinationen. Auf die Rolle der aus therapeutischen Gründen verordneten anticholinerg wirksamen Medikamente ist bereits in Abschnitt E.II.1 hingewiesen worden.

Neurobiochemische Beziehungen bestehen zwischen VZ und extrapyramidalen Nebenwirkungen der Psychopharmaka vom Typ der Spätdyskinesie. Auch hier wird pathogenetisch eine Dysbalance im Neurotransmittersystem vermutet und die hohe Gefährdung von Alterspatienten betont. Die Möglichkeit einer Kumulation medikamentöser Substanzen bei Langzeitbehandlung und alters- und krankheitsbedingter Störung der Pharmakogenetik und -dynamik erhöht sowohl das Risiko für eine Spätdyskinesie als auch für einen VZ. Die zugrundeliegenden metabolischen Prozesse könnten die gleichen sein. Auf die hohe Komplikationsrate bei der Rezeptur von Antiparkinsonmitteln beim Alterspatienten ist ebenfalls schon eingegangen worden.

Die Hirndurchblutung im engeren Sinne ist durch ihre Autoregulation abgesichert. Eine mittlere Blutdruck- und Herzleistung gewährleistet eine normale zerebrale Versorgung. Erst mit Absinken des mittleren arteriellen Blutdrucks unter die kritische Schwelle von 50–60 mg Hg sind Störungen der zerbralen Durchblutung anzunehmen. Auf eine mäßige Steigerung des Blutdrucks tritt keine Beeinträchtigung der Versorgungssituation des Gehirns ein. Von daher gesehen erscheint eine zu starke Absenkung eines stabilen mittleren Hochdrucks als das größere Übel im Hinblick auf das Risiko eines VZ.

IV. Psychometrie

Spezielle psychopathometrische Verfahren zur Erfassung und Quantifizierung von Verwirrtheit liegen nicht vor. Die mit dieser Formel versehenen Tests registrieren allgemeine psychoorganische Beeinträchtigungen wie Orientierung und Merkfähigkeit im weitesten Sinn. Sie basieren auf der Verhaltensbeobachtung und auf der Befragung des Patienten wie z. B. die Münchener Koma-Skala (MCS,

Munich Coma Scale) (Brinkmann et al. 1976). Wenn die Bezeichnung Verwirrtheit in der Literatur über psychopathometrische Skalen Erwähnung findet, so handelt es sich üblicherweise um Verfahren, die sich an Demenzskalen anlehnen und die neben Orientierung und Merkfähigkeit Altgedächtnis (Confusion Assessment Schedule, Slater u. Lipman 1977) und z. T. auch graphisch-reproduktive Fähigkeiten (Vigilance Battery for Elderly Inpatients, Israel u. Ohlmann 1976) prüfen. Die bei der psychometrischen Bestimmung von Orientierungsstörungen entstehende Problematik haben von Cramon u. Säring (1982) beschrieben. Übersichtsdarstellungen über Testverfahren in der Gerontopsychiatrie finden sich bei Israel et al. (1984), Wagner (1985) sowie Zimmer et al. (1986).

An das Konzept der Bewußtseinsstörung angelehnt, sind im deutschen Sprachraum die Orientierungs-Skala (Druschky u. Kinzel 1975), die Funktionspsychose-Skala-B (Lehrl et al. 1977) und der Syndrom-Kurztest (SKT) (Erzigkeit 1977) zu nennen. Neben einfachen Anforderungen an die intellektuellen, mnestischen und psychomotorischen Funktionen arbeiten die beiden zuletztgenannten objektiven Verfahren mit Materialien, sind leicht durchführbar und können aufgrund ihrer Kompatiblität alternativ bzw. sich ergänzend angewandt werden. Ausgangspunkt ihrer Entwicklung war ihr Einsatz bei der Bestimmung von Schweregraden einer „Funktionspsychose" im Sinne von Wieck (1967).

Der von Folstein und Mitarbeitern entwickelte Mini-Mental-State (MMS) konnte bei Patienten mit leichten bis mittelschweren Demenzen, Depressionen und Delirien eingesetzt werden. Er war allerdings nur in der Lage, kognitive Störungen bei den genannten Krankheitsgruppen zu erfassen. Eine Differenzierung zwischen Demenz und Delir war nicht möglich (Folstein et al. 1975; Anthony et al. 1982; Rabins u. Folstein 1982; Rabins 1985). Entsprechende Erfahrungen mit dem MMS machte auch U'Ren (1984).

An weiteren psychometrischen Methoden wird der Mental Status Questionnaire (MSQ) nach Kahn et al. (1960) diskutiert (Verwoerdt 1976; Liston 1982; U'Ren 1984). Der MSQ erfaßt neben örtlicher, zeitlicher und teilweise auch persönlicher Orientierung allerdings auch Fragen zum Allgemeinwissen und dürfte deshalb als Untersuchungsinstrument bei schweren VZ ausscheiden. Bei leichteren VZ kann sich ein Versuch mit dem Face-Hand Test (FHT) (Fink et al. 1952) lohnen (Verwoerdt 1976; Liston 1982). Reisberg et al. (1982) haben den Schweregrad der psychopathologischen Symptomatik mit der Global Deterioration Scale gemessen. Die Methode beruht auf der Fremdbeurteilung, wurde für primär degenerative Demenzen entwickelt und stellt ein einfaches Schätzverfahren für die Einteilung in 7 Schweregrade dar. In Abhängigkeit von der Symptomatik und der Leistungsprüfung werden die Patienten einer bestimmten Stufe zugeordnet. Es handelt sich dabei nicht um ein psychometrisches Verfahren im engeren Sinn. Eine Anwendbarkeit bei schwerer gestörten Patienten ist nicht möglich. Als Fremdrating bietet sich auch die Sandoz Clinical Assessment Geriatric Scale (SCAG) an (Shader et al. 1974). Sie greift auf die subjektive Beurteilung des Untersuchers zurück und erlaubt die Einschätzung kognitiver Störungen wie „Verwirrtheit", „herabgesetzte geistige Klarheit", „Beeinträchtigung des Frischgedächtnisses" und „Orientierung".

Die mit dem Einsatz psychometrischer/psychopathometrischer Untersuchungsmethoden bei VZ verbundene Problematik ist noch nicht ausdiskutiert.

Die Übernahme fremdsprachiger Verfahren bedarf noch ausführlicher Überprüfungen im deutschen Sprachraum. Die Brauchbarkeit der Methoden hängt vom Schweregrad eines VZ ab. Stark verwirrte, desorientierte und psychomotorisch unruhige Patienten sind zur Durchführung von Testverfahren nicht geeignet. Bei ruhigen und weniger stark gestörten Personen, bei denen Teile kognitiver Fähigkeiten erhalten sind, ist die Zugänglichkeit für psychometrische Tests zu prüfen. Eine psychologische Untersuchung ersetzt auf keinen Fall anamnestische und fremdanamnestische Daten und die aus der klinischen Beobachtung hervorgegangene Fremdbeurteilung durch den Arzt und das Pflegepersonal.

V. Differentialdiagnose

Gegen die häufige synonyme Benutzung der Termini VZ und organisches Psychosyndrom ist einzuwenden, daß die Bezeichnung VZ auf mehr oder weniger akut einsetzende Störungen mit reversiblem Verlauf beschränkt werden sollte. Dabei ist offenzulassen, ob die Reversibilität Charakteristikum des Syndroms selbst oder Ausdruck des Therapieerfolgs ist. Der Begriff „amnestisches Psychosyndrom“ umschreibt als vorherrschende krankhafte Erscheinung die Störungen der mnestischen Funktionen in Verbindung mit kognitiven Einbußen. Er wird üblicherweise, der Bleulerschen Einteilung gemäß, dem psychoorganischen Syndrom mit einer längerfristigen Verlaufsform zugeordnet und vom akuten exogenen Reaktionstypus nach BONHOEFFER abgegrenzt.

Die Amentia (MAYER-GROSS 1924) steht in enger Beziehung zum VZ. Verworrenes Denken, Halluzinationen und ängstlich-ratlose Grundstimmung finden sich auch beim VZ mit nachweisbarer organischer Grundkrankheit. Der Begriff Amentia hat sich bei der Beschreibung von VZ nicht eingebürgert, kann aber symptomatologisch bestimmten Formen von VZ entsprechen.

LEONHARDS (1960) „Verwirrtheitspsychosen“ sind Manifestationsformen atypischer manisch-depressiver Psychosen. Der Begriff geht auf KLEIST zurück. Ihr Leitsymptom ist eine Personenverkennung, die zur differentialdiagnostischen Abgrenzung von der verworrenen Manie wichtig ist. Im Gegensatz zur Manie läßt der Patient mit einer Verwirrtheitspsychose die manische Zugewandtheit vermissen. CONRAD (1960) sprach zur gleichen Zeit vom „Delirant-amentiellen Syndrom“ als einem exogenen Reaktionstypus.

PITT (1974) macht auf mögliche Schwierigkeiten bei der Abgrenzung von VZ und manischen Zuständen aufmerksam. Vorgeschichte sowie Wirksamkeit der ausgewählten Medikation erlauben eine Unterscheidung beider Syndrome.

Unter „Pseudodelirium“ versteht LIPOWSKI (1983) einen vorübergehenden, delirähnlichen Zustand mit kognitiven Störungen. Eine sicher faßbare organische Ursache ist nicht festzustellen. „Pseudodelirien“ können bei Älteren im Rahmen einer endogenen Psychose, einer Manie, psychoreaktiv, z. B. als Trauerreaktion, oder einem hysterischem Ausnahmezustand auftreten. Symptome sind unruhige Verwirrtheit und Desorientierung. Synonym gebraucht LIPOWSKI, je nach symptomatologischer oder nach ätiologischer Ordnung, die Bezeichnung “acute confusional insanity or state”, “acute delirious mania” und “psychogenic delirium”.

Im Zusammenhang mit einer Epilepsie auftretende Dämmerzustände oder postparoxysmale Dämmerzustände sind Sonderformen eines VZ und lassen sich durch die Verlaufsbeobachtung und das EEG bestimmen. Die während eines epileptischen Dämmerzustandes vorhandene Symptomatik kann einen VZ anderer Genese vortäuschen. Amnestische Episoden im Zusammenhang mit einer Migräne oder Migräne-Aura sind ebenfalls mit den Daten aus der Vorgeschichte und dem Verlauf dieser Erkrankung in Einklang zu bringen.

Die globale transitorische Amnesie als eine passagere, plötzlich einsetzende Störung kognitiver und Gedächtnisleistungen steht psychopathologisch auf derselben Ebene wie der VZ. Personen im höheren Lebensalter erkranken bevorzugt. Das Syndrom begegnet besonders häufig den neurologisch tätigen Ärzten, wird auf eine zerebrale Ischämie zurückgeführt und steht in enger Beziehung zu TIA, PRIND und apoplektischem Insult. Berührungspunkte bestehen auch zu Migräne (LADURNER et al. 1980; RITTMANN et al. 1984; SKVARC et al. 1984).

Pseudo-hysterisches Verhalten auf dem Boden einer organischen Hirnschädigung ist durch den Untersuchungsbefund zu belegen. Demonstrativ-hysterisches Fehlverhalten, evtl. verbunden mit Hyperventilation und dem weiteren ganzen Spektrum vordergründiger, bewußtseinsnaher Störungen, verfolgt im allgemeinen ein rasch erkennbares Ziel des Betroffenen. Im Gegensatz dazu weichen die Inhalte des echten VZ von der gewohnten bisherigen Lebensperspektive völlig ab und sind als persönlichkeitsfremd einzuschätzen.

G. Klassifikation

Die Bezeichnung VZ beschränkt sich ausschließlich auf die Deskription eines psychopathologischen Zustandsbildes und stellt keine klinisch-psychiatrische Diagnose einer Erkrankung dar. Der Ausdruck VZ besitzt insofern auch keinen Informationsgehalt über Pathogenese und Ätiologie jener Prozesse, die ihm zugrundeliegen. MÜLLER (1976) hat in seinem Klassifikationsschema gerontopsychiatrischer Erkrankungen den VZ als ein eigenes und von anderen krankhaften Störungen unterscheidbares Syndrom dargestellt, wollte damit jedoch dem VZ nicht den Rang einer nosologischen Einheit zuerkennen. Der Begriff VZ umschreibt nichts anderes als ein Syndrom, das mit verschiedenen Symptomen ausgestattet ist. Diese können in unterschiedlicher Art und Schwere vorhanden sein. Für die Zuweisung krankhafter Erscheinungen zum VZ gilt die symptomatologische/psychopathologische Betrachtungsweise.

Im DSM-III (Deutsche Bearbeitung und Einführung KÖHLER u. SASS 1984) sind die organischen Psychosyndrome nicht in akute und chronische (irreversible) Formen, sondern nach Schweregrad, Art des Beginns und der vermuteten Prognose eingeteilt. Zum amnestischen Psychosyndrom gehört die Beeinträchtigung der Gedächtnisleistung ohne generalisierte Störung der kognitiven Fähigkeiten. Der VZ (=Delir) wird als kurzanhaltend (bis zu einer Woche Dauer) gekennzeichnet. Bei erfolgreicher Therapie mündet er in vollständige Restitution aus. Beim Bestehenbleiben einer zerebralen Grundkrankheit leitet das DMS-III zum chronischen organischen Psychosyndrom über. Das DMS-III trifft eine klare Unterscheidung zwischen den Syndromen Delir und Demenz. Die primär degenerative Demenz kann sowohl in ihrer präsenilen (290.11) als auch in ihrer senilen (290.30) Verlaufsform durch ein Delir kompliziert sein. Eine Kombination von Multi-Infarkt-Demenz und Delir trägt die Ziffer 290.41. Das zum „Hauptmerkmal" des VZ (Delir) erklärte Vorhandensein einer Bewußtseinstrübung läßt die Frage nach der Definition des Bewußtseinsbegriffs an dieser Stelle offen.

Die Neufassung der deutschen Übersetzung des ICD 10 (nichtveröffentlichtes Manuskript 1986) weist die Gruppe „organische einschließlich symptomatischer psychischer Störungen" vorwiegend dem Erwachsenen- und höheren Lebensalter zu. Innerhalb der nicht näher bezeichneten Demenzen, der Demenz vom Alzheimer-Typ und der Demenz vom vaskulären Typ erscheint das Delir als differentialdiagnostisches Kriterium. Das nicht-alkoholbedingte amnestische Syndrom ist durch Gedächtnis- und Orientierungsstörungen gekennzeichnet. Die kognitiven Funktionen sind intakt. Die Prognose kann günstig sein.

Als Merkmale des (nicht-alkoholbedingten) Delirs (dazugehörige Begriffe: akuter VZ, subakuter VZ, akuter exogener Reaktionstypus, akutes psychoorganisches Syndrom) werden im ICD 10 folgende Chrakteristika aufgezählt: ätiologische Unspezifität; gleichzeitige Störungen von Bewußtsein, Aufmerksamkeit, Wahrnehmung, Denken, Gedächtnis, Psychomotorik, Emotionalität und Schlaf-Wach-Rhythmus. Die Intensität des Delirs kann wechselhaft sein. Bei der Mehrzahl treten eine Rückbildung in einer Zeit bis zu vier Wochen ein. Eine Dauer bis zu sechs Monaten sei jedoch nicht ungewöhnlich, speziell im Zusammenhang mit einem gleichzeitig vorhandenen internistischen Leiden. Ein delirantes Syndrom kann eine Demenz überlagern oder sich zu einer Demenz weiterentwickeln.

Im Rahmen der diagnostischen Leitlinien des ICD 10 werden u. a. Symptome wie Bewußtseinsstörung („auf einem Kontinuum zwischen Bewußtseinstrübung und Koma"), emotionale Störung und akuter Beginn zur Conditio sine qua non erklärt. Die Brauchbarkeit des Klassifikationsschemas wird durch Bedenken, die sich gegen das Postulat einer Bewußtseinsstörung beim VZ und die Möglichkeit einer Verlaufsdauer eines VZ von bis zu sechs Monaten richten, nicht geschmälert.

H. Therapie

Mehrheitlich entsteht ein VZ im Alter aus einem multikausalen Faktorenbündel. Vor dem Hintergrund vorbestehender körperlicher Alterskrankheiten können unmittelbare weitere somatische und/oder psychosoziale Anlässe wirksam werden. Sie sind, zusammen mit den Vorerkrankungen, bei der Erstellung des therapeutischen Konzepts zu berücksichtigen. Umgekehrt kann niemals ausgeschlossen werden, daß psychosoziale Elemente oder früher schon vorhandene neurotische Entwicklungen oder abnorme Reaktionen bei einem sonst körperlich gesunden Älteren in der Lage sind, an der Entstehung eines VZ oder auch einer Organkrankheit mitzuwirken, die ihrerseits an der Ausbildung eines VZ beteiligt ist. Alle diese Beziehungen sind beim Behandlungsprogramm zu bedenken. Unsinnig, da weder pathogenetisch begründbar noch therapeutisch indiziert, ist die ausschließliche Verordnung hochpotenter, mit einer Reihe unerwünschter Nebenwirkungen belasteter Sedativa, insbesondere Neuroleptika und Hypnotika. Häufig pflegen aus einer solchen Therapiewahl paradoxe Effekte als einziger fragwürdiger „Therapieerfolg" hervorzugehen. In anderen Fällen können sie den VZ unterhalten, wenn sie ihn nicht sogar verstärken.

I. Medikamentöse Verfahren

Unter Anlegung strenger Maßstäbe konzentriert sich die medikamentöse Behandlung auf das nachgewiesene oder vermutete organische Grundleiden eines VZ. Bei manchen Patienten im höheren und höchsten Lebensalter werden dem Arzt schon vor Beginn eines VZ körperliche Erkrankungen bekannt sein. In diesem Zusammenhang sind aus der Verlaufsbeobachtung eine mögliche Verschlechterung der bekannten Erkrankung, das Auftreten weiterer Organkrankheiten (Multimorbidität) und die Wirksamkeit und Verträglichkeit der laufenden medikamentösen Therapie ständig zu überprüfen. Erfahrungen in der Behandlung von Alterskrankheiten setzen geriatrische Kenntnisse voraus. Dazu gehört das Wissen um Arzneimittelwirkungen und -nebenwirkungen in der Medizin des Alterns. Gründliches Wissen über Geriatrie kann dazu beitragen, die hohe Ziffer von VZ im Alter zu reduzieren. Spezielle Aufmerksamkeit erfahren die kardiovaskuläre Situation, genügende Flüssigkeitszufuhr mit der daraus ableitbaren Situation des Elektrolythaushalts sowie die medizinisch-internistisch abgesicherte Kontrolle postoperativer und -narkotischer Verläufe.

Die Rezeptur von Psychopharmaka mit sedierendem Effekt erfordert ein Höchstmaß an Disziplin von seiten des Arztes. Die Risiken dieser Medikamente sind in Abschn. E.II.1 dargestellt worden. Grundsätzlich bewährt hat sich nach eigenen Beobachtungen die Verordnung mild wirksamer nootroper Substanzen in einer Auswahl, die ihrem therapeutischen Effekt bei der zerebralen Funktionsstörung entspricht. Sedierende Substanzen sind dann angezeigt, wenn es sich um mittel- bis längerfristige schwere Unruhezustände oder Entzugserscheinungen handelt oder wenn der Patient schon vor seinem VZ seit längerer Zeit an Sedativa gewohnt war. Empfehlenswert ist die Einrichtung eines Konsiliums, dem Ärzte verschiedener medizinischer Fachrichtungen angehören, allen voran neben dem Psychiater der Internist.

II. Psychosoziale Intervention

Psychosoziale, hauptsächlich auf die Regulierung der aktuellen Situation ausgerichtete Interventionsstrategien kommen an vielen Orten und in der stationären und ambulanten Altenpflege zur Anwendung. Sie ergänzen die grundsätzlich notwendige medikamentöse Therapie organisch ausgelöster VZ und die allgemeine ärztliche und pflegerische Versorgung. Für die Alltagspraxis der Altenarbeit, Ärzte, Pflegepersonen und Angehörige von verwirrten und dementen Älteren gedachte Anleitungen stammen im deutschen Sprachraum von Grond (1986) und – in deutscher Übersetzung der amerikanischen Ausgaben – von Mace u. Rabins

(1986) sowie Reisberg (1986). Alle drei Autoren sowie Verwoerdt (1976), Jarvik (1980) und Whitehead (1984) berücksichtigen die Multikonditionalität der VZ und verweisen auf die Wichtigkeit trainierender psychologischer Verfahren im Rahmen der Therapie längeranhaltender VZ oder als präventives Element. Neben unerläßlicher Stimulation durch die Umgebung sind Störungselemente zu vermeiden, welche die festgelegten strukturierten Tagesabläufe unterlaufen können. Verwoerdt empfiehlt bei besonders schwer verwirrten Älteren noverbale Kommunikation umd Empathie. Dazu gehören Blick-, Hör- und Körperkontakt, d. h. ein nonverbales Beziehungsgefüge, das der krankheitsbedingten Selbst- und Fremdisolation des Verwirrten entgegenwirkt. Eine entscheidende Rolle spielt im stationären Behandlungsrahmen die Auswahl der therapeutischen Personen. Bei ihnen sind ständig die Grenzen der Belastbarkeit zu überprüfen.

1. Milieutherapie

Milieutherapie setzt feste Strukturen der Institution in bezug auf die Gestaltung der Einrichtung, der Aufenthaltsräume, des Tagesablaufs und der personellen Betreuung voraus. Dem Rückzug der verwirrten Älteren können ermunternde Stimulation und Kommunikation vorbeugen. Entscheidend ist – wie bei allen psychologischen Interventionsverfahren – der Einfluß der Atmosphäre des therapeutischen und Umweltmilieus auf den Kranken.

2. Realitätsorientierungstraining

Das Verfahren enthält Elemente der Milieu- und der Verhaltenstherapie. Empfehlenswert sind Versuche, den Verwirrten mit Gegenständen der Umgebung, Personen, Begriffen, Wörtern, Zahlen und der Selbstwahrnehmung wiederholt zu konfrontieren. Je nach Schweregrad und Dauer des VZ kann aber längere Zeit verstreichen, bis sich der Alterskranke besser zurechtfindet und das Gelernte behalten kann.

3. Bewegungstherapie

Sie dient gleichermaßen der Realitäts- und der Körperorientierung. Inhalte der Bewegungstherapie sind Erkennung der Körperfunktion und Selbstwahrnehmung des eigenen Körpers. Auch dieses Verfahren übt zugleich Sozialverhalten ein.

4. Ergotherapie

Beschäftigungs- und Arbeitstherapie (= Ergotherapie) trainieren im Umgang mit Materialien ihre Erkennung, Versuche der Gestaltung, Lernen und Konzentration sowie Durchhaltevermögen. Eine besondere Bedeutung erhält auch dabei der emotionale Bereich. Er geht auf vorhandene affektive Verhaltensänderungen ein und signalisiert durch Ermunterung Zufriedenheit und Abnahme von psychomotorischer Unruhe und Aggressivität.

Psychologische Behandlungsverfahren der beschriebenen Art beschränken sich nicht auf die Indikation bei auch als „verwirrt" bezeichneten (Grond 1986; Mace u. Rabins 1986) kranken Älteren, die präziser als Demente beschrieben werden sollten, wie das im weiteren Buchtitel von Mace u. Rabins geschieht. Zumindest bei in kurzer Abfolge sich wiederholenden episodischen und längeranhaltenden VZ empfiehlt sich die Anwendung dieser therapeutischen Methoden als eine die sonstige einschließlich medikamentöse Behandlung ergänzende und zugleich prophylaktische Maßnahme. Darüber hinaus sind bewegungs- und ergotherapeutische Verfahren speziell auch jenen Patienten zugänglich, deren verbale Äußerungsfähigkeit beschränkt ist. Dies wird bei schwereren VZ meist der Fall sein. Angst und Unsicherheit, noch vorhandene Selbstwahrnehmung der krankhaften Störung und der Einbußen sowie Abwehr von übertriebener „therapeutischer Dressur" erklären in vielen Fällen das aggressive Verhalten von Personen mit VZ. Die als letztes therapeutisches Mittel auch heute noch an manchen Orten empfohlene Fixierung ist ärztlich-therapeutisch nur im Ausnahmefall und vorübergehend gerechtfertigt, beispielsweise als Alternative zu einer Behandlung mit einem stark sedierenden, jedoch mit hohem Risiko behafteten Pharmakon. Insgesamt sollte eine institutionelle Unterbringung in der Lage sein, dem Alterskranken mit einem VZ ein vertretbares Maß an Freiheit zu gewähren, bis sein VZ wieder abklingt.

Literatur

Anthony JC, LeResche L, Niaz U, Korff MR v, Folstein MF (1982) Limits of the "Mini-Mental-State" as a screening test for dementia and delirium among hospital patients. Psychol Med 12:397–408

Brinkmann R, Cramon D v, Schulz H (1976) The Munich Coma Scale (MCS). Neurol Neurosurg Psychiatr 39:788–793

Cavalieri TA (1984) Acute confusional states in the geriatric population. Journal of ADA 83:801–805

Cherkin A, Flood JF (1985) Prospects for synergistic drug combinations for the treatment of senile amnesias. In: Gaitz CM, Samorajski T (eds) Aging 2000: Our health care destiny. Springer, New York Berlin Heidelberg Tokyo, pp 169–183

Christian W (1984) Das Elektroencephalogramm (EEG) im höheren Lebensalter. Nervenarzt 55:517–524

Conrad K (1960) Die symptomatischen Psychosen. In: Gruhle HWT, Jung R, Mayer-Gross W, Müller M (Hrsg) Psychiatrie der Gegenwart, Bd II. Springer, Berlin Göttingen Heidelberg, S 369–436

Cramon D v, Säring W (1982) Störung der Orientierung beim hirnorganischen Psychosyndrom. In: Bente D, Coper H, Kanowksi S (Hrsg) Hirnorganische Psychosyndrome im Alter. Springer, Berlin Heidelberg New York, S 38–50

Cutting J (1983) Acute organic reactions. In: Lader MH (ed) Handbook of psychiatry, vol 2. Mental disorders and somatic illness. Cambridge University Press, Cambridge London New York New Rochelle Melbourne Sydney, pp 119–127

Danielczyk W (1979) Medikamentös ausgelöste Psychosen bei neurologisch erkrankten älteren Menschen. Akt Gerontol 9:427–431

Danielczyk W (1983) Psychische Störungen beim Morbus Parkinson. In: Gänshirt H (Hrsg) Pathophysiologie, Klinik und Therapie des Parkinsonismus. 13. Zentraleuropäisches Neurologisches Symposion Heidelberg. Editiones Roche, Basel, S 135–142
Druschky KF, Kinzel W (1975) Orientierungsstörungen bei Funktionspsychosen. Fortschr Neurol Psychiatr 43:619–630
Erzigkeit H (1977) Manual zum Syndrom-Kurztest, Formen A–E. Vless, Vaterstetten
Fink M, Green M, Bender MB (1952) The Face-Hand Test as a diagnostic sign of organic mental syndrome. Neurology 2:46–58
Foerster K (1981) Differentialdiagnose des psychoorganischen Syndroms unter besonderer Berücksichtigung der reversiblen Formen. In: Häfner H, Heimann H (Hrsg) Gerontopsychiatrie. Fischer, Stuttgart New York, S 57–66
Folstein MF, Folstein SE, McHugh PR (1975) „Mini-Mental-State". A practical method for grading the cognitive state of patients for the clinicians. Journal of Psychiatr Res 12:189–198
Franke H (ed) (1983) Gerotherapie. Fischer, Stuttgart
Grond E (1986) Die Pflege verwirrter alter Menschen, 3. Aufl, Lambertus, Freiburg
Gurland BJ, Birkett DP (1983) The senile and pre-senile dementias. In: Lader MH (ed) Handbook of psychiatry, vol 2. Mental disorders and somatic illness. Cambridge University Press, Cambridge London New York New Rochelle Melbourne Sydney, pp 128–146
Haase HJ (1979) Zur Einengung der Merk-Wirk-Kreise bei amnestischen Psychosyndromen. In: Haase HJ (Hrsg) Gerontopsychiatrie. Banaschewski, München-Gräfelfing, S 19–36
Huber G (1972) Klinik und Psychopathologie der organischen Psychosen. In: Kisker KP, Meyer JE, Müller C, Strömgren E (Hrsg) Klinische Psychiatrie 2. Springer, Berlin Heidelberg New York, (Psychiatrie der Gegenwart, 2. Aufl, Bd II/2, S 71–146)
ICD 10 (1986) Diagnoseschlüssel und Glossar psychiatrischer Krankheiten. Deutsche Ausgabe der internationalen Klassifikation der Krankheiten der WHO ICD (International classification of diseases), 10. Revision. Nicht veröffentlichtes Manuskript 1986
Israel L, Ohlmann T (1976) Mise au point et étalonnage d'une batterie d'épreuves psychométriques pour l'examen des personnes âgées. Gerontology 22:141–156
Israel L, Kozarević D, Sartorius N (1984) Source book of geriatric assessment, vol 1 and vol 2. Karger, Basel
Jarvik LF (1980) Diagnosis of dementia in the elderly: A 1980 perspective. In: Eisdorfer C (ed) Annual review of gerontolgy and geriatrics, vol 1. Springer Publ Comp, New York, pp 180–203
Kahn RL, Goldfarb AI, Pollack M, Peck A (1960) Brief objective measures for the determination of mental status in the aged. Am J Psychiatry 117:326–328
Kanowski S (1971) EEG und Alterspsychiatrie. Nervenarzt 42:347–356
Karasu TB, Murkofsky CA (1976) Psychopharmacology of the elderly. In: Bellak L, Karasu TB (eds) Geriatric psychiatry. Grune & Stratton, New York San Francisco London, pp 225–244
Koehler K, Sass H (eds) Diagnostisches und Statistisches Manual psychischer Störungen DSM-III. Deutsche Bearbeitung und Einführung. Beltz, Weinheim Basel
Kral VA (1975) Confusional states. Description and management. In: Howells JG (ed) Modern perspectives in the psychiatry of old age. Brunner-Mazel, New York, pp 356–362
Ladurner G, Skvarc A, Ott E, Lechner H (1980) Klinik und zerebrovaskuläre Risikofaktoren bei transitorischer globaler Amnesie. Nervenarzt 51:467–469
Lauter H (1972) Organische bedingte Alterspsychosen. In: Kisker KP, Meyer JE, Müller C, Strömgren E (Hrsg) Klinische Psychiatrie 2. Springer, Berlin Heidelberg New York, (Psychiatrie der Gegenwart, 2. Aufl, Bd II/2, S 1103–1142)
Lehrl S, Fuchs HH, Lugauer J, Schumacher H, Nusko G (1977) Funktionspsychose-Skala-B. Vless, Vaterstetten
Leonhard K (1960) Die atypischen Psychosen und Kleits Lehre von den endogenen Psychosen. In: Gruhle HWT, Jung R, Mayer-Gross W, Müller M (Hrsg) Psychiatrie der Gegenwart, Bd II. Springer, Berlin Göttingen Heidelberg, S 147–179
Lipowski ZJ (1983) Transient cognitive disorders (delirium, acute confusional states) in the elderly. Am J Psychiatry 140:1426–1436
Liston EH (1982) Delirium in the aged. Psychiatr Clin North Am 5:49–66
Mace NL, Rabins PV (1986) Der 36-Stunden-Tag. Die Pflege des verwirrten älteren Menschen, speziell des Alzheimer-Kranken. Huber, Bern Stuttgart Toronto

Mayer-Gross W (1924) Selbstschilderungen der Verwirrtheit. Die oneroide Erlebnisform. Monogr Gesamtgebiet Neurol Psychiat, Heft 42. Springer, Berlin
Millar HR (1984) Acute confusional and other symptomatic states: surgery and anaesthesia. In: Kay DWK, Burrows GD (eds) Handbook of studies on psychiatry and old age. Elsevier, Amsterdam New York Oxford, pp 217–234
Müller C (1976) Zur Klassifikation psychiatrischer Störungen im Alter. Z Gerontol 9:107–111
Müller C, Wertheimer J (1981) Psychogériatrie. Masson, Paris New York Barcelone Milan Rio de Janeiro
Obrist WD (1978) Electroencephalography in aging and dementia. In: Katzman R, Terry RD, Bick KL (eds) Alzheimer's disease: senile dementia and related disorders. Aging, vol 7. Raven Press, New York, pp 227–240
Oesterreich K (1981) Psychiatrie des Alterns, 2. Aufl. Quelle & Meyer, Heidelberg
Oesterreich K (1984) Stressoren in der Kausalität von gerontopsychiatrischen Erkrankungen. Z Gerontol 17:181–185
Pitt B (1974) Psychogeriatrics. Churchill Livingstone, Edingburgh London
Rabins PV (1985) The reversible dementias. In: Arie T (ed) Recent advances in psychogeriatrics. Churchill Livingstone, Edinburgh London New York, pp 93–102
Rabins PV, Folstein MF (1982) Delirium and dementia: Diagnostic criteria and fatality rates. Br J Psychiatry 140:149–153
Reisberg B (1986) Hirnleistungsstörungen: Alzheimersche Krankheit und Demenz. Psychologie Verlags Union, Edition Psychiatrie. Beltz, Weinheim München
Reisberg B, Ferris SH Leon MJ de, Crook T (1982) The global deterioration scale for assessment of primary degenerative dementia. Am J Psychiatry 139:1136–1139
Reisberg B, Ferris SH, Leon MJ de, Crook T (1985) Age-associated cognitive decline and Alzheimer's disease: Implications for assessment and treatment. In: Bergener M, Ermini M, Stähelin HB (eds) Thresholds in aging. The 1984 Sandoz lectures in gerontology. Acad Press, Harcourt Brace Jovanovich Publ, London Orlando San Diego New York Toronto Montreal Sydney Tokyo, pp 255–292
Rittmann M, Kummer R v, Betz H (1984) Zerebrale Angiographie bei transitorischer globaler Amnesie. Nervenarzt 55:644–650
Roth M (1955) The natural history of mental disorders arising in senium. J Ment Sci 101:281–301
Roth M (1959) Some diagnostic and aetiological aspects of confusional states in the elderly. Gerontologia (Basel) 1:83–95
Roth M (1978) Diagnosis of senile and related forms of dementia. In: Katzman R, Terry RD, Bick KL (eds) Alzheimer's disease: senile and related disorders. Aging, vol 7. Raven, New York, pp 71–85
Salzman C (1982) Psychotropic drug side effects in the elderly. In: Eisdorfer C, Fann WE (eds) Treatment of psychopathology in the aging. Springer Publ Comp, New York, pp 146–158
Schneider E, Fischer PA, Jacobi P, Grotz A (1984) Exogene Psychosen beim Parkinsonsyndrom. Häufigkeit und Entstehungsbedingungen. Fortschr Neurol Psychiatr 52:207–214
Shader RI, Harmatz JS, Salzman C (1974) A new scale for clinical assessment on geriatric populations: Sandoz Clinical Assessment-Geriatric (SCAG). J Am Geriatr Soc 22:107–113
Skvarc A, Ladurner G, Lechner H (1984) Verlauf globaler transitorischer Amnesie. Nervenarzt 55:72–74
Slater E, Lipman A (1977) Staff assessments of confusion and the situation of confused residents in homes for old people. Gerontologist 17:523–530
Thomas P, McGuire R (1986) Orofacial dyskinesia, cognitive function, and medication. Br J Psychiatry 149:216–220
Tiggelen CJM v (1977) Akute Verwirrtheitszustände in der Geriatrie, eine Hypothese. Akt Gerontol 7:499–502
Trzepacz PT, Teague GB, Lipowski ZJ (1985) Delirium and other organic mental disorders in a general hospital. Gen Hosp Psychiatry 7:101–106
U'Ren RC (1984) Organic disorders. In: Cassel CK, Walsh JR (eds) Medical, psychiatric and pharmacological topics. Springer, New York Berlin Heidelberg Tokyo, (Geriatric medicine, vol 1, pp553–576)
Verwoerdt A (1976) Clinical geropsychiatry. Williams & Wilkins, Baltimore

Wagner O (1985) Möglichkeiten und Probleme der testpsychologischen Erfassung dementieller Syndrome im mittleren und höheren Lebensalter. Schweiz Arch Neurol Neurochir Psychiatr 136:46–53

Whitehead A (1984) Psychological intervention in dementia. In: Kay DWK, Burrows GD (eds) Handbook of studies on psychiatry and old age. Elsevier, Amsterdam New York Oxford, pp 180–199

Wieck HH (1967) Lehrbuch der Psychiatrie. Schattauer, Stuttgart

Wittenborn JR (1984) Acute confusional states: Drugs and interactions. In: Kay DWK, Burrows GD (eds) Handbook of studies on psychiatry and old age. Elsevier, Amsterdam New York Oxford, pp 235–251

Zimmer R, Bossert S, Lauter H (1986) Pathometrische Verfahren in der Geriatrie. In: Lauter H, Möller HJ, Zimmer R (Hrsg) Untersuchungs- und Behandlungsverfahren in der Gerontopsychiatrie. Springer, Berlin Heidelberg New York Tokyo, S 3–50

Depressionen im Alter

E. Murphy

INHALTSVERZEICHNIS

A. Konzepte der Depression im Alter

Das höhere Alter wird gemeinhin als eine Zeit der Sorge und Verzweiflung angesehen. Depressionen im höheren Alter wurden häufig als voraussagbare, verständliche Antworten auf die Verluste und den Verfall im letzten Lebensabschnitt aufgefaßt; die winterlichen Themen des Alterns und der Traurigkeit, wie sie in der Literatur entfaltet werden, hängen eng damit zusammen. Wir wissen jetzt aber, daß die Mehrzahl der älteren Menschen sich nicht deprimiert, unglücklich oder unerfüllt fühlt, und daß der Pessimismus, mit welchem viele junge Menschen ihr künftiges Alter betrachten, im wesentlichen auf stereotypen Mißverständnissen beruht.

Es scheint wesentlich, das Ausmaß der Depressivität in der Population der Älteren nicht zu überschätzen. Gleichwohl zeigt eine Minorität der Menschen dieser Altersstufe, welche schwere und markante Depressionen entwickeln, wesentliche Erfordernisse in Richtung Behandlung und Betreuung. Wiewohl die in den Gesundheits- und Sozialdiensten Tätigen nur die Spitze des Eisbergs der Gesamtzahl depressiver Menschen in einer gegebenen Gemeinschaft erfassen, bilden diejenigen, welche diese Dienste benützen, bereits eine schwerwiegende Herausforderung für unsere Einrichtungen. JOLLEY u. ARIE (1976) berichteten, daß 40% aller Patienten, die in einen lokalen gerontopsychiatrischen Ambulanzdienst überwiesen wurden, Depressionen zeigten. Patienten mit stationärer Behandlungsnotwendigkeit beanspruchen einen beachtlichen Teil psychiatrischer Betten. In einem großen psychiatrischen Krankenhaus, welches einen Versorgungssektor des östlichen Londons bedient, wurde während einer Vierjahresperiode von 1978–1982 ein Viertel aller verfügbaren Akut-Betten durch depressive ältere Patienten belegt (MURPHY u. GRUNDY 1984). Die chronischen und rezidivierenden Formen schwerer Depressionen bei älteren Menschen beanspruchen am stärksten die Versorgungsdienste.

Wiewohl die Depression den Leidenden und seine Familie stark mitnimmt, wird diese Verfassung häufig übersehen oder abgetan. Die Symptome werden leicht mit körpermedizinischen Symptomen verwechselt oder als verständliche und unbehandelbare Antwort auf unvermeidliche Lebensbelastungen des höheren Alters angesehen. Es ist indessen wesentlich, die Symptome einer Depression zu erkennen, da sie auf medizinischen und sozialen Wegen durchaus behandelbar ist und als einzelne Episode im allgemeinen eine günstige Heilungs-Prognose aufweist.

B. Geschichtliche Perspektiven der Depression im höheren Alter

Als spezifische Krankheitseinheiten des höheren Alters wurden Depressionen bis zum 19. Jahrhundert kaum beachtet. GRIESINGER (1861) und seine Nachfolger konzipierten indessen eine Theorie der Beziehung zwischen Melancholie und Demenz, die sich überraschend lange im psychiatrischen Denken hielt. GRIESINGER sah in der Melancholie den Vorboten aller psychischen Krankheiten unter Einschluß der Demenz. Darüber hinaus war die Ansicht verbreitet, daß Demenz die Endstrecke aller psychiatrischen Krankheiten sei, wenn der Patient nur lange genug lebe. Dies führte folgerichtig zu der Annahme, daß die meisten Melancholien bei älteren Menschen in eine senile Demenz übergehen würden. Demgegenüber hatten aufmerksame Psychiater wie FURSTNER (1889) und KRAEPELIN (1921) keinen Zweifel, daß Depressionen im höheren Alter vorkommen, welche mit Erhaltung der Intelligenz einhergehen, und daß es Patienten gibt, welche auch im hohen Alter eine volle Remission ohne dementiellen Abbau erfahren. ROTH (1955) beseitigte dann in seiner äußerst einfachen katamnestischen Untersuchung hospitalisierter Patienten jeden Zweifel daran, daß affektive Erkrankungen eine bedeutend bessere Prognose als organisch bedingte senile Psychosen haben und daß affektiv Erkrankte in der Regel keine organischen Psychosen entwickeln.

C. Klassifikation

Es gibt heute nur wenige Verfechter einer Depressionsdiagnose unter dem Gesichtspunkt einer homogenen Krankheitseinheit und der Auffassung, daß sich die klinischen Untergruppen allein durch die Schwere der Verfassung unterscheiden. Es gibt indessen bislang kein befriedigendes Klassifikationsschema für depressive Störungen aller Altersstufen. Dies Fehlen einer adäquaten nosologischen Konzeption führt im Bereich der Altersdepressionen eher zu stärkerer Verwirrung. Wir wissen nicht, ob Depressionen, welche erstmals bei 70 oder 80jährigen auftreten, vergleichbar oder völlig zu trennen sind von solchen Erkrankungen, die im jüngeren oder mittleren Alter auftreten. Im klinischen Alltag ist es nicht immer leicht zu klären, ob eine erste Episode mit psychiatrischer Behandlung zugleich die erste Krankheitsepisode darstellt, da leichte Depressionen schwierig zu diagnostizieren und vom Patienten oft nicht klar zu erinnern sind.

Wir wissen auch wenig darüber, ob diejenigen Patienten, welche eine erste Episode im 2. oder 3. Lebensjahrzehnt aufweisen, in ihrem späteren Leben weitere Depressionen zu erwarten haben und kennen nicht den Anteil derer, welche eine von Erkrankungen freie Zukunft erwarten können. Wahrscheinlich hängen die Antworten auf solche Fragen vom Typ der depressiven Störung, von der späteren Lebensgestaltung des Patienten und seiner Verarbeitungsfähigkeit ab.

Die Kategorisierung depressiver Subtypen ist sinnvoll, um zu differential-therapeutischen Indikationen und differenzierenden prognostischen Einschätzungen der einzelnen Gruppen zu gelangen; die meisten Klassifikationssysteme zielen dahin, solche Unterscheidungen voranzutreiben. Die erste Frage, welche sich hier sogleich stellt, lautet: Wie läßt sich der Unterschied zwischen Depression als „depressiver Krankheit" und Depression als normale, verständliche Antwort auf unglückliche Umstände definieren. Diese Frage hatten viele epidemiologische Untersuchungen zum Ziel, zumal solche Erhebungen an älteren Menschen, welche depressive Verstimmtheiten und andere Minor-Symptome mit hoher Prävalenz bei älteren im Vergleich zu jüngeren Untersuchten fanden. Wenn Untersucher indessen von einem Depressionskonzept ausgingen, das sich auf zumindest einige Wochen währende Krankheiten bezog, deren Stimmungsstörungen zugleich auch mit physiologischen und kognitiven Beeinträchtigungen verbunden waren, wurden deutlich weniger ältere Menschen als Kerngruppe identifiziert; zugleich wurden die Prävalenzunterschiede zwischen älteren und jüngeren Gruppen kleiner.

Die willkürliche Trennungslinie zwischen Fällen mit einer affektiven Störung und normalen Personen hat durchaus klinische Bedeutung, zumal was die Erstversorgung angeht, da die Entscheidung, einen älteren Menschen mit psychotropen Medikamenten zu behandeln, nicht leichtgenommen werden solle. Diese Unterscheidung ist auch für die Forschung wesentlich, wenn es darum geht, Krankheiten mit charakteristischer Ätiologie, Verlaufsweise und Prognose abzugrenzen; es geht dann auch darum, Schwere und Charakteristika der Erkrankung an Kollegen präzise zu vermitteln. Diese Probleme wurden zum Teil gelöst durch die Verwendung spezifischer Diagnosekriterien, welche eine Symptomkategorisierung im Rahmen standardisierter Schemata erlauben, die dann von geschulten Untersuchern verwendet werden, welche sich symptomverläßlich einordnen können. Skalen mit besonderem Zuschnitt auf die ältere Population sind: CARE (Comprehensive Assessment for Referral and Evaluation schedule) (GURLAND et al. 1983) und DIS (Diagnostic Interview Schedule) (ROBINS et al. 1981).

Einige charakteristische Formen der Depression bei älteren Menschen, die in diesem Kapitel ausführlicher weiter unten behandelt werden, wurden früher als besondere diagnostische Einheit aufgefaßt und als „Involutionsmelancholie" bezeichnet. Nach den Arbeiten von STENSTEDT (1959), welcher zeigen konnte, daß diese Bilder von anderen Depressionen klinisch ununterscheidbar sind, wurde die Involutionsmelancholie aus der internationalen Klassifikation der Krankheiten (ICD 9) (WHO 1978) und dem Diagnostic and Statistical Manual (DSM III) (American Psychiatric Association 1980) entfernt.

Der Terminus Involutionsmelancholie ist zwar entfallen, aber das Problem der Eigenständigkeit depressiver Störungen bei älteren Menschen wurde weiter bearbeitet, und zwar in einigen Versuchen, Patienten mit Ersterkrankungen im höheren Alter mit solchen zu vergleichen, die einen früheren Beginn zeigten. In den 50er Jahren verglichen ROTH und Mitarbeiter (ROTH u. KAY 1956) zwei Gruppen hospitalisierter Patienten mit affektiven Störungen. Die Gruppe Ersterkrankung vor dem 60. Lebensjahr zeigte eine Häufung neurotischer Symptome und einen signifikant höheren Anteil von Verwandten mit Neurosen im Vergleich zur Gruppe mit späterem Krankheitsbeginn. Dabei war die Häufigkeit spezifischer psychotischer Krankheiten bei den Verwandten ersten Grades in beiden Gruppen ähnlich. Die Autoren meinten, daß die Gruppe mit späterem Krankheitsbeginn weniger vulnerabel und besser integriert sei und daß die Erstmanifestation affektiver Erkrankungen im höheren Alter zum Teil auf einer Resistenz dieser Gruppe gegenüber den üblichen Lebensbelastungen beruhe. Des weiteren vertraten sie die Auffassung, daß Körperkrankheiten als wesentlicher exogener Stressor und als entscheidender Auslösefaktor bei älteren Menschen wirkt.

KAY u. BERGMANN (1966) betonten später, daß ältere Patienten mit affektiven Erkrankungen zwei Gruppen bilden. Die eine Gruppe besteht aus gehemmten, depressiv in sich versunkenen Patienten mit hypochondrischen und nihilistischen Wahnbildungen. Diese Gruppe, welche gewöhnlich mit Elektrokrampftherapie behandelt wird, entspricht den ausgesprochenen „endogenen" Erkrankungen des früheren Lebensalters. In dieser Gruppe waren schwere körperliche Krankheiten selten. Die zweite Gruppe mit „Spätbeginn" betraf vorwiegend Männer und ängstliche, „Aufmerksamkeit suchende" Menschen mit vielen körperlichen Beschwerden. Mehr als die Hälfte dieser Gruppe hatten ernste körperliche Krankheiten; häufig ergab sich eine Vorgeschichte mit neurotischen Persönlichkeitszügen. Die Validität der Trennung dieser beiden Gruppen ist indessen noch nicht empirisch überprüft worden und wird auch durch andere Untersuchungen nicht ganz bestätigt.

Heute herrscht die Auffassung vor, daß Depressionen unabhängig vom Alter Depressionen bleiben und daß nicht klar zu unterscheiden ist zwischen solchen Störungen, welche spät im Leben beginnen, und anderen, die im früheren Alter einsetzen. Die gegenwärtige biologische Forschung und die neueren bildgebenden Techniken, welche ein näheres Studium der Hirnfunktion ermöglichen, könnten vielleicht dazu beitragen, eine kleine Untergruppe von Depressionen im höheren Alter ätiologisch abzutrennen.

Klinisch-praktisch gesehen lassen sich die Depressionen vieler älterer Menschen nicht ohne weiteres den traditionellen Kategorien „endogener" oder „neurotischer" Störungen zuordnen. „Endogene" Depression meint ein charakteristisches Syndrom mit frühem Erwachen, Tagesschwankungen der Stimmung, Gewichtsverlust, psychomotorischer Hemmung, Konzentrationsschwund und durchgehender schwerer Verstimmtheit. Häufig verbindet sich die Störung mit Verschuldungsgedanken, hypochondrischen und nihilistischen Wahnbildungen und wird daher bisweilen als psychotische Depression bezeichnet. Faktorenanalytische Untersuchungen haben wiederholt gezeigt, daß diese Symptomgruppierung eng verknüpft ist (Kiloh u. Garside 1963; Kendell 1976). Darüberhinaus erfährt dieses Konzept eine starke Unterstützung durch klinische und biochemische Befunde. Dies Syndrom gestattet z. B. die Voraussage eines guten Ansprechens auf antidepressiv wirkende Psychopharmaka. Der Terminus „endogen" ist ein unglücklicher, da Untersuchungen an jüngeren und älteren Patienten gezeigt haben, daß den sog. „endogenen" Depressionen ebenso häufig belastende Lebensereignisse vorangingen wie den „neurotischen" oder „reaktiven" Depressionen (Brown u. Harris 1978; Murphy 1982).

Das „endogene" Symptom-Muster korreliert eng mit dem Alter; es ist geläufiger in älteren Altersgruppen. Post (1972) unterschied drei Gruppen älterer Patienten auf der Grundlage ihres psychischen Befundes. Die erste Gruppe wurde durch eine schwere affektive Wandlung vom depressiven Typ, durch Wahnbildungen und vermindertes Selbstwertgefühl charakterisiert. Die zweite Gruppe ähnelte der ersten, zeigte indessen nur leichte oder keine Verstimmtheit. Beide Gruppen wurden deskriptiv als „psychotische" bezeichnet. Die dritte „neurotische" Gruppe wurde durch leichtere Verstimmtheit, Angst, Hypochondrie und die Tendenz charakterisiert, Belastungen anderen Menschen zuzuschreiben, was dann auch als „hysterische" Züge gekennzeichnet worden ist. Diese drei Gruppen unterschieden sich andererseits nicht signifikant hinsichtlich prädisponierender Faktoren und künftigem Krankheitsverlauf, so daß Post folgerte, es gebe bei Älteren keinen Beleg für unterscheidbare Syndrome.

Andere Klassifikationen der Depression waren für ältere Patienten weniger brauchbar. Die Klassifizierung nach dem Unterschied unipolar/bipolar z. B. kann erst nach einigen Krankheitsphasen gemacht werden und auch dies nicht mit Sicherheit, da etwa sechs depressive Phasen in den 30ern, 40ern und 60ern, dann in den 70ern von einer isolierten manischen Phase gefolgt werden können. Genetische und Familien-Untersuchungen zeigten übereinstimmend einen Anstieg der familiären Prävalenz bei Familien mit bipolaren manisch-depressiven Krankheiten (Perris 1968; Winokur 1969). Bipolare Erkrankungen beginnen gewöhnlich früher im Leben; charakteristisch bei bipolaren Patienten sind häufigere Phasen und eine stärkere soziale Beeinträchtigung sowie eine höhere Suizidrate. Man sollte sich indessen erinnern, daß sowohl die rezidivierenden unipolaren Depressionen als auch bipolare manisch-depressive Kranke ihre psychiatrische Last in das Alter hinübernehmen. Die Krankheitsphasen werden mit zunehmendem Alter häufiger und länger, und es kann dahin kommen, daß erst mit der Phasen-Häufung im Alter der Patient und seine Familie davon überzeugt werden können, eine präventive Medikation zu akzeptieren. Die Bedeutung der Unterscheidung unipolar/bipolar beruht bei älteren Patienten nicht zuletzt auf der Notwendigkeit einer guten fremd- und eigenanamnestischen Erhebung, um sicherzustellen, daß zurückliegende manische oder depressive Phasen auch erinnert werden.

Die Klassifikation affektiver Erkrankungen bei älteren Menschen ist unbefriedigend und verwirrend; sie wird das wahrscheinlich bleiben, bis biochemische oder genetische ätiologische Faktoren ein Klassifikationssystem ermöglichen, das mit einigem Vertrauen darauf benutzt werden kann, den Verlauf, das Ansprechen auf Behandlung und die Prognose im individuellen Fall wiederzuspiegeln.

D. Charakteristika der Depression bei Älteren

Das klinische Bild der ausgeprägten depressiven Erkrankungen entspricht im wesentlichen demjenigen bei jüngeren Menschen. Die Verstimmtheit zeigt indessen Züge, die den Diagnostiker in die Irre führen können. Die depressive Verstimmtheit steht häufig nicht im Vordergrund und wird überschattet durch körperliche Beschwerden, Wahngedanken, bizarre Verhaltensstörungen oder ein der Demenz ähnelndes Bild.

Stärkere depressive Störungen bei älteren Menschen verlaufen häufig floride, mit bedeutendem Gewichtsverlust, charakteristischen Schlafstörungen und Erwachen am frühen Morgen. Psychomotorische Agitation und Hemmung sind gewöhnlich zu sehen als ruheloses Umherlaufen, Händeringen, anklammerndes Betteln um Hilfe, das dann bei der Umgebung Gefühle der Irritation weckt. Zugleich fühlen sich die Leidenden oft verlangsamt, zu einem Denken in der gewohnten Geschwindigkeit außer Stande, und sie beantworten Fragen in verzögerter, einsilbiger und zerstreuter Weise. Gewöhnlich bestehen kognitive Veränderungen mit Dekonzentriertheit und einem schusseligen Denken, das dann den Anschein einer Verwirrtheit erweckt. Dies geht dann oft einher mit einem Mangel an Elan, der den Leidenden daran hindert, die einfachsten Aufgaben zu erledigen, was dann wiederum vom Patienten und bisweilen von Angehörigen als „Faulheit" oder belastender noch, als Beleg für Senilität und Abbau genommen wird. Schuld-, Verarmungs- und nihilistische Wahnbildungen mit der Überzeugung, schwer erkrankt, etwa geschlechtskrank, zu sein, Ängste vor Bestrafung und dem anstehenden Tod werden häufig begleitet durch körperliche Klagen darüber, daß kein Schlucken mehr möglich und die Blase blockiert sei und daß das Innere verfaule oder erkrankt sei.

Das klassische Bild einer agitierten depressiven Psychose, wie es hier beschrieben wird, charakterisiert einen schweren Krankheitszustand, wie er bei einem Querschnitt älterer Menschen beobachtet werden kann, die um die letzte Jahrhundertwende geboren sind. Die besten Beschreibungen dieses Typs affektiver Psychosen finden sich in der psychiatrischen Literatur 1936 von Aubrey LEWIS, als er seine jungen Patienten in den 20er, 30er und 40er Jahren ihres Lebens zeichnete. Wir sehen nun dieselbe Patienten-Kohorte im höheren Alter (LEWIS 1934). Die Psychopathologie künftiger Generationen älterer Menschen mag vielleicht unterschiedlich aussehen.

E. Depressiver Stupor

Die Hemmung kann so ausgeprägt sein, daß der Patient stuporös, unbeweglich und stumm erscheint (akinetischer Mutismus). Den Schlüssel zur Diagnose liefert die Ablehnung von Nahrung und Trinken, der wache, bisweilen erschreckte Blick und das Fehlen neurologischer Zeichen. Die Mortalitätsrate depressiver Stuporen im höheren Alter liegt wegen der rapiden Dehydration und des Pneumonierisikos sehr hoch. Rehydration und Elektrokrampftherapie können hier nicht nur lebensrettend sondern auch heilend wirken.

F. Leichtere Formen depressiver Erkrankung

Nicht alle Depressionen verlaufen indessen so schwer; mildere Formen der depressiven Erkrankungen vom „major"-Typ, welche mit sthenischer Gereiztheit, ängstlicher Anklammerung und entnervendem Pessimismus einhergehen, sind oft schwierig zu erfassen. Solche älteren Menschen laufen Gefahr, verkannt zu werden als solche mit „Persönlichkeitsproblemen" oder solche, die einfach im Alter mürrisch werden. Solche Fehler lassen sich leicht vermeiden, wenn eine gute Vorgeschichte erhoben wird. Gewöhnlich kann dann klar herausgearbeitet werden, daß die Persönlichkeit zu einer gewissen Zeit ihr normales, annehmbares Verhalten verlor. Es gibt einige Hinweise darauf, daß depressive ältere Menschen in den USA weniger häufig Verschuldungsgedanken zeigen als jüngere Menschen (Small et al. 1986); dies muß indessen für Europa noch geklärt werden.

Eine Depression kann sich auch als akute phobische Angst darstellen, gewöhnlich als intensive Furcht vor dem Alleinsein, als Klage über verzweifelte Einsamkeit und Furcht. So kann jemand, der sich über Jahre hin darauf eingestellt hatte, verwitwet zu sein und allein zu leben, plötzlich dahin gelangen, die Nähe zu Verwandten oder Freunden zu suchen und auf konstanten Beistand oder Gesellschaft angewiesen zu sein. Depressionen von Minor-Typ sind viel häufiger als floride Depressionen vom Major-Typ, nach einigen Übersichten bis zu fünf Mal (Gurland et al. 1983; Blazer u. Willams 1980). Wird die depressive Stimmung nicht durch Körpersymptome begleitet, ist sie bisweilen als „Dysphorie" bezeichnet worden, um solche Verfassungen von „realen" depressiven Störungen zu unterscheiden. Es gibt keine klare Grenze zwischen normaler Freudlosigkeit als Reaktion auf Lebensumstände und milder Depression als Krankheitszustand, wiewohl Versuche unternommen worden sind, beides zu trennen (Gillis u. Zabow 1982). Es ist wahrscheinlich richtig, Depressionen als ein gleitendes Krankheitsspektrum mit einer Hierarchie von Symptomen anzusehen, wobei dann die Erfassung der Krankheit klarer wird, wenn die Symptome und der Schweregrad der Störung zunehmen (Gurland et al. 1983; Wing et al. 1974).

G. Die Unterscheidung von Depression und Demenz, „Pseudodemenz"

Die Mehrzahl depressiver älterer Patienten zeigt keine Beeinträchtigung der Intelligenz oder einen kognitiven Abbau; beide erscheinen als unmittelbare Folgen der melancholischen Konzentrationserschwerungen. Depressive ältere Patienten klagen häufig über Gedächtniserschwerungen und Befürchtungen eines Intelligenzabbaus; psychometrische Untersuchungen und Leistungstests der unmittelbaren und mittelbaren Reproduktionsfähigkeit zeigen indessen keine signifikanten Unterschiede zu gesunden älteren Menschen (POPKIN et al. 1982). Die Klagen deprimierter älterer Patienten über Gedächtnisprobleme sind so häufig, daß 15% der älteren Leute, welche zu einer Gedächtnisambulanz zur Untersuchung auf beginnende Demenz überwiesen wurden, die Diagnose einer Depression aufwiesen (PHILPOT u. LEVY 1987).

Es gibt jedoch eine kleine aber wesentliche Minderheit älterer depressiver Patienten mit dem Bild eines verwirrten Rückzugs, das von einer Demenz schwierig zu unterscheiden ist. Die psychologische Untersuchung zeigt eine Reihe von Fällen mit erniedrigter Leistung, die nicht leicht zu deuten sind. Die axiale Computertomographie (CAT scan) ergibt vielleicht den Befund einer leichten kortikalen Atrophie, der wenig weiterhilft. Das Syndrom der „Pseudodemenz" wird zu häufig diagnostiziert und verfestigt sich in den Überweisungen, zumal der Nicht-Spezialisten, die sich nicht hinreichend bemüht haben, den Patienten auf depressive Symptome hin, die für den Geschulten offenkundig sind, intensiv zu explorieren. Die seltenen Fälle, welche mögliche diagnostische Schwierigkeiten ergeben, sind durch eine Reihe von Autoren untersucht worden (WELLS 1979; RABINS et al. 1984; THIELMAN u. BLAZER 1986). Eine Vorgeschichte mit depressiven Erkrankungen, plötzlicher Beginn, Variabilität der psychometrischen Leistungen, all das verweist auf die Diagnose einer Depression. Man meinte, daß temporäre Beeinträchtigungen der kognitiven Funktionen auf einer unspezifischen zerebral-organischen Störung altersgebundener Art beruhen, welche vielleicht die physiologischen Arousal-Mechanismen beeinträchtigt, und daß eine solche Schädigung den Patienten zu Depression und Depressionsrezidiven im höheren Alter disponiere. Es konnte jedoch gezeigt werden, daß Beeinträchtigungen des Gedächtnisses und des Lernens bei älteren Patienten mit Depressionen qualitativ andersartig sind als die Ausfälle bei Demenzen im höheren Alter (WHITEHEAD 1974; MILLER u. LEWIS 1977).

Der gewöhnlichste Grund für ein derartig unübersichtliches Mischbild ist gleichzeitige Existenz von Depression und Demenz. Es wurde gesagt, daß dies bei Multi-Infarkt-Demenzen häufiger vorkomme (ROTH 1983), wiewohl diese Auffassung nicht gestützt wird durch den Nachweis eines häufigeren Auftretens von Verstimmungen bei Multi-Infarkt-Demenzen im Vergleich zum Alzheimer-Typus der Demenz (LISTON u. LA RUE 1983).

H. Hypochondrie und Schmerz

Hypochondrie ist beinahe bei zwei Dritteln der älteren depressiven Patienten anzutreffen (DE ALARCON 1964); somatische Beschwerden werden hier im allgemeinen häufiger gefunden als bei jüngeren Patienten (GURLAND 1976; ZEMORE u. EAMES 1979). Das Vorwiegen somatischer Beschwerden, welche sich häufig noch mit realen Körperkrankheiten mischen, kann den Diagnostiker in die Irre führen, wenn keine offenkundige Verstimmung vorliegt. Persistierende Schmerzen mit der Qualität bekümmerter Unerträglichkeit, welche nicht genauer anatomisch zu lokalisieren sind, bilden ein gewohntes Symptom einer Depression mit schlechter Behandlungsprognose, wenn der Zustand viele Monate oder Jahre besteht. Gesichtsschmerzen bilden eine Variante mit einer vielleicht besseren Diagnose, wenn entschieden behandelt wird (FEINMANN et al. 1984).

I. Depressionen unter dem Bild von Verhaltensstörungen

Verhaltensprobleme unterschiedlichster Art gehören häufig zur Depressionssymptomatik älterer Patienten, die in ihrer Alltagsversorgung stark von anderen abhängen. Das geschieht z. B. bei Heimpflege, auf Langzeitstationen oder dort, wo die ältere Person mit jüngeren Familienmitgliedern zusammenlebt, zu welchen seit je schwierige Beziehungen bestehen. Oft treten depressive Verhaltensprobleme im Zusammenhang mit einem leichtgradigen Intelligenzabbau auf, wobei sich dann die Gefahr ergibt, daß der Patient als weitgehend dement angesehen wird. Nahrungsverweigerung, willentliches Hungern, unbegründete Urin- und Stuhlinkontinenz und fäkales Beschmieren der Wände und Möbel erinnern an ein junges Kind mit Verhaltensproblemen. Fortwährendes intermittierendes Blutigkratzen, zumal nachts, das dann noch vom älteren Patienten verleugnet wird, drückt gewöhnlich ängstliche Panik und Hilfsverlangen aus. Bei allen Patienten von Altenheimen sollte an eine depressive Störung gedacht werden, wenn sie wiederholt und augenscheinlich willentlich „fallen“, sich theatralisch auf den Boden werfen, wenn sie sich mit allen übrigen Bewohnern überwerfen, das Personal zu schlagen oder kratzen beginnen und dadurch zu einem „Pflegeproblem“ werden.

Depression kann bei älteren Menschen auf diese Weise zu einer chamäleonartigen Störung werden, leicht zu übersehen, wenn die Stimmung selbst nicht offenkundig in Richtung Trauer oder Kummer verändert ist. Den Schlüssel zur Diagnose liefert die Vorgeschichte mit einer Veränderung der psychischen Verfassung, welche innerhalb einiger Tage oder Wochen oder ein bis zwei Monaten, aber nicht innerhalb von Jahren auftrat. Bestehen diagnostische Zweifel und ist der Zustand hinreichend schwer, um zu einer pharmakologischen Intervention zu berechtigen, so ist ein vernünftiger Versuch mit antidepressiven Medikamenten angezeigt und führt häufig zu einer bemerkenswerten Rückbildung der bizarren Symptome.

J. Epidemiologie der Depression im höheren Alter

Die Epidemiologie psychiatrischer Störungen bei älteren Menschen, welche zu Hause oder in Heimen leben, ist während der vergangenen 15 Jahre aufmerksam untersucht worden. Es ergibt sich ein zusammenhängendes, vielleicht optimistischeres Bild der Verteilung von Depressionen in der älteren Bevölkerung. Der Kliniker neigt dazu, nicht nur die Menschen am äußersten Ende des Spektrums depressiver Störungen als Patienten anzusehen sondern auch diejenigen, die sich auf dem Höhepunkt ihrer Krankheit befinden. Für den Spezialisten ist es schwierig, einen breiten Durchblick auf den zeitlichen Verlauf der Krankheit zu erlangen; selbst der Hausarzt, der eine bessere Gelegenheit hat, das Kommen und Gehen der Störung über einige Jahre hin zu beobachten, hat mit dem Patienten in der Regel nur während seiner periodischen „Tiefs" Kontakt. Die Populationen älterer Menschen bedürfen systematischer Untersuchungen, um zu einem klaren Bild der Prävalenz und des natürlichen Verlaufs von Erkrankungen unterschiedlichen Schweregrades zu gelangen.

Das Konzept eines subklinischen Eisbergs unerkannter Depressionen bei älteren Menschen in der Gemeinschaft wird durch eine Reihe von Untersuchungen bestätigt, welche ergaben, daß Allgemeinpraktiker mehr als 3/4 der Depressionsfälle bei älteren Patienten übersehen (WILLIAMSON et al. 1964; GRUER 1975). Indessen zeigten neuere Untersuchungen an älteren Menschen in den USA und in Großbritannien, welche deren Hausärzte einbezogen, daß Depressionen i. allg. durch den Hausarzt erkannt werden, daß aber häufig nichts unternommen wird, um differenzierter zu untersuchen und die Depression mit sozialen oder pharmakologischen Mitteln entweder zu behandeln oder zu modifizieren (MACDONALD 1986; BARSA et al. 1986). Man hat also mit der Möglichkeit zu rechnen, daß viele Depressionen bei Älteren erkannt werden, daß aber den Leidenden keine spezifische Hilfe zuteil wird.

Das größte Problem, das die psychiatrischen Epidemiologen beschäftigt, besteht in der Definition des Depressions-„Falles". Da Depressivität eine ganz angemessene Antwort auf unglückliche Lebensumstände darstellt und ältere Patienten eine große Last an Verlusten, sozialen Schwierigkeiten und Gesundheitsproblemen haben, welche wahrscheinlich zu Traurigkeit und Unglücklichsein führen, ergeben Untersuchungen, die sich allein an der depressiven Verstimmtheit orientieren, natürlich eine höhere Prävalenz der Störung unter älteren als unter jüngeren Menschen. Dies war in der Tat das Ergebnis der Untersuchungen, welche Niedrigschwellenkriterien benutzten, also Selbsteinstufungsskalen oder standardisierte Fragebogen (ZUNG 1967; SROLE u. FISCHER 1980). Solche Untersuchungen sind klinisch bedeutungslos, da die Mehrzahl dysphorischer älterer Leute nicht als medizinisch und/oder sozial hilfsbedürftig angesehen werden kann. Es sollte indessen die Gesellschaft als Ganze angehen, daß ältere Menschen oft unzufrieden und unglücklich sind.

Klinische Epidemiologen, denen es darum ging, Fälle so zu bestimmen, daß sie nach ihrer Schwere denjenigen gleichen, die in der klinischen Praxis vorkommen, benutzten andersartige Intrumentarien zur Definition eines psychiatrischen Falls. Damit ergeben sich Probleme der Vergleichbarkeit der Resultate unterschiedlicher Untersuchungen. Auf der einen Seite bestimmt die Technik quantitativer Symptomschwellen den Fall auf der Basis eines vordefinierten, zufälligen Niveaus. Die meisten gemeindeorientierten Erhebungen an Populationen Älterer verwendeten globale Rating Scales psychiatrischer Behinderung (z. B. OARS Community Survey, BLAZER 1978; US/UK Community Survey, GURLAND et al.

1983). Ein andersartiger Ansatz definiert klare operationale Kriterien für eine spezifische Falldiagnose. Bei dieser Methode werden Zeichen und Symptome durch Interwiever erarbeitet, welche speziell geschult sind, Antworten und Fragen eines strukturierten Interviews verläßlich einzuordnen. Die Ergebnisse werden dann dazu benutzt, um Diagnosen für spezifische Klassifikationssysteme zu entwickeln. So wurde z. B. die Diagnostic Interview Schedule (DIS), welche von Robins et al. (1981) ausgearbeitet wurde, in einer Reihe von Untersuchungen der Vereinigten Staaten verwendet, die durch das National Institut of Mental Health im Epidemiological Catchment Area (ECA)-Programm unterstützt worden sind. Aus ihnen gingen Diagnosen hervor, wie sie in den DSM III-Kriterien verwendet wurden (American Psychiatric Association 1980). Diese Methode ist durchaus anziehend; viele Kliniker stellen indessen den Nutzen der daraus entwickelten Diagnosen in Frage, was deren Verläßlichkeit für ältere Menschen angeht, da diese Diagnosen ursprünglich aus der Symptomatik jüngerer Erwachsener gezogen worden sind. Ältere Menschen, die in der klinischen Praxis auftauchen, lassen sich nicht immer in die bestehenden Klassifikations-Schemata einpassen, wie oben bereits bemerkt wurde. Beide Ansätze haben den Vorteil, daß Untersuchungen, welche diese Methoden verwenden, miteinander verglichen werden können. Stadt/Land-Vergleiche und internationale Vergleiche können auf diese Weise gemacht werden und ermöglichen erstmals die Überprüfung ätiologischer Risikotheorien bei unterschiedlichen Populationen. Was ließ sich bisher aus Untersuchungen lernen, welche diese standardisierten Methoden benutzten? Der überraschendste Befund aller Untersuchungen kontrastiert mit den stereotypen Sichtweisen auf das höhere Alter. Es zeigt sich nämlich, daß die Prävalenzraten älterer Menschen für die meisten nicht-organischen seelischen Krankheiten denjenigen aus vorangehenden Stadien des Lebenszyklus gleichen oder sogar etwas niedriger liegen (Myers et al. 1984; Gurland 1976). Neuere Untersuchungen aus Nottingham zeigen eine stetige Prävalenz bedeutender Depressionen von ca. 10% aller Altersgruppen unter zu Hause lebenden älteren Menschen (Morgan et al. 1987).

Epidemiologische Erhebungen an älteren Menschen werden durch die Tatsache erschwert, daß psychiatrische Morbidität zugleich ein wesentlicher Grund für den Übergang in dauernde Heimpflege ist; es ist also wesentlich, in solche Untersuchungen eine angemessene Stichprobe von Menschen einzubeziehen, welche in Pflege- und Altenheimen institutionalisiert sind. Das läßt sich nicht immer durchführen wegen der geographischen Morbidität zur Zeit der Heimunterbringung. Einige Erhebungen haben die Heimpflege-Fälle einbezogen, andere schlossen sie aus. Die Ergebnisse sollten entsprechend interpretiert werden.

Tabelle 1 zeigt die Prävalenzraten depressiver Störungen in einigen neueren Gemeindeerhebungen. Die Geschlechtsdifferenz der Prävalenz zwischen Männern und Frauen bleibt während des Lebenslaufes konstant, wobei die Raten der Frauen annähernd 50% über denjenigen der Männer liegen. Der Prävalenzgipfel für Frauen fällt allerdings in das mittlere Alter, wohingegen die Raten für Männer sich mit ansteigendem Lebensalter erhöhen.

Depressionen in Institutionen. Nur ein kleiner Teil älterer Menschen wohnt dauernd in Hospitälern und Heimen. Der Anteil älterer Menschen mit institutioneller

Versorgung variiert von 6% in Großbritannien bis 12% in den Niederlanden. Die Raten der meisten übrigen westlichen Länder liegen zwischen diesen beiden Werten. Demenz ist das größte psychiatrische Problem bei älteren Menschen in Heimpflege und in den meisten Fällen der entscheidende Aufnahmegrund. Man wird indessen zunehmend darauf aufmerksam, daß geistig intakte Bewohner und solche mit milden Demenzen eine merkliche Häufung von Depressionen im Vergleich zu den zu Hause und in der Gemeinschaft Lebenden aufweisen. Eine Erhebung an Altenheim-Bewohnern in einem Londoner Bezirk fand bei 38% durchgehende Depressionen, während diese nur in 13% der Fälle bei älteren Menschen derselben Stadt gefunden wurden, die in der Gemeinde lebten (MANN et al. 1984a). Die Rate in den Londoner Heimen lag signifikant höher als in ähnlichen Einrichtungen von New York und Mannheim, war jedoch auch in diesen Städten höher als erwartet worden war (MANN et al. 1984b). Möglicherweise spielt die ungünstige Lebensqualität mancher Wohnheime für diese hohe Prävalenz eine Rolle; es ist aber auch möglich, daß chronisch depressive ältere Menschen vorzugsweise in Heimpflege hineinselektiert werden, da sie von anderen abhängig und außerstande sind, zu Hause angemessen zurechtzukommen. Diese Hypothese wird gegenwärtig in Wohnheimen in Mannheim und London überprüft.

Tabelle 1. Raten depressiver Störungen bei Gemeindeerhebungen

Autor	Population	Diagnostische Methode	Ergebnisse
BOLLERUP (1975)	70jährige Cohortenstudie, Kopenhagen	Psychiatrisches Interview	1,1% schwere Depressionen mit psychiatr. Behandlungsbedürftigkeit
WEISSMAN u. MYERS (1978)	New Haven, Connecticut (66+ Jahre)	SADS-L strukturiertes Interview zur Entwicklung der Research Diagnostic Criteria	5,4% „major depression", 2,7% „minor depression"
BLAZER u. WILLIAMS (1980)	Südöstl. US-Bezirk (65+ Jahre)	OARS Depressions-Skala	14,7% „signifikant dysphoria"
GURLAND et al. (1983)	Gemeinde-Stichprobe, London u. New York (65+ Jahre)	Strukturiertes Interview CARE	Durchgreifende Depression, 13% New York, 12,4% London
MYERS et al. (1984)	ECA-Programm (65+ Jahre), Gemeinde u. Institutionen, 6 Monats-Prävalenz, New Haven, Baltimore, St. Louis, North Carolina	DIS Interview, DSM III-Kriterien	„Major depression" 1,9–3,5%, „Dysthemia" 2,1–3,8%
MORGAN et al. (1987)	Stichprobe zu Hause Lebender, Nottingham 65+	SAD-Skala cut-off 6, Depressions-Subskala −4: Validierung durch klinisches Interview	„Depression" 65–74 10%, 75–79 8,9%, 80+ 10,2%

Da Körperkrankheit ein häufiger prädisponierender Anlaß für Depression ist, könnten Hospitalerhebungen an älteren Menschen höhere Prävalenzraten erwarten lassen. Eine neuere Untersuchung in einem Londoner Lehrkrankenhaus, welche alle älteren Patienten der medizinischen und chirurgischen Stationen einbezog und dieselbe Care-Schedule verwendete, die in Altenheim-Untersuchungen benutzt worden war, zeigte indessen die erstaunlich niedrige Rate von 15% (PITT, persönliche Mitteilung); darin mag sich indessen die selektive Aufnahme gesunder älterer Menschen in chirurgische Betten eines Lehrkrankenhauses für ausgewählte chirurgische Eingriffe widerspiegeln.

Das Gesamtbild der Population Älterer zeigt dieselbe Häufigkeit mäßig schwerer depressiver Störungen bei allen Altersguppen. Die Erstaufnahmeraten in psychiatrischen Krankenhäusern wegen schwererer Depression unterscheiden ebenfalls nicht markant hinsichtlich der älteren Altersgruppen (MURPHY u. GRUNDY 1984). Jedoch sind Wiederaufnahmen bei älteren Menschen häufiger. Darüber hinaus gibt es ein großes Maß an allgemeiner Freudlosigkeit und Niedergeschlagenheit bei älteren Menschen in westlichen Ländern, das zwar kein klinisches Ausmaß erreicht, gleichwohl aber die Aufmerksamkeit auf die wenig idealen Lebensumstände vieler älterer Menschen lenken sollte.

K. Biologische ursächliche Faktoren

Seit langem wurde postuliert, daß zerebrales Altern eine Rolle in der Ätiologie der Depressionen spielen könne, welche sich erstmals im höheren Alter manifestieren. Wir gehen in diesem Abschnitt auf die Belege aus Untersuchungen biologischer Hirnveränderungen bei normalen Älteren und älteren Menschen mit Depression ein und betrachten die Folgen dieser Veränderungen für die klinische Praxis.

Neurotransmitter-Veränderungen. Es ist gegenwärtig nicht möglich, neurochemische Hirnveränderungen bei lebenden depressiven älteren Menschen zu untersuchen. Bis heute stehen allein indirekte Meßverfahren der zerebralen Neurotransmitter-Aktivitäten zur Verfügung: z. B. Untersuchungen der Metaboliten im Liquor, Urin und Blut. Das führt zu beträchtlichen Schwierigkeiten der Interpretation der Ergebnisse. Eine andersartige Methode ist die vergleichende postmortale Hirnuntersuchung von Patienten, die im Krankheitsverlauf starben mit den Gehirnen alters-korrigierter Kontrollen.

Die Untersuchungen bezogen sich im wesentlichen auf Noradrenalin und Serotonin als Transmitter, deren Rolle bei Depressionen bekannt ist. ROBINSON et al. (1972) zeigten, daß gesunde Menschen einen altersbezogenen Konzentrationsabfall beider Neurotransmitter im Nachhirn aufweisen, während 5HIAA (5 hydroxyindole acetic acid) und MAO (monoamine oxidase) mit dem Alter ansteigt, wobei der Anstieg des MAO bei Frauen höher ist. Die Annahme ist verführerisch, daß diese Veränderungen älterer Menschen zu Depressionen oder vielleicht zu einer Verringerung der therapeutischen Wirkungen von Antidepressiva und Chronizität prädisponieren könnten.

Postmortale Hirnuntersuchungen depressiver Patienten ergaben bislang keine konsistente Veränderungen des Hirn-Noradrenalins oder seiner Metaboliten. Es wurden indessen abgesenkte Werte von 5HT und 5HA in bestimmten Hirnkernen bei Suizidierten gefunden (LLOYD et al. 1974); viele Untersuchungen zeigten erniedrigte CSF-Werte des 5HIAA bei depressiven Patienten. Es ist angenommen worden (JANOWSKY et al. 1972), daß affektive Störungen aus einem Ungleichgewicht zwischen den noradrenergen und cholinergen Systemen resultieren, wobei die Depression dann auftritt, wenn das cholinerge System dominiert und das noradrenerge System abgeschwächt fungiert.

L. Neuroendokrine Veränderungen: Der Dexamethason-Suppressions-Test

Die Möglichkeit endokriner Veränderungen als biologische Marker für depressive Erkrankungen hat die Kliniker lange interessiert und eine ausgebreitete Literatur über den Dexamethason-Suppressions-Test (DST) entstehen lassen. Es gibt eine Verknüpfung zwischen Hyperkortisämie und Depression, wobei die Kortisol-Sekretion im 24-Std.-Zyklus bei einigen depressiven Patienten ansteigt (SACHAR 1975). Die Kortisol-Sekretion der Nebennieren wird durch ACTH kontrolliert und durch die Hypophyse unter der Kontrolle des Kortikotropin-releasing-Faktors (CRF) des Hypothalamus stimuliert. Im Rahmen der üblichen endokrinen Rückkoppelungssysteme werden ACTH und CRF durch hohe zirkulierende Kortisol-Konzentrationen gehemmt. Diese bilden sich bei remittierenden depressiven Patienten gewöhnlich zur Norm zurück, ein Hinweis auf ihre Verknüpfung mit der depressiven Phase.

Dexamethason ist ein synthetisches Steroid, welches beim Gesunden eine Kortisol-Suppression bis zu 24 Std. bewirkt. Im positiven oder abnormen Test bleibt diese Suppression des Kortisols im Serum aus. Einige Faktoren interferieren mit dem DST und ergeben positive Resultate. Schwere Körperkrankheiten, insbesondere Diabetes, schwere Infektionen, starker Gewichtsverlust, einige Drogen wie Benzodiazepin, Alkoholentzug und andere psychotrope Drogen zeigen eine derartige Wirkung. Für den Spezialisten, der mit älteren Menschen arbeitet, ist es vielleicht bedauerlich, daß 50% der Patienten mit Demenz ebenfalls einen positiven Test zeigen (RASKIND et al. 1982; COPPEN et al. 1983). CARROL (1982) hat den DST als spezifischen Laboratoriumstest für Melancholie proklamiert; andere sind indessen hinsichtlich seiner Spezifität oder seiner Nützlichkeit als diagnostisches oder prognostisches Mittel weniger optimistisch. CALLOWAY und seine Mitarbeiter (1984) fanden, daß DST-Nonsuppression mit Untertypen der Depression bei Patienten, die nach den üblichen Diagnosekriterien klassifiziert worden waren, nicht gut korrelierte (HOLDEN 1983; COPPEN et al. 1983). Es wurde gezeigt, daß DST-Nonsuppression häufiger bei „endogenen" Depressionen als bei anderen Depressionsformen zu beobachten ist. Die Dexamethason-Suppression wird durch das Alter beeinflußt, wobei ältere depressive Patienten eher abnorme Resultate zeigen als jüngere Menschen. Es kann indessen auch zu einer unvollständigen Absorption von Dexamethason im Test bei älteren Patienten kommen, was dann zu fälschlichen höheren Resultaten führt (ROSENBAUM et al. 1984). Der Dexamethason-Test wird bei älteren Menschen kaum benutzt. Gewiß bringt er keine Unterscheidung von Depression und Demenz. Er mag jedoch nützlich sein, um Behandlungsfortschritte aufzuzeichnen. Wiewohl die meisten DST-Positiven depressiven Patienten nach Behandlung einen normalen DST zeigen, ist das bei einigen nicht so. Von den „kontinuierlichen Nonsuppressors" wird angenommen, daß sie eine schlechtere Prognose hätten, selbst wenn sie klinisch heilen (GEORGOTAS et al. 1984).

Andere endokrine Abnormitäten sind berichtet worden. Der Thyreotropin-releasing-Hormon-Test (TRH-Test) wurde bisweilen bei älteren und einigen depressiven Patienten abnorm gefunden. Er ist jedoch nicht spezifisch für Depression. Releasing von Wachstumshormon, das bei Erwachsenen durch einige Pharmaka künstlich stimuliert werden kann, ist bei Depressiven vermindert. Indessen haben diese Abnormitäten heute keine klinische Bedeutung.

M. Neuroradiologische Veränderungen

Der Beginn der Computer-Tomographie brachte eine sichere und non-invasive Abbildungstechnik des Hirns. Bei 15% älterer Patienten ohne psychiatrische Störungen gibt es Hirnveränderungen: kortikale Atrophie und Ventrikelerweiterung bilden die am häufigsten berichteten Befunde (LAFFEY et al. 1984). Eine Längsschnittuntersuchung einer Population normaler Älterer fand bei 16% bei der Erstuntersuchung eine erhöhte Ventrikelgröße; weitere 10% zeigten erweiterte Ventrikel bei der Nachuntersuchung 2,5 Jahre später. Wie zu erwarten korrelierte die Ventrikelerweiterung mit niedrigeren Werten bei kognitiven Tests. Bei den 9% Probanden aus der Gesamtpopulation, welche während der Nachuntersuchung Depressionen entwickelten, lag die Anzahl derjenigen mit einer Ventrikelerweiterung unerwartet hoch (BIRD et al. 1986). Dieses Ergebnis kontrastiert indessen mit früheren Befunden von JACOBY u. LEVY (1980), welche keinen Unterschied im Anteil deprimierter älterer Patienten mit vergrößerten Ventrikeln im Vergleich zu einer gleichaltrigen Kontrollgruppe gefunden hatten. 9 von 41 depressiven älteren Patienten mit erweiterten Ventrikeln zeigten ein klinisches Bild, das denjenigen der anderen depressiven Patienten unähnlich war; sie waren im ganzen älter und zeigten stärkere Züge einer endogenen, gehemmten Depression. Bei der Nachuntersuchung 2 Jahre später waren 5 dieser 9 Patienten mit erweiterten Ventrikeln verstorben, während dies bei nur 4 der 31 depressiven Patienten mit normalen Ventrikeln der Fall war. Möglicherweise beeinflußt die Ventrikelerweiterung den Verlauf der Depression.

Dieselben Untersucher fanden, daß regionale Hirnverdichtungen bei depressiven älteren Patienten (nach CAT scan) in ihrer Häufigkeit zwischen normalen Probanden und solchen mit Demenz lagen (JACOBY et al. 1983). Die Bedeutung dieses Befundes ist bis jetzt unklar. Es ist möglicherweise mit zerebrovaskulären Störungen verknüpft. Überhaupt ist die Beziehung zwischen allgemeinen Gefäßerkrankungen und Depression unklar, wiewohl viele Autoren hier eine enge Beziehung vermutet haben. KAY (1962) fand bei Patienten psychiatrischer Krankenhäuser, die als „funktionelle Psychosen" diagnostiziert worden waren, eine höher als erwartet liegende Rate zerebrovaskulärer Erkrankungen auf den Urkunden als Todesursache angegeben. Es gibt darüber hinaus Belege für eine deutliche Häufung von Depressionen nach Schlaganfällen. Bis zu 60% der Patienten entwickeln nach Schlaganfällen eine Depression (ROBINSON et al. 1984). ROBINSON betont, daß Depressionen häufiger bei Patienten mit Läsionen der linken Frontalregion im Vergleich zu rechtsseitigen Läsionen vorkommen. Andere Untersuchungen an Patienten, die mit Schlaganfall hospitalisiert wurden, haben wiederum diese Befunde über die Seitigkeit der Läsion nicht bestätigt (EBRAHIM et al. 1987); sie unterstützten allerdings die sehr hohe Rate von Depressionen nach Schlaganfällen.

Eine weitere Bestätigung für die Verknüpfung zwischen zerebrovaskulären Erkrankungen und Depressionen liefern Untersuchungen der zerebralen Durchblutung. Die zerebrale Durchblutung fällt bei jungen körperlich gesunden Probanden während der Depression ab (MATHEW et al. 1980). Untersuchungen mit der Positronen-Emissions-Tomographie (PET) zeigten in einigen Bereichen auch einen Abfall des Glukosestoffwechsels (PHELPS et al. 1984). Unerforscht blieb bisher, ob diese Befunde mit Chronizität und höheren Rezidivraten bei depressiven älteren Patienten verknüpft sind.

N. Neurophysiologische Untersuchungen

Es gibt keine charakteristischen Abnormitäten des Wach-EEGs bei depressiven Patienten. Im Schlaf-EEG zeigen sich aber Veränderungen: verzögerter Schlafbeginn, frühmorgendliches Erwachen, verringerte REM-Latenz und ansteigende REM-Aktivität (KUPFER 1984). Zwischen abnormer Dexamethason-Suppression und verkürzter REM-Latenz zeigen sich enge Verbindungen (MENDLEWICZ 1984). Diese Befunde haben jedoch zur Zeit geringe klinische Bedeutung. Weitere Informationen kommen aus Untersuchungen über evozierte Potentiale, d. h. diejenigen Wellenformen, welche durch auditive, visuelle und somatosensorische Reize im Hirnstamm oder sensorischen Kortex hervorgerufen werden. Es gibt einen altersbezogenen Anstieg der Latenz unterschiedlicher Potentiale, welcher bei dementen Patienten erneut markant ansteigt (WRIGHT et al. 1984). Sowohl visuell als auditiv evozierte Potentiale treten bei älteren depressiven Patienten verzögert auf (LITZELMAN et al. 1980; HENDRICKSON et al. 1979). Diese Veränderungen bilden sich nach der klinischen Heilung nicht zurück, Hinweis auf einen überdauernden zerebral-organischen Schaden.

O. Abnorme Zirkadian-Rhythmen

Der Schlaf-Wach-Zyklus wird bei depressiven Kranken gestört. Untersuchungen der 24-Std.-Sekretion der Neurotransmitter-Metaboliten wie Kortisol, Wachstumshormon und MHPG (3 methoxy-4 hydroxy-phenol ethylene glycol) zeigen charakteristische Änderungen gegenüber dem normalen Zirkadian-Rhythmus.

Kürzlich erweckte die Melatonin-Sekretion der glandula pinealis Interesse; dies geschieht normalerweise in der Nacht, es ist indessen bekannt, daß sie mit dem Alter abfällt und bei Patienten mit gesteigerter Kortisol-Sekretion, etwa bei schweren Depressionen, gehemmt wird. Eine spezifische Abnormität des β-adrenergen Systems könnte zum Absinken der Melatonin-Produktion und den übrigen biologischen Abnormitäten führen, welche bei Depressiven gefunden werden (Burch u. Goldschmidt 1983). Die Bedeutung dieser Befunde hinsichtlich klinischer Depressionen ist wiederum unbekannt.

P. Immun-Status

Die Rolle der Lymphozyten und des Immunsystems im ganzen wurde beachtet, seit Immunfunktionen in vitro untersucht werden konnten. Bei depressiven Patienten sind die Immunreaktionen im Vergleich zu normalen Kontrollen verringert (Schleifer et al. 1985). Es gibt auch eine allgemeine Herabsetzung der Immunreaktionen im Alter. Hier liegt ein weiterer Beleg für Ähnlichkeiten zwischen Alterungsvorgängen und Depressionsprädisponierung, der zusätzlicher Forschungen bedarf.

Es gibt viele biologische Parameter, welche bei depressiven älteren Menschen abnorm angetroffen werden. Einige dieser Veränderungen werden durch das Altern als solches bewirkt, und es scheint, daß das Altern selbst Veränderungen hervorruft, welche die Auslösung von Depressionen im Alter bei einigen Betroffenen erklären können. Wir können indessen noch nicht die Risikopersonen erkennen, da die zerebral-biologischen Faktoren u. U. nur Folgeerscheinungen und nicht eine Ursache der Depression widerspiegeln.

Q. Körperkrankheit und Depression

Viele Autoren beschäftigten sich mit der engen Verbindung zwischen Körperkrankheiten und Depression im höheren Alter. Da beide im höheren Alter häufig auftreten, ist dies nicht überraschend. Um zu bestimmen, ob die Beziehung beider eine spezifische ist, bedarf es der Feststellung einer Wahrscheinlichkeit, daß die Verknüpfung zwischen körperlicher und psychiatrischer Krankheit im höheren Alter allein auf einem zufälligen Zusammenhang beruht. Zur Klärung dieses Problems brauchen wir Kenntnisse über die Häufigkeit jeder der beiden Gegebenheiten im höheren Alter.

Die Anhebung der Prävalenz von Körperkrankheiten und Behinderungen bei älteren Menschen ist gut belegt. Wiewohl festgestellt wurde, daß bei Erhebungen an zu Hause lebenden älteren Menschen 70% ihre körperliche Gesundheit als gut einschätzten, sind weniger als 20% derjenigen, die ihr 7. oder 8. Lebensjahrzehnt erreichen, krankheitsfrei, und mehr als 50% weisen zumindest eine ihre Aktivität einschränkende Störung auf (Jarvik u. Perl 1981). Indessen: die Belege für ein altersbezogenes Anwachsen der Depression sind eher eine Äquivokation, wie bereits oben in diesem Abschnitt gezeigt wurde. Identifiziert man depressive Symptome nach Checklisten und Selbstbeurteilungsskalen, so sind sie bei älteren häufiger als bei jüngeren Altersgruppen anzutreffen. Depression als Krankheit ist indessen wahrscheinlich in zunehmendem Alter nicht häufiger. Solange klare Beweise für einen altersbezogenen Prävalenzanstieg depressiver Erkrankungen fehlen, mindert dies die Wahrscheinlichkeit, daß die beobachteten Beziehungen zwischen den beiden Morbiditätstypen überzufällig häufig vorliegen. Es gibt indessen Belege für spezifischere Beziehungen auf drei Gebieten; besondere Krankheiten prädisponieren in hohem Maße zu Depression, Depressionen und Verlust steigern die Mortalität und schließlich die Beeinflussung des Ingangkommens und des Verlaufs der Depression durch Körperkrankheit.

R. Der Einfluß körperlicher Krankheit auf den Verlauf der Depression

Verlauf und Herausgeraten aus einer Depression scheinen durch körperliches Kranksein beeinflußt zu werden. Murphy (1983) stellte fest, daß körperliche Krankheit bei einer Nachuntersuchungszeit von einem Jahr bei solchen depressiven Patienten signifikant häufiger war, die im Vergleich zu günstig remittierenden Verläufen einen schlechteren Ausgang ihres psychiatrischen Krankseins aufwiesen. Shepard (1983) konnte ebenfalls zeigen, daß ein besserer körperlicher Status mit einer Verringerung psychologischer Morbidität korreliert. Diese Ergebnisse entsprechen der klinischen Erfahrung und überraschen nicht.

S. Psychosoziale Faktoren

Gesundheit, Kraft und Wohlgefühl der Älteren haben mehr mit den sozio-ökonomischen Bedingungen als mit der biologischen Unausweichlichkeit der Naturgesetze zu tun. Viele Probleme der Älteren hängen mit dem sozialen Wandel und politischen Intervention zusammen. Die Erkundung des Wie und Was sozialer Faktoren, welche für seelische Erkrankung bei Älteren, insbesondere bei Depressiven, verantwortlich sind, hat daher große Bedeutung, zumal in präventiver Hinsicht.

Es gab in den zurückliegenden 20 Jahren wenig psychiatrische Konzepte, die so enthusiastisch verfolgt worden sind wie der günstige Einfluß der sozialen Umgebung auf seelische Krankheit und insbesondere auf Depressionen. Für die Laien-Öffentlichkeit ist hier eine Kausalbeziehung, zumal wiederum für die Älteren, außer Frage. Sicher ist es wahr, daß ältere Menschen in den westlichen Gesellschaften eine sozial unterprivilegierte Gruppe bilden. Sie sind im allgemeinen ärmer, leben häufiger allein und wohnen am schlechtesten. Sie haben mehr körperliche Krankheiten und sind infolgedessen weniger mobil. Sie sehen und hören schlechter. Die Schrumpfung des Einkommens, Statusverlust und Fehlen einer sinnvollen Rolle bilden im Alter übliche Ereignisse. All dies steht außer Zweifel. Welche empirische Evidenz gibt es aber dafür, daß niedriger Sozialstatus, Armut, Isolierung oder Verlust-Ereignisse im Alter wirklich zu schweren depressiven Erkrankungen beitragen?

Soziale Modelle der Depression benutzen psychologische Konstrukte, um den Ursprung der depressiven Störung zu erklären. Diese Modelle postulieren, daß zwischenmenschliche und soziale äußere Ereignisse auf die Emotionen der Individuen zureichend stark einwirken, um zu Depressionen zu führen. Das Erleben der Depression kann dann auf die Erfahrung von Ereignissen zurückgeführt werden, welche oft emotionelle und kognitive Reaktionen auf Begebenheiten der zurückliegenden Vergangenheit, gewöhnlich der frühen Kindheit, widerspiegeln. Dies Modell schließt in keiner Weise die biologische Perspektive aus; ein integratives Verständnis der Ätiologie der Depression wird beide Dimensionen in sich aufnehmen müssen. An dieser Stelle sollen einige Belege der empirischen Forschung für die Bedeutung sozialer Faktoren in der Ätiologie der Depression und des höheren Alters diskutiert werden.

T. Sozialklasse

Die meisten Untersuchungen zeigten eine umgekehrte Beziehung zwischen Sozialklasse und der Prävalenz depressiver Erkrankungen aller Altersstufen. Sowohl depressive Psychosen als auch mildere neurotische Störungen sind im Rahmen des sozialen Spektrums häufiger. Hierfür gibt es verschiedenartige Erklärungen. Von wesentlicher Bedeutung für die Älteren ist wahrscheinlich die weite Variation des Status der körperlichen Gesundheit zwischen oberen und unteren Sozialschichten. Schlaganfälle, Erkrankungen der Koronararterien, Diabetes und andere große hindernde Störungen sind in den niedrigsten Sozialklassen häufiger. Die enge Beziehung zwischen Körperkrankheit und Depression wurde in diesem Kapitel wiederholt betont. Es gibt auch einen Unterschied hinsichtlich der sozialen Isolierung bei älteren Menschen unterschiedlicher Schichten. LOWENTHAL u. HAVEN (1968) fanden eine beträchtliche Schichtdifferenz in den Angaben älterer Menschen aus San Francisco über nahe Vertrauenspersonen; Angehörige der höheren sozioökonomischen Schichten benannten dreimal häufiger einen Ehepartner als Vertrauensperson. Bei Unterschicht-Angehörigen bestand eher die Wahrscheinlichkeit, über keine Vertrauensperson, welcher Art auch immer, zu verfügen. Wenn die Qualität dichter und unterstützender Beziehungen für die Depressionsvulnerabilität eine Rolle spielt, folgt daraus, daß wir bei Depressionen eine unterschiedliche Verteilung auf die Sozialschichten erwarten können.

U. Life events

Die jüngere Literatur wird von zwei unterschiedlichen Diskussionen über die Erforschung der Rolle jüngst zurückliegender Lebensereignisse beherrscht. Zunächst, gibt es irgendeine Kausalverbindung zwischen solchen Ereignissen und dem Beginn der depressiven Erkrankung? Zweitens, wenn wir uns damit zufriedengeben, daß solche Ereignisse eine Rolle spielen, wirken sie dann nur als Trigger einer Phase, welche früher oder später bei diesem besonderen Individuum auch sonst aufgetreten sein würde, oder kann dies Ereignis als stärkster formativer Faktor für das Zustandekommen einer Depression bei einem Menschen angesehen werden, der sonst gesund geblieben sein würde?

Es gibt wichtige methodische Probleme der Life-event-Forschung, die hier nicht im einzelnen diskutiert werden können. BROWN u. HARRIS (1978) haben kürzlich Techniken vorgeschlagen, welche auf eine überdachte Weise die Hauptprobleme bewältigen können. MURPHY (1982) verwendete diese Methoden zur Überprüfung kurz zurückliegender life events, chronischer Schwierigkeiten und Qualität vertrauensvoller Beziehungen in einer Untersuchung von zwei Gruppen depressiver Probanden mit einer Depression im zurückliegenden Jahr. Die Patienten wurden verglichen mit einer Gruppe normaler älterer Probanden der allgemeinen Bevölkerung. Die depressiven Probanden kamen aus zwei Gruppen: die erste Gruppe bestand aus 100 älteren Patienten, welche an psychiatrische Dienste für Ältere im östlichen London überwiesen worden waren, einer sozial relativ depravierten Gegend der Innenstadt mit den hinzugehörigen Vorstädten. Zusätzlich zu den 100 Patienten wurden Probanden aus einer Stichprobe der Allgemeinbevölkerung ausgesucht, die im zurückliegenden Jahr eine Depression durchgemacht hatten. Die Vergleichsgruppe der 168 älteren Probanden, welche in der Allgemeinbevölkerung interviewt worden war, war zur Zeit des Interviews frei von psychiatrischen Störungen.

Die Ergebnisse dieser Untersuchung ähneln denjenigen der Studie von BROWN u. HARRIS (1978) über jüngere Probanden. 84% der depressiven Patienten und 68% der aus der Gemeindestichprobe gezogenen Depressiven hatten während des Jahres, das der Krankheitsphase voranging, ein schweres Lebensereignis. In der normalen Vergleichsgruppe lag dieser Wert bei nur 23%. Die Ereignistypen, welche bei depressiven Probanden häufiger waren, bestanden im Tod eines Ehegatten oder eines Kindes, in ernsthaften eigenen Körperkrankheiten, in angsterzeugenden Erkrankungen bei Nahestehenden, schweren finanziellen Verlusten und erzwungenen Wohnungswechseln auf dem Boden von Sanierungsprogrammen. Wesentliche soziale Erschwernisse von zumindest zweijähriger Dauer waren mit der Depression in gleicher Weise eng verknüpft.

Ein bemerkenswerter Unterschied zwischen BROWNS Befunden an jüngeren Probanden und MURPHYS Ergebnissen lag in der bedeutenden Rolle chronischer schlechter körperlicher Gesundheit und sonstiger schwerer persönlicher Gesundheitsbelastungen bei älteren depressiven Probanden. Das generelle Risiko für die Entwicklung einer Depression im Untersuchungsjahr lag bei der Allgemeinbevölkerung bei 10%. Für diejenigen Probanden mit guter Gesundheit und ohne wesentliche soziale Probleme sowie ohne jüngst zurückliegende schwere Lebensereignisse lag das Risiko nur bei 2,5%, während das Risiko bei einem dieser Faktoren auf 16% anstieg. An dieser Stelle ist darauf hinzuweisen, daß der Typ von Depression bei diesen Probanden nicht einfach eine schlichte „Dysphorie“ oder ein allgemeines Unglücklichsein war. Alle hatten eine „major affective disorder“ nach der Definition von DSM III; 24% hatten eine schwere depressive Psychose;

die Hälfte der Probanden wurde zu irgendeiner Zeit während des Untersuchungsjahres stationär behandelt. Die Rate vorangegangener schwerer Lebensereignisse unterschied nicht die „Psychotiker"-Gruppe vom Rest der Untersuchungsgruppe; die am schwersten Erkrankten hatten dieselben auslösenden sozialen Probleme wie die weniger schwer Kranken.

Soziale Umstände und die persönlichen Lebensereignisse scheinen also eine wesentliche Rolle bei der Depression zu spielen. Indessen ist Vorsicht geboten bei der Übertragung dieser Forschungsergebnisse auf den individuellen klinischen Fall. Da beinahe ein Viertel der Population gesunder Älterer ein belastendes Ereignis erfuhr, das nicht zur Depression führte, kann im konkreten Fall nie sicher sein, ob ein berichtetes Ereignis nun kausal sei oder ob ein zufälliges Zusammentreffen vorliege.

Kritiker der Life-event-Forschung wiesen darauf hin, daß die Auswirkungen solcher Ereignisse auf die Verursachung der Depression ganz klein seien. PAYKEL (1982) suchte, das hypothetische Risiko der Auslösung einer Depression nach einem schweren Ereignis zu berechnen, und schätzte, daß dies Risiko demjenigen ähnlich sei, eine klinische Tuberkulose nach Exposition an den Bazillus zu entwickeln. Ebenso wie die Tuberkulose nur eine vulnerable Gruppe unter denjenigen betrifft, welche Kontakt zu dem Bazillus haben, geht es darum, die Vulnerabilitätsfaktoren herauszufinden, welche Individuen dazu prädisponieren, depressive Zusammenbrüche nach einem belastenden Lebensereignis zu entwickeln.

V. Soziale Isolierung

In MURPHYS oben erwähnter Untersuchung lag die Vulnerabilität gegenüber ungünstigen Lebensereignissen, schlechter körperlicher Gesundheit und belastenden sozialen Problemen bei denjenigen Probanden dreimal höher, welche keine näheren vertrauensvollen Beziehungen hatten. Die Frage, wie soziale Beziehungen quantitativ und qualitativ zu Depressionen disponieren oder vor ihnen schützen, ist komplex; die Forschung begegnet hier erheblichen methodischen Problemen. Die meisten Autoren stimmen heute darin überein, daß ein schlichtes Leben oder relativ wenige tägliche Kontakte nicht besonders nachteilig für das Depressionsrisiko sind. Weiterhin muß gesehen werden, daß depressive Menschen aller Altersstufen häufiger über Einsamkeitsgefühle und fehlenden Beistand klagen; ältere Menschen berichten indessen nicht häufiger über Einsamkeit als jüngere Altersgruppen. Der Gesamteindruck geht dahin, daß die wahrgenommene Qualität der Beziehungen und ihre wahrgenommene Adäquanz Schlüsselfaktoren der meisten Untersuchungen sind. Wahrscheinlich bilden die lebenslange Persönlichkeitsanpassung und die Fähigkeit zu guten sozialen Beziehungen sehr wichtige Variablen, welche die Vulnerabilität bestimmen.

Soziale und biologische Faktoren pflegen durch Kliniker, Psychologen und Sozialwissenschaftler getrennt untersucht zu werden, wobei diese dann isoliert voneinander ihre besonderen Interessengebiete verfolgen. Es ist an der Zeit, diese beiden Ansätze zu verbinden, wenn wir in der Entfaltung eines umfassenderen Modells der Ätiologie der Depression weiterkommen wollen.

W. Prognose, Verlauf und Outcome

Die Einführung der ECT und spezifischer antidepressiver Pharmaka haben zweifellos das kurzfristige Ansprechen der stärkeren depressiven Störung im Alter stark beeinflußt. Die Mehrzahl der Patienten wird trotz der Schwierigkeiten, denen die Behandlung begegnet, innerhalb eines Monats gut auf die Therapie ansprechen (JARVIK et al. 1982); ein Drittel der Patienten wird indessen nicht befriedigend zu behandeln sein. Der längerfristige Verlauf der Depressionen im höheren Alter ist indessen weniger günstig als bei jüngeren Menschen einzuschätzen, und es hat während der letzten 15 Jahre in dieser Hinsicht bemerkenswert wenig Fortschritte gegeben. Die Gründe hierfür liegen indessen nicht im häufigeren Zusammentreffen von Demenz und Depressionen bei älteren Menschen. Kohorten älterer Depressiver sind über acht Jahre nachuntersucht worden (POST 1962). Diese und spätere Untersuchungen (POST 1972; MURPHY 1983) zeigten schlüssig, daß bei Populationen älterer Depressiver Demenzen im weiteren Verlauf nicht häufiger auftreten als in der Altersstichprobe der Allgemeinbevölkerung. Der frühere Verdacht, daß Multiinfarkt-Demenzen bei spät einsetzenden Depressionen eine häufigere Spätkomplikation bilden (KAY 1962) hat sich nicht bestätigt.

Mortalität. Die Mortalität von Patienten mit Depression liegt höher, als nach einem Vergleich mit der Allgemeinbevölkerung zu erwarten wäre. KAY (1962) machte eine Nachuntersuchung bei einer Kohorte älterer depressiver Patienten, die zwischen 1931 und 1937 in der Stockholmer Psychiatrischen Klinik aufgenommen worden waren, bis zu ihrem Tode bzw. bis zur Mitte des Jahres 1956; die Mortalitätsrate lag doppelt so hoch wie zu erwarten gewesen wäre. Der Anstieg der Mortalitätsraten war bei Männern besonders ausgeprägt (KAY u. BERGMANN 1966). Die einfachste Erklärung dieser Mortalitätshäufung liegt darin, daß ältere depressive Patienten eine sehr schlechte körperliche Gesundheit aufweisen; MURPHY und ihre Mitarbeiter konnten indessen kürzlich zeigen, daß Probleme der körperlichen Gesundheit allein die Mortalitätshäufung nicht zureichend erklären (MURPHY et al. 1988).

Qualität des langfristigen Krankheitsausganges. Es ist schwierig, Untersuchungen des langfristigen Krankheitsverlaufs miteinander zu vergleichen. Es gibt unterschiedliche Einschätzungen, was ein befriedigendes Resultat sei. Die Klassifizierung der Residuärsymptome und die Auswahl der Probanden sind häufig unterschiedlich. Die Qualität des langfristigen Krankheitsverlaufs läßt sich klarer definieren und vergleichen bei denjenigen Patienten, deren Remission als vollständige Wiedererlangung der seelischen Gesundheit beschrieben werden kann. POST (1962) berichtete über dauernde Heilungen bei 27% der stationären Patienten, welche um 1950 aufgenommen und bis zum Tode bzw. sechs Jahre nach der Index-Aufnahme untersucht wurden. Bei einer späteren Untersuchung (POST 1972) wurden 26% einer Serie von Patienten, welche 1966 aufgenommen und dann für drei Jahre nachuntersucht worden waren, als gut und überdauernd geheilt beschrieben. Die Ähnlichkeit des Resultats zwischen den beiden Untersuchungsperioden war interessant, weil in der Zwischenzeit die antidepressiven Pharmaka eingeführt worden waren. 14 Jahre später hatten in MURPHYS Untersuchung, einer Serie 1979 bis 1980, 43% Remissionen nach einem Jahr; 4 Jahre später war dieser Anteil auf 25% gefallen, ein Wert, der den von POST erhobenen Befunden sehr ähnlich ist. BALDWIN u. JOLLEY (1986) berichteten eine günstigere Heilungsrate von 58% nach einem Jahr, aber ein ziemlich ähnliches Resultat nach einer längeren Zeitstrecke. Sie benutzten dabei eine andersartige Forschungsmethode.

Die andere leicht zu vergleichende Gruppe ist diejenige der chronisch und remissionslos bleibenden Depressiven. Auch hier haben sich die Anteile über die Jahre hin wenig geändert: 17% in 1950, 12% in 1966 und 14% in 1979/80. Die moderne Behandlung scheint den harten Kern langdauernd krankbleibender Patienten nicht verringert zu haben; diese bilden eine schwierige Aufgabe für die Sozial- und Gesundheitsdienste und bedeuten für die Familie eine schwere Last.

Es gibt eine mittlere Gruppe von einem Viertel bis zu einem Drittel der Patienten, welche zwar nicht schwerer depressiv bleiben, aber nicht zu ihrer früheren intakten seelischen Gesundheit zurückgelangen. Während sich die biologischen Symptome zurückbilden, behält der Erkrankte kognitive und emotionelle Veränderungen der depressiven Verstimmtheit. POST nannte diesen unbefriedigenden Krankheitsausgang „residual depressive invalidism", eine störende, wechselhafte Verfassung, welche zu erneuten Ausbrüchen des Vollbildes der Krankheit disponiert und für den Patienten und seine Familie große soziale Schwierigkeiten mit sich bringt.

Zusammenfassend: spezifische Behandlungen scheinen die Phasen schwerer Depressionen zu verkürzen; weit weniger Patienten verbleiben nun längerfristig im Hospital als in früheren Jahren. Indessen verharrt ein Anteil für viele Jahre in schwerwiegender Deprimiertheit und viele weitere Patienten behalten Residualsymptome; nur ein Drittel zeigt eine völlige Heilung, die wir für alle unsere Patienten zu erreichen wünschten.

Die Voraussage des Krankheitsverlaufs hinsichtlich guter oder schlechter Remission ist extrem schwierig. Eine Krankheitsdauer von mehr als einem Jahr vor Behandlungsbeginn stellt gewiß einen ungünstigen Faktor dar. Es überrascht nicht, daß chronische Körperkrankheit einer Heilung der Depression entgegen wirkt (MURPHY 1983). Alter und Geschlecht des Patienten sind hierfür weniger bedeutsam. In einer Untersuchung wurde gezeigt, daß diejenigen Patienten, welche bei der Erstuntersuchung einen schweren Krankheitsgrad zeigen, am Ende des ersten Beobachtungsjahres die geringeren Heilungschancen aufweisen (MURPHY 1983). Es bleibt aber abzuwarten, ob diese Beobachtungen auch für einen längeren Zeitraum gelten. In der Untersuchung von MURPHY zeigten nur 10% der Patienten mit schweren psychotischen Depressionen eine Heilung innerhalb eines Jahres, 23% starben. Im Gegensatz dazu lagen die Remissionsraten beim klassischen Typ endogener Depressionen mit typischen biologischen Symptomen ohne Wahnbildung oder Halluzinationen überraschend hoch: 70% gelangten innerhalb eines Jahres zur Heilung. Typus und Schweregrad der Krankheit haben also einen bedeutenden Einfluß auf den Heilungsverlauf.

MURPHY fand auch in ihren Untersuchungsserien, daß soziale Faktoren eine Teilrolle für den Krankheitsausgang spielen: chronische soziale Schwierigkeiten und eintretende ungünstige Lebensereignisse beeinflussen den Verlauf negativ. Die Untersuchungsserien von MURPHY und POST waren indessen klein und lokal auf Patienten begrenzt, die zu Spezialdiensten überwiesen wurden. Wir müssen mehr über die Prognose aus großen, prospektiven Serien erfahren, welche nach Typus und Schweregrad weiter streuen. Möglicherweise hat der Typ von Depression, der in hausärztlichen Praxen behandelt wird, einen günstigeren Ausgang. Die klinische Bedeutung dieser Prognosestudien liegt darin, die Behandlung und Führung der Patienten und ihrer Familien als eine potentielle Langzeitaufgabe anzusehen. Präventive Medikation zur Rückfallvorbeugung ist bei älteren Patienten noch bedeutungsvoller als bei jüngeren; sie muß jedoch strikt überwacht werden. Bedeutender noch sind vielleicht die Nachsorgevorkehrungen, um diejenigen zu unterstützen, welche unter residuären Beeinträchtigungen leiden, die sehr sorgfältig beachtet werden müssen. Überraschend wenig ist bekannt über die besten Wege, einen solchen Kranken so zu unterstützen, daß sein Rückfallrisiko verringert wird. Wohnbedingungen, soziale Unterstützung, Tagesbetreuung unter Einschluß der Familien, gezielte Fallarbeit, all das kann für den Kranken bedeutsam sein; eine Evaluation dieser unterschiedlichen Betreuungsstile liegt jedoch noch nicht vor.

X. Künftige Forschungsrichtungen

Der Begriff Depression deckt ein weites Spektrum von Typen und Schweregraden dieser Störung ab. Es ist unwahrscheinlich, daß ein theoretisches Modell hinreicht, um die gesamte Skala depressiver Krankheiten zu erklären, und es ist ebenso unwahrscheinlich, daß eine Behandlungstechnik universell wirksam ist. Auf der einen Seite gibt es eine ausgedehnte Literatur über die Hirnalterung und über zerebral-organische Faktoren, welche dazu beitragen kann, die physiologischen Veränderungen bei Depressionen zu erklären. Die neueren bildgebenden Verfahren hinsichtlich des Hirns werden es künftig ermöglichen, die Hirnfunktion und nicht nur seine Struktur zu untersuchen, womit sich dann ein klareres Bild der zugrundeliegenden biochemischen Abnormitäten ergeben wird. Auf der anderen Seite brauchen wir ein besseres Verständnis der Depressionsvulnerabilität der Menschen, um die Frage zu beantworten, was etwa die Bedeutung des bisher vagen Begriffs „soziale Unterstützung“ sei und wie die soziale Umgebung des Kranken professionell und, wo erforderlich, politisch so verändert werden kann, daß die Lebensumstände die Vulnerabilität verringern.

Sozialforschung wurde auf diesem Gebiet zu oft isoliert von der biologischen Forschung getrieben; beide Aspekte sollten gemeinsam studiert werden. Es würde auch hilfreich sein, mehr über die Typen und Schweregrade der Krankheiten zu erfahren, welche auf spezifische antidepressive Pharmaka ansprechen oder nicht ansprechen; dasselbe gilt für die psychosozialen Ansätze. Ein Klassifikationssystem, das auf prognostische Prädiktabilität zielt, würde klinisch nützlich und ein guter Startpunkt für neuartige Forschungsansätze in Richtung der Ätiologie sein.

Literatur

Alarcon RD de (1964) Hypochondriasis and depression in the aged. Gerontologia Clinica 6:266–277

American Psychiatric Association (1980) Diagnostic and statistical manual of mental disorders, 3rd edn. APA, Washington

Baldwin RC, Jolley DJ (1986) The prognosis of depression in old age. Br J Psychiatry 149:574–583

Barsa J, Jones J, Lantigua R, Gurland B (1986) Ability of internists to recognize and manage depression in the elderly. Int J Geriatr Psychiatry 1:57–62

Bird JM, Levy R, Jacoby RJ (1986) Computed tomography in the elderly: change over time in the normal population. Br J Psychiatry 148:80–86

Blazer DG (1978) The OARS Durham Surveys: description and application. In: Multidimensional functional assessment: the OARS methodology, 2nd edn. The Centre for the Study of Ageing and Human Development. Duke University, Durham

Blazer DG, Williams CD (1980) THe epidemiology of dysphoria and depression in an elderly population. Am J Psychiatry 137:439–444

Bollerup TR (1975) Prevalence of mental illness among 70 year olds domiciled in nine Copenhagen suburbs: The glostrup survey. Acta Psychiatr Scand 57:327–339

Brown GW, Harris TO (1978) Social origins of depression. Tavistock, London

Burch EA, Goldschmidt TJ (1983) Depression in the elderly: a beta adrenergic receptor dysfunction. Int J Psychiatry Med 13:207–213

Calloway SP, Dolan RJ, Fonagy P, Souza V de, Wakeling A (1984) Endocrine changes and clinical profiles in depression. Psychol Med 14:749–765

Carroll BJ (1982) The dexamethasone suppression test for melancholia. Br J Psychiatry 140:292–304

Coppen A, Abou-Saleh M, Miller P, Metcalfe M, Harwood J, et al. (1981) (A) Lithium Continuation therapy following ECT. Br J Psychiatry 139, 284–287

Coppen A, Abou-Saleh M, Miller P, Metcalfe M, Harwood J, Bailey J (1983) (B) Dexamethasone suppression test in depressive and other psychiatric illness. Br J Psychiatry 142:498–504

Ebrahim S, Barer D, Nouri F (1987) Affective illness after stroke. Br J Psychiatry 151:52–56

Feinmann C, Harris M, Cawley R (1984) Psychogenic facial pain: presentation and treatment. Br Med J 288:436–438

Furstner P. (1989) Senile insanity. Am J Insanity 45:432

Georgotas A, Stokes P, Krakowski M, Farrelli C, Cooper T (1984) Hypothalamic-pituitary-adrenocortical function in geriatric depression. Biol Psychiatry 19:685–693

Gillis LS, Zabow A (1982) Dysphoria in the elderly. Afr Med J 62:410–413

Griesinger W (1861) Mental pathology and therapeutics. Republished 1967. The New Sydenham Society, London

Gruer R (1975) Needs of the elderly in the Scottish borders. Scottish Home and Health Department, Edinburgh

Gurland B (1976) The comparative frequency of depression in various adult age groups. J Gerontol 31:283–292

Gurland B, Copeland J, Kuriansky J, Kelleher M, Sharpe L, Dean LL (1983) The mind and mood of ageing. Haworth, New York Croom Helm London

Hendrickson E, Levy R, Post F (1979) Average evoked responses in relation to cognitive and affective states in elderly psychiatric patients. Br J Psychiatry 134:494–501

Holden NL (1983) Depression and the Newcastle scale: their relationship to the dexamethasone suppression test. Br J Psychiatry 142:505–507

Jacoby RJ, Levy R (1980) Computed tomography in the elderly: 3. Affective Disorder. Br J Psychiatry 136:270–275

Jacoby RJ, Dolan R, Levy R, Baldy D (1983) Quantitative computed tomography in elderly depressed patients. Br J Psychiatry 143:124–127

Janowsky DS, El-Youset M, Davis J, Serkeske H (1972) A cholinergic-adrenergic hypothesis of mania and depression. Lancet 2:632–635

Jarvik L, Perl M (1981) Overview of physiologic dysfunctions related to psychiatric disorders in the elderly. In: Levenson AJ, Hall REW (eds) Neuropsychiatric manifestations of physical disease in the elderly. Raven, New York

Jolley D, Arie T (1976) Psychiatric services for the elderly: how many beds. Br J Psychiatry 129:15–28

Kay DWK (1962) Outcome and cause of death in mental disorders of old age: a long term follow-up of functional and organic psychoses. Acta Psychiatr Scand 38:249–276

Kay DWK, Bergmann K (1966) Physical disability and mental health in old age. J Psychosom Res 10:3–12

Kendell RE (1976) The classification of depressions: a review of contemporary confusions. Br J Psychiatry 129:15–28

Kiloh LG, Garside RF (1963) The independence of neurotic depression and endogenous depression. Br J Psychiatry 109:541–563

Kraepelin E (1921) Manic depressive insanity and paranoia. In: Textbook of Psychiatry, 8th edn, translated Barclay, RM Livingstone, Edinburgh

Kupfer DJ (1984) Neurophysiological markers: EEG sleep measures. J Psychiatr Res 18:467–495

Laffey P, Peyster R, Nathan R, Haskin M, McGinley J (1984) Computed tomography and ageing: results in a normal elderly population. Neuroradiology 26:2773–278

Lewis A (1934) Melancholia; a clinical survey of depressive states. J Ment Sci 80:277–293

Liston EH, LaRue A (1983) Clinical differentiation of primary degenerative and multi-infarct dementia. Biol Psychiatry 18:1451–1484

Litzelman DK, Thompson LW, Michaelewski H, Patterson JV, Bowman TE (1980) Visual event related potentials and depression in the elderly. Neurol Ageing 1:111–118

Lloyd KG, Varley IJ, Deck J, Hornykiewicz O (1974) Serotonin and 5HIAA indiscrete areas of the brainstem of suicide victims and control patients. In: Costa E, Gersa G, Sandler M (eds) Serotonin: new vistas. Raven, New York

Lowenthal MF, Haven C (1968) Interaction and adaptation; intimacy as a critical variable. American Sociological Review 33:20–30

MacDonald AJD (1986) Do general practitioners miss depression in elderly patients? Br Med J 292:1365–1368

Mann AH, Graham N, Ashby D (1984a) Psychiatric illness in residential homes for the elderly: a survey in one London borough. Age Ageing 13:257–265

Mann AH, Wood K, Cross P, Gurland B, Schieber P, Hafner H (1984b) Institutional care of the elderly: a comparison of the cities of New York, London and Mannheim. Soc Psychiatry 19:97–102

Mathew L, Meyer J, Semchuk K, Francis D et al. (1980) Cerebral blood flow in depression. Lancet 1:1308

Mendlewicz J, Kerkhofs M, Hoffman G, Linowski P (1984) Dexamethasone suppression test and REM sleep in patients with major depressive disorder. Br J Psychiatry 145:383–388

Miller E, Lewis P (1977) Recognition memory in elderly patients with dementia and depression: a signal detection analysis. J Abnorm Psychol 86:84–86

Morgan K, Dallosso HM, Arie T, Byrne EJ, Jones R, Waite J (1987) Mental health and psychological well-being among the very old living at home. Br J Psychiatry 150:801–807

Murphy E (1982) Social origins of depressions in old age. Br J Psychiatry 1441:135–142

Murphy E (1983) The prognosis of depression in old age. Br J Psychiatry 142:111–119

Murphy E, Grundy E (1984) A comparative study of bed usage by younger and older patients with depression. Psychol Med 14:445–450

Murphy E, Smith EAR, Lindesay JAB, Slattery J (1988) mortality increased rates in late life depression. Br J Psychiat 152, 347–353

Murray N, Hopwood S, Balfour D, Ogstar S, Hewick D (1983) The influence of age on lithium efficacy and side effects in outpatients. Psychol Med 13:53–60

Myers JK, Weissman MM, Tischler GL, Holzer CE, Leaf PJ et al. (1984) Six month prevalence of psychiatric disorders in three communities. Arch Gen Psychiatry 41:959–967

Paykel ES (1982) Life events and early environment. In: Paykel EC (ed) Handbook of Affective Disorders. Churchill Livingstone, London

Perris C (1968) Genetic transmission of depressive psychoses. Acta Psychiatr Scand. Suppl 203

Phelps ME, Mazziotta JC, Bastel L, Gernes R (1984) Positron emission tomography study of affective disorders. Ann Neurol (Suppl) 15:S149–156

Philpot MP, Levy R (1987) A memory clinic for the early diagnosis of dementia. Int J Geriatr Psychiatry 2, 195–200
Popkin SJ, Gallagher D, Thompson L, Moore M (1982) Memory complaint and performance in normal and depressed older adults. Exp Ageing Res 8:141–145
Post F (1962) The significance of affective symptoms in old age. Mandsley Monographs 10. Oxford University Press, London
Post F (1972) The management and nature of depressive illness in late life: a follow through study. Br J Psychiatry 121:393–404
Rabins P, Merchant A, Nestradt G (1984) Criteria for diagnosing reversible dementia caused by depression: validation by two year follow-up. Br J Psychiatry 144:488–492
Raskind M, Peskind E, Rivard M, Veith R, Barnes R (1982) DST and cortisol circadian rhythm in primary degenerative dementia. Am J Psychiatry 179:1468–1471
Robins LN, Helzer J, Croughan J, Ratcliff KS (1981) National Institute of Mental Health Diagnostic Interview Schedule: its history, characteristics and validity. Arch Gen Psychiatry 38:381–389
Robinson DS, Davies JM, Nies A (1972) Ageing, monoamines and monoamine oxidase levels. Lancet 1:1290
Robinson RG, BookStarr L, Price TR (1984) A two year longitudinal study of mood disorders following stroke: a six month follow-up. Br J Psychiatry 144:256–262
Rosenbaum A, Schatzberg A, MacLaughlin M, Snyder K, Jiang N-S et al. (1984) The DST in normal control subjects: comparison of 2 assays and the effects of age. Am J Psychiatry 141:1550–1555
Roth M (1955) The natural history of mental disorder in old age. J Ment Sci 101:281–301
Roth M (1983) Depression and affective disorders in later life. In: Angst M (ed) The origins of depression: current concepts and approaches. Springer, New York
Roth M, Kay DWK (1956) Affective disorders arising in the senium in physical disability as an aetiological factor. J Ment Sci 102:141–148
Sachar EJ (1975) Neuroendocrine abnormalities in depressive illness. In: Sachar EJ (ed) Topics in psychoendocrinology. Grune & Stratton, New York
Schleifer SJ, Keller Siris SG, Davis K, Stein M (1985) Depression and immunity. Arch Gen Psychiatry 42:129–133
Shepard RJ (1983) Physical activity and the healthy mind. Can Med Assoc J 128:525
Small GW, Komanduri R, Getten M, Jarvik LF (1986) The influence of age on guilt expression in depression. Int J Geriatr Psychiatry 1:121–126
Srole L, Fischer AK (1980) The Midtown Manhattan longitudinal study versus the „Paradise Lost“ doctrine. Arch Gen Psychiatry 37:209–221
Stenstedt A (1959) Involutional melancholia. Acta Psychiatr Scand. Suppl 127
Thielman S, Blazer DG 1986) Depression and dementia. In: Pitt B (ed) Dementia in old age. Churchill Livingstone, London
Weissman MM, Myers JK (1978) Rates and risks of depressive symptoms in a U.S. urban community. Acta Psychiatr Scand 57:219–231
Wells EC (1979) Pseudodementia. Am J Psychiatry 131:895–900
Whitehead A (1974) Factors in the learning defect of elderly depressives. Br J Soc Clin Psychol 13:201–208
Williamson J, Stokoe IH, Gray S, Fish M, Smith M et al. (1964) Old people at home; their unreported needs. Lancet 1:1117–1120
Wing J, Cooper JE, Sartorius N (1974) The measurement and classification of psychiatric symptoms. Cambridge University Press, London
Winokur G (1969) Family history studies. VIII. Diseases of the nervous system 33:94–99
World Health Organisation (1978) Mental disorders glossary and guide to their classification in accordance to the ninth revision of the International Classification of Diseases. WHO, Geneva
Wright EC, Harding GFA, Orwin A (1984) Presenile dementia, the use of the flash and pattern VEP in diagnosis. Electroencephalogr Clin Neurophysiol 57:405–415
Zemore R, Eames N (1979) Psychic and somatic symptoms of depression among young adults, institutionalised aged and noninstitutionalised aged. J Gerontol 31:283–292
Zung WWK (1967) Depression in the normal aged. Psychosomatics 8:287–292

Polymorbidität

J. WERTHEIMER

INHALTSVERZEICHNIS

A. Einführung

Schon beim ersten Kontakt mit einem älteren Kranken wird der Arzt sich im Rahmen seiner diagnostischen Überlegungen fragen, ob es sich um das Vorhandensein mehrerer Krankheiten handle. Er wird Zeichen und Symptome vermuteter Störungen suchen, zerstreute Stücke eines Puzzles zusammensetzen, um damit schließlich im Idealfall zu einem Gesamtbild zu kommen, das die konstituierenden Elemente widerspiegelt. Diese Momentaufnahme wird dann die Hauptelemente enthalten und Kausalverknüpfungen aufzeigen, im Sinne von Folgen oder im Sinne einer Kontextualität. Mit dem Fortschreiten der Beobachtung im Rahmen der sukzessiven Konsultationen wird sich dieses Bild bewegen und die Anfangshypothese entweder bestätigen oder widerlegen; es werden sich neue Interpretationsmöglichkeiten aufzeigen oder andere ausgeschaltet werden, neue Verknüpfungen werden geschaffen oder andere verworfen. Was zuerst als Puzzle sich darstellt, wird durch das Bild eines Kaleidoskops überhöht, dessen farbige Fragmente sich beständig organisieren und auflösen. In diesem Kapitel soll versucht werden, den Stand unserer heutigen Kenntnisse über diese äußerst komplexen Interaktionen zwischen körperlichen und psychiatrischen Tönen im Rahmen der psychogeriatrischen Klinik darzustellen.

B. Die Polymorbidität im Alter

I. Definition der Polymorbidität

Dieser Terminus umschreibt die Koexistenz bei einem und demselben Individuum von zwei oder mehreren Krankheiten. Es kann sich um das Zusammentreffen verschiedener somatischer Syndrome oder auch psychiatrischer Störungen handeln. Die dritte Möglichkeit besteht in concomitierenden körperlichen und psychiatrischen Phänomenen. Es wird sich also um Zeichen und Symptome handeln, deren Auftauchen und Zusammentreffen auf das Vorhandensein von Krankheitseinheiten schließen läßt, unter welchen der alte Mensch leidet. Hält man sich an diese restriktive Definition, so mußte eigentlich die soziale Komponente aus dem gesamten klinischen Bild ausgeschlossen werden. Das wäre natürlich ein Irrtum. Auch wenn man annimmt, daß höchstens in einem übertragenen Sinne eine „soziale Krankheit" besteht, müssen dennoch Gegebenheiten dieser Art als äußere Faktoren gewertet werden, die nämlich als Mitbedingungen in der Dynamik der Ursachen und Folgen der Krankheiten eine Rolle spielen. Es scheint uns logisch, der sozialen Dimension die Qualität eines kontextuellen Elementes im Rahmen der Polymorbidität einzuräumen.

II. Die konstituierenden Faktoren der Polymorbidität

Das Altern kann definiert werden als das Resultat der Zeiteinwirkung auf einen lebenden Organismus. Vom gerontologischen Standpunkt aus gesehen, ist es synonym mit einem Verlust von Adaptationsfähigkeit. Die homöostatischen Mechanismen sind langsamer, weniger empfindlich, weniger adäquat, und weniger beständig (EVANS 1986). Eine Veränderung im homöostatischen System wird verstärkt durch Interaktionen mit anderen Systemen. Dies erklärt die Beobachtung, daß im Alter das Abnehmen der komplexen physiologischen Prozesse ausgeprägter ist als dasjenige der einfachen Mechanismen (SHOCK 1979). Die Widerstandsfähigkeit Streß gegenüber vermindert sich, handle es sich nun um eine Aggression, die aus der Umwelt stammt, oder handle es sich um eine Krankheit, welche das homöostatische Gleichgewicht erschüttert. Es ist gesichertes Wissen, daß die Form, welche das individuelle Altern annimmt, genetisch prädeterminiert ist. In der Konfrontation zwischen genetischem Determinismus und Zufall der umweltbedingten Einflüsse findet sich der Ursprung der Krankheiten des vorgerückten Alters. Die Grundelemente der Polymorbidität können in 5 Kategorien gegliedert werden:

1. *Vorbestehende körperliche Erkrankungen* von der Geburt bis zur aktuellen Situation. Es können zwei Gruppen unterschieden werden. Die erste betrifft die Erkrankungen, welche dauernde funktionelle Beeinträchtigungen mit sich bringen (Rheumatismus, chronische Bronchitis, Poliomyelitis, etc.) oder aber Störungen des Metabolismus (Diabetes, Hypothyreose, Niereninsuffizienz oder Leberinsuffizienz). In der zweiten Gruppe finden wir jene Krankheiten, welche eine potentielle Beeinträchtigung verursachen, die sich dann manifestieren wird, wenn eine andere Krankheit die betreffende Funktion mobilisiert. Als Beispiel diene eine Verminderung der Sehkraft, die im täglichen Leben kompensiert ist aber ein ätiologisches Element bei visuellen Halluzinationen werden kann, wenn die Vigilanz beeinträchtigt wird, beispielsweise während eines Fieberschubes.
2. *Vorbestehende psychische Störungen*; auch sie kann man in zwei Gruppen unterteilen. In der ersten finden wir chronische Erkrankungen mit permanenten Beeinträchtigungen (Schizophrenien, Oligophrenien, Neurosen, etc.) oder die zyklisch auftreten (manisch-depressive Psychose). In diesem Fall treffen neue Erkrankungen auf ein psychopathologisch stabilisiertes Gleichgewicht. Die zweite Gruppe betrifft eine Vulnerabilität, welche das Resultat einer neurotisch bedingten Fragilität ist. Das Auftreten einer körperlichen Erkrankung kann dann das bis dahin offenbar physiologische Gleichgewicht stören.
3. *Die chronischen Erkrankungen des höheren Alters*, seien sie somatischer oder psychiatrischer Natur.
4. *Akute Erkrankungen* somatischer oder psychiatrischer Natur.
5. *Die soziale Komponente*, die, wie bereits erwähnt, ein konstituierender Faktor sein kann. Sie kann unter drei Gesichtswinkeln betrachtet werden. Im Hinblick auf die Kausalität: ungünstige Wohnverhältnisse erhöhen das Risiko einer Dekompensation bei einem Dementen mit Apraxie. Eine zweite Gruppe steht in Zusammenhang mit Folgenerscheinungen: Die Qualität des ökonomischen Verhaltens wird durch mnestische Störungen im Falle eines psychoorganischen Syndroms beeinträchtigt. Drittens kann man von zirkulärer Verstärkung sprechen: Die aus dem melancholischen Rückzug resultierende Vereinsamung verstärkt das depressive Erleben.

In diesem Gesamt der 5 beschriebenen Kategorien spielt sich die Polymorbidität mit all ihrer unendlichen Komplexität ab.

III. Allgemeine Klinik und Polymorbidität

Eine allgemeine Betrachtung der Polymorbidität macht einige Konzepte deutlich und weist auf verschiedene semiologische Kombinationsmöglichkeiten hin (Wertheimer u. Schwed 1981). Zum ersten handelt es sich um dasjenige der *Konkomitanz* oder mit andern Worten der Juxtaposition mehrerer Symptome in einem bestimmten Zeitpunkt. Unter einem ätiologischen Gesichtspunkt kann man zwei Möglichkeiten unterscheiden. Eimmal kann das unabhängige Koexistieren mehrerer klinischer Entitäten, die gleichzeitig auftreten, evident sein, wie beispielsweise das Vorhandensein einer Arthrose und eines psycho-organischen Syndroms. Diese beiden Krankheiten sind nicht durch eine gemeinsame Kausalität verbunden. Andererseits kann die Konstellation von Zeichen und Symptomen einen einzigen Ursprunghaben. Dies sind beispielsweise bei Herz- und Nierenstörungen neurologische und psycho-organische Manifestationen eines arteriellen Hochdrucks. Kurz, es stellt sich die Frage, ob die verschiedenen festgestellten Anomalien bei einem und demselben Patient der Ausdruck von einer oder mehrerer Krankheiten seien.

Das atypische Symptom ist eine andere Konstante der geriatrischen Medizin. Es handelt sich um das Vorherrschen einer gegebenen Störung in einem anderen als dem ursprünglich betroffenen System. So kennt man beispielsweise den Myokardinfarkt, der stumm und schmerzlos sein kann, aber dessen Initialsymptom eine verwirrte Erregung ist. Die letztere kann übrigens auch durch afebrile Infektionen provoziert werden, für die bisher noch kein Verdacht bestand.

Im Rahmen des atypischen Symptoms stellt sich die Frage nach der *manifesten oder verborgenen Ursache* des klinischen Bildes. Der Arzt, der sich diese Fragen stellt, führt somit die zeitliche Dimension in seine Überlegungen ein. In der Tat kann, was beobachtet wird, sowohl der unmittelbare Ausdruck einer bestehenden Krankheit sein, wie aber auch das prodromale Zeichen einer beginnenden Erkrankung, die noch verborgen ist. In den klinischen Manifestationen kann sich ein langjähriges Leiden verbergen, das sich unerkannt entwickelt hat. So kann die Depression gelegentlich durch eine Schilddrüseninsuffizienz hervorgerufen werden.

Die Analyse der komplexen Verhältnisse führt dazu, daß eine Wahl getroffen werden muß hinsichtlich der *Wertigkeit der Symptome*. In einer therapeutischen Perspektive muß unterschieden werden zwischen *Hauptsymptom, gleichzeitigem Symptom* und *akzessorischem Symptom*. Die beiden ersten bilden das prioritäre therapeutische Ziel. Betrachten wir nochmals das Beispiel der Depression, durch ein Myxödem hervorgerufen, so stellen wir fest, daß das Hauptsymptom die Schilddrüsenhypofunktion ist, welche durch eine substitutive Therapie mit Hormonen behandelt wird; das damit verbundene Symptom ist die Depression, welche gleichzeitig mit trizyklischen Medikamenten behandelt wird. Das *akzessorische* Symptom kann beispielsweise eine Nebenerscheinung der Grundkrankheit sein oder die Konsequenz einer konkomitierenden Störung. Dieses Symptom wird in der Regel nur dann behandelt, wenn die Unannehmlichkeit, die daraus resultiert, die Haupttherapie beeinträchtigt. So wird man, um beim gleichen Beispiel zu bleiben, – und je nach der individuellen Situation –, eine Inappetenz oder eine Polyarthrose behandeln oder nicht behandeln.

IV. Die Epidemiologie der Polymorbidität

Hier sollen einige epidemiologische Untersuchungen erwähnt werden, welche die Bedeutung der Polymorbidität in einer Alterspopulation verdeutlichen. COOPER

(1986) fand in seiner Untersuchung in 7 Mannheimer Distrikten, die einen Fünftel der Gesamtbevölkerung von 300000 Einwohnern darstellen, daß 10,2% der Altersbevölkerung psycho-organische Syndrome und 13,1% funktionelle Störungen aufwiesen. In demselben Kollektiv fand er 17,2%, welche im mittleren oder schweren Grad Sehstörungen aufwiesen, 13,6% Einschränkung des Gehörs und 25,6% der Mobilität. Kombinierte man diese verschiedenen Ergebnisse, so mußten 9,6% als ernsthaft behindert und 25,4% als im mittleren Grade behindert angesehen werden. Eine signifikante Korrelation wurde gefunden zwischen dem Grad der Abhängigkeit und dem Bestehen von psychiatrischen Erkrankungen funktioneller oder organischer Natur.

Die Studie von ANDERSON u. DAVIDSON (1975) bestätigt die engen Beziehungen zwischen somatischer Pathologie und affektiven Störungen. Sie fanden eine Proportion von 31% Männern und 38% Frauen mit körperlichen Erkrankungen, welche solche psychiatrischen Symptome aufwiesen. Zugleich fanden sich diese nur bei 13% der Männer und 18% der Frauen, welche körperlich gesund waren. BERGMANN (1971) stellt fest, daß die Prävalenz der körperlichen Erkrankungen bei alten Neurotikern von über 65 Jahren derjenigen einer Durchschnittsbevölkerung derselben Altersklasse entsprach, daß aber die Häufigkeit solcher körperlichen Störungen höher war in einem Kollektiv von Kranken, die zum ersten Mal nach dem 65. Jahr neurotische Manifestationen aufwiesen. Das häufige Koexistieren von körperlichen Erkrankungen und psychiatrischen Störungen ist somit nicht auf die organischen Psychosyndrome beschränkt.

In der Institution, d.h. im Rahmen von Einrichtungen für chronische Kranke, findet sich natürlicherweise eine höhere Polymorbidität als in der Durchschnittsbevölkerung. In der bereits zitierten Arbeit von COOPER (1986) wird erwähnt, daß 57% von Heiminsassen psychiatrische Probleme aufweisen und 42% körperliche Erkrankungen. Erstaunlich ist, daß die Korrelation zwischen somatischen und psychiatrischen Erkrankungen in diesem Kollektiv geringer ist als in der Durchschnittsbevölkerung.

Tabelle 1. Körperliche Erkrankungen in einem psychogeriatrischen Kollektiv ($n=200$ Aufnahmen)

Krankheiten	*n*	%
Kardiovaskuläre	171	28,6
Nervensystem	118	19,7
Urogenitalsystem (Harninfektionen miteinbegriffen)	52	8,7
Osteoartikuläre	51	8,5
Lungen (inklusive Pneumonien)	35	5,9
Verdauungsapparat	37	6,2
Traumata	18	3,0
Tumoren	15	2,5
Blut	14	2,3
Haut	12	2,0
Andere	18	3,0

Die Erfassung der Häufigkeit psychischer Störungen in einer Alterspopulation eines allgemeinen Spitals kann durch eine systematische Untersuchung der in einer gegebenen Zeitperiode aufgenommenen Kranken erfolgen. Eine solche Untersuchung wurde von SHEVITZ et al. (1976) durchgeführt, welche unter den über 60jährigen 55% psycho-organische Syndrome und 27% Depressionen fanden. Dasselbe Prinzip wurde durch KOLMAN (1984) in einer psychogeriatrischen Einheit in Edinburgh angewandt. Die Anamnese erlaubte, 32% aktuelle Gesundheitsstörungen festzustellen, wobei die häufigsten das Sehvermögen und das Gehör betrafen, ferner rheumatische Affektionen, cardiovaskuläre Störungen und Diabetes. Die körperliche Untersuchung erlaubte bei 72% der Patienten andere als in der Anamnese gemeldete Störungen zu entdecken. In der psychogeriatrischen Klinik von Prilly/Lausanne (Schweiz) fand GAILLARD et al. (nicht publiziert) unter 200 Aufnahmen 433 körperliche Diagnosen, d. h. 2,165 im Mittel pro Fall (Tabelle 1).

C. Psychische Erkrankungen, Polymorbidität und ihre kausalen Verknüpfungen

Im semiologischen Labyrinth, das wir im einzelnen Fall eines kranken Greises finden, geht es um drei Orientierungen: Einmal geht es um die ursächliche Verknüpfung zwischen psychiatrischer und körperlicher Erkrankung, dann um die gegenseitige Beeinflussung psychischer Störungen und sozialer Umstände und schließlich um die mögliche Koexistenz verschiedener psychiatrischer Erkrankungen. Es darf nicht vergessen werden, daß diese Analyse der Ursachen und Folgen von einem dynamischen Gesichtspunkt ausgehen muß, wobei das Resultat dieser Interaktionen auf einer nächstfolgenden Stufe zu einem neuen ätiologischen Faktor wird.

I. Psychische Erkrankungen und somatische Störungen

Wir können zusammengefaßt zwei Beziehungsmodalitäten dieser beiden Gruppen feststellen: Die körperliche Erkrankung kann nämlich Ursache oder Folge einer psychiatrischen Erkrankung sein. Die körperliche Erkrankung spielt für die Entstehung von psychischen Störungen in dreifacher Weise eine Rolle: Als erstes sei eine Störung des *Hirnmetabolismus* erwähnt, deren klinische Folge ein Absinken der Vigilanz ist, das sich im Stupor, im Dämmerzustand und häufiger in einer akuten Verwirrung äußert. Die Auslösung des Mechanismus ist entweder mit der Grundkrankheit verknüpft oder aber deren Konsequenz. Als Beispiel für den ersten Fall diene die Hypo- oder Hyperglykämie im Diabetes, im zweiten Fall ein Fieberzustand, der mit Deshydratation bei einer infektiösen Erkrankung einhergeht.

Als zweiter ursächlicher Prozeß kann die *zerebrale organische Veränderung* genannt werden, welche die Folge einer chronischen Krankheit (Demenz), einer akuten Erkrankung (Entzündung, Vergiftung, Trauma) oder subakuten Erkrankung (Tumoren) sein kann. Die Läsion kann primär zerebraler Natur sein (Alzheimersche Erkrankung, primärer Tumor) oder aber Folge der Erkrankung eines anderen Organs oder eines anderen Systems (Tumormetastasen, Hypertensive Enzephalopathie, etc.). Die dritte Form eines Einflusses der körperlichen Erkrankung auf die psychischen Funktionen liegt auf *psychologischem* Gebiet. Durch das unvermeidbare Erleben der menschlichen Schwäche wird das Selbstwertgefühl gestört, es kommt wohl auch zur Erkenntnis der Unvermeidlichkeit des Todes, und damit werden reaktive Phänomene ausgelöst, deren Natur und Intensität von der prämorbiden Persönlichkeit abhängen. HIMMELFARB u. MURRELL (1984) konnten nachweisen, daß in einem Kollektiv von Menschen über 55 Jahren, die für die amerikanische Bevölkerung repräsentativ waren, der Grad der Ängstlichkeit stark korrelierte mit dem Vorhandensein von Krankheiten, vor allem der arteriellen Hypertension, Störungen des Nervensystems, kardiovaskulären Erkrankungen, Magengeschwür, Arteriosklerose, Schlaganfällen und Diabetes. Diese vorhandene Ängstlichkeit bei körperlichen Erkrankungen hat Folgen für das Hilfesuchen beim Arzt, das in dieser Gruppe bei 73% lag, im Gegensatz zu 55% bei den Nichtängstlichen. Es konnte außerdem nachgewiesen werden, daß, wenn reaktive Folgen einer akuten Erkrankung vorliegen, der alte Mensch sich langsamer auffängt (Bergmann 1978).

Eine psychische Erkrankung kann aber auch Ursache für körperliche Störungen sein. Besser gesagt, sie spielt die Rolle des Auslösers für die Dekompensation latenter Affektionen, indem die Fähigkeit zur Kontrolle des Verhaltens körperlicher Risiken gegenüber verändert wird. KAY u. BEAMISCH (1964) konnten nachweisen, daß im Rahmen einer follow-up Studie von 4-Jahren die Mortalität alter Menschen, welche emotionelle Störungen aufwiesen, doppelt so hoch lag als diejenige der gleichen Alterskategorie aus der Durchschnittsbevölkerung.

II. Psychische Störungen und soziale Probleme

Es sei hier wiederholt, daß die Beziehung zwischen diesen beiden Phänomenen logischerweise eher mit dem Begriff der Konditionierung als mit demjenigen von Ursache und Folge verknüpft werden muß (s. Abschn.). Es ist selten, daß ein ausschließlich soziales Ereignis eine akute Erkrankung provoziert. Dagegen lehrt uns die Praxis mit alten Menschen, daß diese Dimension dennoch fundamental ist und daß die Beeinflussung des sozioökonomischen Kontextes zum soliden Rahmen der readaptativen Maßnahmen gehört. COOPER (1986) hat zum Beispiel festgestellt, daß die Häufigkeit der psychischen Störungen umgekehrt proportionell dem Einkommen ist. Andererseits stellt sich heraus, daß, obschon keine signifikante Korrelation zur objektiven Vereinsamung besteht, die Bedeutung der subjektiven und empfundenen Vereinsamung doch evident ist. Fest steht ferner, daß bei schlechten Wohnverhältnissen alter Personen die Häufigkeit psychischer Störungen bei 32% liegt, und nur 18,6% beträgt für diejenigen, welche in günstigen Wohnverhältnissen leben. Dieselbe proportionelle Differenz ließ sich auch für körperliche Erkrankungen feststellen (45,3% gegen 32,2%). Der Autor folgert daraus, daß soziale Nachteile mit einem erhöhten Risiko für psychische Störungen im Alter assoziiert sind.

Hautzinger (1983) befragte 2729 Personen hinsichtlich der ätiologischen Faktoren im Rahmen der Depression. Die sozialen Elemente (life Events, finanzielle Probleme, soziale Isolierung) hatten ein numerisch geringeres Gewicht als die kognitiven Störungen, die vorhergegangenen depressiven Episoden und körperlichen Erkrankungen, so daß diese Studie unsere Meinung bestätigt, wonach die sozialen Umstände nicht als echte kausale Faktoren gewertet werden können, sondern als konditionierende.

III. Die psychiatrische Polymorbidität

Im Leben eines Individuums können sich mehrere psychiatrische Erkrankungen sukzessive oder gleichzeitig entwickeln. Es kann sich um eine Koinzidenz, um eine gemeinsame Ursache oder um eine ätiologische Abhängigkeit der einen in Bezug auf die andere handeln. Unsere heutigen Kenntnisse, vor allem was die Neurotransmitter betrifft, sind oft noch zu ungenügend, um in allgemeiner Weise für die eine oder die andere dieser Hypothesen zu optieren. Im folgenden soll das Thema unter zwei Rubriken erläutert werden, wobei die eine die zeitlich gleichlaufende Entwicklung mehrerer Pathologien betrifft, die andere den Einfluß des Alters auf vorbestehende psychiatrische Erkrankungen.

1. Die gleichzeitige Entwicklung pathologischer Syndrome

Eine Möglichkeit besteht in der Koinzidenz von *affektiven Störungen und einer Demenz*. Es ist nicht selten, daß sich die Alzheimer'sche Krankheit in ihrem Beginn durch depressive Manifestationen auszeichnet. Gustafson (1975) stellt beispielsweise fest, daß in einer Gruppe von Präsenilen der Grund zur ersten Konsultation in 30% ein depressiver Zustand war. Andererseits kann man feststellen, daß im Laufe der Entwicklung verschiedene Ausprägungen auftreten können, welche zur Unterteilung der senilen Demenz in eine einfache Form, eine hypochondrisch melancholische, eine manisch expansive und eine halluzinatorisch-paranoide geführt haben (Roth 1959). Bei vaskulären Formen des psycho-organischen Syndroms ist die *pseudobulbäre emotionelle Labilität* ein für die Diagnose wichtiges Element. Ein mit Vorsicht zu gebrauchender Begriff ist derjenige der *depressiven Pseudodemenz*. Er verdeutlicht die Schwierigkeit, bei einem alten Mensch zwischen zwischen Demenz und Depression zu unterscheiden. Es handelt sich vor allem um eine allgemeine psychomotorische Verlangsamung, um ein Abnehmen der Interessen und um Störungen der Aufmerksamkeit. Der Kranke hat Mühe, das Wesentliche zu erfassen, sein Denken ist umständlich und seine Leistungen sind verringert. Als Folge davon können Orientierungsstörungen auftreten, eine Veränderung des Kurzzeitgedächtnisses und ein Verkennen neuerer Tatsachen. Es ist wahrscheinlich, daß die depressive Hemmung das Funktionieren der Intelligenz beeinträchtigt, wenn es sich um Menschen im Grenzgebiet der Demenz handelt, deren neuronale Reserven nicht genügen, um die Folgen der Denkverlangsamung auf affektiver Grundlage zu kompensieren. Jedenfalls ist der Begriff der Pseudo-Demenz fragwürdig, insofern er eine falsche Diagnose festnagelt.

In Wirklichkeit müßte es sich um zwei gleichzeitige Diagnosen handeln, nämlich diejenige einer Depression im Rahmen eines leichten organischen Psychosyndroms.

Die Häufigkeit der *gemischten Demenzen* i. e. der klinischen Zustände, welche auf mehrere gleichzeitig vorhandene Ursachen zurückzuführen sind, wird bei 25% der organischen Psychosyndrome des höheren Alters angenommen. Die am häufigsten gleichzeitig zu beobachtenden Pathologien sind diejenigen der Alzheimerschen Krankheit und der multiplen Hirninfarkte. Aber auch andere Kombinationen sind möglich im Rahmen der beitgefächerten Läsionen des Hirns.

Zweifellos begünstigt eine vorbestehende psycho-organische Erkrankung das Auftreten von *Verwirrtheitszuständen*, wenn das Vigilanzniveau im Rahmen einer allgemeinen Erkrankung sinkt. In einer unserer Arbeiten (Wertheimer u. Schwed 1972) fanden wir eine Prävalenz von 80% der Demenzen, welche einen Verwirrtheitszustand aufwiesen, der bei 42 Patienten die Aufnahme in ein psychogeriatrisches Spital nötig machte. Der Grundmechanismus besteht wahrscheinlich in einer metabolischen Schwäche, die bei einem chronisch geschädigten Hirn auftreten kann.

2. Vorbestehende psychiatrische Erkrankungen und Demenz

Dieses Kapitel wird von C. Müller im vorliegenden Band gesondert abgehandelt. Es erübrigt sich deshalb hier eine nochmalige Zusammenfassung zu geben. Dieses ganze Gebiet wurde im Rahmen der „Enquête de Lausanne“ von 1965 bis 1981 erforscht.

D. Psychiatrische Krankheitsbilder des vorgerückten Alters und Polymorbidität

Hier sollen die Probleme aufgezeigt werden, welche sich beim Studium der Polymorbidität im Rahmen der großen psychogeriatrischen Entitäten ergeben, nämlich der Depressionen, der maniformen Zustände, der paranoiden und halluzinatorischen Störungen und Demenzen.

Akute Verwirrtheitszustände sind besonders illustrativ, um den Einfluß allgemeiner Erkrankungen auf das Funktionieren des Hirns aufzuzeigen. Da aber den Verwirrtheitszuständen ein ganzes Kapitel in diesem Band gewidmet wird, verzichten wir auf eine ausführliche Darstellung.

I. Die Depression

Häufig äußert der depressive alte Mensch körperliche Beschwerden. Sein müdes Aussehen, seine verhärmten Züge, eine Magerkeit lassen häufig den Praktiker eine konkomitierende physische Erkrankung vermuten. Anders gesagt: Handelt es sich bei der Depression um die Haupterkrankung oder müßte man sie als Symptom einer andern Affektion betrachten?

1. Die körperlichen Beschwerden

WAXMAN et al. (1985) haben die Epidemiologie dieses Phänomens studiert. Mit Hilfe einer Methode der Selbsteinschätzung untersuchten sie ein Kollektiv von 127 Teilnehmern, die an einem Verpflegungsprogramm eines Quartiers teilgenommen hatten. Es wurden dabei 2 Skalen verwendet, die eine betraf die Evaluation der Symptome (Cornell Medical Health Index), die andere die Erkrankungen (Frequency of Illness Scale). 33% dieses Kollektivs wies Zeichen von Depression auf. Die Anzahl der Klagen nahm mit der Intensität der psychischen Störung zu, d. h. 3,64% bei leichten Formen, 6,0% bei mittleren und 12,0% bei schweren Störungen. Spezifische Beziehungen wurden gefunden zum System der Atemwege, des kardiovaskulären Systems, des Skelett-Muskelsystems, des Zentralnervensystems und schließlich zur Ermüdbarkeit und Häufigkeit der Erkrankungen. Festgehalten werden muß auch, daß die individuellen Beschwerden sich nicht auf ein einzelnes System beschränken, sondern häufig alle vier erwähnten betrafen, und zwar in 40,5% der schweren Depressionen, in 12,2% der mittleren und 0,0% der leichten Depressionen. Die Chronizität der Krankheit andererseits ist prädiktiv für die Zahl der angegebenen Beschwerden. 90,5% erwähnten mindestens eine der 16 chronischen Krankheiten des Fragebogens, 46,5% erwähnten drei oder mehr. Nun ist es interessant festzustellen, daß in der Gruppe, welche mindestens drei chronische Erkrankungen angaben, am häufigsten körperliche Beschwerden und schwere Depressionen angegeben wurden. Andererseits fanden die Autoren keine signifikante Differenz zwischen der Gruppe der Depressiven und der Gruppe der Gesunden, was die Angabe der Häufigkeit von chronischen Erkrankungen anging. Daraus läßt sich schließen, daß die erhöhte Häufigkeit der körperlichen Beschwerden in der Depression des alten Menschen nicht ausschließlich einer somatischen Polymorbidität zuzuschreiben ist, sondern daß es sich um komplexe Interaktionen handelt, wobei auch die prämorbide Persönlichkeit eine Rolle spielt.

Vom psychodynamischen Gesichtspunkt her gesehen, kann die körperliche Beschwerde des Depressiven als Reaktion auf eine Streßsituation verstanden werden, welche im Hinblick auf einen sekundären Krankheitsgewinn aufrechterhalten wird. (BRINK et al. 1981). Man kann die körperliche Beschwerde aber auch als eine Verleugnung der psychologischen Probleme auffassen, mit andern Worten als eine Verschiebung der Angst vom psychischen Bereich auf den Körper. Auf einer tieferen Ebene kann man annehmen, daß die körperliche Beschwerde eine konstante Frage darstellt, die körperliche Integrität betreffend, welche durch das Fortschreiten der Zeit bedroht wäre. Es mag sich dahinter auch der fantasmatische Wunsch nach einem ewigen, unverletzlichen jungen Körper verbergen (WERTHEIMER 1984).

2. Die körperlichen Erkrankungen der Depressiven

WIGDOR u. MORRIS (1977) haben Krankengeschichten von Patienten mit Depression oder paranoiden Störungen durchgemustert und bei den ersteren eine Überzahl von Gelenkserkrankungen, cardiovaskulären Störungen und peptischen Ulcera gefunden. In einer gekreuzten Studie, welche durch unabhängige Beobachter durchgeführt wurde, wobei die einen nur den körperlichen Zustand und die andern den psychischen beobachteten, fand EASTWOOD (1975) unter ambulanten psychiatrischen Patienten folgendes: Die häufigste psychiatrische Erkrankung war die Depression, mit ihr waren psychiatrische und körperliche Störungen in signifikanter Weise korreliert. Den höchsten Grad der Korrelation fand man bei alten Personen. So kann man also daraus schließen, daß die körperliche Polymorbidität häufig bei Depressionen des höheren Alters ist und daß es Beziehungen zwischen den beiden pathologischen Zuständen geben muß. MURPHY (1983) fand beispielsweise, daß die körperlichen Störungen signifikant häufiger bei depressiven Patienten im ersten Jahr nach der Erkrankung gefunden werden, welche zu Beginn ein schlechtes therapeutisches Resultat aufgewiesen hatten.

TRESCH et al. (1985) haben die Prävalenz des arteriellen Hochdruckes und der Herzerkrankungen bei 3 Gruppen untersucht, d. h. Alzheimer Patienten, multiple Infarktpatienten und Depressiven. Ihre Schlußfolgerungen waren, daß die Depressiven höhere Werte hatten als die Alzheimer Kranken, während die zerebralvaskulären Erkrankungen die gleiche Häufigkeit wie die depressiven aufwiesen. Dieselben Autoren erwähnen eine Arbeit von DREYFUSS et al. (1969), welche eine erhöhte Prävalenz von Myokardinfarkten in der Geschichte einer Gruppe von Depressiven fanden, wobei die Herzkrise sich in der Mehrzahl der Fälle nach dem depressiven Schub manifestiert habe. Ihre Schlußfolgerungen waren, daß die Depression einen Risikofaktor für den Herzinfarkt darstelle.

Wenn man nun das Problem umgekehrt unter dem Blickwinkel der depressiven Störungen in einer Bevölkerungsgruppe, welche primär an somatischen Störungen leidet, untersucht, so kommt man zu folgenden Resultaten: DOVENMUEHLE u. VERWOERDT (1962, 1963) fanden in 64% depressive Zeichen und einen erhöhten Grad von Ängstlichkeit sowie ein erniedrigtes Selbstwertgefühl bei hospitalisierten Herzpatienten von über 60 Jahren. Diese Autoren fanden, daß die emotionelle Störung nicht in direkter Beziehung mit dem Grad der körperlichen Erkrankung steht, daß aber, wenn die psychische Störung ausgesprochen ist, sie eine auslösende Rolle für eine neue Hospitalisierung spielt.

Das komplexe Problem der Interaktionen zwischen körperlichen Erkrankungen und Depressionen ist noch relativ wenig erforscht. Prävalenzstudien, welche ein Inventar der möglichen und häufigen Vergesellschaftungen aufweisen sollten, müssen noch entwickelt werden. Es gilt zu einer besseren Objektivierung der biologischen Rolle der vorhandenen Krankheiten zu kommen und auch psychologische Faktoren, wie beispielsweise die prämorbide Persönlichkeit, besser zu erfassen.

3. Die Depression, Symptom einer körperlichen Erkrankung

Klinische Beobachtungen der letzten Jahrzehnte haben ergeben, daß das Zusammenspiel von körperlichen Erkrankungen und Depressionen als deren Folge häufig ist. Es stellt sich die Frage, welche die metabolischen Mechanismen seien, die zu einem Stimmungswandel führen. YASKIN (1931) war einer der ersten, der bemerkt hat, daß ein *Pankreaskarzinom* sich zu allererst durch psychiatrische Störungen manifestieren könne. FRAS u. LITIN (1968) fanden, daß 50% aller ihrer Patienten mit dieser Tumorform zuerst eine Depression zeigten, vor allen andern

Symptomen, und daß in 26% aller Fälle die Intensität dieser Depression so ausgeprägt war, daß man irrtümlicherweise an eine primäre Depression dachte.

Die Hypothyreose bildet die Grundlage eines zwitterhaften klinischen Bildes, wobei vor allem intellektuelle Störungen auftreten, im Sinne einer Verlangsamung der kognitiven Fähigkeiten, einer Schwäche der Konzentration und der Aufmerksamkeit, sowie eben auch depressive Zeichen. Die wahrscheinlichste Ätiologie ist in Zusammenhang mit der Hypofunktion der Thyroidea zu sehen, insbesondere in der ausgesprochenen Abnahme der Hirndurchblutung und in der Anämie (Lishman 1978).

Joborn et al. (1986a) fanden in einem Kollektiv von 441 Patienten, die wegen einer *primären Hyperparathyreoidose* operiert worden waren, 102 Probanden (23%), welche psychiatrische Störungen aufwiesen, die in Zusammenhang mit der endokrinen Störung gebracht werden mußten. In 78% aller Kranken war das häufigste Symptom die Depression sowie Angstzustände. Unter den subjektiven Beschwerden fand sich vor allem ein Gefühl der Ermüdung, Verlust der Initiative, Depression, Nervosität, Angst, Schlafstörungen und Reizbarkeit.

Apoplexien können ebenfalls depressive Zustände auslösen. Einige Autoren erwähnen, daß bestimmte Lokalisationen mit den catecholaminergischen Verbindungen in Zusammenhang gebracht werden müssen, während andere diese Korrelationen nicht beobachten konnten und keine bestimmte Lokalisation fanden (Eastwood u. Corbin 1986). Es sei immerhin vermerkt, daß nach dem Abklingen der akuten Phase der motorisch aphasische Patient häufig eine emotionelle Labilität aufweist, während dagegen der sensorisch aphasische im Gegensatz dazu eher euphorisch sein kann.

Wenn wir die 14 Arbeiten durchgehen, welche sich mit der Verbindung zwischen Depression und *Parkinson'scher Erkrankung* befassen, so finden sich, wie Gotham et al. (1986) hervorhoben, Häufigkeiten zwischen 20 und 90% mit einem Mittel von 46%. Die ätiologischen Mechanismen können im Sinne einer Reaktion auf die Krankheit aufgefaßt werden oder aber im Sinne einer biologischen Störung. Für das letzte würde sprechen, daß die Depression gelegentlich der neurologischen Erkrankung vorangeht. Von den einen bejaht, von den andern bestritten ist ferner der Befund, daß eine signifikante Beziehung bestehe zwischen der Schwere der neurologischen Ausfälle und der Häufigkeit der Depression, deren Intensität unter der Wirkung von L-Dopa (Mindham 1974) sich verringere. Mehrere Arbeiten sprechen eher für eine atypische emotionelle Folge der Krankheit, wie sie auch bei andern invalidisierenden chronischen Erkrankungen zu finden sei. Gotham et al. (1986) z.B. haben vier Gruppen verglichen, wobei die eine ambulant behandelte Parkinsonkranke, die zweite hospitalisierte Parkinsonkranke, die dritte Rheumakranke, und die vierte schließlich normale Personen betraf. Sie fanden den höchsten Grad von Depression und Angst unter den Parkinsonkranken, sofern man sie mit der Gruppe der normalen Personen verglich. Ein Unterschied zu den Rheumatikern dagegen wurde nicht gefunden. Parkinsonkranke und Kranke mit rheumatischen Gelenksstörungen wiesen im übrigen eine ähnliche depressive Symptomatologie auf, in welcher der Pessimismus, die Verzweiflung, das Absinken einer gesunden Motivation und eine Erhöhung der Beschäftigung mit der Krankheit dominierten. Dagegen fanden sich keine negativen Gefühle im Sinne von Schuld, Selbstanklage und Gefühl der Nutzlosigkeit.

II. Manische Zustände, paranoide und halluzinatorische Störungen

Da unsere Kenntnisse über Polymorbidität bei der Manie rudimentär sind, handeln wir sie zusammen mit den paranoiden und halluzinatorischen Störungen ab. Glasser u. Rabins (1984) fanden, daß bei 42 Patienten von 60 oder mehr Jahren 7 körperliche Störungen aufwiesen, wobei nur einmal sekundäre Fälle in der Familie zu beobachten waren. Bei den übrigen 35 fand sich in 9 Fällen eine analoge Heredität. Sie formulierten deshalb die Hypothese, daß neben genetischen Elementen bei Alterskranken auch hirnmetabolische Störungen einen maniformen Zustand auslösen können.

Das Zusammentreffen von sensorischen Störungen und paranoiden Tendenzen wird in der psychogeriatrischen Literatur häufig erwähnt. Post (1966) beschreibt eine überzufällige Häfung von Störungen des Sehens und des Gehörs bei Alterskranken mit Verfolgungsideen. In einer Gruppe von 999 alten Menschen, welche zu Hause untersucht wurden, fanden Christenson u. Blazer (1984) 44 Personen (4%), welche Verfolgungsideen äußerten. Sehstörungen, Gehörstörungen und Beeinträchtigung der kognitiven Funktionen waren unter ihnen häufiger als in einer gesunden Kontrollgruppe. Es handelte sich in 78% um Sehstörungen (Kontrollgruppe 51%), in 58% um Gehörstörungen (Kontrollgruppe: 36,6%), und in 58% um Störungen der intellektuellen Fähigkeiten (Kontrollgruppe: 20%).

In einem Altersheim fanden Eastwood et al. (1985), daß Gehörstörungen bei Insassen mit funktionellen psychischen Störungen häufiger waren als unter der Gruppe der psycho-organisch gestörten. Nach Cooper et al. (1974) ist die Prävalenz von Gehörstörungen bei Paranoiden höher als bei Depressiven. Der Ursprung der Hypoacousie sei häufig in Mittelohr-Erkrankungen zu suchen, die gelegentlich mehr als 30 Jahre zuvor entstanden waren. Es kann somit kein Zweifel darüber bestehen, daß bei alten Menschen die Tendenz, einen Verfolgungswahn auszubilden, durch eine verringerte Hörfähigkeit gefördert wird. Diese verändert die Realitätskontrolle und treibt zu Verdächtigungen und Mißdeutungen an.

Unter einer Gruppe von 18 Patienten, deren mittleres Alter 79,6 Jahre betrug, und die an optischen Halluzinationen litten, fand Brand (1986) eine Häufung von Sehstörungen (78%/Kontrollgruppe 41%). Diese Autorin hat aber auch gezeigt, daß soziale Isolierung, Depressionen und Konflikte gehäuft vorkommen. Man gewinnt somit den Eindruck, daß die optische Halluzination des Alternden sich in einem komplexen Zusammenhang ausbildet, bestehend aus verschiedenen pathologischen und sozialen Variablen, innerhalb welchen jedoch die gestörte Sehkraft eine wichtige Rolle spielt.

III. Die Demenzen

Dieses Kapitel beschränkt sich auf die Beschreibung der psychoorganischen Störungen, hervorgerufen durch Krankheiten, welche nicht in erster Linie die intellektuellen Funktionen berühren. So können wir von körperlichen und vor allem neurologischen Krankheiten sprechen, welche sekundär eine Demenz hervorrufen, andererseits aber von körperlichen Störungen, welche gleichzeitig mit der Entwicklung chronischer zerebraler Affektionen auftreten.

1. Körperliche nicht neurologische Erkrankungen, Ätiologien der Demenzen

Vorerst sei festgehalten, daß gemäß der Dynamik der Polymorbidität der Einfluß dieser Affektionen die einzige Ursache des intellektuellen Defizits sein kann, daß sie sich aber auch einer zerebralen Pathologie, wie beispielsweise einer Alzheimerschen Erkrankung, überlagern können.

Die häufigsten *endokrinen Dysfunktionen* betreffen die Thyreoidea und den Diabetes. Die Hyperthyreoidose verursacht vor allem akute Verwirrtheitszustände ("thyroid crisis") sowie psychotische Störungen, seltener indessen chronische Zustände. Sie kann das klinische Bild eines chronischen psycho-organischen Syndroms beeinflussen, im Sinne beispielsweise der Erregung. Eine Hypofunktion der Thyreoida wird dagegen, wie dies bereits im Kapitel über die Depressionen geschildert wurde, sowohl die Affektivität wie auch die intellektuellen Funktionen beeinträchtigen. Vergesellschaftet sie sich mit einer bestehenden Demenz, wird die Symptomatologie im Sinne einer Konzentrationsschwäche und Aufmerksamkeitsstörung verstärkt, und das Verhalten wird vor allem durch Apathie gekennzeichnet.

Ein Diabetes greift in die zerebralen Funktionen durch hypo- oder hyperglykämische Episoden ein, welche ebenfalls zu akuten Verwirrtheitszuständen führen, unabhängig davon ob der Kranke eine Demenz aufweise. Der Diabetes kann eine der möglichen Ursachen für multiple Infarkte sein, dies auf dem Hintergrund der pathologisch veränderten Arteriolen.

Seltener beobachten wir Störungen der Parathyreoidea. Joborn et al. (1986b) haben in einer retrospektiven Studie von 555 Kranken, die wegen einer primären Hyperparathyreoidose operiert worden waren, folgendes festgestellt: Es handelte sich um 12 Demenzen, welche durch den chirurgischen Eingriff gebessert wurden. In einer andern Serie hat Petersen (1968) in 12% eine Beeinträchtigung der intellektuellen Funktionen festgestellt, vor allem ein Nachlassen der Gedächtnisfunktionen und eine allgemeine Verlangsamung. Was die Hypoparathyreoidose betrifft, hat Lishman (1978) akute Verwirrtheitszustände beschrieben, gelegentlich auch eine chronische Beeinträchtigung der intellektuellen Funktionen mit emotionaler Labilität.

Es ist hier nicht der Platz, um auf die zerebralen Störungen hinzuweisen, welche als Folge *kardiovaskulärer Erkrankungen* auftreten. Sie sind in jedem Psychiatrielehrbuch beschrieben.

Erwähnt sei nur, daß der arterielle Hochdruck sowie die embolisierenden Erkrankungen im Rahmen der Vielfalt der provozierten Läsionen zu deutlichen intellektuellen Funktionsstörungen führen können. Sie werden in der Literatur mit dem Terminus der multiplen Infarkte gekennzeichnet.

Gewisse *Ernährungsstörungen* werden in der Literatur als mögliche Ursachen für ein psycho-organisches Syndrom erwähnt. Berrios (1987) berichtet, daß eine B12-Avitaminose akute Verwirrtheitszustände aber auch Demenzen hervorrufen könne. Seit langem weiß man, daß sie sich im Sinne einer diffusen oder fokalen Demyelinisation der zerebralen weißen Substanz manifestieren kann (Adams u. Kubik 1944). Die B12-Avitaminose ist oft mit einem Mangel an Folsäure vergesellschaftet. Abalan et al. (1984) fanden unter 77 Patienten einer psychogeriatrischen Einheit 15, welche einen Vitamin B12 Mangel aufwiesen, während 25 einen Mangel an Folsäure zeigten. Beide Defizite fanden sich gemeinsam in 14 Fällen. Nur 2 dieser Kranken waren anämisch, und ein einziger zeigte eine Makrozytose, was die bekannte Tatsache bestätigt, daß diese Mangelkrankheiten sich nicht regelmäßig durch eine Anämie auszeichnen.

2. Neurologische Erkrankungen und Demenzen

Die Schwierigkeit, eine Demenz im Rahmen der Parkinsonschen Erkrankung festzustellen, beruht auf der uneinheitlichen Beurteilung der Forscher, was das Wesen dieser Symptomatologie betrifft. Man beschreibt Störungen der visuospatialen Diskrimination, perzeptiv motorische Störungen (Pearce 1984), ein Absinken des Kurzzeitgedächtnisses, gestörte Fähigkeit des Verständnisses und der Analyse von neuem Material (Israel 1975). Gewisse Autoren vereinigen diese Symptomatologie in einer Einheit, welche zusätzlich die Huntingtonsche Krankheit sowie die von Steele-Richardson-Olzewski umfaßt, und „subkortikale Demenz" genannt wird (Albert 1978). 93% aller von Pirozzolo et al. (1982) untersuchten Patienten zeigten eine Beeinträchtigung der kognitiven Funktionen. Die Autoren meinen, daß sich eine langsame kontinuierliche Degradation manifestiere und daß es schwierig sei, eine feste Grenze zur Demenz zu ziehen. Dies mag teilweise die Unterschiede der Prävalenzziffern in der Literatur erklären, welche nach Mortimer et al. (1984) von 2% bis 77% gehen.

Hirntumoren können zum Bild einer Demenz führen, wobei dies natürlich von der Natur des Neoplasmas, seiner Lokalisation und seiner Entwicklung abhängt. Proliferierende Störungen mit langsamer Entwicklung sind oft anzutreffen, wobei die klinische Manifestation häufig die einer graduellen progressiven Störung ohne Lokalisationszeichen ist. Dies betrifft vor allem Tumoren der frontalen Region und des corpus callosum (Berrios 1987).

Die Demenz der Boxer ist eine Krankheit, welche gelegentlich Berufsboxer, mehrere Jahre nachdem sie ihre sportliche Aktivität eingestellt hatten, befällt. Sie ist charakterisiert durch neurofibrilläre degenerative Läsionen. Ihre Existenz wirft die Frage nach der möglichen Rolle von vorbestehenden *Hirntraumen* in der Ätiologie der Alzheimerschen Erkrankung auf. So kann man sich beispielsweise vorstellen, daß traumatisch bedingte alte Verluste an Neuronen das kortikale Kapital beeinträchtigen, so daß die Schwelle des Auftretens einer primären progressiven Demenz herabgesetzt wird. Mortimer et al. (1985) haben 78 Fälle von Alzheimerscher Demenz mit 2 Kontrollgruppen im Hinblick auf die Anamnese verglichen. Sie fanden eine Prävalenz von 25,6% Hirntraumen mit Bewußtseinsverlust unter ihren Kranken, während sie nur 5,3% und 14,6% in den beiden andern Gruppen trafen. Interessant ist auch die Beobachtung, daß diese Hirntraumen im Mittel 35,2 Jahre vor den ersten Alzheimerschen Symptomen erfolgt waren.

3. Konkomitierende körperliche Erkrankungen

Hier muß unterschieden werden zwischen Störungen, deren Entwicklung einen episodischen oder permanenten Einfluß auf das Gehirn hat, von jenen, welche die Demenz nicht beeinflussen, aber dennoch für die Prognose bedeutungsvoll sind im Sinne eines Einflusses auf den allgemeinen Zustand. Gewisse Erkrankungen, welche dauernde Hirnstörungen verursachen, wurden schon in einem früheren Abschnitt besprochen. Akute Episoden von infektiösen Erkrankungen, Herzrhythmusstörungen, medikamentös bedingte Vergiftungen können via gestörten Hirnmetabolismus akute Verwirrtheitszustände hervorrufen, welche das Bild einer chronischen intellektuellen Beeinträchtigung überlagern. Unerwähnt sollen hier die zahlreichen Krankheiten bleiben, welche den allgemeinen Zustand beeinträchtigen aber das Gehirn verschonen. Man denke hier nur an die Polyarthritis und die Karzinome ohne Hirnmetastasen.

Die Epidemiologie der mit der Demenz konkomitierenden Erkrankungen wurde öfters untersucht und eine Synthese ist nicht leicht. Wesentlich hängen die Zahlen vom Typus der untersuchten Bevölkerung ab, d. h. ob es sich um ambulant behandelte Kranke, um psychiatrisch hospitalisierte oder um solche aus dem allgemeinen Krankenhaus handelte. Auch die gewählten Selektionskriterien spielen eine Rolle. So fanden beispielsweise BUCHT et al. (1984) in einer Gruppe von Alzheimerschen Kranken keinen einzigen Fall, während in einem Kollektiv mit gleicher Diagnose TRESCH et al. (1985) in 4,2% in der Anamnese einen Infarkt und in 9% elektrokardiographische Zeichen einer solchen Affektion fanden. Dieselben Autoren bestätigen im übrigen die erhöhte Häufigkeit von arteriellem Hochdruck und Herzkrankheiten bei vaskulären Gehirnerkrankungen, wobei die gefundenen Werte das Fünffache dessen, was bei der Alzheimerschen Krankheit gefunden werde, darstellen. So muß auch mit einer gewissen Zurückhaltung das Inventar gewertet werden, das SIMON (1970) in einem Kollektiv von 500 ersten Aufnahmen von Patienten von über 60 Jahren in einem allgemeinen Krankenhaus aufstellte. Er fand bei 85% unter ihnen ein psycho-organisches Syndrom. Unter ihnen fand er, daß 28% Zeichen von Herzkrankheiten aufwiesen, 26% Ernährungsstörungen, 16% Apoplexien, 13% arteriellen Hochdruck, 11% Gehörstörungen, 18% Sehstörungen, 8% Infektionen der Atemwege und 5% Krebs. Es zeigt sich somit, daß spezifischere Prävalenzstudien nach genauen nosologischen Kriterien gemacht werden müssen.

E. Schlußfolgerungen

Die Polymorbidität ist eines der Grundphänomene der geriatrischen Medizin. Sie impliziert, daß der körpermedizinische Geriater den psychiatrischen Aspekten eine besondere Aufmerksamkeit widmen muß und daß andererseits der Psychogeriater die nötigen Kenntnisse in Körpermedizin besitze. Dies bedeutet aber auch, daß die Organisation der Pflege pluridisziplinär sein muß. In einem und demselben Team sollen körpermedizinische Geriater, Psychogeriater, sowie psychiatrisch und körpermedizinisch ausgebildetes Personal gemeinsam tätig sein. Diese Zusammenarbeit soll von einer transdisziplinären Verständigung getragen werden, d. h. sie ruft nach einer gemeinsamen Sprache, gemeinsamen Zielen und einer gemeinsamen Strategie. Indirekt beeinflußt sie aber auch in ausgeprägter Weise Konzepte der öffentlichen Gesundheitsorganisation im allgemeinen. Diese muß den Praktikern der geriatrischen Medizin Strukturen und Einrichtungen, welche auf die erwähnte Koexistenz hinzielen, liefern.

Literatur

Abalan F, Subra G, Picard M, Boueilh P (1984) Fréquence des déficiences en vitamine B 12 ou en acide folique chez les patientes admises en géronto-psychiatrie. L'Encéphale X:9–12

Adams RD, Kubik CS (1944) Subacute degeneration of the brain in pernicious anaemia. N Engl J Med 231:1–9

Albert ML (1978) Subcortical dementia. In: Katzmann R, Terry RD, Bick KL (eds) Alzheimer's disease: senile dementia and related disorders, Aging 7. Raven Press, New York, p 173

Anderson WF, Davidson R (1975) Concomitant physical states. In: Howells JG (ed) Modern perspectives in the psychiatry of old age. Brunner/Mazel, New York, p 84

Bergmann K (1971) The neuroses of old age. In: Kay DWK, Walk A (eds) Recent developments in psychogeriatrics. Br J Psychiatr Spec Publ. 6:39–50

Bergmann K (1978) Neurosis and personality disorders in old age. In: Isaacs AD, Post F (eds) Studies in geriatric psychiatry. John Wiley & Sons, Chichester, p 41

Berrios GE (1987) The nosology of the dementias: an overview. In: Pitt B (ed) Dementia. Churchill Livingstone, Edinburgh, p 19

Brand U (1986) Les hallucinations visuelles chez la personne âgée. Thèse présentée à la Faculté de Médecine de l'Université de Lausanne

Brink TL, Janakes C, Martinez N (1981) Geriatric hypochondriasis: Situational factors. J Am Geriatr Soc 29:37–39

Bucht G, Adolfsson R, Winblad B (1984) Dementia of the Alzheimer type and multi-infarct dementia. A clinical description and diagnostic problems. J Am Geriatr Soc 32:491

Christenson R, Blazer D (1984) Epidemiology of persecutory ideation in an elderly population in the community. Am J Psychiatry 141:1088–1091

Cooper AF, Kay DWK, Curry AR, Garside RF, Roth M (1974) Hearing loss in the paranoid and affective psychoses of the elderly. Lancet II:851–854

Cooper B (1986) Mental illness, disability and social conditions among old people in Mannheim. In: Häfner H, Moschel G, Sartorius N (eds) Mental health in the elderly. A review of the present state of research. Springer, Berlin Heidelberg New York, p 35

Dovenmuehle RH, Verwoerdt A (1962) Physical illness and depressive symptomatology.I. Incidence of depressive symptoms in hospitalized cardiac patients. J Am Geriatr Soc 10:932

Dovenmuehle RH, Verwoerdt A (1963) Physical illness and depressive symptomatology. II. Factors of length and severity of illness and frequency of hospitalization. J Am Geriatr Soc 18:260

Dreyfuss F, Dasberg H, Assael H (1969) The relationship of myocardial infarction to depressive illness. Psychother Psychosom 17:73

Eastwood MR (1975) The relation between physical and mental illness. University of Toronto Press, Toronto

Eastwood MR, Corbin SL (1986) The relationship between physical illness and depression in old age. In: Murphy E (ed) Affective disorders in the elderly. Churchill Livingstone, Edinburgh, p 177

Eastwood MR, Corbin SL, Reed M, Nobbs H, Kedward HB (1985) Acquired hearing loss and psychiatric illness: An estimate of prevalence and co-morbidity in a geriatric setting. Br J Psychiatry 147:552–556

Evans JG (1986) Physical factors in mental health in the elderly: Gerontological and internal medical aspects. In: Häfner H, Moschel G, Sartorius N (eds) Mental health in the elderly. A review of the present state of research. Springer, Berlin Heidelberg New York, p 46

Fras I, Litin EM (1968) Mental symptoms as an aid in the early diagnosis of carcinoma of the pancreas. Gastroenterology 55:191–198

Glasser M, Rabins P (1984) Mania in the elderly. Age Ageing 13:210–213
Gotham AM, Brown RG, Marsden CD (1986) Depression in Parkinson's disease: a quantitative and qualitative analysis. J Neurol Neurosurg Psychiatry 49:381–389
Gustafson L (1975) Psychiatric symptoms in dementia with onset in presenile period. Acta Psychiatr Scand, Suppl. 257:9–35
Hautzinger M (1983) Determinanten depressiver Reaktionen im Alter. Akt Gerontol 13:191–194
Himmelfarb S, Murrell SA (1984) The prevalence and correlates of anxiety symptoms in older adults. J Psychol 116:159–167
Israel L (1975) Fréquence des troubles mentaux chez les parkinsoniens âgés. Méd et Hyg (33:867–871
Joborn C, Hetta J, Palmér M, Akerström G, Ljunghall S (1986a) Psychiatric symptomatology in patients with primary hyperparathyroidism. Up J Med Sci 91:77–87
Joborn C, Hetta J, Frisk P, Palmér M, Akerström G, Ljunghall S (1986b) Primary hyperparathyroidism in patients with organic brain syndrome. Acta Med Scand 219:91–98
Kay DWK, Beamisch P (1964) Old age mental disorders in Newcastle-upon-Tyne. Part II: A study of possible social and medical causes. Br J Psychiatry 110:668–682
Kolman PBR (1984) The value of laboratory investigations of elderly psychiatric patients. J Clin Psychiatry 45:112–116
Lishman WA (1978) Organic psychiatry. The psychological consequences of cerebral disorders. Blackwell Scientific Publications, Oxford London Edinburgh
Mindham RHS (1974) Psychiatric aspects of Parkinson's disease. Br J Hosp Med II:411–414
Mortimer JA, Christenson MA, Webster DD (1984) Parkinsonian dementia. In: Handbook of clinical neurology, vol 46 Neurobehavioural disorder. Raven Press, New York
Mortimer JA, French LR, Hutton JT, Schuman LM (1985) Head injury as a risk factor for Alzheimer's disease. Neurology 35:254–267
Müller C (1981) Les maladies psychiques et leur évolution influencée par l'âge. Huber, Berne Stuttgart Vienne
Murphy E (1983) The prognosis of depression in old age. Br J Psychiatry 142:111
Pearce JMS (1984) Dementia. A clinical approach. Blackwell Scientific Publications, Oxford London Edinburgh
Petersen P (1968) Psychiatric disorders in primary hyperparathyroidism. J Clin Endocrinol Metab 28:1491–1495
Pirozzolo FJ, Hansch EC, Mortimer DA, Webster DD, Kuskowski MA (1982) Dementia in Parkinson's disease. A neuropsychological analysis. Brain and Cogn 1:71–83
Post F (1966) Persistent persecutory states of the elderly. Pergamon Press, London
Roth M (1959) Some diagnostic and aetiological aspects of confusional states in the elderly. Gerontologia 1:83–95
Shevitz SA, Silberfarb PM, Lipowski ZJ (1976) Psychiatric consultations in a general hospital: a report on 1,000 consecutive referrals. Dis Nerv Syst 37:295–300
Shock N (1979) Systems physiology and aging. Fed Proc 38:161–162
Simon A (1970) Physical and sociopsychologic stress in the geriatric mentally ill. Compr Psychiatry 11:242–247
Tresch DD, Folstein MF, Rabins PV, Hazzard WR (1985) Prevalence and significance of cardiovascular disease and hypertension in elderly patients with dementia and depression. J Am Geriatr Soc 33:530–537
Waxman HM, McCreary G, Weinrit RM, Carner EA (1985) A comparison of somatic complaints among depressed and non-depressed older persons. Gerontologist 25(5):501
Wertheimer J (1984) The mechanisms of permanence. Time: support for a psychodynamic hypothesis of psychological aging. J Geriatr Psych 16(2):245–255
Wertheimer J, Schwed P (1972) Les états confusionnels en gériatrie. Praxis 48:1486–1493
Wertheimer J, Schwed P (1981) Les interactions entre le corps et le psychisme en médecine gériatrique. L'actualité en gérontologie 25:16–19
Wigdor BT, Morris G (1977) A comparison of twenty-year medical histories of individuals with depressive and paranoid states. J Gerontol 32(2):160
Yaskin JC (1931) Nervous symptoms as earliest manifestations of carcinoma of the pancreas. JAMA 96:1664–1668

Somatotherapie

S. Kanowski

INHALTSVERZEICHNIS

A. Einleitung

Somatotherapie umfaßt mehr als nur medikamentöse Behandlung. Prinzipiell sind unter diesem Begriff alle Behandlungsverfahren zu verstehen, bei denen eine meßbare materielle (biologische) Einwirkung zur meßbaren Verbesserung pathologisch gestörter körperlicher oder seelisch-geistiger Funktionen führt. Die vermittelnden Intermediärprozesse können dabei durchaus "black-box"-Charakter haben, d. h. unbekannt sein. Neben der Pharmakotherapie, Elektrokrampftherapie, dem Schlafentzug gehören Massage, Krankengymnastik, allgemeines körperliches Aktivitätstraining, naturheilkundliche Verfahren und ernährungswissenschaftliche Ansätze im Prinzip zu den somatotherapeutischen Verfahren im allgemeinen.

Der folgende Beitrag konzentriert sich aus den vorgegebenen Bedingungen des Umfanges auf die Therapie mit Psychopharmaka, die Elektrokrampfbehandlung und die Schlafentzugsbehandlung. Hinsichtlich der auch für die Gerontopsychiatrie bedeutsamen internistischen Basistherapie ist auf die entsprechend orientierten Lehrbücher der Geriatrie zu verweisen (z. B. Brückel 1975; Hahn 1975; Lang 1976; Martin u. Junod 1975; Oberwittler u. Hauss 1975). Auch die Grundzüge der geriatrischen Pharmakokinetik und Pharmakodynamik einschließlich der Wechselwirkungen verschiedener Pharmaka können hier nicht zur Darstellung kommen. Auch diesbezüglich ist der Leser auf fachspezifische Beiträge verwiesen (s. Caird 1985, 1986; Coper 1979; Coper u. Schulze 1980; Hicks u. Funkenstein 1980; Klein u. Rüther 1983; Platt 1984; Vestal u. Dawson 1985).

Innerhalb dieses, dann immer noch recht weitgespannten Rahmens, kommt der Pharmakotherapie ohne Frage die größte Bedeutung zu. Diese Aussage gilt für Geriatrie und Gerontopsychiatrie deshalb in besonderem Maße, weil *Polypathologie* und *Multimorbidität* alternsspezifische Tatbestände sind, für deren Behandlung eine angemessene Pharmakotherapie mit häufig notwendiger gleichzeitiger Gabe von mehreren Medikamenten unerläßliche Voraussetzung ist. Zugleich bedingen aber alternsphysiologische Vorgänge, Polypathologie und Multimorbidität Veränderungen pharmakokinetischer und -dynamischer Reaktionen, welche die Arzneimittellehre im Alter zu einem Gebiet besonderer Kenntnisse erheben. Unbeschadet des starken Stellenwertes der Pharmakotherapie gilt jedoch gerade auch für die Behandlung psychischer Erkrankungen im höheren Lebensalter, was für die Psychiatrie insgesamt als grundlegendes Prinzip anerkannt ist, daß nämlich die optimierte Pharmakotherapie Grundlage für die Verwirklichung psychotherapeutischen und sozialtherapeutischen Umgangs mit psychisch Kranken sein sollte, dessen selbstverständlich *auch* Patienten mit akuten und chronischen organischen Psychosen bedürfen. Hierauf wird wenigstens am Rande wiederholt hinzuweisen sein, um die dem Arzt und selbst dem Psychiater so geläufige Dominanz der Somatotherapie immer wieder zu relativieren.

B. Therapie mit Psychopharmaka

Erfolgreiche Gerontopsychiatrie ist ohne den Einsatz von Psychopharmaka nicht denkbar. Psychopharmaka gehören zu den im Alter am häufigsten verordneten Medikamenten. Sie nahmen 1981 bei den über 55jährigen Rang 3 der insgesamt bei dieser Altersgruppe verordneten Medikamente ein (Frauen Rang 2/Männer Rang 5) (Kanowski 1986b). Daß ältere Frauen einen wesentlich höheren Psychopharmakaverbrauch als Männer haben, bestätigt sich auch in einer Analyse jüngeren Datums (Paffrath 1987). Dies dürfte neben der höheren psychischen Morbidität wesentlich auch an der stärkeren Repräsentation von Frauen in den höheren Altersgruppen liegen. Amerikanische Studien ergaben, daß 28% der in Durham Country lebenden alten Menschen psychoaktive Medikamente zum Untersuchungszeitpunkt einnahmen. Der Anteil stieg auf 65% bei Bewohnern von beschützten Betreuungseinrichtungen ("extended care facilities") (Walker u. Brodie 1980). Diese Autoren zitieren eine Studie von Prien (1975), die in 12 "Veterans Administration Hospitals" durchgeführt wurde. Dort erhielten 70% der Patienten mit psychiatrischen Diagnosen Psychopharmaka im weiteren Sinne und immerhin noch 23% derjenigen Patienten, bei denen keine psychische Erkrankung festgestellt worden war.

Angesichts solcher Zahlen und des hohen Nebenwirkungsrisikos der Psychopharmaka gerade bei älteren Patienten erhebt sich natürlich die Frage, ob die Indikation für die Behandlung mit Psychopharmaka von den Ärzten sorgfältig genug geprüft wird und ob nicht im Gegenteil viel zu häufig und unbegründet Psychopharmaka in der Gerontopsychiatrie und Geriatrie Verwendung finden. Kritische Überlegungen zu den der Allgemeinheit durch die Behandlung alter Menschen zugemuteten finanziellen Belastungen schüren das Unbehagen weiterhin ebenso wie Untersuchungsergebnisse, die zeigen, daß in Pflegeheimen die pro Patient innerhalb eines Jahres verordnete Menge an Psychopharmaka um so höher war, je mehr Patienten der verordnende Arzt zu betreuen hatte und je höher die Zahl der Betten in der jeweiligen Einrichtung war (Ray et al. 1980). Das sind Beziehungen, die eher auf Personalmangel hindeuten als auf eine streng begründete Psychopharmakotherapie.

Die Frage nach einem übermäßigen Gebrauch von Psychopharmaka in der Gerontopsychiatrie ist jedoch nicht einfach und eindeutig zu beantworten. Zunächst ist die Annahme gerechtfertigt, daß der hohe Konsum von Psychopharmaka in der Geriatrie insgesamt die hohe psychische Gesamtmorbidität der älteren Bevölkerungsgruppen widerspiegelt. Differenzierte und exakte Untersuchungen über die Einhaltung angemessener Indikationskriterien, über angemessene Dosis und Dauer der Psychopharmakotherapie in den unterschiedlichen Versorgungsbereichen – Behandlung unter ambulanten, klinischen und Heim-Bedingungen – sind schwierig durchzuführen und erfordern die Berücksichtigung komplexer Rahmenbedingungen. Solche Untersuchungen liegen in der Bundesrepublik Deutschland bisher kaum vor. Die eigene Erfahrung berechtigt zu der Annahme, daß in der praktischen Behandlung Psychopharmaka ebenso häufig zu rasch und unüberlegt, zu hoch dosiert und zu lange verordnet werden wie das Gegenteil der Fall ist. Die Maxime muß daher auch in der Gerontopsychiatrie lauten: „Soviel Psychopharmakotherapie wie zum Wohle des Patienten erforderlich und so wenig wie eben aus demselben Wohle möglich ist". Die Kriterien hierfür sind nicht aus dem Gesamtumsatz an Psychopharmaka zu errechnen, sondern sind aus den gegebenen Krankheits-, Lebens- und sozialen Bedingungen des einzelnen Kranken abzuleiten: Die optimale Therapie ist – wie stets in der Medizin – primär von der Kenntnis, Erfahrung und Sorgfalt des einzelnen Arztes abhängig. In diesem Zusammenhang kann nicht stark genug betont werden, daß gerade bei langfristiger Verordnung von Psychopharmaka immer wieder kritisch die Dosierung und die Frage nach der Notwendigkeit der Fortführung der Behandlung geprüft werden müssen. Dies setzt sorgfältige und kontinuierliche Beobachtung des psychopathologischen Erlebens und Verhaltens, der allgemeinen Aktivität und des sozialen Verhaltens des Kranken voraus. Gegen diese Verpflichtung des Arztes wird in der Gerontopsychiatrie sicher sehr oft gesündigt und daraus resultieren ein großer Teil unerwünschter und vermeidbarer, für den Patienten nachteiliger Wirkungen der Psychopharmakotherapie.

Der Beschreibung der speziellen Psychopharmakotherapie sollen einige Ausführungen zum Vigilanzkonzept in der Gerontopsychiatrie vorangestellt werden: Dieses Konzept erscheint geeignet, einen Teil der differentiellen Wirkungen und Nebenwirkungen unterschiedlicher Psychopharmaka theoretisch verständlich werden zu lassen. Hieraus lassen sich wiederum einige Prinzipien für die praktische Anwendung von Psychopharmaka in der Geriatrie gewinnen.

Das Vigilanzkonzept geht auf den Neurologen HEAD (1923) zurück. „Vigilanz i. S. HEADs ist demnach eine neurodynamische Größe, die den Organisationsgrad des aktuellen Verhaltens und sein adaptives Niveau bestimmt" (BENTE 1982). Sie spiegelt den „dynamischen Ordnungsgrad der neuralen Gesamtaktivität" wider (BENTE 1982). Vigilanz ist damit mehr als lediglich Vigilität. Die letzte bezeichnet unterschiedliche Zustände zentralnervöser Erregtheit auf einer annähernd linearen Skala von reaktionslos bis maximal erregt (vergleichbar den Polen Tiefschlaf einerseits, äußerste Unruhe und Gespanntheit andererseits). Auf dieser linearen Vigilitätsskala entspricht nur ein relativ schmaler, mittlerer Bereich der optimalen Vigilanz. Nur in diesem Bereich aber gelingen dem Individuum optimale Wahrnehmung, Anpassung und Bewältigung der Realität. Sowohl zu geringe als auch zu starke (neuronale) Aktivität beeinträchtigen diese Leistungen. Die Abb. 1 stellt diese Zusammenhänge graphisch dar. Es ist zudem bekannt, daß Änderungen der Vigilität und Vigilanz regulierenden zentralnervösen Systeme im Alter generell und unter den pathologischen Bedingungen des HOPS und von Depressionen im besonderen an Stabilität und Anpassungsfähigkeit verlieren (POST 1972; KANOWSKI u. COPER 1978, 1982; COPER u. KANOWSKI 1983; KOELLA 1982). Auf Belastungen – speziell auch pharmakodynamische! – reagieren sie im Alter daher besonders empfindlich. Ist die Belastungsgrenze dieser Systeme erreicht, können scheinbar paradoxe Reaktionen auftreten, beispielsweise paradoxe Erregungszustände auf Barbiturate oder Benzodiazepine, die zunächst als induzierte Gegenregulationen aufzufassen sind. Ihnen können wiederum paradox anmutende „Kipp"-Reaktionen i. S. SELBACHS (1977) folgen, also z. B. nach induzierter Übererregtheit, Apathie oder Tiefschlaf.

Das Vigilanzmodell vermag also gerade in der Gerontopsychiatrie zu einer zeitdynamisch vertieften Betrachtungsweise pharmakodynamischer Abläufe zu verhelfen, indem deren Paradoxien regeldynamisch verständlich werden.

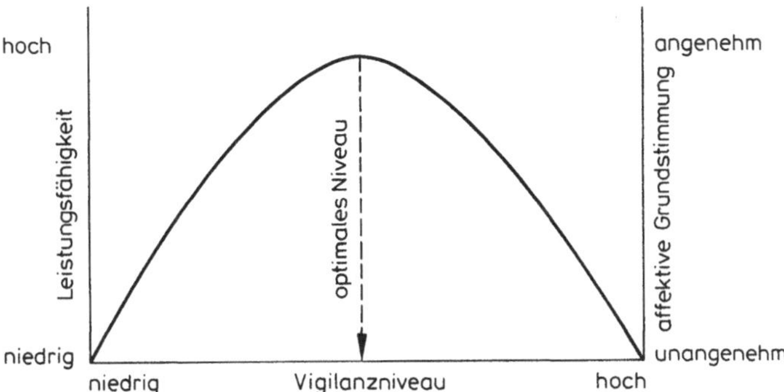

Abb. 1. Hypothetische Beziehung zwischen Vigilanzniveau, Leistungsfähigkeit und affektiver Grundstimmung (n. HARRE 1970; zit. aus SCHALLING et al. 1975)

Im folgenden werden Indikation und Prinzipien für die einzelnen Substanzgruppen dargestellt. Dabei wird generell davon ausgegangen, daß es in keiner der Gruppen die ideale für psychisch kranke alte Menschen geeignete Substanz gibt, sondern die individuell zu treffende Entscheidung immer das Resultat des Abwägens von Vor- und Nachteilen, therapeutischem Nutzen, Gefahren und Risiken ist.

I. Neuroleptika

1. Indikation

Die hauptsächlichen Indikationsbereiche der Neuroleptika sind aus Tabelle 1 zu ersehen. In der Gerontopsychiatrie spielt dabei die Behandlung akuter und chronischer organischer Psychosen die praktisch bedeutsamste Rolle. In beiden Fällen geht es dabei meist um die Beseitigung oft mit Orientierungsstörungen verbundener psychomotorischer Unruhe oder Erregungszustände, die mit angsthaft gefärbter Feindseligkeit verbunden sein können sowie um die Dämpfung bzw. Beseitigung von Wahnsymptomen und Halluzinationen.

Treten diese Symptome zusammen mit fluktuierenden Bewußtseinstrübungen im Rahmen *deliranter Syndrome* auf, so gilt im deutschen Sprachraum Clomethiazol auch in der Geriatrie als Medikament der ersten Wahl. Auf diese Substanz wird weiter unten noch speziell eingegangen, da sie keiner der Psychopharmakagruppen im eigentlichen Sinne zugeordnet werden kann.

Neuroleptika sind jedoch bei der Behandlung von deliranten Verwirrtheitszuständen als Medikamente zweiter Wahl zu betrachten. Zu ihnen wird man beispielsweise dann greifen, wenn es sich um suchtgefährdete Patienten handelt und/oder durch die internistische Basistherapie nicht zu verhindernde rekurrierende delirante Störungen eine langfristige delirprophylaktische Behandlung notwendig machen. Auch wenn paranoid-halluzinatorische Symptome im Vordergrund deliranter Symptomatik stehen, ist gegebenenfalls Neuroleptika der Vorzug vor Clomethiazol wegen deren antipsychotischer Potenz zu geben, die dem letztgenannten per se nicht zukommt.

Tabelle 1. Indikationen für Neuroleptika

Psychiatrische Erkrankungen	Zielsyndrome	Zielsymptome
1. Akute organische Psychosen	Delir, Amentia, Durchgangssyndrome	Psychomotorische Unruhe, Halluzination, Desorientiertheit, Angst, Dysphorie
2. Chronische organische Psychosen	Demenz, Korsakow-Syndrom, hirndiffuses und hirnlokales Psychosyndrom	Psychomotorische Unruhe, Desorientiertheit, Verstimmungen, Hostilität/Aggressivität
3. Schizophrenie und späte schizophrenieähnliche Psychosen, späte Paraphrenie	Paranoid-halluzinatorische Syndrome	Wahnsymptomatik, Halluzinationen, psychomotorische Unruhe, Hostilität, Aggressivität
4. Späte Manie	Manisches Syndrom	Antriebssteigerung, Denkzerfahrenheit, Dysphorie, Extreme Euphorie
5. Depressive Psychosen	Agitiert-depressives Syndrom, wahnhaft-depressives Syndrom	Psychomotorische Getriebenheit, jammernde Klagsamkeit, hypochondrischer Wahn, Verarmungswahn, Schuld- und Versündigungswahn

Neben der deliranten Verwirrtheit sind auch Orientierungsstörungen beim diffusen hirnorganischen Psychosyndrom, bzw. dementiellen Prozessen zu bedenken. Sie sind ebenfalls oft mit ratloser Unruhe und Umtriebigkeit gepaart. Dieser Zustand kann zu einer zusätzlichen Beeinträchtigung der kognitiven Funktionen führen und die situations- und milieuangemessene Integrationsfähigkeit des Kranken erheblich beeinträchtigen, so daß eine neuroleptische Therapie angezeigt ist. Sie ist unter diesen Bedingungen jedoch nur dann erfolgreich und bewirkt eine Verbesserung des Patientenverhaltens, wenn ein vorher gegebener Zustand der Übererregung angemessen gedämpft, d. h. dem Funktionszustand optimaler Vigilanz angenähert wird (s. Abb. 1). Anderenfalls wird mit einer zu starken Dämpfung lediglich eine weitere Abnahme der kognitiven Leistungsfähigkeit erzielt und die Desorientiertheit nimmt scheinbar paradoxerweise zu. In einem quasi intermediaren Durchgangsstadium pharmakologisch zentraler Dämpfung kann dann ein dem pränarkotischen Exzitationsstadium vergleichbares Bild mit gesteigerter psychomotorischer Erregung die „Paradoxie" der Pharmakonwirkung noch verstärken.

Im Gegensatz zur akut auftretenden deliranten Verwirrtheit hat diejenige bei chronisch-organischen Psychosen eher bleibenden, kontinuierlichen Charakter, und es fehlen die Zeichen beeinträchtigter Vigilität in Form von Bewußtseinstrübungen. Währen die delirante Verwirrtheit Folge beeinträchtigter Bewußtseinshelligkeit ist, entsteht Verwirrtheit beim mittelschweren oder schweren hirnorganischen Psychosyndrom aus dem Verlust an kognitiven Verarbeitungsmöglichkeiten und Gedächtnisstörungen, die eine sinnvolle zeitliche, örtlich-räumliche und situative Realitätsanalyse nicht mehr zulassen. Doch können auch in diesem Rahmen spontane Fluktuationen der Intensität der Verwirrtheit auftreten. Die differentialdiagnostische Abgrenzung beider

Tabelle 2. Differentialdiagnostik der akuten und chronischen Verwirrtheit (Delir – hirnorganisches Psychosyndrom/Demenz)

Kriterium	Delir	Demenz
Beginn	Akut, innerhalb weniger Tage, oft nachts	Schleichender Beginn innerhalb von Wochen oder Monaten
Dauer	Stunden, bis zu einer Woche	Monate bis Jahre
Verlauf	Circadiane Fluktuationen, nächtliche Exazerbationen	Eher gleichbleibend, Fluktuationen über mehrere Tage/Wochen
Akute somatische Erkrankungen	Stets nachweisbar	Keine Beziehungen
Bewußtsein	Getrübt	Nicht getrübt
Orientierung	Stets gestört, parallel zur fluktuierenden Bewußtseinstrübung, Tendenz zur Konfabulation	Relativ intakt oder in Parallele zur Intensität von Gedächtnisausfällen gestört
Gedächtnis	Merkfähigkeit und Neugedächtnis beeinträchtigt, Altgedächtnis im akuten Zustand i. d. R. nicht prüfbar, nach Abklingen intakt	Merkfähigkeit, Neugedächtnis und in fortgeschrittenen Fällen auch Altgedächtnis gestört. Verlust von Allgemeinwissen
Denken	Inkohärent, eher beschleunigt	Beeinträchtigung der Abstraktionsfähigkeit, auf konkrete Alltäglichkeiten reduziert
Wahrnehmung	Illusionäre Verkennungen, Halluzinationen, bevorzugt visueller Natur	Relativ selten Wahrnehmungsstörungen
Schlaf-Wach-Rhythmik	Gestört: Schläfrigkeit bei Tage, Umtriebigkeit des Nachts	Fragmentierter und verkürzter Nachtschlaf
Psychomotorik	Unruhe, Nesteln	Eher apathisch-gehemmt
Stimmung	Ängstlich oder dysphorisch-gereizt, aggressiv	Eher euphorisch oder depressiv

Formen von Verwirrtheit ist deshalb nicht immer einfach, zumal eine rein dementielle Entwicklung auch durch delirante Episoden auf der Basis interkurrenter somatischer Erkrankungen kompliziert werden kann. Diese differentialdiagnostische Unterscheidung hat jedoch insofern therapeutische Bedeutung, als das delirante Syndrom immer spezifischer Behandlung bedarf, während die medikamentöse Behandlungsbedürftigkeit der chronischen Verwirrtheit von sekundären Faktoren, hauptsächlich dem therapeutischen Milieu, den Möglichkeiten menschlicher Zuwendung und der Toleranz der Umwelt abhängt. Je günstiger diese Faktoren gestaltet sind, um so eher kann auf eine dämpfende, sedierende Therapie verzichtet werden. Ein Teil der vermeidbaren Psychopharmakotherapie ist in dieser Indikation gegeben. Das trifft insbesondere für den Heimbereich zu. Es darf allerdings nicht verschwiegen werden, daß zu Psychopharmaka oft dann gegriffen wird, wenn entweder die Erfahrung professioneller und multiprofessionaler Betreuer im Umgang mit gerontopsychiatrischen Patienten, speziell verwirrten, unzureichend ist oder aber die personellen Resourcen für eine angemessene zugewandte und aktivierende Betreuung nicht ausreichen.

In der Tabelle 2 sind klinische Kriterien zusammengestellt, die für die Abgrenzung der akuten (deliranten) von der chronischen (dementiellen) Verwirrtheit und damit auch für pharmakotherapeutische Entscheidungen hilfreich sein können.

2. Unerwünschte Wirkungen

Die wichtigsten in der Gerontopsychiatrie zu beachtenden Nebenwirkungen und ihre geriatriespezifischen Risiken sind in Tabelle 3 aufgeführt. Ihre Reihenfolge entspricht keiner systematisch konsistenten Bewertung.

Die *Agranulocytose* tritt besonders häufig bei Frauen jenseits des 50. Lebensjahres in der vierten bis zehnten Behandlungswoche auf, erfordert also während der ersten Behandlungswochen besonders enge Blutbildkontrollen. Jedoch kann es zur Agranulocytose auch im weiteren Verlauf, insbesondere bei plötzlichen Dosissteigerungen und natürlich auch bei Männern kommen.

Die Gabe von Antiparkinsonmitteln zur Vermeidung *extrapyramidalmotorischer Nebenwirkungen* ist kritisch zu betrachten. Jenike (1983) schätzt aufgrund seiner Literaturübersicht die Häufigkeit tardiver Dyskinesien unter neuroleptischer Langzeittherapie bei alten Patienten auf 15%. Nach seiner Ansicht belegen die vorhandenen Untersuchungen, daß höheres Lebensalter ein wesentlicher Risikofaktor für das Auftreten später Dyskinesien ist, und zwar unabhängig von der kumulativen neuroleptischen Dosis. Außerdem gibt es in der Literatur Hinweise auf ein höheres Risiko für Frauen, obwohl es hierzu auch einzelne im Widerspruch stehende Untersuchungsergebnisse gibt. Die Ursachen der diesbezüglichen höheren Empfindlichkeit des alternden Hirns sind nach Jenike (1983) noch unklar. Er weist auf die Notwendigkeit der regelmäßigen Beobachtung der Patienten bei langzeitiger neuroleptischer Therapie und die frühe Diagnostik tardiver Dyskinesien hin. Als frühe Zeichen zählt er feine wurmförmige Zungenbewegungen, Unruhe der Zunge, leichte choreoiforme Finger- und Zehenbewegungen,

Tabelle 3. Wichtigste Nebenwirkungen der Neuroleptika und ihre spezifischen Risiken für alte Patienten

Nebenwirkungen	Risiken
Agranalucytose	Infektion → Tod
Orthostatische Kreislaufdysregulation	Schwindel → Gangunsicherheit → Sturz → Schenkelhalsfraktur; Ohnmacht, Müdigkeit; kognitive Leistungseinbuße
Parkinson-Syndrom	Einschränkung der Motilität; Sturzgefährdung → Schenkelhalsfraktur
Späte Dyskinesie	Beeinträchtigung der Willkürmotorik; Gehbehinderung; soziale Isolierung
Akathisie	–
Tachycardie, Arrhythmie	Herzinsuffizienz; kognitive Leistungseinbuße, Tod
Delirprovokation	Provokation eines HOPS
Stimmungsdepression	Suizidalität; Verweigerung rehabilitativer Bemühungen
Antriebshemmung	Mangelnde Eigeninitiative und Aktivierbarkeit; Vernachlässigung der Körperpflege und von Alltagsaktivitäten, sozialer Rückzug
Übermäßige Sedation	Schläfrigkeit am Tage → Sturzgefahr → Schenkelhalsfraktur; Provokation oder Verstärkung eines HOPS

faciale Ticks und häufiges Blinzeln auf. Er weist auch auf die Möglichkeit hin, solche frühen Anzeichen durch drei- bis vierwöchige medikationsfreie Intervalle zu provozieren, die auf der anderen Seite kurz genug bemessen seien, um psychotische Rezidive zu verhindern. Diese letzte Aussage entspricht allerdings gerade bei älteren Patienten der eigenen Erfahrung nicht. JENIKE zitiert außerdem BURKE et al. (1982), die darauf hinwiesen, daß von 42 von ihnen untersuchten Patienten mit späten Dyskinesien 19 nach ihrer Ansicht ohne angemessene Indikation neuroleptisch behandelt worden seien. Hieraus sei die zwingende Schlußfolgerung abzuleiten, Neuroleptika in der Gerontopsychiatrie soweit wie möglich zu vermeiden. Zumal alle bisherigen Therapieversuche der tardiven Dyskinesien mit Dopamin-Antagonisten, cholinergen Medikamenten, Gamma-Aminobuttersäure-Agonisten unbefriedigende Ergebnisse gezeigt hätten.

Dieser sehr restriktiven Einstellung kann im Hinblick auf späte extrapyramidalmotorische Nebenwirkungen sicher entgegengehalten werden, daß nach JENIKES eigenen Angaben doch nur jeder sechste langfristig mit Neuroleptika behandelte alte Patient diesem Risiko anheimfällt. Dringend notwendig wäre sicher die Erforschung von risikobestimmenden individualisierbaren Faktoren und ein genaueres Verständnis der Pathophysiologie dieser Störungen.

Cardiotoxische Nebenwirkungen sind besonders bei vorgeschädigtem Herzen zu erwarten, allerdings unter neuroleptischer Therapie sehr viel seltener als unter antidepressiver. Immerhin sind EKG-Veränderungen (QT-Verlängerungen, T-Abflachung) und Arrhythmien – auch solche ventrikulärer Natur – unter Thioridazin bei alten Patienten beschrieben worden (HICKS u. FUNCKENSTEIN 1980). Diese Autoren weisen allerdings darauf hin, daß die Zusammenhänge solcher Beobachtungen nicht völlig geklärt seien. Einerseits seien gleichzeitig auch andere Medikamente verabreicht worden, wie z. B. Antidepressiva, so daß die cardiologischen Nebenwirkungen nicht eindeutig auf das Neuroleptikum zu beziehen seien, andererseits könnten cardiale Effekte sekundär auch durch kreislaufdepressorische Nebenwirkungen ausgelöst werden. Schließlich ließen sich auch pharmokokinetische nicht von pharmakodynamischen Mechanismen hinsichtlich des Zustandekommens cardialer Störungen unterscheiden.

Delirprovokation unter neuroleptischer Medikation ist ebenfalls nur bei solchen Substanzen zu befürchten, die durch deutliche anticholinerge Wirkungen ausgezeichnet sind. Das Risiko wird durch vorgegebene Hirnschäden (arteriosklerotische Gefäßveränderungen, Hirnatrophie) erhöht. Das solchermaßen induzierte Delir ist als atropinähnliche Psychose aufzufassen. Sowohl deren zentralnervöse (Desorientiertheit, Halluzinationen, psychomotorische Erregung, gelegentliche Krampfanfälle) als auch deren periphere Symptome (Tachykardie, Mydriasis, Gesichtsröte, Fieber bei gleichzeitiger Schweißhemmung, Harnretention) lassen sich durch Gaben von 1–2 mg Physiostigmin, langsam i. v. appliziert, innerhalb von 15–30 Min. unterbrechen. Nach Abklingen der Physiostigminwirkung kehrt die Delirsymptomatik allerdings wieder, solange das Delir selbst nicht abgeklungen ist (GRANACHER u. BALDESSARINI 1975; HICKS u. FUNCKENSTEIN 1980). Bei wenig ausgebildetem Personal besteht die Gefahr, daß ein neuroleptisch induziertes Delir als Verschlechterung des ursprünglichen Krankheitsbildes aufgefaßt wird, dessentwegen das Neuroleptikum gegeben wurde. Folglich wird mit einer Dosiserhöhung reagiert, die das delirante Bild verstärkt. Auf Clomethiazol ist in diesem Zusammenhang wiederum als Mittel der Wahl hinzuweisen, das seinerseits keine delirogene Wirkung hat. Hochpotente Neuroleptika vom Butyrophenontyp stellen eine Alternative zur Behandlung arzneimittelinduzierter deliranter Syndrome dar.

Antriebsminderung, depressive Verstimmung und unerwünschte *Sedation* sind in der Regel als unerwünschte Wirkungen der Neuroleptikatherapie aufzufassen.

Diese Wirkungen sind bei psychisch kranken älteren Menschen besonders zu beachten, weil sie deren krankheitsbedingt geminderte soziale und Alltagskompetenz zusätzlich soweit herabsetzen können, daß Patienten quasi „mit Hilfe" der Neuroleptikatherapie zum „Pflegefall" werden können oder aber zumindest Rehabilitationsbemühungen sehr erschwert sind. In einer eigenen Untersuchung traten solche unerwünschten Effekte selbst unter ambulanten Behandlungsbedingungen deutlich zutage, obwohl andererseits das angewandte hochpotente Neuroleptikum die paranoid-halluzinatorische Zielsymptomatik im gewünschten Sinne gut beeinflußte (Kanowski u. Paur 1980). Wie oft in der Medizin liegen Schaden und Nutzen so dicht beeinander, daß sie kaum zu trennen sind, sondern immer wieder abzuwägen ist, ob die therapeutischen Wirkungen die unerwünschten wenigstens überwiegen. In solche Erwägungen ist der Patient selbstverständlich einzubeziehen, soweit er sie mitvollziehen kann und ihm dies auch in seinem krankhaft gestörten psychischen Erleben und Befinden zuzumuten ist. Das ist in der Gerontopsychiatrie bei schwer depressiven, hirnorganisch veränderten oder durch paranoid-halluzinatorisches Erleben beeinträchtigten Patienten oft nicht der Fall. Dann sollten wenigstens Angehörige, betreuende Freunde/Nachbarn oder das Pflegepersonal in die Erwägungen mit einbezogen werden. „Einsame" ärztlich-therapeutische Beschlüsse sind in der Regel den vorkommenden Situationen unangemessen. Auf die mit diesen Gegebenheiten zusammenhängenden ethisch-juristischen Probleme kann in diesem Beitrag nicht eingegangen werden.

Die Provokation antriebsgehemmt-depressiver Syndrome durch die Behandlung mit Neuroleptika muß berücksichtigt werden, weil hierdurch Rehabilitationschancen zunichte gemacht werden können und das im Alter besonders hohe Risiko der Suizidgefährdung entstehen kann. Die Begrenztheit der Lebensperspektive, soziale Vereinsamung, konflikthafte familiäre Beziehungen und chronisches körperliches Leiden sind an sich schon Faktoren, die depressive Hoffnungslosigkeit und Verzweiflung bei alten Patienten sehr verständlich erscheinen lassen, sich oft sogar auf den Therapeuten übertragen und ihn „niederschlagen". Es ist sicher gefährlich, solche Tendenzen zur Depressivität noch durch nicht indizierte oder zu hoch und zu lange dosierte neuroleptische Behandlung zu fördern. Zu bedenken ist ferner, daß auch noch andere Substanzen, wie beispielsweise Reserpin, Cortisonderivate ebenfalls in die gleiche Richtung wirken können.

Natürlich können auch andere Ursachen als die medikamentöse und speziell neuroleptische Behandlung zur Entstehung depressiver Symptomatik Anlaß geben. Ist deren Genese unklar, so sind Dosisreduzierung oder ein Absetzversuch das experimentum crucis. Entwickelt sich die depressive Symptomatik parallel mit extrapyramidalmotorischen Nebenwirkungen (Parkinson-Syndrom), so spricht das für die neuroleptische Genese derselben.

Zusammenfassend gesehen, unterstreichen die Risiken neuroleptischer Behandlung im Alter sicher den Zwang zu einer kritisch-abwägenden, eher restriktiven Indikationsstellung. Auf der anderen Seite kann man nicht umhin festzustellen, daß in vielen Fällen sowohl unter ambulanten als auch klinischen und anderen institutionellen Behandlungsbedingungen auf ihren Einsatz nicht verzichtet werden kann.

3. Wechselwirkungen mit anderen Medikamenten

Unter neuroleptischer Behandlung kann die Resorption von Digitoxin gesteigert und der Effekt von Insulin und oralen Antidiabetika verringert sein. Auch die Wirkung oral verabreichter Antikoagulantien kann vermindert, die antihypertensive Wirkung von Guanethidin blockiert werden. Auf der anderen Seite können sich die blutdrucksenkende Wirkung anderer Antihypertonika und diejenige von stark sedativ wirkenden Neuroleptika gegenseitig verstärken.

4. Auswahl der geeigneten Substanz

Die Auswahl des für den Patienten am besten geeigneten Medikaments muß einen dreifachen Blickwinkel berücksichtigen, der in Abb. 2 dargestellt ist.

Prinzipiell ist vielen anderen Autoren darin zuzustimmen, daß es bislang kein speziell für den Einsatz in der Alterspsychiatrie geeignetes Präparat gibt. Auch die Entscheidung, ob hochpotenten und stärker extrapyramidalmotorisch wirksamen Neuroleptika, die weniger herz- und kreislauftoxische und delirprovozierende Risiken in sich bergen oder aber niedrigpotenten, weil sie weniger extrapyramidalmotorische Nebenwirkungen hervorrufen, dafür aber stärkere zentrale und periphere anticholinergische Risiken und Nebenwirkungen haben, zu bevorzugen seien, ist bislang nicht grundsätzlich zu beantworten (Hicks u. Funckenstein 1980), sondern am einzelnen Patienten zu prüfen und zu entscheiden.

Folgende Regeln sollten hierbei beachtet werden:

a) *Neuroleptika sollten so zurückhaltend wie möglich eingesetzt werden.* Es ist vor ihrer Anwendung stets zu erwägen, ob andere Behandlungsverfahren unter Einschluß von milieutherapeutischen, beschäftigungstherapeutischen etc. Maßnahmen ausreichen, das gegebene psychopathologische Störmuster hin-

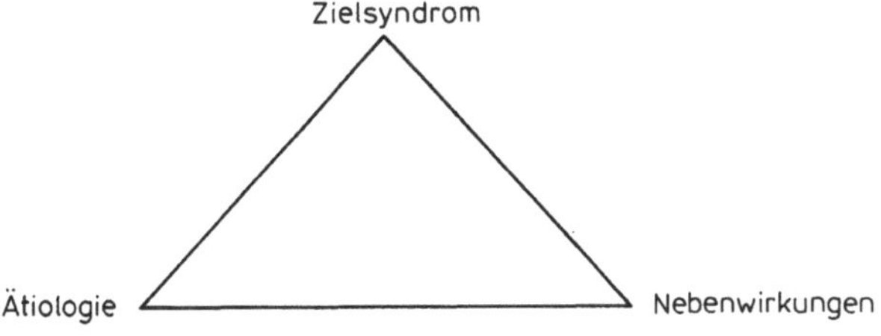

Abb. 2. Leitkriterien der Medikamentenwahl

reichend zu beeinflussen. Hierzu gehört unter pharmakologischem Aspekt auch die Beantwortung der Frage, ob eine Behandlung mit risikoärmeren Medikamenten - Benzodiazepine, Clomethiazol - anstelle der Neuroleptika genügt.

b) *Aus ätiologischer Sicht sind Neuroleptika in erster Linie zur Behandlung endogener und akuter exogener Psychosen angezeigt.* Dies gilt auch für die Gerontopsychiatrie. Hier tritt jedoch die Behandlung auch *chronischer exogener (organischer) Psychosen* als zweiter ätiologisch bedeutsamer Indikationsbereich hinzu, der quantitativ in der Gerontopsychiatrie wahrscheinlich sogar die häufigste Ursache für die Verordnung von Neuroleptika ist. Psychogene, neurotische und Persönlichkeitsstörungen sind in aller Regel nicht als Indikationsbereiche neuroleptischer Behandlung anzusehen.

c) *In zweiter Linie sollte sich sowohl die Indikation zur neuroleptischen Behandlung als auch die individuelle Substanzwahl an den in Tabelle 1 angeführten Zielsyndromen ausrichten.* Andere symptomatische oder syndromale Indikationen - Ataraxie, Schmerzbekämpfung, Übelkeit und Erbrechen - sollten nur in Ausnahmefällen zum Einsatz von Neuroleptika führen. Das gilt ganz besonders für die langfristige Anwendung.

d) *Die individuelle Substanzwahl muß sich außerdem nach dem für den einzelnen Patienten gegebenen Risikoprofil zu erwartender unerwünschter Arzneimittelwirkungen ausrichten.*

e) *Wenn Neuroleptika gegeben werden müssen, sollte die Behandlung mit niedriger Dosierung beginnen* und nur vorsichtig in kleinen Schritten auf die unbedingt erforderliche Dosishöhe gesteigert werden. Auch für Neuroleptika gilt, daß bei alten Patienten wesentlich geringere Dosen wirksam sind als bei jüngeren.

f) *Bei langfristiger Behandlung ist in regelmäßigen und relativ engen Abständen - ein bis drei Monate - immer wieder zu prüfen, ob die Fortsetzung der neuroleptischen Medikation unerläßlich ist.* Gegebenenfalls sind Absetzversuche von ausreichender Dauer - wenn rezidivfrei möglich, drei bis vier Wochen - zur Beantwortung dieser Frage einzuschalten.

g) *Auch die Dosishöhe ist bei langfristiger Therapie immer wieder an das minimal erforderliche Maß anzupassen.*

II. Clomethiazol

Über diese Substanz liegen inzwischen über 25jährige klinische Erfahrungen vor (EVANS et al. 1986). Es handelt sich chemisch gesehen um ein Derivat des Thiazolanteils im Thiamin, dem jedoch keine Vitaminwirkungen zukommen. Clomethiazol besitzt sedative, hypnotische, anxiolytische und antikonvulsive Eigenschaften sowie ein zumindest sekundäres Abhängigkeitspotential (STILLE 1986).

1. Indikation

Das hauptsächliche Anwendungsgebiet des Clomethiazols ist die Behandlung *akuter Delirien* insbesondere alkoholischer Genese. Bei diesen ist auf die strenge Befristung der Clomethiazolanwendung wegen des sekundären Abhängigkeitspotentials zu achten. Allerdings ist Clomethiazol nicht in allen Ländern verbreitet, in den USA ist es z. B. bisher nicht zugelassen. Neben diesem Indikationsgebiet, das auch für die Geriatrie gilt, hat sich Clomethiazol hier auch als Sedativum und Hypnotikum bei hirnorganisch bedingten *Schlafstörungen, Unruhezuständen* und im Rahmen *chronischer Verwirrtheit* bewährt (Magnus 1978; Ather et al. 1986; Pathy et al. 1986; Dehlin 1986). In diesem Indikationsbereich wird Clomethiazol sogar als Tagessedativum empfohlen, wobei seine kurze Halbwertzeit (3,5–4,5 Std.) und damit gute Steuerbarkeit als vorteilhaft angesehen werden. Hierin dürfte auch das weitgehende Fehlen einer "hang-over"-Symptomatik begründet sein. Bei Langzeitversuchen ergaben sich auch im Unterschied zu Benzodiazepinen keine Hinweise für eine Toleranzentwicklung hinsichtlich der hypnotischen Wirkung. Es muß allerdings hervorgehoben werden, daß der empirische Konsens unter geriatrisch erfahrenen Ärzten über diesen Anwendungsbereich wesentlich breiter ist als die Basis gut kontrollierter klinischer Studien. Immerhin bestätigen die vorliegenden Untersuchungen die klinische Erfahrung sehr gut.

2. Unerwünschte Wirkungen

Als hauptsächliche und gefährliche Nebenwirkungen des Clomethiazols sind *Atemdepression* und *orthostatische Kreislaufdysregulation* zu nennen. Sie treten unter oraler Medikation, vor allem bei geriatrischer Dosierung, kaum auf, sind allerdings bei parenteraler Applikation unbedingt zu beachten und erfordern unter Infusionsbedingungen permanente Kontrolle von Blutdruck und Atemfrequenz. Weiterhin ist auch unter oraler Anwendung ein akut-narkotischer Effekt i. S. einer relativen Überdosierung zu beachten. Dies kann vor allem dann eintreten, wenn, was bei der Anwendung in der Geriatrie und Gerontopsychiatrie in der Regel der Fall ist, eine hirnorganische Schädigung vorgegeben ist.

Von Bedeutung kann in der Geriatrie auch die Auslösung bronchialer Hypersekretion sein, wenn bronchopulmonale Komplikationen bestehen. Nasale Hypersekretion und Reizung der Augenschleimhaut treten häufiger bei Jüngeren als bei Älteren auf. Gelegentlich machen sich gastrointestinale Beschwerden bemerkbar.

3. Wechselwirkungen mit anderen Medikamenten

Clomethiazol potenziert die Wirkungen von Neuroleptika und Barbituraten. Es sollte nicht in Kombination mit MAO-Hemmern und Reserpinabkömmlingen zusammen verabreicht werden (Pöldinger u. Wider 1983).

Für die Anwendung bei Patienten mit M. Alzheimer müßte bedacht werden, daß Clomethiazol möglicherweise antidopaminerge und vor allem anticholinerge Wirkungen ausübt. Allerdings ist über seine neuronal-biochemischen Wirkungsmechanismen bisher erstaunlich wenig Sicheres bekannt, sieht man von der Verstärkung GABA-erger Hemmung ab, die wohl in Zusammenhang mit seiner deutlichen antikonvulsiven Wirksamkeit zu sehen ist (ÖGREN 1986).

III. Antidepressiva

Angesichts der absoluten und relativen Häufigkeit depressiver Syndrome unter den psychischen Erkrankungen älterer Menschen nimmt es nicht wunder, daß Antidepressiva eine bedeutende Stellung in der gerontopsychiatrischen Psychopharmakotherapie einnehmen, zumal ihre Wirksamkeit offenbar durch das Alter nicht beeinträchtigt wird. Begrenzungen ergeben sich – wie für alle Psychopharmaka – durch die höhere Empfindlichkeit alter Patienten gegenüber den durch Antidepressiva verursachten Nebenwirkungen, insbesondere jenen anticholinergischer Natur.

1. Indikation

Die Behandlung mit Antidepressiva ist grundsätzlich angezeigt, wenn *behandlungsbedürftige depressive Symptomatik* besteht. Die Behandlung ist in erster Linie syndromorientiert. Das bedeutet, daß entweder ein depressives Syndrom ausschließlich das klinische Bild prägt oder aber im Gesamt psychopathologischer Manifestationen einen deutlichen eigenständigen Rang einnimmt, zum Leidens-

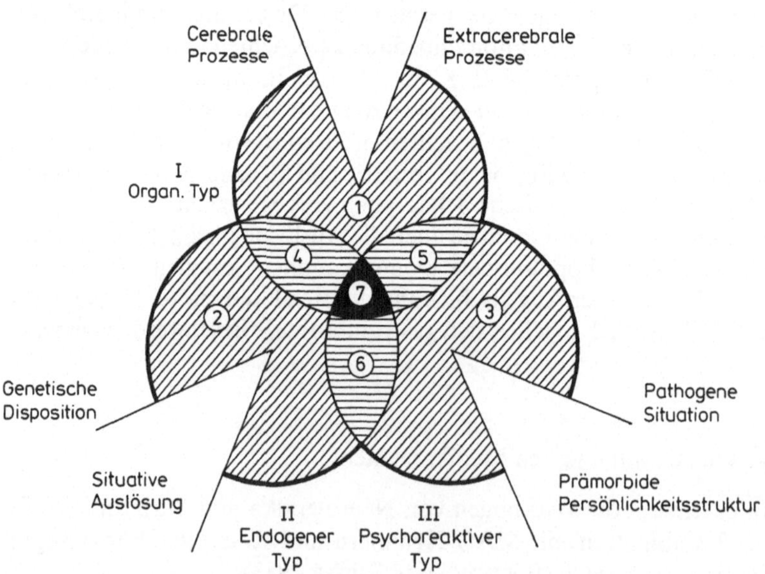

Abb. 3. Typologie depressiver Erkrankungen (*1* rein organische Depression; *2* rein endogene Depression; *3* rein psychoreaktive Depression; *4* endogene Depression m. hirnorg. Symptomatik; *5* organ.-psychoreaktive Mischdepression; *6* endogen-reaktive Mischdepression; *7* endogen-reaktive Mischdepression m. hirnorg. Symptomatik)

druck des Patienten oder seiner Beziehungsperson wesentlich beiträgt und seine Lebensqualität und Fähigkeiten zur Alltagsbewältigung beeinträchtigt.

Die Ätiologie der depressiven Störungen spielt für die Indikationsstellung demgegenüber eine geringere Rolle. Zwar gibt es Untersuchungen, die dafür sprechen, daß Antidepressiva um so wirksamer sind, je deutlicher die Endogenität der depressiven Symptomatik ist, jedoch wird dies auch bestritten und ist speziell für alte Patienten nicht belegt. Dabei ist auch zu bedenken, daß die ätiologische Differenzierung depressiver Erkrankungen in der Alterspsychiatrie besonders schwierig ist, weil einerseits sowohl endogene und psychogen-situative als auch organische Ursachen bei ihrer Entstehung infrage kommen, andererseits wahrscheinlich Mischformen dieser drei Grundtypen auf diesem Felde sehr häufig sind (s. Abb. 3). Dies bereitet der differentialätiologischen Abgrenzung natürlich solange besondere Schwierigkeiten wie keine eindeutigen biologischen Marker für die Erfassung endogener und cerebralorganischer Verursachung zur Verfügung stehen. Selbst für endogene Formen depressiver Erkrankungen im Alter ist in der Psychiatrie schon seit langem aufgefallen, daß psychogene und lebenssituationsabhängige Auslösungen viel häufiger sind als in jüngeren Jahren. Für die sogenannten organischen Depressionen im höheren Lebensalter ist weiterhin zu berücksichtigen, daß depressive Symptomatik einerseits cerebral und d. h. letztlich, biochemisch verursacht werden kann, andererseits auch als psychische Reaktion im Rahmen chronischer, extracerebraler Multimorbidität in Erscheinung treten kann. Ein Beispiel für den ersten Fall ist die immer wieder betonte Häufigkeit depressiver Symptomatik im Beginn oder Gefolge cerebrovasculär verursachter Demenzen (Multi-Infarktdemenz), für den zweiten Fall können depressive Syndrome bei chronischen, die Mobilität einschränkenden Erkrankungen des Bewegungsapparates stehen (z. B. chronischer Rheumatismus, Arthrosen). Für die Genese depressiver Symptomatik bei chronischer Herzinsuffizienz kommen beide Mechanismen in Betracht. Natürlich hat diese differenzierte Ätiologie depressiver Störungen im Alter Bedeutung für die Behandlung mit Antidepressiva. Sie liegt darin, daß die alleinige Therapie mit diesen Substanzen am ehesten noch bei eindeutig endogenen, phasisch rezidivierenden oder hirnorganisch bedingten Depressionen gerechtfertigt ist, obwohl auch hier, wie oben bereits erwähnt, psychogen-situative Faktoren bei der Behandlungsplanung von vornherein mit zu berücksichtigen sind und den Einsatz psycho- und sozialtherapeutischer Maßnahmen im weiteren Sinne erforderlich machen können. Bei überwiegend psychoreaktiver Entstehung depressiver Syndrome haben sie selbstverständlich den Vorrang vor medikamentöser Behandlung. Pharmakotherapie hat in diesen Fällen allenfalls unterstützenden Stellenwert oder dient dazu, ausgeprägte depressive Symptomatik rascher zu beheben als dies mittels Psychotherapie oder sozialtherapeutischer Hilfe geschehen kann. Es ist sogar einzuräumen, daß für die nicht-medikamentöse Behandlung depressiver Erkrankungen im Alter oft die finanziellen und personellen Ressourcen nicht zur Verfügung stehen oder diese Angebote vom alten Patienten nicht akzeptiert werden und er/sie auf einer rein medikamentösen Behandlung besteht.

Neben depressiven Syndromen als Ziel der Behandlung mit Antidepressiva ist in der Gerontopsychiatrie noch das *hirnorganische Psychosyndrom* diffuser oder hirnlokaler Ausprägung zu erwähnen. Hierfür sprechen zwei Gründe. Erstens ist bei dementiellen Prozessen im Beginn und bei mittelgradiger Ausprägung in bis zu 30% der Patienten deutlichere depressive Symptomatik zu beobachten, die bei Fortschreiten des Prozesses sich verliert oder sogar einer euphorisch-unkritischen Grundstimmung weicht. Ihre Genese kann sowohl als biochemisch, durch entsprechende Veränderungen im Transmitterstoffwechsel bedingt, als auch psychoreaktiv durch Konfrontation mit den kognitiven Leistungseinbußen verstanden werden. Im Prinzip handelt es sich auf diesem ätiologischen Hintergrund wieder um ein depressives Syndrom als Zielsyndrom antidepressiver Therapie, welches sich dem HOPS überlagert. Zweitens kann das Ziel der Behandlung mit Antidepressiva in diesem Kontext die *Vigilanzstimulierung* sein, in der Hoffnung, über diesen Weg die allgemeine kognitive Leistungsfähigkeit, die Alltagskompetenz und Soziabilität von Patienten mit hirnorganischem Psychosyndrom zu verbessern. Es ist in diesem Zusammenhang nochmals auf die Abb. 1 zu verweisen. Beide genannten Ziele können natürlich konvergieren. Es sei daran erinnert, daß vor mehr als 20 Jahren kleine Dosen von Imipramin (10–30 mg pro die) zu diesem Zwecke empfohlen worden sind. Es versteht sich von selbst, daß für diesen Zweck nur stimulierende, antriebssteigernde Antidepressiva infrage kommen.

Die intensive Suche nach modernen Nootropika während des genannten Zeitraumes hat diesen Aspekt der Indikation von Antidepressiva – zumindest in der Literatur – völlig in den Hintergrund treten lassen. Ob dies zu Recht geschehen ist, ist eine offene Frage, zumal einigen der derzeit auf dem Markt befindlichen Nootropika auch antidepressive Effekte zugeschrieben werden (KANOWSKI 1986a). Die Frage, inwieweit sich Nootropika und Antidepressiva in dieser Hinsicht unterscheiden, ist offensichtlich nicht mit Interesse verfolgt worden. Im Hintergrund derselben steht letztlich auch die Problematik kognitiver Leistungseinbußen bei Depressionen und der „depressiven Pseudodemenz" im Alter und noch grundsätzlicher das Problem, welche entscheidenden Unterschiede oder Zusammenhänge zwischen kognitiven und depressiven Störungen auf der Transmitterebene denn tatsächlich bestehen. Selbst bei der Alzheimer Demenz sind ja nicht nur Aktivitätseinbußen der cholinergen, sondern auch der noradrenergen und dopaminergen Systeme beschrieben worden (GOTTFRIES u. WINBLAD 1980; WHITEHOUSE u. AU 1985). Hierauf wird im Abschnitt über Nootropika kurz einzugehen sein.

Schließlich ist noch darauf hinzuweisen, daß Antidepressiva auch bei chronischen Schmerzzuständen angewandt werden und zur Einsparung von Analgetika beitragen können (KOCHER 1983). Sie haben schon in niedriger Dosierung einen eigenen analgetischen Effekt, der nicht nur sekundär über ihre antidepressive Wirkung vermittelt wird. Immerhin ist davon auszugehen, daß beide Wirkungen sich synergistisch verstärken können, da gerade bei chronischen Schmerzzuständen Depressivität nicht selten hinzukommt, die bis zur Suizidalität führen kann.

2. Unerwünschte Wirkungen

Das Spektrum der Nebenwirkungen von Antidepressiva ist weit und kann hier nicht ausführlich dargestellt werden. Eine Übersicht findet sich bei LANGER u. SCHÖNBECK (1983). Von besonderer Bedeutung für die Anwendung in der Gerontopsychiatrie sind folgende Nebenwirkungen:

- Herz-Kreislaufwirkungen,
- Miktionshemmung und Obstipation,
- Akkomodationsstörungen,
- Delirprovokation.

Die häufigste *cardiale Nebenwirkung* sind Tachykardien. Sie werden in der Regel als harmlos betrachtet, können aber doch im einzelnen Fall zum Wechsel des Medikamentes Anlaß geben, wobei dann nicht-trizyklische Substanzen gewählt werden sollten. Es werden in der Literatur auch immer wieder ernstere cardiale Störungen wie Extrasystolen, Arrhythmien und Blockbildungen sowie plötzliche Todesfälle, speziell unter Amitriptylin, berichtet (RASKIND u. EISDORFER 1976). Bei jüngeren Patienten sind solche Erscheinungen nahezu ausschließlich bei hohen Dosierungen – z. T. in suizidaler Absicht eingenommen – berichtet worden. Dabei handelt es sich überwiegend um trizyklische Substanzen. Ob ältere Patienten empfindlicher und damit auch schon auf niedrigere Dosierungen mit solchen Störungen reagieren, ist bislang nicht bewiesen. Immerhin sollten trizyklische Antidepressiva bei ihnen, besonders wenn eine cardiale Vorschädigung besteht, nur mit Vorsicht und unter häufigen EKG-Kontrollen eingesetzt werden. Veränderungen des *Blutdruckes* treten unter Antidepressiva vornehmlich in hypotoner Form und unter Orthostasebedingungen auf und können bis zum Kollaps führen. Das Risiko ist bei parenteraler Anwendung größer als bei oraler. Die hypotensive Wirkung kann schon bei relativ niedriger Dosierung eintreten und schwächt sich nach mehreren Wochen auch bei gleichbleibender Dosierung ab. Nortriptylin und nicht-trizyklische Antidepressiva sind mit dieser Nebenwirkung kaum behaftet. Die orthostatische Hypotension kann Patienten mit labilem Hypertonus besonders gefährden. Gaben von Dihydroergotamin, physiotherapeutische Aktivierung unter orthostatische Dysregulation vermeidenden Kautelen sind geeignet, ernstere Folgen nicht auftreten zu lassen. Es ist ausdrücklich darauf hinzuweisen, daß auch MAO-Hemmer zu gravierender Blutdrucksenkung führen können.

Die *Miktionshemmung* ist natürlich vor allem bei männlichen Patienten mit Prostataerkrankungen zu beachten. Sie kann jedoch auch bei Frauen zur Komplikation der Therapie führen. Dem Autor liegen keine Erfahrungen darüber vor, ob dieser Effekt auch zur Behandlung der Inkontinenz in der Geriatrie genutzt wird, ähnlich wie das in der Pädiatrie zur Behandlung der Euresis nocturna empfohlen wird (NISSEN 1983).

Die *Obstipation* auslösende Wirkung kann bei alten, depressiv erkrankten Frauen sehr lästig werden, weil bei ihnen eine chronische Obstipation oft schon krankheitsunabhängig vorhergegeben oder Bestandteil der depressiven Symptomatik ist.

Akkomodationsstörungen treten am häufigsten im Zusammenhang mit Mydriasis auf, die Miose ist seltener. Die Mydriasis kann bei Engwinkel-Glaukom zu kritischen Drucksteigerungen Anlaß geben, weshalb bei gefährdeten Patienten der Augendruck in regelmäßigen Abständen kontrolliert werden sollte.

Auf die *delirprovozierende Potenz* von zentral stark anticholinergisch wirksamen Antidepressiva, besonders wenn sie in Kombination mit Substanzen ähnlicher Wirkung (Anti-Parkinsonmittel) gegeben werden, wurde in anderem Zusammenhang schon hingewiesen. Auch die Möglichkeit der Abkürzung eines solcherart provozierten Delirs durch Gaben von Physostigmin wurde bereits erwähnt (s. S. 279).

Neben den hier aufgeführten unerwünschten Wirkungen antidepressiver Pharmakotherapie werden noch *Leberfunktionsstörungen* (insbesondere für Mianserin und Nomifensin) sowie ebenso wie für Neuroleptika die *Agranulocytose* (wiederum besonders Mianserin) genannt (CAIRD u. SCOTT 1986).

Auf ein für die Anwendung von Antidepressiva in der Gerontopsychiatrie brisantes, bislang aber nicht klar gelöstes Problem muß noch kurz eingegangen werden.

Es ist mit dem umstrittenen Krankheitsbild der *depressiven Pseudodemenz* verbunden. Kral (1982) hat berichtet, daß unter seinen 22 Patienten mit diesem Krankheitsbild bei bis zu 18 Jahren andauernder Nachbeobachtung insgesamt 20 Patienten eine z. T. autoptisch gesicherte Alzheimersche Demenz erlitten hätten, elf davon waren zwischenzeitlich verstorben. Dieser Anteil liegt weit über der in der Durchschnittsbevölkerung dieses Alters zu erwartenden Häufigkeit. Da er seine Patienten mit rezidivierenden Phasen der depressiven Pseudodemenz immer wieder lege artis und erfolgreich antidepressiv behandelt hatte, mittlerweile aber das cholinerge Defizit im Neurotransmitterspektrum bei der Alzheimerschen Demenz nicht mehr zu bezweifeln ist, wirft Kral die beunruhigende Frage auf, ob die häufig wiederholte antidepressive Pharmakotherapie aufgrund der ihr innewohnenden zentral wirkenden anticholinergischen Potenz nicht zu der hohen Prävalenz von Alzheimer Demenz unter diesen Patienten beigetragen haben könnte. Soweit bekannt, stehen bislang Überprüfungen dieser Befunde noch aus. Immerhin sollten Krals Befunde zur Vorsicht bei der Anwendung zumindest stark anticholinergisch wirksamer Antidepressiva bei Patienten mit Alzheimerscher Demenz oder familiärer Belastung hierfür Anlaß geben. Das hat deshalb durchaus praktische Bedeutung, weil depressive Syndrome zu Beginn und im Gefolge dieser Erkrankung nicht selten sind und antidepressive Therapie indiziert erscheinen lassen können.

Darüber hinaus stehen diese Befunde natürlich in prinzipieller Übereinstimmung mit Beobachtungen, daß unter antidepressiver Therapie auch Einbußen an kognitiver Leistungsfähigkeit und Gedächtnisstörungen beobachtet worden sind (Branconnier et al. 1982; Caird u. Scott 1986), und zwar speziell bei alten Patienten.

Wenn diese Befunde insgesamt Bestätigung erfahren sollten, würde dies wohl eine sehr restriktive Handhabung von Antidepressiva, insbesondere der trizyklischen, in der Gerontopsychiatrie nach sich ziehen müssen und die Suche nach neuen Substanzen ohne anticholinerge Wirkungen und mit positivem Effekt auf kognitive Leistungen stark stimulieren.

Die gravierendste Nebenwirkung der *MAO-Hemmer* sind neben der häufigen Hypotension *hypertensive Blutdruckkrisen*, mit der möglichen Folge von Krampfanfällen und Hirnblutungen, die in Zusammenhang mit der Aufnahme tyraminhaltiger Nahrung, aber auch bei Kombination mit trizyklischen Antidepressiva und Sympathicomimetika entstehen können. Sie sind insgesamt gesehen selten, jedoch zu fürchten und kündigen sich durch Druckgefühl im Kopf, Beklemmungsgefühle, Angst und Unwohlsein an, insgesamt Symptome, die auch fälschlicherweise als Verschlechterung der depressiven Symptomatik gedeutet werden könnten. Phentolamin-Injektionen (eine halbe bis eine Ampulle, langsam i.v.) sind zur Behandlung solcher Krisen zu empfehlen. Wegen dieser Risiken lehnen viele Autoren MAO-Inhibitoren für die Gerontopsychiatrie ab oder behalten sie in restriktiver Indikation fachpsychiatrischer Kontrolle vor.

3. Wechselwirkungen mit anderen Medikamenten

Auf die blutdruckkritische Interaktion trizyklischer Antidepressiva mit MAO-Hemmern ist oben hingewiesen worden. Bedeutsam ist auch die Wechselwirkung trizyklischer Antidepressiva mit verschiedenen Neuroleptika, wobei diese in der Regel den Metabolismus jener hemmen und damit zu höheren Serumspiegeln der Antidepressiva führen können. Gegenteilige Effekte sind allerdings auch berichtet worden (Hicks u. Funckenstein 1980). Bekannt ist auch die antagonistische Wirkung der Trizyklika auf Guamethidin, weshalb es bei plötzlichem Absetzen derselben zu gefährlichen Blutdruckkrisen kommen kann, wenn während der gleichzeitigen Behandlung die Guamethidin-Dosierung kompensatorisch erhöht worden war.

Sowohl hyper- als auch hypotensive Krisen sind in der Interaktion von trizyklischen Antidepressiva mit Clonidin beschrieben, während MAO-Inhibitoren offenbar nur potenzierend mit dieser Substanz reagieren (Hicks u. Funckenstein 1980).

4. Auswahl der geeigneten Substanz

Zunächst einmal erfolgt auch hier wieder die Auswahl der individuell am besten geeigneten Substanz am Zielsyndrom orientiert.

Für die *agitierten* und stark angstgepeinigten Formen der Depression bieten sich in erster Linie sedativ-anxiolytische, für *antriebsgehemmte* dagegen antriebs- und erregungssteigernde Substanzen an. Zu den erstgenannten zählen beispielsweise Mianserin, Trimipramin, Doxepin und Amitriptylin, zu der zweiten Gruppe Nortriptylin, Desipramin und Protriptylin. Stehen Angst und Erregung sehr stark im Vordergrund der depressiven Symptomatik kann die Kombination eines Antidepressivums mit einem Benzodiazepin sinnvoll sein. Allerdings sollte die Dosierung beider Komponenten unabhängig voneinander variierbar sein.

Deutlich bis stark wahnhaft geprägte Depressionen erfordern in der Regel die Kombination von antidepressiver Pharmakotherapie mit einem Neuroleptikum. Bei gleichzeitiger starker psychotischer Erregtheit empfiehlt es sich sogar, initial rein neuroleptisch zu behandeln, wobei Neuroleptika mit antidepressiver Wirkung, wie beispielsweise Thioridazin unter diesem Aspekt von Vorteil sind, obgleich ihnen in Relation zu anderen Neuroleptika auch ein deutlicheres anticholinerges Wirkungsspektrum mit entsprechenden Nebenwirkungsrisiken zukommt.

Neben den Zielsyndromen sind es die beim einzelnen Patienten vorgegebenen Nebenwirkungsrisiken, die ganz wesentlich die Substanzauswahl mitbestimmen. Die möglichen Erwägungen können hier nicht i.e. dargestellt werden, ein brauchbarer Algorhythmus ist bislang von niemandem entwickelt worden, wobei auch fraglich erscheint, ob ein solcher Versuch am Ende zu einem sinnvollen Ergebnis führte. Dennoch sollten hier ähnlich wie für die Neuroleptika einige empfehlenswerte Regeln gegeben werden, nicht ohne vorauszuschicken, daß auch unter den

Antidepressiva keine Substanz bekannt ist, die als speziell für die Gerontopsychiatrie geeignet anzusehen wäre:

a) *Unter ätiologischer Perspektive sind Antidepressiva in erster Linie zur Behandlung endogener und exogener (organischer) Depressionen indiziert.* Jedoch sind sie auch bei psychogenen Formen wirksam und können hier zur Einleitung einer Behandlung oder zur Substitution psychotherapeutischer oder soziotherapeutischer Maßnahmen angezeigt sein, wenn diese sich nicht realisieren lassen. Darüber hinaus ist ihre Anwendung bei chronischen Schmerzzuständen gerechtfertigt.

b) *Für die Auswahl der geeigneten Substanz ist im zweiten Schritt die Ausgestaltung des Zielsyndroms maßgebend (agitierte vs. gehemmte vs. wahnhafte Depression.*

c) *Schließlich wird die Auswahl von den Nebenwirkungsrisiken bestimmt.* Dabei ist im einzelnen zu empfehlen:

   - Bei gleichzeitigem Bestehen hirnorganischer Symptomatik sind stark anticholinergisch wirksame Substanzen eher zu vermeiden (Delirprovokation, Provokation Alzheimerscher Demenz). Das gleiche gilt für stark sedativ wirksame Antidepressiva (Verschlechterung kognitiver Leistungen durch Müdigkeit am Tage).
   - Bei cardiovaskulär vorgeschädigten Patienten sind ebenfalls stark anticholinergische Antidepressiva eher zu vermeiden.
   - Im Hinblick auf Nebenwirkungsrisiken überwiegt in der Literatur die Meinung, daß nicht-trizyklische Antidepressiva in der Gerontopsychiatrie den trizyklischen vorzuziehen seien, wobei allerdings in Frage steht, ob beide Gruppen gleiche Wirksamkeit besitzen.

d) *MAO-Inhibitoren* sind in der Gerontopsychiatrie nicht Substanzen der ersten oder zweiten Wahl. Sie sollten fachärztlicher Behandlung vorbehalten bleiben. *Ihre Anwendung sollte in der Regel auf therapieresistente Depressionen beschränkt bleiben.*
   Bei ihrer Verwendung sind strikte diätetische Restriktionen einzuhalten und die gleichzeitige Einnahme zentral stimulierend, amphetaminähnlich, antihistaminisch, antihypotensiv und sympathomimetisch wirkender Substanzen ist zu vermeiden. Im Hinblick darauf ist auch die Einnahme frei verkäuflicher Medikamente zu kontrollieren. Patienten mit Leber- oder Nierenfunktionseinschränkungen, Hypertonie und Coronarinsuffizienz sind von der Behandlung mit MAO-Hemmern auszuschließen.
   Nach Vorbehandlung mit MAO-Hemmern ist ein mindestens dreiwöchiges Intervall einzuhalten, ehe nachfolgend mit trizyklischen Antidepressiva behandelt werden kann. Die umgekehrte Reihenfolge ist weniger risikobeladen.

e) Bei der Behandlung hartnäckig therapieresistenter Depressionen, wie sie gerade im Alter vorkommen können, ist entsprechend den Erfahrungen in der Allgemeinpsychiatrie die *kombinierte Behandlung mit MAO-Hemmern und trizyklischen Antidepressiva* als ultima ratio neben oder vor der Durchführung der Elektrokrampfbehandlung zu erwägen. Diese Art der Kombinationsbehandlung sollte jedoch der Klinik vorbehalten bleiben und muß folgendes berücksichtigen (KLEIN u. RÜTHER 1983).

- die Behandlung sollte stets mit trizyklischen Antidepressiva begonnen werden. Der MAO-Hemmer kann nach einigen Tagen hinzugegeben werden.
- Es sollten nur solche Kombinationen verwendet werden, deren Interaktionen untersucht sind (z. B. Tranycylpromin plus Amitriptylin oder Trimipramin).

f) *Die Dosierung von Antidepressiva ist in der Alterspsychiatrie grundsätzlich niedriger zu wählen als bei jüngeren Patienten.* Im Durchschnitt genügen ein Drittel bis ein Halb der üblichen Dosierung, um gleiche Serumspiegel und therapeutische Effekte zu erreichen. Allerdings ist die interindividuelle Varianz so groß, daß schematische Dosierungen zu vermeiden sind. Die therapeutisch wirksamste Dosis ist bei gleichzeitiger Miteinschätzung auftretender unerwünschter Wirkungen in vorsichtiger und allmählicher Steigerung zu ermitteln.

g) Wegen des Gebots langsamer Dosisteigerung ist in der Gerontopsychiatrie die Beobachtungsperiode bis zur endgültigen Beurteilung der Wirksamkeit einer Substanz länger zu bemessen. Als Mindestzeitraum sind drei Wochen anzusehen. Vorzeitiges Absetzen führt nur zu einem sinnlos raschen Präparatewechsel und trägt dazu bei, die Zahl angeblich therapieresistenter Patienten in der Alterspsychiatrie zu vergrößern.

h) Absetzversuche nach längerfristiger Behandlung mit Antidepressiva sollten vorsichtig und schrittweise erfolgen und Zeichen eines sich ankündigenden Rezidivs berücksichtigen.

IV. Lithium

1. Indikation

Nachdem FELBER (1987) kürzlich auf die einhundertjährige Geschichte der Lithiumprophylaxe von Depressionen aufmerksam gemacht hat, ist festzustellen, daß die Therapie mit Lithium auch in der Gerontopsychiatrie einen, wenn auch begrenzten Platz in der *phasenprophylaktischen Behandlung affektiver Psychosen* hat. Die Indikation unterscheidet sich nicht prinzipiell von derjenigen in der Allgemeinpsychiatrie. Begrenzungen ergeben sich aus Bedenken gegenüber einem höheren Intoxikationsrisiko. Für Patienten in der Gerontopsychiatrie, die einer phasenprophylaktischen Lithiumbehandlung nicht zugänglich sind, stellt der Behandlungsversuch mit Carbamazepin eine Alternative dar. Hinweise darauf, daß Lithium geeignet sei, die Entwicklung tardiver Dyskinesien zu verhindern, sind noch nicht als schlüssig zu betrachten.

2. Unerwünschte Wirkungen

Auch Lithium zeichnet sich durch ein recht breites Spektrum unerwünschter Wirkungen aus, die gastrointestinale, cardiovaskuläre, endokrine, hämatologische

Systeme und die Haut betreffen können (Übersicht s. GREIL u. CALKER 1983). Von besonderer Bedeutung sind außerdem Einflüsse auf die Nierenfunktion, den Elektrolyt- und Wasserhaushalt und das ZNS.

Die *cardiovaskulären Nebenwirkungen* sind in aller Regel harmlos und erfordern keinen Abbruch der Behandlung. Arrhythmien als Folge von Störungen des Erregungsleitungssystems sind selten und zeigen sich fast ausschließlich bei Patienten mit bereits bestehenden Herzerkrankungen und zusätzlicher Behandlung mit anderen Psychopharmaka.

Auch die *renalen Veränderungen* (Polydipsie, Polyurie, Einschränkung der Konzentrationsfähigkeit) sind reversibel und ungefährlich. Die histologisch nachgewiesenen Veränderungen des Nierengewebes, die nach Bekanntwerden der ersten diesbezüglichen Beobachtungen dänischer Untersucher im Jahre 1977 (s. HICKS u. FUNCKENSTEIN 1980) erhebliche Befürchtungen auslösten, sind unspezifischer Natur und ihr Zusammenhang mit der Lithium-Dauertherapie ist nicht erwiesen. Es handelt sich dabei um interstitielle Fibrose, Nephronatrophie und Glomerulosklerose. Lediglich bei Nierenkranken ist mit Rücksicht auf diese Befunde Vorsicht geboten.

Die wesentlichste Folge renaler Funktionsänderung unter Lithiumtherapie ist die *Polyurie* mit folgender Polydipsie. Während die Steigerung der täglichen Harnmenge bei der Mehrzahl der Patienten unter 3 Liter bleibt, können erheblich höhere Mengen – 6–8 Liter wurden beschrieben – Tagesaktivität und Nachtschlaf doch massiv beeinträchtigen. Bei älteren Patienten tritt die Gefahr mangelnder Durstregulation und konsekutiver *Exzikkose* hinzu. In der Regel ist die Polyurie reversibel und dosisabhängig. Ganz vereinzelt wurde ein persistierender nephrogener Diabetes insipidus, der auch zwei Jahre nach Absetzen des Lithiums noch bestand, beobachtet (HICKS u. FUNCKENSTEIN 1980). Neben der Reduzierung der Lithium-Dosis kann die Polyurie paradoxerweise durch thiazidhaltige Diuretika aufgehoben werden (GREIL u. CALKER 1983), allerdings mit dem zusätzlichen Effekt abnehmender Lithium-Clearance.

Im Zusammenhang mit der Regulation des Wasser- und Elektrolythaushaltes ist nachdrücklich darauf hinzuweisen, daß *jeder wie auch immer verursachte Wasser- oder Natriumverlust die Gefahr einer Lithiumintoxikation heraufbeschwört.* Hierüber müssen die Patienten ausführlich und angemessen aufgeklärt werden. Gerade ältere Patienten bedürfen diesbezüglich aber zusätzlich einer permanenten ärztlichen Beobachtung und Führung.

Die *Lithium-Intoxikation* ist vornehmlich eine ZNS-Intoxikation, deren Zeichen grobschlägiger Handtremor, muskuläre Zuckungen, Muskelschwäche, Ataxie, delirante Verwirrtheit, cerebrale Anfälle und am Ende das Koma sind. Begleitet wird dieses Bild durch gastrointestinale Symptome (Übelkeit, Erbrechen, Diarrhoe), Herz-Kreislaufstörungen (Rhythmusstörungen, Kreislaufkollaps) und akutes Nierenversagen. Starker Händetremor, Dysarthrie, Koordinationsstörungen, Übelkeit und Erbrechen sind erste Warnhinweise auf eine drohende Intoxikation. Überdosierung (33% der Fälle), Dehydration, natriumarme Diät, Diarrhoen, Infektionskrankheiten, Einnahme von Diuretika werden als die häufigsten Ursachen der Intoxikation angesehen.

3. Wechselwirkungen mit anderen Medikamenten

Die folgenden Ausführungen stützen sich im wesentlichen auf die Übersicht von GREIL u. CALKER (1983) zur Lithiumtherapie. *Natriuretische Diuretika*, die am distalen Tubulus die Natriumrückresorption hemmen, bewirken eine *Abnahme der Lithium-Clearance* und damit einen Anstieg des Serumspiegels (Beispiele: Thiazide, Spironoloacton, wahrscheinlich auch gültig für Triamteren, Amilorid). Ähnlich wirken Indomethazin sowie toxische Lithiumdosen. Furosemid hat offenbar keinen Einfluß auf die Lithium-Clearance, was auch für Etacrynsäure und quecksilberhaltige Diuretika vermutet wird.

Eine *Zunahme der Lithium-Clearance* bewirken Acetazolamid und Amminophyllin. Das gleiche gilt für hohe Natriumzufuhr, beispielsweise per infusionem. In jedem Fall erfordert die gleichzeitige Gabe von Diuretika sorgfältige Kontrollen des Lithiumspiegels, der Elektrolyte und Nierenfunktion sowie der klinischen Befunde.

Ein Anstieg des Lithiumspiegels wurde auch unter den Analgetika Indomethazin und Phenylbutazolidin beobachtet. Ferner wird die Wirkung von *Muskelrelaxantien* durch Lithium verlängert und die Nebenwirkungen der *EKT* gelegentlich verstärkt. Dies gilt übrigens auch für die Nebenwirkungen von *Antiepileptika*.

Intoxikationszeichen sind in einzelnen Fällen bei gleichzeitiger Behandlung mit den *Antibiotika* Tetracyclin und Spectinomycin und mit dem Antihypertinsivum Methyl-Dopa gesehen worden.

In diesem Zusammenhang muß auch erwähnt werden, daß gehäuftes Auftreten unerwünschter Wirkungen unter der Kombinationsbehandlung von Lithium mit *Neuroleptika* (Haloperidol, Thioridazin) berichtet worden ist. Unter Kombination mit Haloperidol wurden sogar Fälle von encephalopathischer Intoxikation mit irreversiblen Folgezuständen beschrieben (COHEN u. COHEN 1974). Spätere Analysen und Übersichten konnten jedoch diese Befunde eines besonderen Intoxikationsrisikos nicht bestätigen (s. HICKS u. FUNCKENSTEIN 1980).

4. Empfehlungen zur Anwendung

a) Die Lithiumtherapie erfährt in der Gerontopsychiatrie *stärkere Begrenzungen* durch alternsphysiologische Veränderungen (Einschränkung der Nierenfunktion, Durstregulation) und Multimorbidiät.
b) Sie ist auch bei alten Patienten indiziert zur *Vermeidung häufig rezidivierender affektiver Psychosen, insbesondere solche mit Überwiegen manischer Syndrome.*
c) *Vor Beginn der Lithiumtherapie ist die Nierenfunktion zu prüfen.* Wünschenswert ist die Bestimmung der Lithium-Clearance. Alternsabhängige Abnahme der Kreatinin- und Lithium-Clearance können eine ca. fünfzigprozentige Erniedrigung der üblichen Lithium-Dosierung bedingen. Ein nützliches Nomogramm zur Ermittlung des alters- und geschlechtskorrigierten Percentil-Ranges der Kreatinin-Clearance findet sich bei HICKS u. FUNCKENSTEIN (1980).
d) *Unter Dauertherapie ist die jährliche Überprüfung der Nierenleistung dringend zu empfehlen.*

e) Patienten mit gravierenden Vorerkrankungen des Herzens, der Niere und organischen Hirnschäden kommen nur unter besonderen Ausnahmebedingungen für Lithiumprophylaxe in Frage.

V. Benzodiazepine

Von der kritischen Diskussion, die sich seit längerem über den Sinn und Unsinn der weit verbreiteten und häufigen Verordnung von Benzodiazepinderivaten in allen Bereichen der Medizin entwickelt hat, sind auch Geriatrie und Gerontopsychiatrie nicht unberührt geblieben. Jedoch gilt auch hier, daß die Indikationsberechtigung der Benzodiazepine nicht im leeren Raum, sondern in Beziehung zur Realität der Nichtbehandlung und ihrer Folgen sowie in Relation zur Verfügbarkeit, zu Nutzen und Risiken anderer Behandlungskonzepte gesehen werden muß.

1. Indikation

Die Indikationsstellung für eine Behandlung mit Benzodiazepinen entspricht den in der Allgemeinpsychiatrie üblichen Kriterien: Die Behandlung ist angezeigt, wenn Angst-, Spannungs- und Erregungszustände sowie Aggressivität das klinische Bild prägen und es sich in erster Linie um *Erkrankungen nicht-psychotischer Art* handelt.

Bestehen dieselben Leitsymptome auf *endogen-psychotischem* Grund, kommen Benzodiazepine nur als zeitlich limitierte Zusatzbehandlung in Betracht. Das kann vornehmlich der Fall bei depressiven, schizoaffektiven und paranoid-halluzinatorischen Psychosen sein.

Auf dem Hintergrund *chronisch-organischer Psychosen* i.S. dementieller Erkrankungen können Benzodiazepine ebenfalls erfolgreich eingesetzt werden, wenn die zuvor genannten Zielsymptome vorliegen und Benzodiazepine auch ausreichen, um dieselben erfolgreich zu beeinflussen. Sie bieten gegenüber Neuroleptika den erheblichen Vorteil weitaus geringerer Nebenwirkungsrisiken auch beim älteren Patienten.

In den USA werden Benzodiazepine zur Behandlung des *Delirs* und deliranter Syndrome – auch in der Alterpsychiatrie – eingesetzt. Diese Indikation spielt im deutschen Sprachraum offenbar deshalb keine Rolle, weil hierfür das Distraneurin zur Verfügung steht.

Schließlich werden Benzodiazepine in der Praxis weithin zur Bekämpfung im Alter häufig isolierter *Schlafstörungen* angewandt. Dies ist dann berechtigt, wenn es um die zeitlich begrenzte Behandlung von Schlafstörungen geht, die durch akute somatische Erkrankungen oder durch akute Verschlechterung chronischer Prozesse verursacht sind. Desgleichen können Benzodiazepine indiziert sein, wenn Schlafstörungen funktioneller Genese sind, seien sie umweltinduziert oder mit einer lebenssituativen Krise verbunden. Schlafstörungen, die als Folge der sogenannten alternsphysiologischen Veränderungen des Schlafzyklus aufzufassen und im wesentlichen durch Verkürzung der Gesamtschlafzeit, Verlust an Tiefschlaf und häufiges nächtliches Erwachen charakterisiert sind, stellen prinzipiell auch eine Indikation für den Einsatz von Benzodiazepinen dar, sind aber wegen der dann folgenden Notwendigkeit einer Dauerbehandlung und den daraus folgenden Risiken kritisch zu betrachten.

Überhaupt muß bei der medikamentösen Behandlung von Schlafstörungen bedacht werden, daß aus pharmakologischer Sicht die schlafinduzierende Wirkung sich nach einiger Zeit abschwächen kann, also Gewöhnung des Organismus eintritt. Daß sich dies dem Kliniker aufgrund der Angaben der Patienten nicht so darstellt, kann als Plazeboeffekt gedeutet werden, der das Risiko der Entwicklung von Abhängigkeit nach sich ziehen kann, die dann allerdings in der Regel Dosissteigerung erforderlich macht. Jedoch finden sich für dieses Risiko in bezug auf Benzodiazepine bislang in der gerontopsychiatrischen Literatur keine eindeutigen Belege (Kanowski 1986b). Man muß sicherlich auch einräumen, daß quasi alternsphysiologisch auftretende und subjektiv oftmals als gravierend und leistungsbeeinträchtigend vom Patienten empfundene Schlafstörungen in vielen Fällen nicht durch Aufklärung und psychotherapeutische Führung und Beratung allein hinreichend behandelt werden können, so daß der Anspruch des Patienten auf eine medikamentöse Behandlung bestehen bleibt. In solchen Situationen sind Benzodiazepine als Medikamente des „kleinsten Übels" zu rechtfertigen. Jedenfalls sind sie Barbituraten unbedingt vorzuziehen. Im übrigen ist nicht einmal sicher, daß die alternsabhängigen Veränderungen des Schlafverhaltens in jeder Hinsicht als physiologisch zu bewerten sind (Dement et al. 1982).

2. Unerwünschte Wirkungen

Eine ausführliche Übersicht findet sich hierzu bei Berzewski (1986), die auch Pharmakokinetik und -dynamik einschließt. Die aus dieser Arbeit stammende Tabelle 4 faßt die für die Geriatrie bedeutsamen Komplikationen zusammen.

Paradoxe Erregungszustände, Verwirrtheitszustände und delirante Syndrome sind vor allem bei hohem Lebensalter, Multimorbidität und medikamentöser Mehrfachbehandlung zu erwarten. Hier rangieren nach Berzewski (1986) Antihypertonika, Saluretika, Antiparkinsonmittel zuvörderst, gefolgt von Insulin, Digitalispräparaten, Beta-Rezeptorenblockern und Spasmolytika. Auch der chronische Mißbrauch von Benzodiazepinen ist natürlich in diesem Zusammenhang als Risikofaktor zu nennen. Mag auch die Beziehung zwischen der Benzodiazepingabe und der von Berzewski (1986) benannten risikoerhöhenden Zusatzmedikation nicht in jedem Fall pharmakologisch evident und plausibel erscheinen, so ist zu bedenken, daß auch morbogene Faktoren mitverantwortlich für die Entstehung von benzodiazepinausgelösten Verwirrtheitszuständen sein können.

Zeichen chronischer Benzodiazepinintoxikation, auf die in der Praxis besonders zu achten ist, sind Tabelle 5 zu entnehmen.

Das Risiko der Abhängigkeitsentwicklung von Benzodiazepinen scheint im Alter zumindest nicht höher zu sein als bei jüngeren Patienten. Bezüglich der Entwicklung physischer Abhängigkeit unter Langzeitbehandlung mit Benzodiazepinen, die nicht den Charakter der Suchtentwicklung hat, weil die therapeutisch gewählte Dosierung nicht gesteigert wird (low dose dependency), sei auf Schöpf (1985) verwiesen. Daß auch bei alten Patienten unter Langzeitbehandlung keine

Tabelle 4. Komplikationen, die im Zusammenhang mit Gaben von Benzodiazepinen in der Geriatrie auftreten. (Aus Berzewski 1986)

Paradoxreaktionen

- Erregungszustände
- Panikreaktionen durch Aktivierung von Angst
- Aggressive Durchbrüche
- Umkehr des Schlaf-Wach-Rhythmusses

Psychiatrische Syndrome

- Generelle Verminderung der Bewußtseinslage
- Somnolenz
- Verwirrtheitszustände
- Delirien
- Pseudoorganische Psychosyndrome

Somatische Störfaktoren

- Vertigo
- Synkopen
- Ataxie
- Gangstörungen
- Unfälle durch Sturz (z. B. Oberschenkelhalsfraktur, Schädelprellung etc.)

Tabelle 5. Symptomatik der chronischen Benzodiazepinintoxikation. (Aus Berzewski 1986, leicht modifiziert)

Indifferente bis euphorische Grundstimmung	
Indifferenz gegenüber Belastungs- und Konfliktsituationen: „Wurstigkeit"	
Fehlen von planendem, vorausdenkendem Handeln: „Hineinleben in den Tag"	
Zeitweise Somnolenz im Rahmen verstärkter Vigilanzstörungen	
Konzentrationsstörungen	
Vergeßlichkeit	Hirnorganisches Psychosyndrom
Schwindelerscheinungen bis zu präkollaptischen Störungen	
Kurzfristige, eher gedämpfte Erregung	
Ataktische Störungen	
Artikulationsschwierigkeiten	
Uncharakteristische Sehstörungen (Unscharfsehen bis flüchtige Doppelbilder)	
Muskelschwäche	

Steigerung der ursprünglichen Dosierung zu beobachten ist, sondern eher ein kritischer und zurückhaltender Gebrauch, belegen Pinsker u. Suljaga-Petchel (1984).

Unter Verweis auf Caird u. Scott (1986) sind schließlich noch Stuhl- und Harninkontinenz, Atemdepression und Arzneimittelexantheme als mögliche Nebenwirkungen der Benzodiazepine den in Tab. 4 aufgezählten hinzuzufügen.

3. Wechselwirkungen mit anderen Medikamenten

Die Kombination mit Cimetidin (H_2-Rezeptorenantagonist) kann bei Benzodiazepinen, die durch Hydroxylierung metabolisiert werden (z. B. Chlordiazepoxid, Diazepam, Nordazepam, Prazepam), zu erhöhten Plasmaspiegeln, einer bis zu 40% verlängerten Halbwertzeit und einer um ein Drittel erhöhten steady-state-Konzentration führen. Die Folge ist erhöhte Sedierung, die durch die dem Cimetidin eigene noch verstärkt wird. Reduzierung der Benzodiazepindosis muß daher die Folge sein. Diese Art von Kombinationsbehandlung findet sich bei Patienten mit Ulcus pepticum nicht selten.

Bei gleichzeitiger Gabe von Benzodiazepinen und Phenytoin sind sowohl Erhöhungen als auch Erniedrigungen des Phenytoin-Plasmaspiegels beschrieben worden (Pöldinger u. Wider 1983).

In der Psychiatrie werden natürlich Benzodiazepine mit Antidepressiva und Neuroleptika kombiniert.

In der Alterspsychiatrie wird die erstgenannte Kombination relativ häufig bei angsthaft gefärbten oder durch massive Schlaflosigkeit gekennzeichneten Depressionen benutzt. Auch hinsichtlich der Wechselwirkungen zwischen diesen Substanzen sind die Erfahrungen widersprüchlich. Verlängerungen der Eliminations-Halbwertzeiten von trizyklischen Antidepressiva werden ebenso beschrieben wie das Fehlen pharmakokinetischer Interaktionen. Es ist außerdem davon auszugehen, daß sich die sedativen Eigenschaften beider Substanzgruppen addieren, obwohl Berichte hierüber kaum vorliegen (Coper 1979; Coper u. Schulze 1980; Klein u. Rüther 1983).

Das gleiche müßte im Prinzip auch für die Kombination von Benzodiazepinen mit Neuroleptika gelten. Dem entsprechen auch eigene Erfahrungen, gleichwohl wird dessen in der Literatur nicht erwähnt. Immerhin sollte bei Kombinationsbehandlungen bedacht werden, daß alte Patienten gegenüber additiven sedativen Wirkungen besonders empfindlich sind. Das gilt selbstverständlich auch für den Genuß von Alkohol unter Psychopharmakotherapie und verlangt auch die Kontrolle der Einnahme frei verkäuflicher Medikamente. In diesem Zusammenhang darf auch nicht vergessen werden, daß additive sedative Effekte auch entstehen, wenn gleichzeitig zwei verschiedene Benzodiazepine, z. B. als Tages- und Nachtmedikation verordnet werden.

Schließlich sei nochmals auf Coper (1979) verwiesen, der auch orthostatische Kreislaufregulationsstörungen als mögliche Folge der Kombination von Benzodiazepinen mit einer Reihe anderer Substanzen, z. B. mit trizyklischen Antidepressiva nennt. Ob dies allerdings in der Tat der Kombinationsbehandlung zuzuschreiben ist oder nicht schlicht auf die Rechnung der Antidepressiva geht, scheint eine schwer zu entscheidende Frage zu sein, die auch von verschiedenen Autoren unterschiedlich beantwortet wird (s. Klein u. Rüther 1983).

4. Auswahl der geeigneten Medikamente

Neben größtmöglicher Zurückhaltung bei der Verordnung von Benzodiazepinen, die in der Literatur, namentlich der amerikanischen, immer wieder betont wird, werden übereinstimend Benzodiazepine mit kurzer Eliminationshalbwertzeit für die Anwendung in der Alterspsychiatrie bevorzugt empfohlen (s. z. B. Temazepam und Triazolam). Demgegenüber werden Substanzen wie Nitrazepam, Flurazepam für diesen Anwendungsbereich wegen ihrer längeren Halbwertzeiten eher abgelehnt. Zum Nitrazepam gibt es allerdings auch gegenteilige Ansichten. Letztlich ist das in jedem Fall natürlich abhängig von einer exakten, die Eliminationsgeschwindigkeit berücksichtigenden Dosierung. So findet sich z. B. bei Caird u. Scott (1986) der Hinweis auf Untersuchungen, die ergaben, daß beim Vergleich von Nitrazepam und Temazepam nach einigen Nächten der Behandlung kein Unterschied bezüglich der tags zu beobachtenden residualen Sedation bestand. Diese Autoren machen auch darauf aufmerksam, daß es in der Gerontopsychiatrie aufgrund theoretischer Annahmen vorteilhaft sein könnte, Benzodiazepinen, deren Metabolisierung in der Leber über Glucuronidierung läuft (Oxazepam, Lorazepam, Temazepam), den Vorzug vor solchen zu geben, die oxydatv abgebaut werden (Diazepam, Chlordiazepoxid), weil die Glucorinidierung durch Altern und

Krankheitsprozesse weniger beeinträchtigt wird als der oxydative Abbau. Aus ähnlichen Überlegungen bezeichnen HICKS u. FUNCKENSTEIN (1980) Oxazepam als Benzodiazepin der Wahl für geriatrische Indikationen.

Weitere Kriterien für eine kritische Auswahl von Benzodiazepinen in diesem Anwendungsbereich sind nicht erkennbar.

VI. Hypnotika

Hypnotika nehmen neben den Psychopharmaka ebenfalls noch einen bemerkenswerten Rangplatz in der Häufigkeit der älteren Patienten verordneten Medikamente ein (KANOWSKI 1986b). Diese Tatsache steht natürlich in Zusammenhang mit der bereits erwähnten Häufigkeit von Schlafstörungen in diesem Lebensalter. Frauen über 55 Jahre, die vom Arzt als „schwierig" empfunden werden, erhalten in allen industrialisierten Ländern Schlaf- und Beruhigungsmittel am häufigsten verordnet (COPER u. SCHULZE 1980).

Neben den Benzodiazepinen und Distraneurin kommt für die hypnotische Indikation in der Geriatrie eigentlich nur noch das *Chloralhydrat* in Betracht, welches 1832 von LIEBIG entdeckt und 1869 von LIEBREICH in die Therapie eingeführt worden ist.

Barbiturate, Glutethimid, Propanediole (Meprobamat) und *Glycerol-Derivate* werden wegen ihrer Nebenwirkungen, Sucht- und Intoxikationsgefahren für die Geriatrie allgemein nicht empfohlen. Dies schließt natürlich im Einzelfall positive Erfahrungen und Ausnahmen von dieser Regel nicht aus. *Chloralhydrat* hat sich vor allem in rektaler Applikation bewährt. In niedriger Dosierung (500 mg), die häufig allerdings nicht ausreicht, beeinflußt es das physiologische Schlafmuster nicht negativ. Es wirkt schleimhautreizend, weshalb bei Patienten mit Neigung zu Gastritis und Magenulcera Vorsicht geboten ist. Bei chronischer Gabe kann es

Tabelle 6. Behandlung von Schlafstörungen

Art der Schlafstörung	Therapeutische Empfehlung
Psychotische	
– endogene	
– depressive	Antidepressiva
– manische	Neuroleptika, Lithium
– paranoid-halluzinatorische (schizophrene)	Neuroleptika
– exogene	Distraneurin, Benzodiazepine
Durch Umweltbelastungen verursachte	Grundsätzlich Beseitigung der Ursache; zeitlich befristet: Benzodiazepine
Durch körperliche, extracerebrale Erkrankungen verursacht	Behandlung des Grundleidens; Benzodiazepine, Chloralhydrat, Antidepressiva
Psychogene	Vorübergehend Benzodiazepine, Psychotherapie
„Physiologische", alternsabhängige	Beratung, Aufklärung, Aktivierung am Tage, sinnvolle Tätigkeit während verlängerter Wachzeit, natürliche Hausmittel, ultima ratio: Benzodiazepine

Nieren- und Leberparenchymschäden verursachen. Es sollte daher nur zeitlich begrenzt angewendet werden und ist bei Patienten mit schweren Nieren- und Lebererkrankungen kontraindiziert.

Tabelle 6 gibt Empfehlungen für eine angemessene Behandlung verschiedener Formen von Schlafstörungen, aus denen die Vielfalt der Behandlungsansätze und auch die Notwendigkeit zu deren differenzierter Handhabung hervorgehen soll. Eine explizite Darstellung der Behandlung von Schlafstörungen im Alter kann in diesem Rahmen nicht gegeben werden (s. BURNSIDE 1980; KANOWSKI 1984).

VII. Nootropika

Der Begriff der Nootropika geht auf GIURGEA (1975) und SKONDIA (1979, 1982) zurück. Es sind hierunter Arzneimittel zu verstehen und zu subsummieren, die höhere integrative, noetische Funktionen wie Auffassungs-, Lern-, Gedächtnis-, Denk- und Konzentrationsfähigkeit verbessern sollen. Für die bisher bekannten und hier einzuordnenden Substanzen ist weder eine einheitliche chemische Struktur noch ein einheitlicher Wirkungsmechanismus bekannt (COPER u. KANOWSKI 1983). Beides ist wahrscheinlich bei der Komplexität der Zielfunktionen und ihrer neuroanatomischen und -biochemischen Basis auch nicht zu erwarten. In bezug auf ihre Wirkungsweise wird aber allgemein die Annahme gemacht, daß sie noch funktionsfähige Neuronenverbände pharmakodynamisch zu optimaler Leistung stimulieren können (Stabilisierung der *adaptiven Kapazität*) und/oder dieselben gegen pathologische Einflüsse zu schützen vermögen (*protektive Kapazität*).

Die intensive Suche nach derartig wirkenden und wirksamen Substanzen ist in den letzten 10 Jahren erheblich intensiviert worden, was sicher in Wechselwirkung mit der Öffnung des öffentlichen, gesundheitspolitischen und wissenschaftlichen Bewußtseins für die zunehmende Bedeutung dementieller Erkrankungen im Zusammenhang mit den dramatischen und anhaltenden Verschiebungen in der Altersstruktur der Bevölkerung in den hochindustrialisierten Ländern zu sehen ist. In der psychopharmakologischen Forschung hat dies eine gewisse Lösung der Fixierung auf die Biochemie der endogenen Psychosen bewirkt und zugleich die jahrzehntelang von der Psychiatrie vernachlässigte Forschung auf dem Gebiet der organischen Psychosen aktiviert. Damit ist die *Biochemie kognitiver Leistungen* unter dem Gesichtswinkel physiologischen und pathophysiologischen Alterns zu einem dynamisch verfolgten Forschungsgebiet geworden. Die Nootropikaforschung als angewandte Biochemie kognitiver Leistungen wird aus zwei Quellen gespeist. Zum einen werden schon lange bekannte und klinisch verwendete Substanzen, die ursprünglich unter dem inzwischen weitgehend als obsolet erkannten Konzept der Förderung der Hirndurchblutung entwickelt worden waren, im Lichte neuerer Erkenntnisse auf ihre Wirkungen im cerebralen Energie- und Transmitterstoffwechsel hin erneut untersucht und nach wirksameren Nachfolgesubstanzen gesucht. Dies trifft beispielsweise für Co-Dergocrin-melisat, Pyrithioxin u. a. zu. Zum anderen wird versucht, neueste Ergebnisse der Erforschung von Hirnstoffwechselstörungen bei dementiellen Erkrankungen, speziell bei der gegenwärtig ganz im Zentrum stehenden senilen Demenz vom Alzheimer-Typ (SDAT) direkt in die therapeutische Tat umzusetzen. Hier stehen gegenwärtig

Funktionseinbußen der *cholinergen Transmission* im Vordergrund aller Diskussionen und Therapieversuche, obwohl deren Ergebnisse bislang unbefriedigend geblieben sind. Das mag u. a. darin begründet sein, daß nicht ausschließlich dieses System bei dementiellen Erkrankungen betroffen ist, sondern auch *dopaminerge, noradrenerge* und *serotonerge* Veränderungen, wenn auch geringeren Ausmaßes vorliegen, deren Spektrum sich möglicherweise zudem noch unterschiedlich über verschiedene dementielle Erkrankungen verteilt. Weitere Ansätze werden derzeit im *Proteinstoffwechsel*, mit *Peptiden, Gangliosiden* und *Membran(phospho)lipiden* sowie im *Kalziumstoffwechsel* gesucht, wobei jeweils unterschiedliche Hypothesen über physiologische und pathologische cerebrale Alternsprozesse die Basis abgeben. Ein umfassende Darstellung gegenwärtigen Wissens und zukünftiger Perspektiven findet sich bei Crook et al. (1986).

Möglicherweise wird die therapeutische Zukunft in der Entwicklung eines für den jeweiligen Demenztyp spezifischen „cocktail nootropique" oder von „Breitband-Nootropika" liegen, um damit gegebenen Spektren metabolischer Störungen gerecht zu werden.

1. Indikation

Die hauptsächliche Indikation für Nootropika stellen unter pathologischen Bedingungen entstandene Hirnleistungsstörungen im weiteren Sinne dar, die im engeren psychiatrischen Verständnis als (diffuses) *hirnorganisches Psychosyndrom* zu definieren sind. Dieses ist als Kernsyndrom dementieller Prozesse aufzufassen, ist aber nicht ausschließlich an diesen Hintergrund gebunden. Indiziert sein können Nootropika auch dort, wo *kognitive Leistungsstörungen hirnfunktionell* ohne morphologisch faßbare Veränderungen in Erscheinung treten. Dies ist z. B. in der Alterspsychiatrie häufig im Rahmen der sogenannten depressiven Pseudodemenz der Fall.

Auch zur Wirksamkeitssteigerung antidepressiver Therapie, vor allem im Falle *therapieresistenter Depressionen* sind Nootropika empfohlen worden (Berner et al. 1974).

Schließlich kann das *(pseudo)neurasthenische Syndrom* noch als Indikation für Nootropika anerkannt werden, nachdem Bente (1964) zeigen konnte, daß dem neurasthenischen Syndrom eine Insuffizienz des Vigilanztonus zugrunde liegt. Dies dürfte für das pseudoneurasthenische Syndrom als Vorstadium des HOPS um so mehr gelten, als Vigilanzstörungen in diesem Kontext unbezweifelbar von Bedeutung sind (Girke u. Kanowski 1972; Kanowski u. Coper 1978; Bente 1982; Coper u. Kanowski 1983).

2. Unerwünschte Wirkungen

Die derzeitig verfügbaren Nootropika zeichnen sich durch gute Verträglichkeit aus. Unerwünschte Wirkungen sind selten und in der Regel harmlos. In Tabelle 7 sind die Nebenwirkungen von drei klinisch hinreichend untersuchten Nootropika zusammengefaßt.

Tabelle 7. Unerwünschte Wirkungen von Nootropika am Beispiel von:

Co-Dergocrin-melisat	Pyritinol	Piracetam
Blutdrucksenkung Übelkeit/Erbrechen Magen-Darm-Beschwerden	Appetitlosigkeit Übelkeit/Erbrechen Durchfälle Hautallergien Beeinträchtigung des Geschmackempfindens	Psychomotorische Unruhe Aggressivität Sexuelle Stimulation (Senkung der cerebralen Krampfschwelle)

3. Wechselwirkungen mit anderen Medikamenten

Wechselwirkungen der Nootropika mit anderen Medikamenten sind bislang in der Literatur kaum beschrieben worden. Dies mag einerseits mit der insgesamt niedrigen Nebenwirkungsrate dieser Substanzgruppe zusammenhängen, vielleicht aber auch darauf zurückzuführen sein, daß über Art und Weise ihrer pharmakodynamischen Effekte wenig Systematisches bekannt ist.

4. Auswahl des geeigneten Medikamentes

Das Bundesgesundheitsamt hat zum Indikationsbereich und zum Wirksamkeitsnachweis von Nootropika eine von einer Kommission erarbeitete Monographie publiziert, in der fünf Substanzen aufgrund der vorliegenden Literatur genauer untersucht worden sind (Cimarizin, Co-Dergocrin-mesilat, Piracetam und Pyrithioxin), von denen dreien (Co-Dergocrin-mesilat, Piracetam, Pyrithioxin) klinische Wirksamkeit zugesprochen wurde (The committée of geriatric diseases and asthenias at BGA 1986).

Obwohl zahlreiche weitere Substanzen auf dem bundesdeutschen Markt sind, liegen über keine von ihnen ähnliche sorgfältige und umfassende Analysen i.S. kritisch-vergleichender Re-evaluation vor. Demzufolge ist ihre Beurteilung schwierig. Vergleichbare Wirksamkeit ist am ehesten von Substanzen wie Centrophenoxin, Vincamin-Derivaten und einigen neueren Ca-Antagonisten, z. B. Fluanarizin und Nimodipin (Hossmann et al. 1985; Kanowski et al. 1988) zu erwarten (s. auch Coper u. Kanowski 1983; Kanowski 1986a).

Für Nootropika gibt es noch keine klinisch gut belegte differentielle, auf die spezifische Ätiologie bezogene Indikation. Auch substanzspezifische Wirkungsspektren lassen sich noch nicht abgrenzen. Neben der Stimulierung kognitiver Leistungen bewirken sie allgemeine Aktivierung, Vigilanzsteigerung und leichte antidepressive Effekte. Tabelle 8 zeigt dies im qualitativen Vergleich dreier Substanzen anhand der Ergebnisse klinischer Studien (Kanowski 1986a).

Da ähnlich wie bei Antidepressiva und Neuroleptika keine Vorhersage individueller Therapieresponse oder Non-Response möglich ist und außerdem auch die Nebenwirkungsspektren für die Substanzauswahl in dieser Arzneimittelgruppe keine große Rolle spielen, hängt die Entscheidung für ein Präparat weitgehend von der persönlichen Erfahrung ab. Sie sollte sich in jedem Fall auch auf eine ei-

Tabelle 8. Wirkungsvergleiche dreier Nootropika

Co-Dergocrin-melisat	Pyritinol	Piracetam
Cerebrale Wirksamkeit + Vigilanz (EEG) (↑) Kognitive Leistungen ↑ (Konzentrationsvermögen) Psychomotorische Leistungen ↑ Allgemeines Wohlbefinden ↑ Depressivität (↓) Generelle Aktivierung ↑	Cerebrale Wirksamkeit + Vigilanz (EEG) (↑) Kognitive Leistungen ↑ (Konzentrationsvermögen, Gedächtnis und Lernleistungen) Generelle Aktivierung ↑ Allgemeines Wohlbefinden ↑ (Stimmungslage) Coma (Mortalität) ↑ Hirnschädigung Frühgeborener ↑	Cerebrale Wirksamkeit + Vigilanz (EEG) ↑ Kognitive Leistungen ↑ (Konzentration, Gedächtnis, Visuomotorik) Lernleistung ↑ Generelle Aktivierung ↑ Allgemeines Wohlbefinden ↑ Coma ↑ Verstimmungen ↓
Handelspräparat: Hydergin	*Handelspräparat: Encephabol*	*Handelspräparat: Nootropil*

genständige kritische Bewertung der substanzspezifischen Ergebnisse klinischer Prüfungen stützen. Kriterien hierfür sind an anderer Stelle ausführlich dargelegt worden (Kanowski u. Hedde 1986). Fehlende Therapie-Response für eine Substanz schließen therapeutische Wirkungen einer anderen keinesfalls aus.

Die Mindestdauer der Behandlung sollte nach den bisherigen Erfahrungen sechs bis acht Wochen betragen. Vorher sind sichere Therapie-Effekte nicht erkennbar. Zeigen sich nach drei Monaten der Behandlung keine bemerkenswerten, für Arzt, Patienten oder Betreuungspersonen erkennbaren Wirkungen, sollte die Therapie beendet und gegebenenfalls mit einer anderen Substanz erneut versucht werden.

Die derzeit vorhandenen Nootropika sind von begrenzter Wirksamkeit, soweit eine solche überhaupt nach wissenschaftlichen Kriterien nachgewiesen worden ist. Dies wird an durchschnittlichen Plazebo-Verum-Differenzen von ca. 15–20% deutlich, die ziemlich unabhängig von der jeweils untersuchten Substanz sind. Nur in vereinzelten Studien sind höhere Differenzen erzielt worden. Diese relativ geringe Wirksamkeitsdifferenz wird immer wieder als Argument gegen Nootropika, vor allem in Verbindung mit den hohen Gesamtkosten, die durch ihre häufige Verordnung den gesetzlichen Krankenkassen entstehen, benutzt. Dabei wird jedoch erstens verschwiegen, daß auch zahlreiche andere Medikamente, deren Kostenerstattung durch die Krankenkassen nicht kritisiert wird, wie etwa Asthmamittel, Coronoartherapeutika, Antidepressiva kaum bessere Plazebo-Verum-Relationen aufweisen. Zweitens wird nicht berücksichtigt, daß dementielle Prozesse häufig einen so progressiven Verlauf zeigen, daß letztlich jegliche Therapie – auch soziale und kognitive Trainingsprogramme – ihre Effizienz völlig einbüßt. Dies darf jedoch nicht zum therapeutischen Nihilismus führen, der gegenüber so schweren Erkrankungen und den daraus für Patienten und Angehörige resultierenden Belastungen wohl als zynisch bezeichnet werden müßte.

Schließlich ist zu bedenken, daß alternative medikamentöse Behandlungsverfahren, die zu wesentlichen besseren Ergebnissen führten, nicht bekannt sind. Dies gilt bis zur Gegenwart auch für alle Versuche, aufgrund des bislang vorliegenden Wissens über biochemische Veränderungen bei der SDAT eine für diese Erkrankung spezifische Therapie zu entwickeln, die sich etwa auf Aktivierung der cholinergen Transmittersysteme, auf die Elimination von Aluminium aus dem Gehirn durch Chelatbildner oder Fluorionen oder die Gabe von Serotonin-Re-Uptake-Hemmern stützt (Kanowski 1986a). Es bleibt zu hoffen, daß die intensive Forschung auf diesem Gebiet in wenigen Jahren potentere Prinzipien der Pharmakotherapie hervorbringt. Angesichts der volkswirtschaftlichen Bedeutung dementieller Erkrankungen erscheint hierfür kein finanzieller Aufwand zu groß.

VIII. Compliance

Abschließend soll das Problem der Compliance unter alternsspezifischen Gesichtspunkten kurz dargestellt werden.

Die Compliance-Problematik bezieht sich nicht nur auf die Pharmakotherapie, sondern umfaßt die Therapiewilligkeit und Behandlungstreue jeglicher Therapieform. Sie schließt außerdem den Therapeuten mit ein. Auch er kann sich „non-compliant" verhalten; denn behandlungskonformes Verhalten des Patienten setzt Motivation zur Behandlung und Einsicht in die Notwendigkeit und Sinnhaftigkeit der Therapie ebenso voraus wie Verständnis des therapeutischen Regimes. All das ist aber nur über eine für den Patienten angemessene Aufklärung zu erreichen, die notfalls wiederholt gegeben werden muß, denn die Motivation kann gerade bei langfristiger Behandlung und für den Patienten selbst nur schwer erkenntlichen therapeutischen Wirkungen nur durch immer neue Unterstützung aufrecht erhalten werden.

Non-compliance stellt kein einheitliches Verhalten dar, sondern kann sich in zahlreichen Varianten äußern. Sie reichen vom Nichteinnehmen verschriebener, über das Einnehmen nicht verordneter Medikamente, das Nichteinhalten der Dosis und der Einnahmeintervalle bis zur stillschweigenden Verweigerung der Medikation. Das mögliche Bedingungsgefüge für nicht behandlungstreues Verhalten ist nicht bis ins letzte Detail klar erforscht (German et al. 1982; Gryfe u. Gryfe 1984; Coper u. Schulze 1980). In jedem Fall lassen sich aber konstellative Faktoren sowohl auf der Seite der Ärzte als auch der Patienten finden. Sie seien im folgenden ohne Anspruch auf Vollständigkeit angeführt:

Auf seiten des Arztes sind es folgende Faktoren:

- unzureichende und nicht genügend vertrauensvolle Arzt-Patienten-Beziehung,
- ungenügende oder unangemessene Aufklärung über die zu behandelnde Krankheit, die möglichen Behandlungsmodalitäten, deren Wirksamkeit und Nebenwirkungen,
- Divergenz zwischen Krankheitskonzept des Arztes und des Patienten,
- ungenügende Aufklärung und Unterweisung von Angehörigen oder anderen Betreuungspersonen,
- keine genauen Dosierungs- und Einnahmeanweisungen, die gegebenenfalls schriftlich zu geben sind,

- keine Hilfsangebote (Dosett) oder Überwachung der Medikationseinnahme bei gedächtnisgestörten Patienten (Sozialstation, Gemeindeschwester, Nachbarn),
- Vernachlässigung der regelmäßigen Nachfrage und gegebenenfalls auch Kontrolle des Einnahmeverhaltens (Rückzählung der Einzeldosen, Buchführung über Häufigkeit der Rezeptur), insbesondere bei langfristiger Medikation,
- Verordnung zu vieler Medikamente mit unterschiedlichen Einnahmehäufigkeiten und -zeiten.

Auf Seiten des Patienten sind es vor allem folgende Faktoren:

- mangelndes Vertrauen zum Arzt,
- vom Arzt abweichende Vorstellungen über die zugrundeliegende Krankheit, deren Ursachen und Behandlungsmöglichkeiten,
- Hoffnungslosigkeit: „... in meinem Alter lohnt es sich ja doch nicht mehr..."
- subjektiv als nicht tolerabel erlebte Nebenwirkungen,
- Beeinflussung durch Familie, Freunde, Bekannte, Nachbarn, öffentliche Medien,
- abfällige Bemerkungen anderer, nicht für die spezielle Behandlung verantwortlicher Ärzte,
- Gedächtnisstörungen, Verwirrtheit.

Macht man sich dieses komplizierte Muster von möglichen Mißverständnissen zwischen Arzt und Patient klar, das vorwiegend auf nicht erfolgte oder mißlungene Kommunikation zwischen beiden zurückgeführt werden kann, so wundert es nicht mehr so sehr, daß in der zu diesem Punkt nicht sehr ergiebigen geriatrischen Literatur Compliance-Quoten von unter 40% berichtet werden (Coper u. Schulze 1980).

Die aufgeführten Faktoren geben reziprok gesehen, natürlich zugleich eine Anleitung, was zur Sicherung der Compliance berücksichtigt werden sollte, weshalb auf eine explizite Formulierung einer Liste von Ratschlägen verzichtet werden kann.

C. Elektrokrampftherapie (EKT)

In der Psychiatrie in der Bundesrepublik Deutschland ist die EKT mit einem so starken Bannfluch belegt, daß sie selbst in dem bekanntermaßen in dieser Hinsicht restriktiven Bundesstaat Kalifornien um ein vielfaches häufiger angewendet wird.

1985 wurden in der Bundesrepublik Deutschland kaum mehr als 500 Behandlungen in psychiatrischen Landeskrankenhäusern, Abteilungen und Universitätskliniken durchgeführt, was einer Rate von 0,08 pro 10000 Einwohnern entspricht (zum Vergleich: Großbritannien 5, Dänemark 3,8, Schweiz 0,25, Kalifornien 1,1 pro 10000 Einwohner) (Sauer et al. 1987). Dieselben Autoren zitieren Smith u. Richmann (1984) nach deren Berechnungen die minimale Behandlungshäufigkeit zwischen 3,0 und 4,5/10000 der Bevölkerung anzusetzen sei.

Offenbar ist es gelungen, den „Elektroschock“ zu einem „Symbol einer inhumanen und repressiven Psychiatrie“ zu machen (SAUER u. LAUTER 1987a). Mag dies für finstere Zeiten und Beispiele einer Schlangengrubenpsychiatrie auch noch zutreffend gewesen sein, so ist eine solche Bewertung der EKT für ihre moderne patientenschonende Form der Applikation bei Einhaltung fundierter Indikationskriterien sicher nicht mehr akzeptabel.

Mit dem Schwinden der EKT aus der deutschen Psychiatrie sind natürlich auch die Kunst und Erfahrung im Umgang mit dieser Behandlungsmethode und ihrer technischen Durchführung geschwunden. In vielen Kliniken gibt es kaum noch einen genügend erfahrenen Arzt, der die EKT mit Verantwortung durchführen kann. Damit wird vielen Patienten eine indizierte und effiziente Therapie, die u. U. sehr rasch wirkt, vorenthalten.

Daß dies auch für alte Patienten gilt, wird vor allem durch angloamerikanische Literatur belegt (RASKIND 1984; MIELKE et al. 1984; KARLINSKY u. SCHULMAN 1984). Eine ausführliche Darstellung der gegenwärtigen Beurteilung der EKT kann hier nicht erfolgen. Diesbezüglich sei auf jüngst publizierte Übersichten verwiesen (SAUER u. LAUTER 1987a, b; SAUER et al. 1987). Im folgenden wird nur Grundsätzliches zusammengefaßt werden, insbesondere soweit es für die Anwendung in der Gerontopsychiatrie von besonderer Bedeutung ist.

1. Indikation

Es ist davon auszugehen, daß die EKT gegenwärtig ganz überwiegend – wenn überhaupt – bei affektiven Psychosen angewendet wird. Dies geht auch aus der nachstehend wiedergegebenen Tabelle 9 hervor, die der Übersicht von SAUER u. LAUTER (1987b) entnommen ist.

Auch für die Alterspsychiatrie gilt, daß Depressionen, insbesondere endogene Formen, das Hauptanwendungsgebiet der EKT sind (KRAL 1976; ZUNG 1980; RASKIND 1984; MIELKE et al. 1984). Daneben wird kasuistisch auch über Erfolge bei depressiver Pseudodemenz berichtet (ALLEN 1982). Zur Behandlung von manischen Syndromen kommt die EKT nur im Falle protrahierten Verlaufs und medikamentöser Therapieresistenz in Betracht. Ihre Effektivität in dieser Indikation ist nicht so gut belegt (ZUNG 1980). KALINOWSKY u. HIPPIUS (1969) wiesen darauf hin, daß zwei bis drei Anwendungen pro Tag hier nach ihrer Erfahrung wirksamer seien als die übliche EK-Dosierung. In der neueren Ausgabe ihres Buches wird dies Vorgehen allerdings nicht mehr erwähnt (KALINOWSKY et al. 1982).

Nach diesen Autoren kann die EKT erfolgreich auch bei akuten und chronischen organischen Psychosen angewendet werden, vor allem, wenn die psychotische Symptomatik akut bedrohlich ist. Dementielle Erkrankungen stellen zwar per se kein Anwendungsgebiet für die EKT dar, jedoch kann sie in Betracht kommen, wenn das dementielle Bild von funktionell-psychotischen Störungen überlagert wird. Dies können z. B. wahnhaft-halluzinatorische, depressive Störungen, aber auch Verweigerungen des Trinkens, Essens und jeglicher Medikation sein. Unter solchen Bedingungen sind nach den genannten Autoren gute symptomatische Erfolge, selbst beim M. Parkinson erzielt worden.

Tabelle 9. Indikation der Elektrokrampftherapie (EKT). (Aus Sauer u. Lauter 1987b)

1. Als Therapie der ersten Wahl
   a) Bei wahnhaften Depressionen, depressivem Stupor und schizoaffektiven Psychosen mit depressiver Verstimmung
   b) Bei endogenen Depressionen, die mit hoher Suizidalität, Nahrungsverweigerung, körperlicher Erschöpfung oder außerordentlichem Leidensdruck einhergehen
   c) Bei akuter lebensbedrohlicher Katatonie
2. Als Therapie der zweiten oder dritten Wahl
   a) Bei therapieresistenten Depressionen – nach ineffizienter Behandlung mit zumindest zwei Antidepressiva über einen ausreichenden Zeitraum bzw. nach wirkungsloser Schlafentzugstherapie
   b) Bei therapieresistenten, nicht lebensbedrohlichen Katatonien und anderen akuten schizophrenen Psychosen – nach ausreichend dosierter, aber erfolgloser Neuroleptika-Behandlung
   c) Bei therapieresistenten Manien – nach wirkungsloser Gabe von Neuroleptika, Lithium, Carbamazepin

2. Unerwünschte Wirkungen

Die heute übliche Modifikation der EKT (Atropingabe, Kurznarkose, Muskelrelaxation, Sauerstoffbeatmung) hat die Nebenwirkungsrate dieses Behandlungsverfahrens (Blutdruck- und Pulsanstieg, Gedächtnisstörungen, Frakturen und Luxationen) erheblich gesenkt (Sauer u. Lauter 1987b). Frakturen und Luxationen treten praktisch nicht mehr auf, so daß auch degenerative und osteoporotische Veränderungen des Bewegungsapparates, wie sie im Alter häufig sind, in der Regel keine Kontraindikation mehr darstellen. Auch die Letalitätsrate ist trotz des zusätzlichen Narkoserisikos weiter gesunken. Sie beträgt 4 pro 10000 Behandlungen und liegt damit unter dem Risiko zahnchirurgischer Eingriffe (Sauer u. Lauter 1987b). Unter diesen Bedingungen und weiteren Vorsichtsmaßnahmen erscheint die EKT selbst bei alten Patienten mit Hypertension und cardialer Vorschädigung anwendbar (Regenstein u. Lind 1980).

Auch Kalinowsky et al. (1982) sehen weder im Alter noch in der begleitenden Multimorbidität einen Grund gegen die Durchführung der EKT. Sie berichten eigene und anderer Autoren Erfahrungen über erfolgreiche Behandlungen bis ins 9. Lebensjahrzehnt. In der ersten Ausgabe ihres Buches wird ein 82jähriger Patient von Wolff erwähnt, der in Form einer „maintenance ECT" innerhalb von vier Jahren 242 Anwendungen erfolgreich und offenbar komplikationslos erhielt. Sie stimmen außerdem Pauleikhoff (1961) zu, daß bei alten Patienten gerade die Kreislaufwirkungen der Psychopharmakotherapie die EKT als die besser verträgliche Behandlungsform erscheinen lassen. Auch das Vorbestehen hirnorganischer Psychopathologie stellt nach Meinung von Kalinowsky et al. (1969, 1982) keine Gegenanzeige zur EKT dar. Von besonderer Bedeutung für die Alterpsychiatrie ist natürlich die Frage von kognitiven, insbesondere Gedächtnisstörungen. Die Übersicht von Sauer u. Lauter (1987a) bietet zu dieser Problematik eine differenzierte Literaturanalyse, allerdings ohne besondere Berücksichtigung des Altersaspektes. Zu unterscheiden sind neben subjektiven Klagen über Vergeßlichkeit die antero- und retrograde Amnesie.

Subjektive Klagen scheinen bei jenen Patienten mit Depressionen besonders intensiv zu sein, die weniger gut auf die EKT angesprochen haben und stehen offenbar in Zusammenhang mit dem Morbus selbst, denn depressiv Erkrankte klagen schon unabhängig von jeglicher Therapie über Konzentrations- aund Gedächtnisstörungen. Dies trifft für alte Patienten in besonderem Maße zu (depressive Pseudodemenz!). Außerdem spielen noch andere Faktoren, die z. T. persönlichkeitsgebunden sind, eine Rolle (s. Sauer u. Lauter 1987a).

Anterograde Amnesien nach EKT sind objektivierbar, weisen individuell unterschiedliche Ausprägung auf, klingen aber innerhalb von Wochen nach Abschluß der Behandlung vollständig ab.

Daneben sind *retrograde Amnesien* zu beobachten, die punkt- oder fleckförmig Ereignisse unmittelbar vor Beginn der EKT betreffen. In einzelnen Fällen treten auch Erinnerungslücken für biographische Ereignisse auf, die persistieren können, ohne jedoch die biographische Gesamtstruktur und das Erlebniskontinuum grundsätzlich zu beeinträchtigen. Sie können zwar für den betroffenen Patienten lästig sein, werden aber nicht als quälend empfunden. In jedem Fall muß das Risiko solcher möglichen unerwünschten Effekte gegenüber der Schwere psychopathologischer Phänomene der Grundkrankheit abgewogen werden, wenn die Indikation zur EKT bedacht wird. Hierbei sind auch kognitive Störungen mit zu berücksichtigen, die auf die zugrunde liegende Erkrankung selbst zu beziehen sind.

Im Hinblick auf unerwünschte kognitive Wirkungen ist die unilaterale Form der EKT (über der nicht-dominanten Hemisphäre) der bilateralen vorzuziehen. Die Wirksamkeit beider Applikationsarten wird von vielen Autoren als nahezu gleich bewertet. Immerhin ist jedoch zu berücksichtigen, daß die zitierte gerontopsychiatrische Literatur bis zu 30% der Fälle aufführt, in denen wegen mangelnder Wirksamkeit der unilateralen Applikation schließlich doch bilateral behandelt worden ist (s. speziell Mielke et al. 1984).

Obwohl EKT auch bei laufender Lithiumtherapie durchgeführt werden kann, ist zu bedenken, daß hirnorganische Leistungsausfälle bei dieser Kombination verstärkt in Erscheinung treten können (Zung 1980; Kalinowsky et al. 1982).

Anschließend ist festzustellen, daß die EKT auch in der Alterspsychiatrie ihren Platz haben sollte und keine wesentlich höheren Risiken als in jüngerem Lebensalter nach sich zieht. Begründete Indikationsstellung und schonende Durchführung in moderner modifzierter Weise sind Voraussetzungen, die einzuhalten sind.

D. Schlafentzug (Wachtherapie)

1. Indikation

Die Schlafentzugsbehandlung von depressiv Erkrankten ist als effektiv empirisch gesichert anzusehen, obwohl ihre theoretische Begründung noch immer unklar ist (Kuhs u. Tölle 1986). Die Erfolgsrate ist bei endogenen Formen höher und relativ unabhängig vom Schweregrad der Depression. Jedoch sprechen auch neurotische Depressionen und postpsychotische depressive Syndrome bei schizophren Erkrankten auf diese Form der Behandlung an (FÄHNDRICH 1982; KUHS u. TÖLLE 1986).

Hinsichtlich der Geschwindikeit des Wirkungseintritts läßt sich die Schlafentzugsbehandlung mit der EKT vergleichen, vielleicht auch im Hinblick auf das relativ seltene Anhalten des akut erzielten Therapie-Effektes, so daß sich in der Regel die Fortführung der Behandlung mit Antidepressiva empfiehlt. Allerdings ist die inter- und sogar auch die intraindividuelle Variabilität der Response bei der Schlafentzugstherapie recht groß.

Von besonderem Interesse für die Gerontopsychiatrie ist die Tatsache, daß ähnlich wie bei der EKT höheres Lebensalter die Therapiechancen nicht mindert und auch die Komplikationsrate nicht erhöht (FÄHNDRICH 1981; KUHS u. TÖLLE 1986). Im Gegenteil, es gibt Mitteilungen, die über günstigere Effekte bei älteren im Vergleich zu jüngeren Patienten berichten. Es ist allerdings derzeit noch nicht sicher abzuschätzen, inwieweit hier das Erstmanifestationsalter mit dem Lebensalter konfundiert, da auch Patienten mit später Depressionsmanifestation (nach dem 45. Lebensjahr) günstigere Behandlungsergebnisse aufzuweisen scheinen als solche, deren depressive Erkrankung früher begonnen hat.

2. Unerwünschte Wirkungen

Die Schlafentzugsbehandlung ist nebenwirkungs- und risikoarm, besonders, wenn der Schlafentzug partiell angewendet wird. Neben Müdigkeit und vegetativen Symptomen, die bei Depressiven nach Schlafentzug wesentlich geringer ausgeprägt sind als bei Gesunden, kann der Umschlag in hypomanische Stimmungslage, seltener auch einmal in eine typische Manie beobachtet werden. Bei Patienten mit Krampfleiden, vor allem bei der Aufwachepilepsie, ist der Schlafentzug nur unter ausreichendem antikonvulsiven Schutz durchzuführen. In einzelnen Fällen ist diskutiert worden, ob cerebrovaskuläre Insulte im Zusammenhang mit der Schlafentzugstherapie aufgetreten seien. Immerhin steigt zumindest bei endogen Depressiven der Blutdruck nach der Behandlung, und zwar nachweislich in der A. ophthalmica stärker als in der A. brachialis (s. KUHS u. TÖLLE 1986).

Insgesamt ist die Schlafentzugsbehandlung als eine Methode zu bewerten, die auch in der Gerontopsychiatrie in breiterem Maße angewendet werden sollte und auf die sicher auch bei der Behandlung therapieresistenter Depressiver nicht verzichtet werden sollte.

Literatur

Allen RM (1982) Pseudodementia and ECT. Biol Psychiatry 17:1435–1443

Ather SA, Shaw SH, Stoker MJ (1986) Ein Vergleich zwischen Clomethiazol und Thioridazin bei erregten Verwirrtheitszuständen von Alterspatienten. In: Evans JG, Feuerlein W, Glatt MM, Kanowski S, Scott DB (Hrsg) Clomethiazol. Verlag für angewandte Wissenschaften, München, S 52–62

Bente D (1964) Die Insuffizienz des Vigilitätstonus. Eine klinische und elektroencephalographische Studie zum Aufbau narkoleptischer und neurasthenischer Syndrome. Habilitationsschrift, Erlangen-Nürnberg

Bente D (1982) Vigilanzregulation, hirnorganisches Psychosyndrom und Alterserkrankungen: Ein psychophysiologisches Modell. In: Bente D, Coper H, Kanowski S (Hrsg) Hirnorganische Psychosyndrome im Alter. Springer, Berlin Heidelberg New York, S 63–73

Berner P, Kryspin-Exner K, Pöldinger W (1974) Therapy possibilities for therapy-resistent depressions. Pharmacopsychiatry 7:189–193

Berzewski H (1986) Risiken und Komplikation bei der Behandlung des alten Menschen mit Benzodiazepinen. In: Hippius H, Engel RR, Laakmann G (Hrsg) Benzodiazepine. Springer, Berlin Heidelberg New York Tokyo, S 121–130

Branconnier RO, DeVitt DR, Cole JO, Spera KF (1982) Amitriptyline selectively disrupts verbal recall from secondary memory of the normal aged. Neurobiol Aging 3:55–59

Brückel KW (1975) Krankheit und Alter. In: Brückel KW (Hrsg) Grundzüge der Geriatrie. Urban & Schwarzenberg, München Berlin Wien, S 72–87

Burke BE, Fahn S, Janovic J et al. (1982) Tardive dyskinesia and inappropriate use of neuroleptic drugs. Lancet 1:1299

Burnside IM (1980) Symptomatic behaviors in the elderly. In: Birren JE, Sloane RB (eds) Handbook of mental health and aging. Prentice-Hall Inc, Englewood Cliffs NJ, pp 719–744

Caird FI (ed) (1985) Drugs for the elderly. World Health Organization, Regional Office for Europe, Copenhagen

Caird FI, Scott PJW (1986) Drug-induced diseases in the elderly. Elsevier, Amsterdam New York Oxford (Drug-Induced Disorders Vol 2)

Cohen WJ, Cohen NH (1974) Lithium carbonate, haloperidol, and irreversible brain damage. J Am Med Assoc 230:1283–1287

Coper H (1979) Wechselwirkungen von Psychopharmaka mit anderen Medikamenten. Nervenarzt 50:485–490

Coper H, Kanowski S (1983) Nootropika: Grundlagen und Therapie. In: Langer G, Heimann H (Hrsg) Psychopharmaka. Grundlagen und Therapie. Springer, Wien New York, S 409–433

Coper H, Schulze G (1980) Pharmakotherapie im Alter. Urban & Schwarzenberg, München Wien Baltimore

Crook T, Bartus R, Ferris S, Gershon S (1986) Treatment development strategies for Alzheimer's disease. Mark Powley Assoc Inc, Madison Connecticut

Dehlin O (1986) Hypnotische Wirksamkeit von Clomethiazol bei geriatrischen Patienten unter Langzeitbehandlung. In: Evans JG, Feuerlein W, Glatt MM, Kanowski S, Scott DB (Hrsg) Clomethiazol. Verlag für angewandte Wissenschaften. München, S 85–88

Dement WC, Miles L, Carskadon MA (1982) "White Paper" on sleep and aging. J Am Geriatr Soc 30:25–49

Evans JG, Feuerlein W, Glatt MM, Kanowski S, Scott DB (Hrsg) (1986) Clomethiazol. Verlag für angewandte Wissenschaften, München

Fähndrich E (1981) Effects of sleep deprivation on depressed patients of different nosological groups. Psychiatry Res 5:277–285

Fähndrich E (1982) Schlafentzugs-Behandlung depressiver Syndrome bei schizophrener Grunderkrankung. Nervenarzt 53:279–283

Felber W (1987) Die Lithiumprophylaxe der Depression vor 100 Jahren – ein genialer Irrtum. Fortschr Neurol Psychiatr 55:141–174

German PS, Lein LE, McPhee SJ, Smith CR (1982) Knowledge of and Compliance with Drug Regimens in the Elderly. J Am Geriatr Soc 30:568–571

Girke W, Kanowski S (1972) Elektroenzephalographische Untersuchungen der Vigilanz bei psychischen Störungen im höheren Alter und ihre therapeutische Bedeutung. Act Geront 2:279–286

Giurgea C (1975) Differential experimental definition of nootropic drugs. In: Agnoli A (ed) Nooanaleptic and nootropic drugs. 3rd Congress of the International College of Psychosomatic Medicine, Rome, Sept 1975, pp 83–92

Gottfries CG, Winblad B (1980) Neurotransmitters and related enzymes in normal aging and in dementia of Alzheimer Typ (DAT). In: Gurski GE (ed) Determining the effects of aging on the central nervous system. Schering AG, Berlin pp 7–18

Granacher RP, Baldessarini RJ (1975) Physostigmine: Its use acute anticholinergic syndrome with antidepressant and antiparkinsonian drugs. Arch Gen Psychiatry 32:375–380

Greil W, van Calker D (1983) Lithium: Grundlagen und Therapie. In: Langer G, Heimann H (Hrsg) Psychopharmaka, Grundlagen and Therapie. Springer, Wien New York, S 161–202
Gryfe CI, Gryfe BM (1984) Drug therapy of the aged: the problem of compliance and the roles of physicians and pharmacists. J Am Geriatr Soc 32:301–307
Hahn H-P (Hrsg) (1975) Praktische Geriatrie. Karger Basel, München, Paris, London, New York, Sydney
Head H (1923) The conception of nervous and mental energy. II. Vigilance: a physiological state of the nervous system. Br J Psychol 14:125–147
Hicks R, Funckenstein HH (1980) Geriatric psychopharmacolocy. In: Birren JE, Sloane RB (eds) Handbook of mental health and aging. Prentice-Hall Inc, Englewood Cliffs NJ, pp 745–774
Hollister LE (1985) Pharmacotherapy of mental disorders of old age. In: Gaitz CM, Samorajski T (eds) Aging 2000: Our Health care destiny. Springer, New York Berlin Heidelberg Tokyo, pp 303–315 (vol I: Biomedical issues)
Hossmann V, Grötz J, Schrör K (1985) Kalziumantagonisten und zerebrale Erkrankungen. Springer, Berlin Heidelberg New York Toykyo
Jenike MA (1983) Tardive Dyskinesia: Special risk in the elderly. J Am Geriatr Soc 31:71–73
Kalinowsky LB, Hippius H (1969) Pharmacological, convulsive, and other somatic treatments in psychiatry. Grune & Stratton, New York London
Kalinowsky LB, Hippius H, Klein HE (Hrsg) (1982) Biological treatments in psychiatry. Grune & Stratton, New York London Paris San Diego San Franzisco Sao Paulo Syndey Tokyo Toronto
Kanowski S (1984) Schlafstörungen im Alter. In: Kubicki S (Hrsg) Schlafstörungen in Abhängigkeit vom Lebensalter. Schering AG, Berlin, S 41–51
Kanowski S (1986a) Möglichkeiten und Grenzen der Therapie mit Nootropika. Hospitalis 56:400–409
Kanowski S (1986b) Benzodiazepine in der Gerontopsychiatrie. In: Hippius H, Engel RR, Laakmann G (Hrsg) Benzodiazepine. Springer, Berlin Heidelberg New York Tokyo, S 131–135
Kanowski S, Coper H (1978) Disturbed vigilance regulation as a model of geriatric neuropsychopharmacology. In: Denker P, Radouco-Thomas C, Villeneuve A (eds) Proc of the Tenth Congress of the Collegium International Neuro-Psychopharmacologicum, Quebec 1976. Pergamon Press, Oxford New York, pp 1669–1671
Kanowski S, Coper H (1982) Das hirnorganische Psychosyndrom als Ziel pharmakologischer Beeinflussung. In: Bente D, Coper H, Kanowski S (Hrsg) Hirnorganische Psychosyndrome im Alter. Springer, Berlin Heidelberg New York, S 3–21
Kanowski S, Hedde JP (1986) Arzneimittel für die Indikation „Hirnorganisch bedingte Leistungsstörungen“. In: Dölle W, Müller-Oerlinghausen B, Schwabe U (Hrsg) Grundlagen der Arzneimitteltherapie. BI Wissenschaftsverlag, Mannheim Wien Zürich, S 154–171
Kanowski S, Paur R (1980) Erfahrungen mit Fluspirilene in der Gerontopsychiatrie. Pharmakopsychiatry 13:137–143
Kanowski S, Fischhof P, Hiersemenzel R, Röhmel J, Kern U (1988) Wirksamkeitsnachweis von Nootropika am Beispiel von Nimodipin – ein Beitrag zur Entwicklung geeigneter klinischer Prüfmodelle. Z Gerontopsychol & -psychiat 1:35–44
Karlinsky H, Schulmann KI (1984) The clinical use of electroconvulsive therapy in old age. J Am Geriatr Soc 32:183–186
Klein HE, Rüther E (1983) Klinisch bedeutsame Wechselwirkungen der Psychopharmaka. In: Langer G, Heimann H (Hrsg) Psychopharmaka. Grundlagen und Therapie. Springer, Wien New York, S 617–635
Kocher R (1983) Indikation der Pharmakotherapie bei Schmerzzuständen. In: Langer G, Heimann H (Hrsg) Psychopharmaka. Grundlagen und Therapie. Springer, Wien New York, S 546–555
Koella WP (1982) Vigilanz – ihre Regulation und die Rolle der Neurotransmittersysteme. In: Bente D, Coper H, Kanowski S (Hrsg) Hirnorganische Psychosyndrome im Alter. Springer, Berlin Heidelberg New York, S 199–219
Kral VA (1976) Somatic therapies in older depressed patients. J Gerontol 31:311–313
Kral VA (1982) Depressive Pseudodemenz und Senile Demenz vom Alzheimer-Typ. Nervenarzt 53:284–286

Kuhs H, Tölle R (1986) Schlafentzug (Wachtherapie) als Antidepressivum. Fortschr Neurol Psychiatr 54:341–355

Lang E (1976) Geriatrie. Gustav Fischer, Stuttgart

Langer G, Schönbeck G (1983) Klinische Pharmakologie der Antidepressiva. In: Langer G, Heimann H (Hrsg) Psychopharmaka. Grundlagen und Therapie. Springer, Wien New York, S 96–159

Magnus RV (1978) A controlled trial of chlormethiazole in the management of symptoms of the organic dementias in the elderly. Clin Ther 1:387–396

Martin E, Junod J-P (Hrsg) (1975) Ein kurzes Lehrbuch der Geriatrie. Huber, Bern Stuttgart Wien, S 248–260

Mielke DH, Winstead DK, Goethe JW, Schwartz BD (1984) Multiple-monitored electroconvulsive therapy: safety and efficacy in elderly depressed patients. J Am Geriatr Soc 32:180–182

Nissen G (1983) Pharmakotherapie beim Kind. In: Langer G, Heimann H (Hrsg) Psychopharmaka. Grundlagen und Therapie. Springer, Wien New York, S 575–590

Oberwittler W, Hauss WH (1975) Herz und Gefäße. In: Hauss WH, Oberwittler W (Hrsg) Geriatrie in der Praxis. Springer, Berlin Heidelberg New York, S 39–68

Ögren SO (1986) Wirkungsweise des Clomethiazol. In: Evans JG, Feuerlein W, Glatt MM, Kanowski S, Scott DB (Hrsg) Clomethiazol. Verlag für angewandte Wissenschaften, München, S 3–19

Paffrath D (1987) Arzneimittelverordnung nach Altersgruppen. In: Schwabe U, Paffrath D (Hrsg) Arzneiverordnungs-Report '87. Gustav Fischer, Stuttgart New York, S 469

Pathy MSJ, Bayer AJ, Stoker MJ (1986) Ein Doppelblind-Vergleich zwischen Clomethiazol und Temazepam bei älteren Patienten mit Schlafstörungen. In: Evans JG, Feuerlein W, Glatt MM, Kanowski S, Scott DB (Hrsg) Clomethiazol. Verlag für angewandte Wissenschaften, München, S 71–76

Pauleikhoff B (1961) „Ist die elektrische Behandlung bei endogenen Psychosen heute entbehrlich?" Nervenarzt 32:329

Pinsker H, Suljaga-Petchel K (1984) Use of Benzodiazepines in primary care geriatric patients. J Am Geriatr Soc 32:595–597

Platt D (1984) Pharmakotherapie im Alter. Internist 25:491–500

Pöldinger W, Wider F (1983) Durchführung der Therapie mit Tranquilizern und Hypnotika. In: Langer G, Heimann H (Hrsg) Psychopharmaka. Grundlagen und Therapie. Springer, Wien New York, S 336

Post F (1972) Spezielle Alterspsychiatrie. In: Kisker K-P, Meyer J-E, Müller M, Strömgren E (Hrsg) Psychiatrie der Gegenwart, 2. Aufl, Springer, Berlin Heidelberg New York, S 1077–1101

Prien RF (1975) A survey of psychoactive drug use in the aged at Veterans Administration Hospitals. Aging Vol 2. Gershon S, Raskin A (eds) New York: Raven Press, pp 143–154

Raskind M (1984) Electroconvulsive therapy in the elderly. J Am Geriatr Soc 32:177–178

Raskind M, Eisdorfer C (1976) Psychopharmacology of the aged. In: Simpson LL (ed) Drug treatment of mental disorders. Raven, New York, pp 237–266

Ray WA, Federspiel CF, Schaffner W (1980) A study of antipsychotic drug use in nursing homes: Epidemiologic evidence suggesting misuse. Am J Public Health 70:485–491

Regenstein QR, Lind LJ (1980) Management of electroconvulsive treatment in an elderly woman with severe hypertension and cardiac arrhythmias. Compr Psychiatry 21:288–291

Roth M (1971) Classification and aetiology in mental disorders of old age: some recent developments. In: Kay DWK, Walk A (eds) Recent developments in psychogeriatrics. Headly Brothers Ltd, Ashford, Kent, pp 1–18

Sauer H, Lauter H (1987a) Elektrokrampftherapie. 1. Wirksamkeit und Nebenwirkungen der Elektrokrampftherapie. Nervenarzt 58:201–209

Sauer H, Lauter H (1987b) Elektrokrampftherapie. II. Indikationen, Kontraindikationen und therapeutische Technik der Elektrokrampftherapie. Nervenarzt. 58:210–218

Sauer H, Laschka E, Stillenmunkes HP, Lauter H (1987) Elektrokrampftherapie in der Bundesrepublik Deutschland. Nervenarzt 58:519–522

Schalling D, Cronholm B, Levander S (1975) Models and measures of alertness and noetic functions. In: Proceedings of the 3rd Congress of the International College of Psychosomatic Medicine, Rome, Sept 1975, pp 102

Schöpf J (1985) Physische Abhängigkeit bei Benzodiazepin-Langzeitbehandlung. Nervenarzt 56:585–592

Selbach H (Hrsg) (1977) Pharmako-Psychiatrie. Bd CCXXIX, Wege der Forschung. Wissenschaftliche Buchgesellschaft, Darmstadt

Skondia V (1979) Criteria for clinical development and classification of nootropic drugs. An example: Piracetam. International Symposium on Nootropic Drugs, Rio de Janeiro, Oct 1979, pp 7–20

Skondia V (1982) Molecular classification of nootropic agents. 10th International Symposium on Nootropic Agents, Paris, Oct 1982, pp 7–9

Smith WF, Richmann A (1984) Electroconvulsive therapy: a canadian perspective. Can J Psychiatry 29:693–699

Stille G (1986) Das Abhängigkeitspotential von Clomethiazol. In: Evans JG, Feuerlein W, Glatt MM, Kanowski S, Scott DB (Hrsg) Clomethiazol. Verlag für angewandte Wissenschaften, München, S 103–109

The Committee of Geriatric Diseases and Asthenias at BGA (1986): Impaired brain function in old age. Institut für Arzneimittel des BGA Berlin

Vestal RE, Dawson GW (1985) Pharmacology and aging. In: Finch CE, Schneider EL (eds) Handbook of the biology of aging, 2nd ed, Van Nostrand Reinhold Company, New York, pp 744–819

Walker JI, Brodie HKH (1980) Neuropharmacology of aging. In: Busse EW, Blazer DG (eds) Handbook of geriatric psychiatry. Van Nostrand Reinhold Comp, New York Cincinatti Atlanta Dallas San Francisco London Toronto Melbourne, pp 102–124

Whitehouse PJ, Au K-S (1985) Neurotransmitter receptor alterations in Alzheimer's disease. In: Traber J, Gispen WH (eds) Senile dementia of the Alzheimer Type. Springer, Berlin Heidelberg New York Tokyo, pp 175–182

Zung WWK (1980) Affective disorders. In: Busse EW, Blazer DG (eds) Handbook of Geriatric Psychiatry. Van Nostrand Reinhold Comp, New York Cincinatty Atlanta Dallas San Francisco London Toronto Melbourne, pp 338–367

Psychotherapie

H. RADEBOLD

INHALTSVERZEICHNIS

A. Besondere Aspekte der Psychotherapie mit Älteren

Der Vergleich der von VILLA (1972) unter dem Titel „Mesures sociales – Organisation hospitalière – Psychothérapie“ verfaßten Übersicht in der 2. Auflage der „Psychiatrie der Gegenwart“ mit der nachfolgenden Darstellung verdeutlicht die Weiterentwicklung dieses noch nicht zum Lehrbuchwissen gehörenden Bereiches, der sowohl zur Psychotherapie als auch zur Gerontopsychiatrie (wie jetzt in der 3. Auflage) gehört. Der gegenwärtige Erfahrungs- und Kenntnisstand (s. Abschn. B.VI) belegt noch deutlicher als 1972, daß sich die psychotherapeutische Behandlung von über 50jährigen (der Beginn der „Alters“-Grenze für die Psychotherapeuten/Psychoanalytiker) und insbesondere von über 60- bis 65jährigen (dem eigentlichen Arbeits- und Forschungsgegenstand der Gerontopsychiatrie) durch eine Reihe von Besonderheiten gegenüber der jüngeren Altersgruppe auszeichnet.

I. Reduktionistische Sicht des Alters

Bisher benannte Unterschiede zur Behandlung Jüngerer bestehen weitgehend im Minus-Bereich, d. h. Konzepte und Behandlungstechnik werden von vornherein modifiziert; Zielsetzungen, Behandlungsmöglichkeiten und Behandlungserfolge insgesamt (und fast selbstverständlich) und insbesondere bei zunehmendem Lebensalter als reduziert angesehen und unter Hinweis auf die (aus der Sicht des Betroffenen und des Behandlers) hypothetisch abschätzbare Rest-Lebenszeit wird lediglich ein niederfrequentes und weniger intensives Behandlungsangebot zur Verfügung gestellt. Wenn die durchschnittliche Lebenserwartung 1977/79 im 50. Lebensjahr bei Frauen 29,1 und bei Männern 24,0 Jahre und im 60. Lebensjahr bei den Frauen 20,4 und bei den Männern 16,2 Jahre beträgt (HINSCHÜTZER u. MOMBER 1982), d. h. daß damit die Abschnitte jenseits des 50. und auch noch jenseits des 60. Lebensjahres einen großen Anteil der Lebensspanne als Erwachsener umfassen, so muß überlegt werden, ob die vertretenen Ansichten nicht wiederum ungewollt und unbewußt das Defizit-Modell widerspiegeln.

II. Fehlende spezifische Theoriebildung

Psychoanalytische Konzepte bilden bis 1970 ausschließlich und bis heute noch in großem Umfang die theoretische Grundlage einzel- und gruppentherapeutischer Behandlungsverfahren. Seit Anfang der 70er Jahre werden zunehmend lerntheoretische Konzepte angewandt. Demgegenüber treten andere theoretische Konzepte, Schulrichtungen und Einzelverfahren weitgehend zurück (z. B. s. Übersicht bei PETZOLD u. BUBOLZ 1979).

Die psychoanalytische Entwicklungspsychologie hat sich bisher nur in geringem Umfang mit den Abschnitten des mittleren, höheren und hohen Lebensalters (d. h. vom 40. Lebensjahr ab) befaßt, wie z. B. in der Publikation „The Course of life" (Vol. I–III) (GREENSPAN u. POLLOCK 1981) das Vol. III „Adulthood and the Aging Process" belegt. In der Regel werden vorliegende psychoanalytische Konzepte bezüglich Gültigkeit und Übertragbarkeit auf den Altersbereich überprüft (s. Übersicht bei BLUM u. – Tross 1980 und Themenschwerpunkte im „Journal of Geriatric Psychiatry"). Eine frühere eher involutiv- oder defizit-orientierte Sicht, wie sie sich z. B. in der Annahme einer Libidoinvolution mit nachfolgender – quasi automatischer – Regression (BEREZIN 1963; ZINBERG 1963) widerspiegelte, wurden inzwischen aufgegeben.

Mit Ausnahme der tiefenpsychologischen Konzepte von C. G. JUNG (FRANZ 1979) berücksichtigen sowohl die anderen tiefenpsychologischen bzw. psychoanalytischen als auch die lerntheoretischen und weiteren Konzepte die Altersvariable, d. h. den Prozeß des Alterns und des Altseins nicht. Vorgelegte Arbeiten scheinen entweder belegen zu wollen, daß die bestehenden Konzepte auch im Alter unverändert gelten oder sie beschreiben eher sich durch das Alter ergebende einschränkende oder negativ auswirkende Einflüsse. Weiterhin fällt auf, in wie geringem Umfang (sozial-) gerontologische Konzepte in Theorie und Praxis mitberücksichtigt wurden und werden, so z. B. die Disengagement – oder Aktivitäts-Theorie, die Berücksichtigung von Alterskohorten (50- bis 60-, 60- bis 75-, 75- bis 90jährige), geschichts- und schichtspezifische Aspekte, oder die Frage der „neuen" Alten (MINTZ et al. 1981; SPARACINO 1979; YESAVAGE u. KARASU 1982). Nur wenige Ansätze, wie z. B. das Konzept des „life-review-therapy" (LEWIS u. BUTLER 1974) oder die Nutzung des Kohortenansatzes bei der Gruppenpsychotherapie (MINTZ et al. 1981; RADEBOLD 1976; SHOLOMSKAS et al. 1983) sind bekannt.

III. Vernachlässigte differenzierende und psychosomatische Sicht

Dabei wird der – für jüngere Altersgruppen weitgehend bereits selbstverständliche – differenzierende Gesichtspunkt, d. h. die Entwicklung von Behandlungsmaßnahmen und Therapieprogrammen für unterschiedliche spezifische Gruppen über 60jähriger Kranker, wie z. B. alt gewordene psychotisch Kranke, alkohol- und tablettenabhängige Alterskranke, apoplektische Patienten mit depressiver Symptomatik, für demente Patienten ohne schwerwiegende körperliche Beeinträchtigungen, Aphasiker, altgewordene Behinderte, psychosomatisch Erkrankte etc. nicht berücksichtigt. Diese differenzierende Sicht würde eine Analyse der jeweiligen Lebens- und Krankheitssituation schließlich ihrer Umweltbedingungen (und gegebenenfalls der institutionellen Auswirkungen) voraussetzen. Selbst die Gruppe der neurotisch/reaktiv Erkrankten leidet jenseits des 60. Lebensjahres häufiger an zusätzlicher Multimorbidität, an Verlusten von Beziehungspersonen und sozialen Einschränkungen, die ebenfalls bisher kaum bei diesbezüglichen Therapiekonzepten berücksichtigt wurden.

Das gerade für Ältere charakteristische komplexe Zusammenwirken von psychischen, physischen und sozialen Einflüssen verlangt eine Gesamtsicht im Sinne einer Psychosomatischen Gerontologie (GROEN 1982) und damit eine Psychosomatische Medizin (UEXKÜLL 1979). Erst dieser ganzheitliche Ansatz, realisiert bei Diagnose und Behandlung, erlaubt den Stellenwert psychotherapeutischer Maßnahmen innerhalb einer häufig notwendigen Gesamtbehandlung und in Kombination mit weiteren Behandlungsverfahren besser zu definieren.

IV. Diffusion von psycho- und soziotherapeutischen Maßnahmen

Die nachfolgende Darstellung der bisherigen Entwicklung (s. Abschn. B.I–V) verdeutlicht gerade bei den früheren Publikationen die Außenseiterposition der therapeutisch Tätigen aus unterschiedlichen Berufsgruppen, sich nur in geringem Umfang auf übliche und/oder zumindestens abgeschlossene psychoanalytische/psychotherapeutische Weiterbildungen stützend (und damit auch nicht über entsprechende theoretische und nosologische Konzepte verfügend) und kaum auf mehrjährige therapeutische Erfahrungen im Altersbereich zurückblickend, publizieren sie ihre erstmaligen – sie selbst deutlich erstaunenden – Erfahrungen mit erfolgreichen psychotherapeutischen Behandlungen von Alterskranken. Sie benutzen dabei theoretisch unbekannte oder mehrfache Ansätze, wodurch sich häufig nur schwierig psycho- von soziotherapeutischen Maßnahmen abgrenzen (RADEBOLD 1984a) lassen. Wie es eine Analyse der Gruppenverfahren (s. Abschn. E.II) belegt, überwiegen hierbei zahlenmäßig eindeutig soziotherapeutische und pädagogische Ansätze.

Damit stellt sich gleichzeitig die Frage nach der Spezifität des Behandlungserfolges (s. Abschn. D). Handelt es sich um eine durch ein spezifisches Behandlungskonzept mit entsprechender Behandlungstechnik erreichte Veränderung eines spezifischen Krankheitsbildes oder sind die mit der Durchführung der spezifischen Therapie verbundenen unspezifischen Einwirkungen (gerade im klinischen Bereich, in der zu Anfang die Mehrzahl aller derartiger Maßnahmen durchgeführt wurden) wie z. B. besonderes Interesse, herausgehobene Position der Patienten, verstärkte Zuwendung und Interaktion etc. dafür verantwortlich?

V. Modifikation bei Therapie und Zielsetzung als Behandlungsstandard

Die bereits beschriebene reduktionistische Sicht (COHEN 1984) zeigt sich insbesondere an den eingeführten Therapiemodifikationen und den diskutierten Zielvorstellungen. Von den ersten publizierten Behandlungserfahrungen an (GOLDFARB 1955; GROTJAHN 1955; MEERLOO 1955, 1961) werden immer wieder und unverändert bis heute (YESAVAGE u. KARASU 1982) bestimmte Modifikationen vorgeschlagen und in die Behandlung eingeführt, die von allen Schulrichtungen (z. B. für verhaltenstherapeutische/kognitive Verfahren s. SHOLOMSKAS et al. 1983; STEUER u. HAMMEN 1983) vertreten werden. Zu den vorgeschlagenen Modifikationen zählen geringere Behandlungsintensität (geringere Wochenfrequenz und kürzere Sitzungsdauer), kürzere Behandlungszeit (Wochen/Monate gegenüber einem bis mehreren Jahren), direktere und aktivere Kommunikation, Bearbeitung mehr von vorbewußten und bewußten und weniger von unbewußten innerpsychischen, intra- und intergenerativen Konflikten, Unterstützung der Behandlungsmaßnahmen durch Information, Beratung und Abgehen von spezifischer Behandlungstechnik. Übereinstimmend werden sie begründet mit dem hohen Lebensalter und der dadurch verkürzten Lebensdauer, der geringeren Motivation bei eingeschränktem Leidensdruck, der festgelegten Persönlichkeitsstruktur mit beeinträchtigter Konfliktfähigkeit und reduzierten Möglichkeiten der Introspektion und Flexibilität bei zusätzlich bestehenden physischen und sozialen Beeinträchtigungen. Bestimmt fordert eine differenzierende Sicht, diese Aspekte mitzuberücksichtigen. Auffallend ist jedoch wie schnell, wie selbstverständlich und sich dabei nur auf geringe Behandlungszahlen stützend (dazu meist schwerkranke, stationär behandlungsbedürftige Patienten) derartige Empfehlungen generalisiert formuliert werden. KAHANA (1980) benennt als mögliche zwei Behandlungsstrategien einerseits eine strukturelle Veränderung, eine weitere Entwicklung und eine unveränderte Integration der libidinösen und agressiven Triebimpulse, der Ich- und Überich- Funktionen, das Selbst und der anderen Persönlichkeitskomponenten. Andererseits kann das beste psychosoziale Funktionsniveau, welches der Patient jemals erreicht hat, erneut etabliert werden. Die zur Zielsetzung vorliegenden Beiträge (z. B. BUTLER 1968; MÜLLER 1967; PFEIFFER 1976; SPARACINO 1979; STROTZKA 1978; WERTHEIMER u. LOBRINUS 1981) betonen weitgehend übereinstimmend als Ziele, sich an die jetzige Lebenssituation (und damit das Alter) anzupassen und sie zu meistern; sich mit jetzigen Konflikten unter Rückgriff auf frühere für eine erneute Stabilität auseinanderzusetzen; Weisheit, Abgeklärtheit und innere Ruhe zu erlangen und sich auf das Lebensende vorzubereiten. Das zitierte erste Behandlungsziel entfällt weitgehend. Damit stellt sich die Frage nach dem Menschenbild des „normalen" Älteren (in Wirklichkeit aufgrund der demografischen Verteilung einer „normalen älteren" Frau) des bisher in der Regel eher älteren Therapeuten (RADEBOLD 1984b). Wahrscheinlich ist diese reduktionistische Sicht dafür verantwortlich, daß bisher auffallend wenige Behandlungen nach den für jüngere Altersgruppen geltenden „Standards" unter „Standard-Settingbedingungen", wie z. B. Langzeit-Psychoanalysen durchgeführt wurden. Erst diese werden die Frage klären, in welchem Umfang für welche Gruppen Älterer bei welchen Krankheitsbildern sich auch die erstgenannte Zielsetzung verwirklichen läßt.

B. Bisherige Entwicklung

I. Der Zeitraum 1900–1945/50

S. FREUD (1898, 1905, 1937) äußerte sich frühzeitig und deutlich skeptisch gegenüber einer psychoanalytischen Behandlung über 50jähriger. Er wies dabei auf den langen zeitlichen Abstand zu den prägenden Kindheitserlebnissen, die zur Bearbeitung des Materials nicht mehr ausreichend zur Verfügung stehende Zeit, die Rigidität und das Desinteresse an „seelischer Gesundheit" hin. Diese eher als aphoristische (MYERS 1984) oder nur ironisch (schließlich erlebte S. FREUD zwischen dem 50. und 60. Lebensjahr eine Phase sehr produktiven und erfolgreichen Schaffens) zu kommentierenden Anmerkungen (COHEN 1984) sind aus heutiger Sicht durch die Erfahrungen mit seinen älterwerdenden Eltern, die 1897 im Alter von 41 Jahren begonnene Selbstanalyse, die Anfangssituation psychoanalytischer Forschung und seinen damaligen Kenntnisstand über das Alter (durchschnittliche Lebenserwartung, soziale Stellung, Erfahrung mit psychoanalytischen und dementiellen Erkrankungen) sowie durch seine wenigen Patienten zwischen dem 40. und 50. Lebensjahr bestimmt (RADEBOLD 1979b, 1989b).

Das Interesse der ersten Generation von Psychoanalytikern galt verständlicherweise zunächst der Ätiologie der Neurosen, d. h. der normalen und pathologischen psychosexuellen Entwicklung in Kindheit und Jugendzeit. Positive Behandlungserfahrungen mit über 50jährigen (ABRAHAM 1919; FERENCZI 1921; JELLIFE 1925) wurden ebenso wie differenziertere psychodynamische Überlegungen (ATKIN 1940; KAUFMAN 1940) nicht zur Kenntnis genommen. Es überwog die Vorstellung der Unbehandelbarkeit über 50jähriger, bei denen keine weitere Veränderungsmöglichkeit in ihrem Leben und nur geringe Bereitschaft zur Therapie gesehen wurde (ALEXANDER u. FRENCH 1947).

II. Der Zeitraum 1950–1960

In den USA (beginnend mit GOLDFARB u. TURNER 1953; GOLDFARB 1955) kann aufgrund zunehmender Einzelerfahrungen unterschiedlicher Berufsgruppen bewiesen werden, daß über 50- bis 55jährige (alt gewordene psychisch Kranke und Alterskranke mit neurotischen/reaktiven Krankheiten) überhaupt und dazu mit andauerndem Erfolg psychotherapeutisch behandelt werden können. Praktisch nur in Einzelkämpferpositionen gesammelt, werden diese Erfahrungen fast ausschließlich im stationären/geschlossenen Bereich (Psychiatrische Krankenhäuser und Heime) gewonnen. Fast von Anfang an werden parallel einzel- und gruppentherapeutische Verfahren bei Überwiegen letzterer erprobt (KRASNER 1959; WOLFF 1956, 1958, 1961). Nur teilweise verfügen die Therapeuten über eine psychoanalytische Weiterbildung. In Konsequenz bleiben sie – zunächst für die Psychoanalyse, später auch für andere psychotherapeutische Schulrichtungen – häufig Außenseiter, ohne zunächst in die jeweiligen psychotherapeutischen Fachgesellschaften integriert zu werden.

III. Der Zeitraum 1960–1970

Die weiterhin zunehmenden Einzelerfahrungen in den USA werden jetzt auch im ambulanten/offenen Bereich gesammelt. Erstmals beginnen sich in den USA Psychoanalytiker systematisch und langfristig theoretisch und praktisch mit Altern und Alter zu befassen (Gründung der „Boston Society for Gerontologic Psychiatry“; durchgeführte Symposien ZINBERG u. KAUFMAN 1963; BEREZIN u. CATH 1965; LEVIN u. KAHANA 1967; 1969 Gründung des „Journal of Geriatric Psychiatry“).

Auch aus dem deutschsprachigen Raum werden jetzt Behandlungserfahrungen referiert (MÜLLER 1967; PETRILOWITSCH 1964; SCHULTE 1961, 1970; WENDT 1958).

IV. Der Zeitraum 1970–1980

Parallel zu dem zunehmenden Interesse an gerontologischer Forschung und Aus-/Weiterbildung in den USA steigt die Anzahl publizierter Einzelerfahrungen weiter an, insbesondere im Bereich der Gruppenverfahren (s. Übersicht RADEBOLD u. SCHLESINGER-KIPP 1983). Erstmals werden familien- und paartherapeutische Verfahren eingesetzt (s. Übersicht SCHLESINGER-KIPP u. RADEBOLD 1982).

Die psychoanalytische Forschung versteht sich in diesem Zeitraum insbesondere als eine anwendungsorientierte (s. Themenschwerpunkte „Journal of Geriatric Psychiatry“; BLUM u. TROSS 1980).

Der ebenfalls in den USA eingeführte Begriff der Interventionsgerontologie (BALTES 1973) charakterisiert das beginnende lerntheoretische Interesse an der Behandlung geriatrischer/gerontopsychiatrischer Patienten, zunächst chronischer, in Institutionen lebender, Kranker (s. Übersichten JUNKERS 1981; LEHR 1979b; RIEDEL 1981; RITTER-VOSEN 1979).

Weitere Übersichtsreferate (EISDORFER u. STOTSKY 1977; RADEBOLD u. SCHLESINGER-KIPP 1983; SCHLESINGER-KIPP u. RADEBOLD 1982), Monographien (BRINK 1979), Sammelbände (LEHR 1979a; PETZOLD u. BUBOLZ 1979; RADEBOLD 1983; RADEBOLD u. SCHLESINGER-KIPP 1982) und Lehrbücher (z.B. BELLAK u. KARASU 1976; BUSSE u. PFEIFFER 1973; OESTERREICH 1975) dokumentieren den erreichten Erfahrungs- und Forschungsstand. Im europäischen Bereich (z.B. BIRCHER et al. 1979; BIRCHER 1981; HILDEBRAND 1982; WERTHEIMER u. LOBRINUS 1981) lassen sich entsprechende – wenn auch mit deutlicher Verzögerung gegenüber den USA – Forschungsaktivitäten beobachten.

V. Der Zeitraum ab 1980

Unverändert werden viele Erfahrungen als „erstmalige" publiziert. Mit entsprechender zeitlicher Verzögerung werden „neue" Therapiekonzepte ebenfalls im Alter erprobt (s. Abschn. E.I–IV). Zunehmend mehr bemüht man sich um die Frage der Evaluation therapeutischer Erfolge (s. Abschn. D).

Relativ plötzlich beginnt die Thematik „Psychotherapie im Alter" die breite Fachöffentlichkeit mehr zu interessieren, so die American Psychiatric Association (1981), die American Psychoanalytic Association (1982), die Europäische Arbeitsgemeinschaft für Gerontopsychiatrie, die Schweizerische Gesellschaft für Psychotherapie, 1985, die Lindauer Psychotherapiewochen 1986, die Schweizerische Gesellschaft für Gerontologie 1987 etc. Im November 1982 fördert NIMH (National Institute Mental Health) in den USA die erste Konferenz, die sich umfassend mit Fragen der Psychoanalyse/Psychotherapie, Psychodynamik befaßt und entsprechende Forschungsaufgaben formuliert (MILLER u. COHLER 1984). Ebenso werden Vorschläge für diesbezügliche Forschung in dem Gutachten „Seelische Gesundheit im Alter" für die Bundesrepublik vorgelegt (HÄFNER 1986).

VI. Derzeitiger Erfahrungs- und Forschungsstand

Die dargestellte bisherige Entwicklung darf nicht darüber wegtäuschen, daß die Anzahl bisher vorliegender Publikationen (absolut und im Vergleich zur Psychotherapie anderer Altersgruppen) als gering anzusehen ist, wobei 80% auf die USA entfallen, dazu besteht eine deutliche zeitliche Diskrepanz von mindestens 10 Jahren zwischen dem europäischen Sprachraum und den USA. Im GRINSTEIN-Index werden bis 1956 unter fast 50000 psychoanalytischen Forschungsarbeiten lediglich 50 über das höhere Lebensalter aufgeführt (davon 10 über therapeutische Erfahrungen). In der „Bibliographia Gerontopsychiatrica" (MÜLLER 1973) finden sich 250 Publikationen aus dem Bereich Psychoanalyse/Psychotherapie unter insgesamt 6000 Publikationen. Das „International Journal for Group Psychotherapy" führt in der jährlichen umfassenden Übersicht zu allen Publikationen im Bereich der Gruppen-, Familien- und Paarpsychotherapie 1978 unter 531 Publikationen 6, 1979 unter 538 Publikationen 4, 1980 unter 569 Publikationen 2, 1981 (letztmalig publizierte Übersicht) unter 748 insgesamt 12 (8 für Gruppenverfahren, 3 zur Familientherapie und 1 zur Paartherapie) für den Altersbereich auf. In der Zeitschrift „Behavior Therapy" werden zwischen 1975–1980 3 Artikel über Alterspatienten publiziert (STEUER u. HAMMEN 1983). WISOCKI u. MOSHER (1982) finden in 48 wissenschaftlichen Zeitschriften über eine 16-Jahresperiode (bis 1980) lediglich 107 lerntheoretisch fundierte Veröffentlichungen zum Altersbereich, davon zur Psychotherapie/Verhaltensmedizin insgesamt 9 (8,4%).

Bei der Durchsicht aller Publikationen fällt auf, daß es sich weniger um eine Psychotherapie i.e.S. handelt, durch die psychische Erkrankungen, wie z. B. neutorisch/reaktiv/psychosomatische, psychotische oder dementielle Krankheiten behandelt werden, sondern eher versucht wird, psychosoziale Probleme und Konflikte sowie Auswirkungen von körperlichen Erkrankungen zu bearbeiten und soziotherapeutisch (personen-, umwelt- und milieuzentriert) zu arbeiten. Die Erfahrungen beziehen sich weitgehend auf die Altersgruppe bis 75/80 Jahre. Theoretische Konzepte werden auffallend selten konsequent als „Standardverfahren" unter „Standard-Settingbedingungen" erprobt (s. die minimale Zahl von Langzeitanalysen bei über 50jährigen), sondern weitgehend modifiziert angewandt (s. Abschn. A). Auffallend viele Berufsgruppen (z. B. für Gruppenverfahren s. RADEBOLD u. SCHLESINGER-KIPP 1983) sind therapeutisch tätig. Über ihre psychotherapeutische Weiterbildungsqualifikation und insbesondere über ihre Erfahrungen im Altersbereich (s. Abschn. G) ist wenig bekannt; oft handelt es sich offensichtlich um Anfänger (die Diplom- und Promotionsarbeiten verfassen), ohne später im Altersbereich weiterzuarbeiten. Entsprechend wird auch selten über größere Patientenpopulationen berichtet, wie z. B. von WOLFF (1967, 1970) über 360 gruppenpsychotherapeutisch behandelte Patienten; in der Regel handelt es sich um bei wenigen behandelten Patienten gemachte Erfahrungen.

Der diesbezügliche universitäre Institutionalisierungsgrad ist zumindestens für den europäischen Sprachraum als minimal anzusehen (so gibt es z. B. in der Bundesrepublik nur in Berlin, Heidelberg, Kassel, Nürnberg/Erlangen eigenständige Forschungsabteilungen). In den USA hat dagegen die breite gerontologische Forschungsförderung, die Einrichtung gerontologischer Institute in den Bundesstaaten, das breite Angebot entsprechender universitärer Aus- und Fortbildung zu langfristig arbeitenden Forschungsgruppen im universitären Bereich und an den psychoanalytischen Instituten z. B. von Boston und Chikago (s. Publikationen im Journal of Geriatric Psychiatry) mit entsprechenden Praxisinstitutionen geführt.

C. Behandlungs- und Versorgungsbedarf

Die aktuellen Felduntersuchungen zur gerontopsychiatrischen Morbidität (DILLING u. WEYERER 1978; COOPER u. SOSNA 1983; DILLING et al. 1984) belegen jetzt auch für die Bundesrepublik eine Inzidenzrate von 10,2–10,8% in der Altersgruppe der über 65jährigen für neurotische/reaktive/psychosomatische Erkrankungen einschließlich der Charakterstörungen. Bekanntlich dürfen Inzidenzraten psychiatrischer Morbidität weder mit einem psychiatrischen noch mit einem psychotherapeutischen Behandlungsbedarf gleichgesetzt werden (COOPER u. BICKEL 1984). Aufgrund einer epidemiologischen Untersuchung einer ländlichen Region (Oberbayern in der Bundesrepublik) geht DILLING (1981) psychiatrischerseits von einem Bedarf an psycho- und soziotherapeutischer Hilfestellung für die Gruppe der 50- bis 64jährigen psychisch Kranken von 19% und für die Gruppe der über 65jährigen von 7% (langfristig psychoanalytisch 2%, soziotherapeutisch/beratend 5%) aus. Gleichzeitig wird der Bedarf an somatisch-psychiatrischer Hilfestellung für beide Altersgruppen auf 13% geschätzt. Eine Untersuchung von 106 über 55- bis 60jährigen Patienten einer psychiatrischen Institutsambulanz ergibt aus psychiatrischer/psychoanalytischer Sicht eine Behandlungsnotwendigkeit für 106 von 114 Patienten; 68 nehmen das Behandlungsangebot an und bei 49 wird eine Behandlung (psychoanalytische Einzel-, Gruppen-, Paar- und Familientherapie) durchgeführt (RADEBOLD et al. 1987).

Diese wenigen Zahlen sprechen zumindestens für einen bestimmten psychotherapeutischen Behandlungsbedarf bei der Gruppe der über 60jährigen neurotisch/reaktiv/psychosomatisch Erkrankten. Auch für viele andere psychiatrische Erkrankungen im Altersbereich besteht ein Bedarf an Psychotherapie insbesondere für patientenbezogene Teilprobleme (HELMCHEN et al. 1982), so z. B. für psychotische oder hirnorganische Erkrankungen.

Weiterhin ergeben sich psychotherapeutische Aufgaben für Annahme und Verarbeitung von schweren körperlichen Erkrankungen (z. B. des apoplektischen Syndroms), bei der Hilfeleistung für die Angehörigen, bei der Verminderung institutioneller Auswirkungen etc.

Außerdem hat sich die Hoffnung als trügerisch erwiesen, daß sich die Symptomatik neurotischer Erkrankungen jenseits des 60. Lebensjahres abmildert oder verschwindet. MÜLLER (1981) hat nachgewiesen, daß diese Annahme nur in einem Teil zutrifft und es bei einem weiteren Teil zu Symptomveränderungen kommt. Daher ist die über das 60. Lebensjahr fortbestehende neurotische Symptomatik als dringend behandlungsbedürftig anzusehen.

Auf der Konferenz des National Institute of Mental Health (NIMH) 1982 wurde darauf hingewiesen, daß die zukünftige Generation der Älteren, d. h. die „neuen" Alten, aufgrund ihres Kenntnis- und Erfahrungsstandes in großem Umfang auch psychotherapeutische Leistungen einfordern werden (MILLER u. COHLER 1984).

D. Definition und Beurteilung des Behandlungserfolges

Zunächst und für lange Zeit – teilweise sogar bis heute – stellte sich für die im Altersbereich (psycho-) therapeutisch Tätigen die Aufgabe nachzuweisen, daß verschiedene Krankheitsgruppen der Altersspanne von 50 bis über 80 Jahren mit unterschiedlichen Therapieformen (Einzel-, Gruppen-, Paar- und Familientherapie) nach unterscheidbaren theoretischen Konzepten entgegen bestehenden Annahmen und Vorurteilen überhaupt und dazu langfristig erfolgreich durch Psychotherapie behandelt werden können. Der Nachweis erfolgte in der Regel durch Einzelfallstudien in Form von Behandlungsberichten mit geringen Fallzahlen; selten waren die Erfahrungen anhand einer großen Patientenzahl (z. B. WOLFF 1967, 1970 bei 360 Gruppenpatienten) überprüfbar.

Die wichtige Frage der Definition eines psychotherapeutischen Erfolges bei über 50- bis 60jährigen wird bisher nur vereinzelt diskutiert (z. B. Lawton 1970; Eisdorfer u. Stotsky 1977; Lehr 1979; Radebold u. Schlesinger-Kipp 1983; Radebold 1989 b). Abgesehen von den für alle Altersgruppen geltenden prinzipiellen methodischen Schwierigkeiten liegt der Erfolgsbeurteilung jüngerer Altersgruppen die (vorbewußte) Vorstellung zugrunde, daß diese in einer stabilen psychosozialen (und sich grundsätzlich nur positiv verändernden) Situation leben, langfristig durch keine körperlichen Krankheiten beeinträchtigt sind und ihnen alle Möglichkeiten weiterer Entwicklung im persönlichen und beruflichen Bereich sowie in ihren Beziehungen noch jahrzehntelang unverändert zur Verfügung stehen. Eintretende (positive) Veränderungen werden in der Regel der psychotherapeutischen Behandlung zugeschrieben. Dieses „progressive" Entwicklungsmodell trifft als Regelfall für über 55/60jährige und erst recht für über 70jährige nicht mehr zu: Ausscheiden aus dem Arbeitsprozeß, Verringerung und Verlust von Kontakten und Beziehungen, Multimorbidität mit möglichen Funktionseinschränkungen, zunehmende „zweite" Abhängigkeit und noch zur Verfügung stehende begrenzte Lebenszeit beeinflussen unübersehbar und dauerhaft ihre jeweilige Lebenssituation und ihre -bedingungen.

Der Erfolg einer psychotherapeutischen Behandlung muß daher – vor Vergleichsuntersuchungen – genauer definiert werden (Radebold u. Schlesinger-Kipp 1983; Radebold 1986 c, 1989 b):

- Im idealen (seltenen?) Fall ermöglicht die Psychotherapie über die Symptomfreiheit hinaus eine Veränderung von Persönlichkeitszügen und eine weitere (in welcher Richtung verlaufende und wieweit anhaltende?) persönliche Entwicklung.
- In einer körperlich und sozial stabilen Lebenssituation erreicht die Psychotherapie eine erneute psychische Stabilisierung auf dem früheren Niveau mit Symptomverringerung bzw. -freiheit.
- Auch gegen sich verschlechternde körperliche und psychosoziale Lebensbedingungen, z. B. langfristige schwere Erkrankungen und Verluste wichtiger Beziehungspersonen wird eine erneute psychische und psychosoziale Stabilität auf dem früheren Niveau mit Symptomverringerung bzw. -freiheit möglich.
- Infolge lang anhaltender und weiter zunehmender sich negativ auswirkender Veränderungen (eigene Erkrankungen, in Beziehungen und in der Umwelt) erbringt Psychotherapie nur eine Stabilisierung auf einem niedrigerem als dem früheren Ausgangsniveau oder sogar nur eine Abschwächung der fortschreitenden Veränderungen.
- Die erreichte psychische und psychosoziale Stabilität wird kurz- oder langfristig immer wieder durch erneute Veränderungen, Bedrohungen und Verluste in Frage gestellt und damit der erreichte Behandlungserfolg (u. U. werden mehrfache psychotherapeutische Behandlungen mit unterschiedlicher Zielsetzung erforderlich).

Die (vergleichende) Erfolgsbeurteilung wird dadurch erschwert, daß in vorliegenden Publikationen früherer Jahrzehnte auffallend selten klare nosologische Zuordnungen getroffen (z. B. wird eine neurotische, reaktive, d. h. nach dem 60. Lebensjahr aufgetretene, psychotische oder hirnorganisch bedingte Depression behandelt?), andere Variablen wie Schulbildung, berufliche Entwicklung, Schichtzugehörigkeit (bis hin zum Alter) nicht berücksichtigt und Behandlungsziele nicht eindeutig beschrieben wurden. Werden Symptomveränderungen oder Konfliktlösungen, Auseinandersetzung und Anpassung an eingetretene Veränderungen oder Verluste, „passende" soziale Verhaltensweisen, Rückkehr in die alte soziale Umwelt oder Akzeptanz eines Heimeintritts angestrebt? Wer definiert den Erfolg: Der Behandler, wie bei Jüngeren der befragbare Betroffene selbst oder sein jüngerer Partner oder seine jüngeren Familienangehörigen oder die professionell in der Umwelt Tätigen (z. B. Pflegepersonal im Heim)?

Ebenso ist nach Spezifität psycho- und auch soziotherapeutischer Behandlung zu fragen (LAWTON 1970; LEHR 1979b; RADEBOLD u. SCHLESINGER-KIPP 1983; RADEBOLD 1989b). Handelt es sich gerade im institutionellen Bereich um die Auswirkungen spezifischer Behandlungsprogramme oder um die Auswirkungen unspezifischer Einflüsse (entgegengebrachtes Interesse, tägliche Ansprache und allgemeine Aktivierung, verändertes Milieu, Zugehörigkeit zu einer durch die Behandlung bevorzugten Gruppe, neue Aufgaben)? Kaum gefragt wird bisher, unter welchen Voraussetzungen und institutionellen Rahmenbedingungen überhaupt psycho- und soziotherapeutsiche Maßnahmen im Altersbereich erfolgreich sein können (LAWTON 1970). Schließlich wird in den publizierten Behandlungsberichten nur vereinzelt darüber informiert, in welchem Umfang parallel eine allgemeine medikamentöse Behandlung, eine spezifische Psychopharmakotherapie und/oder weitere aktivierende, rehabilitative Maßnahmen erfolgten bzw. ob bestimmte Medikamente (z. B. hochpotente Neuroleptika) abgesetzt wurden. Ebenso bleibt meist unbekannt, ob die Patienten/Klienten während ihrer Psychotherapie wichtige, sich positiv oder negativ auswirkende Ereignisse (z. B. Tod eines langjährig pflegebedürftigen und/oder schwierigen Familienangehörigen) erleben.

Erst in den letzten Jahren werden eindeutiger theoretische Grundlagen und Behandlungstechniken beschrieben; unverändert fehlen Informationen über die Therapeuten-Variablen, wie z. B. Geschlecht, Lebensalter, therapeutische Qualifikation und Erfahrung im Altersbereich.

Diese „Mängelliste" verdeutlicht, daß zunächst weiterhin obige Aspekte mitberücksichtigende, gut dokumentierte katamnestische Studien mit größeren Fallzahlen benötigt werden. Dafür fehlt es weiterhin an einem für diese Altersgruppen validiertem Testinstrumentarium (LEHR 1979a; OSWALD u. FLEISCHMANN 1984; RADEBOLD u. SCHLESINGER-KIPP 1983; OSWALD 1984; HÄFNER 1986), wie es auch die bei der Evaluation lerntheoretisch begründeter Therapieprogramme angewandten Testverfahren belegen (s. Übersichten von RITTER-VOSEN 1979; RIEDEL 1980; JUNKERS 1981; z. B. KLAUSING 1987).

Vor dem Hintergrund dieser geschilderten Schwierigkeiten wird verständlich, daß nur wenige vergleichende Psychotherapie-Studien vorliegen. FUCHS-KAMP (1959/60) untersucht die Auswirkungen psychoanalytischer Gruppenpsychotherapie auf unter und über 50jährige. SOEDER (1984) berichtet über die positiven Erfolge stationärer Psychotherapie von 191 über 50jährigen Alkoholikern (mit 2jähriger Katamnese) im Vergleich zu jüngeren Altersgruppen. Von HIRSCH (1984, 1987) wird – ebenfalls im Vergleich zu einer Gruppe Jüngerer – über die erfolgreiche Anwendung des Autogenen Trainings bei Älteren mit psychovegetativer

Symptomatik informiert. Wolk u. Goldfarb (1967) überprüfen die Auswirkung einer einjährigen Gruppenpsychotherapie bei langfristig hospitalisierten, alt gewordenen Schizophrenen und psychischen Alterskranken im Vergleich zu nicht behandelten Kontrollgruppen bezüglich Depressivität, Angstsymptomatik und Verhaltensweisen. Nevruez u. Hrushka (1969) behandeln langfristig hospitalisierte Schizophrene in zwei Gruppen nach unterschiedlichen theoretischen Ansätzen („non-direktiv", lerntheoretisch orientiert) mit dem Behandlungsziel der Entlassung aus dem stationären Bereich. Ingersoll u. Silvermann (1978) vergleichen zwei, nach unterschiedlichen theoretischen Ansätzen durchgeführte kurze Gruppen (lerntheoretisch mit Entspannungs- und Selbstbehauptungsübungen, einsichtsorientiert unter Einbeziehung der Vergangenheit) bei nicht genau definierter Problematik/Symptomatik und kurzer Katamnese. Jarvik et al. (1982) berichten über eine (nach 26 Wochen genommene) Beurteilung des Behandlungserfolges von ambulant behandelten depressiven Patienten mit Gruppenpsychotherapie (psychodynamisch oder kognitiv-verhaltenstherapeutisch orientiert), Placebogabe oder mit Psychopharmako-Therapie mit Antidepressiva; von den mit Gruppenpsychotherapie (n = 26) Behandelten zeigten die meisten einige Verbesserungen, aber lediglich 12% volle Rückbildung (ohne Unterschied im Vergleich der theoretischen Konzepte); 45% der mit Antidepressiva behandelten Patienten (n = 22) wiesen eine volle Rückbildung auf, dagegen 36% keine Veränderungen; in der Placebo-Gruppe erfolgte keine Verbesserung. Diese umfassende Untersuchung verdeutlicht gleichzeitig die beschriebenen Fragestellungen und Schwierigkeiten: so fehlen z. B. Angaben über die therapeutische Qualifikation der Behandler und insbesondere ihre Erfahrung in der Gruppenpsychotherapie mit Älteren; die Gruppentherapie wird teilweise deutlich kürzer als die Psychopharmako-Therapie durchgeführt (bei dieser wird zusätzlich im Bedarfsfall das Medikament gewechselt).

Gallagher u. Thompson (1983) untersuchen die Auswirkungen kurzzeitig durchgeführter Einzelpsychotherapie bei 30 schwer depressiv Erkrankten (davon 15 als endogen depressiv eingestuft) im Durchschnittsalter von 68 Jahren. Als Psychotherapie werden kognitive Therapie (Emery 1981), Verhaltenstherapie (modifiziert nach Gallagher et al. 1981) und psychodynamische Kurzpsychotherapie (nach Bellak u. Small 1978) eingesetzt. Die 15 als nicht-endogen eingestuften depressiv Erkrankten zeigen in 80% eine vollständige Rückbildung der Symptomatik, die katamnestisch nach einem Jahr anhält. Direkt nach Abschluß der Behandlung zeigen sich keine Unterschiede zwischen den drei angewandten Psychotherapieformen; nach einem Jahr liegen die Depressions-Scores der beiden mit kognitiver oder Verhaltenstherapie behandelten Gruppen niedriger als bei der mit psychodynamischer Psychotherapie behandelten Gruppe bei einer gleichzeitig geringeren Rückfallquote. Zu Recht weisen die Autoren auf die für die statistischen Angaben genutzten zu kleinen Fallzahlen (jeweils 5!) hin. Die als endogen-depressiv eingestuften Erkrankten sprechen weniger gut auf die Psychotherapie an, aber immerhin haben 8 von 15 nach einem Jahr keinen Rückfall erlitten.

Die bisher vorgelegten Untersuchungen erlauben unverändert noch keine über die generelle Wirksamkeit von Psychotherapie hinausgehende Aussagen, wie sie z. B. von Eisdorfer u. Stotsky (1977) bezüglich des geringen Unterschiedes zwischen psychodynamischer und kognitiver Psychotherapie versucht wurden.

E. Behandlungsformen und behandelte Störungen/Erkrankungen

Nach YESAVAGE u. KARASU (1982) lassen sich drei Hauptrichtungen psychotherapeutischer Behandlung mit über 60jährigen unterscheiden: Dynamisch/unterstützende, (psycho-) analytische/explorative und verhaltenstherapeutisch/kognitive Psychotherapie. Die beiden ersteren – auf den emotionalen Bereich zentriert – Formen stützen sich auf folgende übereinstimmende prinzipielle Aspekte (PFEIFFER 1976): (a) sympathisches Verständnis älterer Patienten, (b) spezifische oder begrenzte Zielsetzungen in der Therapie, (c) „symbolische" Gabe innerhalb der therapeutischen Beziehung durch Zuwendung und (d) zunehmendes Bewußtsein und Bedeutung von Übertragungs- und Gegenübertragungsphänomen. Sie werden weitgehend bei der Behandlung von neurotisch/reaktiven/psychosomatischen (und auch psychotischen) Erkrankungen angewandt (s. Abschn. G.II). Im Gegensatz dazu sind die verhaltenstherapeutischen/kognitiven Psychotherapien auf Beeinflussung/Behandlung kognitiver Faktoren (insbesondere auf die Verbesserung von Gedächtnis und Konzentrationsfähigkeit sowie bestimmte Körperfunktionen vorwiegend von hirnorganischen Erkrankten) und auch depressiver Symptomatik zentriert.

I. Einzelverfahren

Die psychoanalytische Einzelpsychotherapie (1–2 Wochenstunden von 50minütiger Dauer im Sitzen über einen Zeitraum von mehreren Monaten bis zu 2 Jahren) gilt nach derzeitigem Erfahrungsstand auch für über die Altersgruppe 55–60 bis 70–75 Jahre bei neurotisch/reaktiv Erkrankten als die entscheidende Behandlungsmöglichkeit, der gegenüber bisher Langzeit-Psychoanalysen und Kurzpsychotherapien weitgehend zurücktreten. In den teilweise umfassend dokumentierten Behandlungsberichten (BECK 1983a, b; BEREZIN u. FERN 1967; BOLK-WEISCHEDEL 1985; BROOKS 1969; DIMROTH 1984, 1985; GOLDSTEIN 1983; HASENBUSCH 1977; HAUSER 1968; JORASCHKY 1986; LAMBERT 1983; NEMIROFF u. COLARUSSO 1985; QUINT 1974; RADEBOLD 1984b, 1986b; RADEBOLD et al. 1987; SAVITZKY 1983; SILVA 1967; SPEIDEL 1985; ZARSKY u. BLAU 1970) wird mehrfach auch über größere Patientenzahlen berichtet. Die mitgeteilten Kurzzeitpsychotherapien (BELLAK u. SMALL 1978; NEMIROFF u. COLARUSSO 1985; RADEBOLD 1984b) werden weitgehend bei Patienten jenseits des 60/70. Lebensjahres angewandt. Umgekehrt dokumentieren die bisher nur vereinzelt vorliegenden Berichte über Langzeit-Psychoanalysen (3–4 Wochenstunden von 50minütiger Dauer im Liegen über mehrere Jahre) die Behandlung von 50- bis 60jährigen (MYERS 1984; WYLIE 1987) seltener die über 60jähriger (COHEN 1982; KING 1974, 1980; SANDLER 1978; SEGAL 1958; SIMBURG 1985).

Zusätzlich wurden auch die unterschiedlichen Zielsetzungen von Psychoanalyse versus psychoanalytischer Psychotherapie bei über 50jährigen diskutiert (COHEN 1982; CHODORKOFF et al. 1982; LOCH 1982; POLLOK 1982). Auffallend ist jedoch in welch geringem Umfang bisher das klassische psychoanalytische Forschungs- und Behandlungsinstrument, nämlich die Langzeit-Psychoanalyse, im Altersbereich versucht wird.

Unübersehbar ist die Bevorzugung der Gruppe der jüngeren Älteren, wobei sich die Dauer des Angebotes offensichtlich nach ihrer vermuteten weiteren Lebenserwartung richtet. Insgesamt werden sehr viel häufiger Frauen als Männer behandelt (RADEBOLD 1986c; RADEBOLD et al. 1987). In der Regel erfolgt die Therapie in der ambulanten Praxis; sie hat sich ebenso im klinischen Bereich [z. B. in einer geriatrischen Klinik (BIRCHER 1981)] wie auch in einer psychiatrischen Ambulanz (DIMROTH 1984, 1985; RADEBOLD et al. 1987) bewährt.

Meist werden depressive aber auch phobische, angstneurotische und hysterische, deutlich seltener zwangsneurotische und kaum hypochondrische Krankheitsbilder behandelt. Über 60jährige psychosomatisch Erkrankte werden meist nicht mehr als psychotherapeutisch behandlungsfähig angesehen (RADEBOLD u. RASSEK 1985). Die wenigen vorliegenden Behandlungserfahrungen beziehen sich auf eine 60jährige Migränepatientin (SCHWÖBEL 1965) und auf mehrere Asthmapatienten (PALEY u. LUPARELLO 1973; GARFINKEL 1980). Mehrfach wird nebenbei berichtet, daß die begleitenden ausgeprägten funktionellen Störungen sich parallel zur psychotherapeutischen Behandlung vollständig zurückbilden und sich interessanterweise auch dekompensierte langbestehende körperliche Krankheiten stabilisieren, z. B. ein Diabetes mellitus, oder ein Ulcus cruris (BIRCHER 1981; RADEBOLD 1984a) bzw. ausheilen. Über psychotherapeutische Behandlungsmöglichkeiten, Altersgruppierung und Spezifität der Gruppe der psychosomatischen Erkrankten in einer universitären psychosomatischen Ambulanz berichtet GATHMANN (1987).

Sich auf weitere tiefenpsychologische Konzepte stützende Erfahrungsberichte liegen kaum vor, so zur Individualpsychologie nach A. ADLER (ACKERKNECHT 1980); Behandlungen mit der „komplexen Psychologie" nach C. G. JUNG werden (gemäß mündlichen Mitteilungen) in größerem Umfang durchgeführt, ohne daß entsprechende Publikationen vorliegen (FRANZ 1979; ROSENTHAL 1959).

Ebenso mangelt es an publizierten Behandlungserfahrungen mit Gesprächspsychotherapie.

Lerntheoretische Konzepte werden als Einzelbehandlung bei depressiven Kranken (CROMBACH 1977, GALLAGHER u. THOMPSON 1983; GARFINKEL 1979), bei dementiell Erkrankten (s. Übersichten bei RITTER-VOSEN 1979; RIEDEL 1981; JUNKERS 1981 sowie z. B. LAM u. WOOTS 1986) sowie bei Kranken mit Stuhl- und Urininkontinenz (s. Übersicht bei EISDORFER u. STOTSKY 1977; z. B. EHRMANN 1983; WHITEHEAT et al. 1985) in größerem Umfang angewandt.

Weiterhin wird über Erfahrungen mit verhaltentherapeutischen Verfahren bei folgenden Symptomen/Verhaltensweisen/Erkrankungen berichtet:

Flugangst und chronische Depression (WANDERER 1972), chronisch wahnhafte Symptomatik (PATTERSON u. TEIGEN 1973), depressive Asthmasymptomatik (GARFINKEL 1980), durch Ängste verstärkte Gangstörungen und Kombination mit Physiotherapie (DISCIPIO u. FELDMANN 1971; FELDMANN u. DISCIPIO 1972), chronische Schmerzzustände durch Biofeedback in Kombination mit Hypnose (MELZAK u. PERRY 1975), Lähmungserscheinungen nach Schlaganfall (FLOM et al. 1976), „störende Verhaltensweisen" (BALTES u. LASCOMB 1975), unselbständiges Essen (BALTES u. ZERBE 1976), bei Hörschäden (CHIADO et al. 1983), Trunksucht (HORTEN u. HOWE 1982), Spannungskopfschmerzen (LINOFF u. WEST 1982) und zur Behandlung einer Dystonie nach Psychopharmakaabgabe (Jackson u. Schonfeld 1982) und eines paranoiden Syndroms (Brink 1980).

Nur vereinzelt werden bisher kognitive Konzepte genutzt, so bei depressiv Erkrankten (Emery 1981; Gallagher u. Thompson 1983; Sholomskas et al. 1983).

Über den Einsatz des Psychodrama und die Möglichkeiten des Gestaltansatzes informiert Petzold (1979).

Das Autogene Training wird bei unterschiedlichen gerontopsychiatrischen Krankheitsbildern von Stetter u. Stuhlmann (1987) angewandt. Funktionelle Entspannungsübungen nutzt Mayer (1982) bei funktionellen Syndromen/psychosomatischen Störungen.

Mit katathymem Bilderleben behandelt Wilke (1985) eine Colitis ulcerosa.

II. Gruppenverfahren

Seit den ersten Erfahrungsberichten (Silver 1950; Tarrel 1949) wird die Behandlung von über 60jährigen Erwachsenen mit Hilfe des therapeutischen Instruments der Gruppe als besonders geeignet für die „spezifischen sozialen Bedürfnisse dieser Randgruppe" (Linden 1953) angesehen und entsprechend empfohlen (Donnelly 1954; Eisdorfer u. Stotsky 1977; Oesterreich 1975; Radebold u. Schlesinger-Kipp 1983; Rechtschaffen 1959; Ross 1959; Stotsky 1972). Als ihre besonderen Vorteile gegenüber einer Einzelbehandlung werden neben zeitökonomischen Gesichtspunkten insbesondere folgende gesehen: Angstverminderung in der Gruppensituation, Aufspaltung der Übertragung auf Therapeuten und andere Gruppenmitglieder, Gewährung von Schutz vor dem als mächtig erlebten Therapeuten durch die Gruppe, Erlebnis gemeinsamer Probleme und Fragestellung sowie ein Gefühl der Geborgenheit gegen die zunehmende Vereinsamung, unterschiedliche Identifizierungsmöglichkeiten mit Therapeuten und Gruppenmitgliedern (Wolff 1967, 1970; Radebold 1983b). Für die Klinik benennen Finkel u. Fillmore (1971) als Funktionen der Gruppe die Unterstützung der Sozialisation, die Kontaktverbesserung zum Personal, die Diskussionsmöglichkeiten von Problemen, die Möglichkeit zur Realitätsüberprüfung und die Anregung der Motivation; das Angebot soll neue Aufgaben und Rollen vermitteln und kann gleichzeitig als diagnostisches Instrument dienen.

Aufgrund der Anzahl vorliegender Publikationen (s. Abschn. B.6) und der mitgeteilten Teilnehmerzahlen können Gruppenverfahren als die am häufigsten bei über 60jährigen genutzte Therapieform angesehen werden. Nur wenige Autoren berichten jedoch über längerfristige Erfahrungen mit mehreren Gruppen (z.B. Linden 1953, 1955; Ohlmeier u. Radebold 1972; Radebold 1976, 1983a; Radebold et al. 1987; Thilo 1979, 1985; Wolff 1967, 1970). Eine umfassende Sichtung vorgelegter Publikationen über Gruppenverfahren (Radebold u. Schlesinger-Kipp 1983) verdeutlicht, daß der größere Anteil auf den Bereich sozialer, pädagogischer Gruppen sowie auf Aktivitäts- und Interessengruppen entfällt. Entsprechend haben die bisher vorgelegten Systematisierungsversuche von Gruppenangeboten im Altersbereich ihren Schwerpunkt häufiger im sozialen als im psychotherapeutischen Bereich (Bechtler 1979; Burnside 1971; Eisdorfer u. Stotsky 1977; Euster 1971; Konopka 1968; Kubie u. Landau 1953; Radebold 1972; Wertheimer u. Bircher 1976). Einen Überblick über die derzeitigen Möglichkeiten des Instrumentes der Gruppe vermittelt die nachfolgende Übersicht über Gruppenverfahren (Radebold u. Schlesinger-Kipp 1983; Radebold 1989 b):

A (direkte) Gruppenverfahren für Teilnehmer ab dem mittleren bis hohen Erwachsenenalter,
Aa Gruppenpsychotherapie,
Aaa analytische Gruppenpsychotherapie,
Aab Gruppenpsychotherapie mit einem sozial-kommunikativen und/oder psychodynamischen Ansatz,
Ab programmorientierte Übungs- und Trainingsgruppen,
Ac pädagogisch orientierte Gruppenarbeit,
Ad Gesprächskreise,
Ae Aktivitäts- und Interessengruppen,
Af funktionale Gruppen (zur Selbsthilfe, Selbstorganisation und Selbstverwaltung),
B (indirekte) Gruppenverfahren für die Arbeit im Altersbereich,
Ba Personalgruppen,
Bb Angehörigengruppen.

(Psycho)-analytische Gruppenpsychotherapie wird mit neurotisch oder reaktiv Erkrankten im Alter zwischen 45/50–70/75 (maximal 80) Jahren durchgeführt. Es handelt sich dabei um „slow-open“ oder geschlossen von einem Psychoanalytiker geleitete, relativ altershomogene (Differenz von einer Generation) Gruppen, die über einen langen Zeitraum (bis hin zu mehreren Jahren) laufen. Durch die Bearbeitung und Klärung unbewußter Konflikte können Symptomverringerung, Veränderung von Verhaltensweisen und Persönlichkeitszügen erreicht werden. Bei einer Gruppengröße von 8–10 Teilnehmer werden diese Gruppen vorwiegend im offenen oder ambulanten Bereich durchgeführt; stationär begonnene Gruppen werden ambulant fortgesetzt.

Relativ wenige Publikationen befassen sich bisher mit psychoanalytischer Gruppenpsychotherapie im engeren Sinne: neurotisch/reaktiv Erkrankte (meist depressive) werden in der psychotherapeutischen Praxis (Krasner 1959), in einer psychotherapeutischen Universitätsambulanz (Ohlmeier u. Radebold 1972; Radebold 1976, 1983 a), in einer psychiatrischen Institutsambulanz (Radebold et al. 1987), in einer Beratungsinstitution (Thilo 1979, 1985) und in der psychiatrischen Klinik (Benaim 1957; Cameron u. Freeman 1955) durchgeführt. Selten werden kurz andauernde, geschlossen geführte Gruppen in der Klinik versucht (Bircher-Beck 1983).

Gruppenpsychotherapie nach einem sozial-kommunikativen oder psychodynamischen Ansatz wird mit neurotisch/reaktiv ebenso wie mit psychotisch oder hirnorganisch/dementiell Erkrankten im Alter zwischen 50 und 80 Jahren (teilweise schon langfristig hospitalisiert), seltener mit körperlichen Kranken oder mit Teilnehmern in Lebenskrisen oder bei ausgeprägten psychosozialen Problemlagen durchgeführt. In der Regel wird die Gruppe als „slow-open-group“ geführt, es sind jedoch auch geschlossene und völlig offene Formen bekannt. Bei einer durchschnittlichen Teilnehmerzahl von 8–12 (in offen geführten Großgruppen bis zu 50 oder 60) laufen sie unter der Leitung eines Psychiaters, Psychologen oder Sozialarbeiters (mit meist unbekannter therapeutischer Weiterbildung) über einen Zeitraum von mehreren Monaten bis Jahren. Während psychoanalytische Gruppen-Psychotherapie beabsichtigt, unbewußte Prozesse bei neurotisch/reaktiv Erkrankten zu erfassen und zu klären, zielt diese Form der Gruppenpsychotherapie auf die Bearbeitung bewußter bis vorbewußter Konflikte, auf die Stärkung der Kooperation und der Motivation zur Entlassung sowie auf die Verselbständigung von Patienten mit Psychosen und/oder hirnorganischen Erkrankungen, seltener von Patienten mit (meist depressiven) reaktiven/neurotischen Krankheiten ab. Auch meist in der psychiatrischen Klinik eingesetzt, wurde ein breites Spektrum von Möglichkeiten erprobt: Dieses reicht von einmal (GUNN 1968) bis zweimal wöchentlich (HULICKA 1963) durchgeführten Stationstreffen, über offene Angebote für alle Alterspatienten (FINKEL u. FILLMORE 1971; LAZARUS 1976), über die in Form von „slow-open-groups" geführten Therapiegruppen mit 10 bis 12 Teilnehmern über mindestens 6 Monate bei einmaliger Sitzung pro Woche (WOLFF 1956, 1961, 1967a, b, 1970; JARVIK et al. 1982; GRIFFIN u. WALLER 1985); diese Gruppen sind Teil eines umfassenden Therapiekonzeptes (RECHTSCHAFFEN et al. 1954) oder es werden verschiedene Gruppenformen für eine Gesamtbehandlung [Behandlungsgruppe, offene Stationsgruppe und gruppenzentrierte Intensivbehandlung (PUTTER 1967)] zusammengefaßt. Entsprechende Erfahrungen liegen auch aus geriatrischen Kliniken vor, (BIRCHER et al. 1979; SPRUNG-OSTERMANN et al. 1985). Derartige Gruppen werden ebenso im ambulanten Bereich durchgeführt, so in einer psychiatrischen Ambulanz (LIEDERMAN u. GREEN 1965; LIEDERMAN et al. 1967; JARVIK et al. 1982), in einer gerontopsychiatrischen Ambulanz (BOCHE 1983), in einem Altenzentrum (BASS u. MATCHAR 1965; GRIFFIN u. WALLER 1985), in einer Familienberatungsstelle (LARSON 1970) wie auch in einer gerontopsychiatrischen Tagesklinik (WÄCHTLER 1983).

Gestützt auf lerntheoretische Konzepte werden programmorientierte Übungs- und Trainingsgruppen für die Behandlung bestimmter Funktionsausfälle oder -veränderungen im psychischen oder physischen Bereich genutzt. Das Training bestimmter Fähigkeiten wie Orientierung, Merkfähigkeit, Selbstbehauptung oder Entscheidungsfähigkeit wird in Gruppen geübt, dazu zählt auch im Rahmen der Rehabilitation das Gruppentraining mit Ergotherapie und Krankengymnastik. Diese Gruppen laufen über einen definierten, meist kurzfristigen, Zeitraum (Wochen bis Monate) unter Leitung von Psychologen, Sozialarbeitern wie auch Pflegepersonal, Ergotherapeuten und Krankengymnastinnen fast ausschließlich im stationären Bereich mit Gruppengrößen bis maximal 20 Teilnehmern. Über die umfangreichen Erfahrungen informieren die Übersichtsarbeiten von EISDORFER u. STOTSKY (1977), RITTER-VOSEN (1979), RIEDEL (1981), JUNKERS (1981) sowie z.B. NIGL u. JACKSON (1981).

Seit kürzerem werden auch Gruppenbehandlungen für depressiv Erkrankte nach kognitiv/lerntheoretischen Konzepten durchgeführt (JARVIK et al. 1982; STEUER u. HAMMEN 1983).

Andere theoretische Ansätze werden nur in geringem Umfang genutzt, so die klientenzentrierte Gesprächspsychotherapie (GOODACRE 1973; PREUSS 1982), die sich darauf gründenden Encounter-Gruppen (BERGEEST et al. 1977), das Psychodrama (WOLF 1967; PETZOLD 1977, 1979a, 1985), die Rollentheorie (UNGER u. KRAMER 1968) und die Logotherapie (ZUEHLKE u. WATKINS 1975).

Das Instrument Gruppe wird bei der psychotherapeutischen Behandlung von hirnorganisch Erkrankten nicht nur in Form der lerntheoretisch begründeten Trainings- und Übungsprogramme, sondern ebenso in Form von Gesprächsgruppen für Angehörige genutzt (BRUDER 1983; BARNES et al. 1981; LEEMING u. LUKE 1977; MYKYTA et al. 1976), seltener in Form einer gemeinsamen Gruppe von Angehörigen und Patienten (RÖNNECKE 1983). Gruppen für geriatrische Patienten zielen auf eine Auseinandersetzung mit der körperlichen Krankheit, die Hilfeleistung bei Verarbeitungsschwierigkeiten und die Behandlung neurotischer, die Rehabilitation störender Verhaltensweisen ab. So berichten ALLEN (1962) über die Arbeit mit chronisch körperlich Kranken, BIRCHER et al. (1979) über geriatrische Patienten unterschiedlichster Diagnosen, SCHWARTZ u. GOODMAN (1952) über Diabetiker, PETTY et al. (1976) über Patienten mit rheumatischen degenerativen Gelenkerkrankungen, CONTE et al. (1974) über Hypertoniker, ORADEI u. WAITE (1974), SINGLER (1975) und SPRUNG-Ostermann et al. (1985) über Patienten mit apoplektischen Erkrankungen, RADEBOLD u. RICHTER (1970) über Aphasiker.

Erstmals liegen auch Erfahrungen mit älteren alkoholabhängigen Patienten vor (SOEDER 1984).

III. Familientherapeutische Verfahren

Im Gegensatz zu ihrer häufigen Anwendung bei der Behandlung jüngerer Altersgruppen werden diese Verfahren bisher bei der Behandlung über 60jähriger kaum genutzt. Nicht immer als geeignet angesehene Therapiekonzepte (kann der Ältere anstatt eines Kindes als Symptomträger eines Familienkonfliktes angesehen werden?); das unverändert vorherrschende Vorurteil über die ohne fortbestehende familiäre Beziehungen und daher vereinsamt lebenden Älteren; die in der eigenen Familie erlebten Schwierigkeiten als Jüngerer intergenerative Beziehungen zu verändern und das unbewußte Bündnis der jüngeren Therapeuten mit den jüngeren gegen die älteren Familienangehörigen (SCHLESINGER-KIPP u. RADEBOLD 1982; RADEBOLD et al. 1987) müssen dafür als Gründe angesehen werden.

Nur wenige theoretische Konzepte erlauben bisher die systematische Einbeziehung Älterer in einer Familientherapie, so das Konzept der „invisible-loyalities" (BOSZORMENYI-NAGY u. SPARK 1973) der psychodramatische Ansatz (PETZOLD 1979a), das Konzept der „Mehrgenerationen-Familientherapie" (SPERLING et al. 1982) sowie der systemtheoretische Ansatz. Früher wurden bei den meisten familientherapeutischen Behandlungen Ältere lediglich zur Information über die frühere Familiengeschichte zugezogen und damit „auf die Anklagebank gesetzt" (PETZOLD 1979a).

Aufgrund einer Literatursichtung (SCHLESINGER-KIPP u. RADEBOLD 1982) lassen sich folgende Formen unterscheiden:

Die getrennte Hilfestellung durch Beratung der Familienmitglieder von Altenheimbewohnern (LISSITZ 1962) oder von alt gewordenen psychisch Kranken (FISCH 1958), durch Angehörigengruppen von Altenheimbewohnern (MANASTER

1967), für neurotische Angehörige alternder Eltern (ALTSCHULER et al. 1985), für Angehörige von Patienten in einer gerontopsychiatrischen Ambulanz (RÖNNECKE 1979, 1983) und von ambulant betreuten Dementen (BRUDER 1983) erlauben langfristige Unterstützung. Als hilfreich hat sich die Einbeziehung der Familie in den diagnostischen Prozeß herausgestellt, wie von THOMPSON u. CHEN (1966), SAVITZKY u. SHARKEY (1972) und LAWALL (1981) beschrieben.

Zunehmend mehr wird die Familie in die therapeutisch-rehabilitative Arbeit mit Alterskranken einbezogen. Künftige Heimbewohner werden zusammen mit ihren Familienangehörigen vor und während der Heimaufnahme bis zur Eingewöhnung beraten (ROSEN 1962). BRODY u. SPARK (1966) schließen konsequent die Familienangehörigen in Planung, Vorbereitung und Durchführung der Heimaufnahme ein, um das Familienpotential zu mobilisieren; dieses Konzept wird auch auf die Langzeitpflege chronisch Alterskranker übertragen (BRODY 1977). Bei psychisch Alterskranken wird die Gesamtfamilie durch regelmäßige gemeinsame Treffen aktiviert (SAVITZKY u. SHARKEY 1972; SOYER 1972), bei hirnorganisch veränderten Familienangehörigen gemeinsam beraten (ZARIT 1979). Dieses Verfahren wird sowohl bei der offenen Beratungsarbeit (PETERSON 1973) als auch in einer Altentagspflegeeinrichtung (RATHBONE-MC CUAN 1976) genutzt. LISSITZ (1962) bezieht die Angehörigen als Teil eines umfassenden Programmes einer geriatrischen Klinik systematisch in die Rehabilitation ein und D'AFFLITTI u. WEITZ (1974) nutzen Gruppen von apoplektischen geriatrischen Patienten mit ihren Familienangehörigen. RABINS (1984) stützt durch ein umfassendes Gesamtangebot Familien Dementer.

Von 1970 an werden familientherapeutische Konzepte konsequenter auf den Altersbereich übertragen, um die gesamte Familie in die therapeutische Arbeit einzubeziehen (BOSZORMENYI-NAGY u. SPARK 1973; SPARK 1974; SPERLING u. SPERLING 1976; SPERLING et al. 1982; PETZOLD 1979). Diese Konzepte werden in der psychosozialen Beratung von Älteren und ihren Verwandten angewandt (HEADLY 1979), bei der familientherapeutischen Beratung der Gesamtfamilie eingesetzt (HERR u. WEAKLAND 1979), zur Krisenintervention genutzt (KAUFMANN 1982), in der allgemeinärztlichen Praxis eingesetzt (KLUGE u. KLUGE 1982) oder in einer psychiatrischen Institutsambulanz versucht (RADEBOLD et al. 1987).

IV. Paartherapeutische Verfahren

Im Altersbereich werden paartherapeutische Verfahren bisher nur im geringen Umfang eingesetzt (s. Übersicht von SCHLESINGER-KIPP u. RADEBOLD 1982).

Bei den konfliktverarbeitenden, einsichtsorientierten psychoanalytischen Ansätzen gilt als Ziel die Stabilisierung und Wiederherstellung der gewohnten Rollenverteilungen (BERLATSKI 1962; PRADOS 1962; CATH 1976).

Die verhaltensmodifizierenden Verfahren richten sich auf die Veränderung spezifischer Verhaltensmuster wie bei HOWELLS (1975), O'BRIEN (1978) und SVILAND (1978) sowie auf enrichment-Programme zur Erweiterung von Verhaltensmöglichkeiten „gesunder" Paare (ROWLAND u. HAYNES 1978); manche Behandlungsformen lassen sich nicht eindeutig theoretischen Konzepten zuordnen (THOMPSON u. CHEN 1966; THOMPSON 1976).

Als weiteren Ansatz vertritt WILLI (1984, 1985) das Konzept der „Koevolution".

Als Ziel der Paartherapie werden die Wiederherstellung der vorherigen Balance, die durch eine Krise gestört wurde und die Bereicherung des Sexuallebens genannt (BERLATSKI 1962; SVILAND 1978; ROWLAND u. HAYNES 1978). Nur in geringem Umfang wird detailliert über längerfristige Paartherapien berichtet (PRADOS 1962; CATH 1976; KAUFMAN 1976; RUNCIMAN 1978, SVILAND 1978; SPERLING u. SPERLING 1982; RADEBOLD et al. 1987). Dabei wurden Behandlungen bei folgenden Erkrankungen eines Partners durchgeführt: chronische Zwangsneurose (O'BRIEN 1978), depressive Erkrankungen (THOMPSON u. CHEN 1966; CATH 1976; KAUFMAN 1976; RADEBOLD et al. 1987), körperliche Erkrankungen mit depressiven Reaktionen (BERLATSKI 1962; THOMPSON u. CHEN 1966; THOMPSON 1976), bei sexuellen Konflikten (ROWLAND u. HAYNES 1978; RUNCIMAN 1978; SVILAND 1978). Dabei werden auch Ehepaargruppen (ROWLAND u. HAYNES 1978; RICHMAN 1979) erprobt.

F. Rahmenbedingungen

Die Gruppe der neurotisch/reaktiv/psychosomatisch über 60jährigen Erkrankten mit ihrer Morbiditätsrate von 10,2–10,8% (und damit ca. 40% der psychiatrischen Gesamtmorbidität umfassend s. Abschn. C) verdeutlicht nachdrücklich, daß die „Psychiatrie des Alterns nicht die Psychiatrie der Demenz" (LAUTER 1974) darstellt. Gleichzeitig ist diese Gruppe in den Institutionen des allgemein-psychiatrischen wie auch des psychotherapeutischen/psychosomatischen Versorgungssystems in der Bundesrepublik (wie auch in anderen Ländern) unterrepräsentiert bzw. nicht vertreten (RADEBOLD 1979a; RADEBOLD et al. 1987).

Allgemein-psychiatrische Institutionen (Nervenärztliche Praxen, Sozialpsychiatrische Dienste, Tageskliniken und klinische Abteilung/Landeskrankenhäuser) versorgen eher – wenn überhaupt – altgewordene psychotische Patienten oder altgewordene Patienten mit Suchtproblematik, mit Anfallsleiden oder hirnorganischen Ausfällen; nach dem 60. Lebensjahr dementiell Erkrankte werden an die gerontopsychiatrischen Abteilungen weiterverwiesen und stellen dort den größten Anteil (bis zu 70%) der behandelten Patienten. Unterstützt durch die bisher fast ausschließlich „organische" Sicht der Gerontopsychiatrie wird die Gruppe der neurotisch/reaktiv/psychosomatisch Erkrankten von diesen Institutionen kaum als behandlungsbedürftige Gruppe wahrgenommen, noch stehen psycho- und soziotherapeutische Kenntnisse und Erfahrungen für ihre Behandlung zur Verfügung; nur vereinzelt wurden bisher umfassende Therapiekonzepte vorgelegt (BIRCHER 1981; ERNST 1984).

Aufgrund ihres Kenntnisstandes, ihrer Aus- und Weiterbildung und der spezifischen Übertragungskonstellation (s. Abschn. G) behandeln die Institutionen des psychotherapeutisch/psychosomatischen Versorgungssystems (Praxen niedergelassener Psychotherapeuten, Tageskliniken und Psychosomatische Kliniken) nur im Ausnahmefall über 60jährige Patienten und verweigern sich praktisch ihrem Behandlungsauftrag (RADEBOLD 1979a; RADEBOLD et al. 1987). Unbehandelt durch die fachlich dafür verantwortlichen Versorgungssysteme obliegt damit der Behandlungsauftrag dem niedergelassenen Arzt für Allgemeinmedizin bzw. Innere Medizin, der über 90% der im Alter als psychisch krank Definierten (also auch dieser Krankheitsgruppe) in der Gemeinde ambulant versorgt (COOPER u. SOSNA 1983). Abgesehen von der offensichtlich nicht ausreichenden Fallfindungsquote der allgemeinärztlichen Praxis steht dem hier tätigen Arzt keine psychosoziale Basiskompetenz für Alterskranke (geschweige denn psycho- und soziotherapeutische Kenntnisse und Erfahrungen für diese Krankengruppe) zur Verfügung. Offensichtlich im Umfang und Spezifität wahrgenommen, werden die geklagten Symptome/Beschwerden mit Hilfe von in großem Umfang verordneten Psychopharmaka (insbesondere Tranquilizer) behandelt (SICHROVSKY 1984).

Diese „organische" und damit nicht psychosomatische bzw. konfliktorientierte Deutung der geklagten Symptome/Beschwerden erlaubt dem Arzt eine distanzierte/indirekte Hilfestellung, erhält dem Alterspatienten sein konfliktfreies, stabiles Selbstbild vor sich und der Familie und vermeidet die narzißtische Kränkung, erstmals oder erneut offensichtlich mit innerpsychischen wie auch inter- und intragenerativen Konflikten nicht zurechtkommen. So treffen sich Alterspatient, Familie, Hausarzt und weitere Umgebung in dem unbewußten Bündnis, die bestehende unübersehbare Symptomatik als altersgemäß, altersbedingt oder „organisch" verursacht anzusehen.

Weiterhin erweist sich immer wieder, daß ohne Absprache mit Leitung und Mitarbeitern von Institutionen (BERGER u. BERGER 1973; BIRCHER et al. 1979; LAZARUS 1976; WARSITZ u. KIPP 1985; WOLFF 1967) eine Implementation psycho- und insbesondere soziotherapeutischer Maßnahmen praktisch unmöglich ist. Die Erarbeitung gemeinsamer Zielvorstellungen, die tägliche Unterstützung, der Schutz der Therapie vor Neugier und Kontrolle und die Klärung von Neid-, Ablehnungs- und Konkurrenzreaktionen bedürfen umfassender Bemühungen, die einen längeren Veränderungsprozeß beim Personal auf allen hierarchischen Ebenen erforderlich macht (BIRCHER et al. 1979). Vorangehendes Personaltraining (WOLFF 1958), eine Teilnahme an Gruppen als Beobachter oder Co-Therapeut sowie parallel laufende regelmäßige Personalgespräche oder Personalgruppen (WARSCHAWSKI u. HUBER 1979) sowie regelmäßige Fortbildung/Supervision (WARSITZ u. KIPP 1985) erweisen sich als hilfreich. Kürzlich beschrieben RADEBOLD et al. (1987) die Schwierigkeiten und Möglichkeiten, psychotherapeutische Maßnahmen in einer psychiatrischen Ambulanz eines Landeskrankenhauses durchzuführen. Ebenso diskutierte JONQUIÈRE (1987) einige Grundsätze der Anwendung von Psychotherapie in Institutionen.

Interessanterweise bestehen bisher in der Bundesrepublik für den Altersbereich keine Schwierigkeiten bei der Kostenerstattung von psychotherapeutischen Maßnahmen. Die geltenden Psychotherapierichtlinien (Deutsches Ärzteblatt 1987) sehen keine Altersvariable vor. Bisher werden entsprechende Kosten nach geltendem Gutachterverfahren im ambulanten Bereich genehmigt.

G. Der Psychotherapeut

Von den ersten Behandlungserfahrungen an (STERN et al. 1953; GOLDFARB 1955; GROTJAHAN 1955; KASTENBAUM 1963; LINDEN 1955; MEERLOO 1955) und bis heute (RADEBOLD 1971, 1979, 1983a, 1986; RADEBOLD et al. 1973; RUBIN 1977; KING 1980; HINZE 1987; WYLIE 1987) wird die Übertragung/Gegenübertragung der (jüngeren) Therapeuten als ein entscheidender Aspekt einer psychotherapeutischen Behandlung Älterer angesehen. Sie wird mitbestimmt durch seine Vorbildung, Aus- und Weiterbildung und daraus resultierender Einstellungen sowie durch seine (unbewußten) Konflikte einschließlich der eigenen Situation im Lebenszyklus.

I. Aus- und Weiterbildung

Die zu Beginn der jeweiligen Ausbildung vorliegenden Altersleitbilder scheinen durch die kognitive Wissensvermittlung während Aus- und Weiterbildung wenig beeinflußt zu werden (s. THÜRKOW 1985, S. 129–149). Diese werden geprägt durch die (in der Altersdifferenz bereits als „alt" erlebten) Eltern, die in der Kindheit chronologisch Älteren wie ältere Verwandte, Großeltern, Nachbarn, professionell Tätige; durch in Kindergarten und Schule weitergegebene affektive Einstellungen und (falsches, respektive veraltetes) Wissen sowie durch die massenmedialen und massenkulturellen Altersbilder (s. Übersicht bei THÜRKOW 1985). Diese, ein weites Spektrum umfassenden, individuellen Erfahrungen und Einstellungen führen dann zu bestimmten Interaktionsformen mit Älteren, die sich bereits während der Ausbildung feststellen lassen (z. B. ZEISS 1982; GREEN et al. 1983). Im Gegensatz zu den USA (PFEIFFER 1976; OLBRICH 1985) und England erfolgt im deutschsprachigen Raum von wenigen Ausnahmen abgesehen, bisher keine systematische, curricular verankerte Aus- und Weiterbildung in (sozialer) Gerontologie, Geriatrie und Gerontopsychiatrie (PALLENBERG 1983; DIECK 1984; RADEBOLD 1986), für Ärzte, Psychologen und weitere therapeutisch tätige Berufsgruppen wie Sozialarbeiter/Sozialpädagogen, Krankenpflege-, Altenpflege- und Rehabilitationskräfte. Kürzliche geänderte Studien- und Prüfungsordnungen werden dieses kognitive Wissensdefizit voraussichtlich bei den nächsten Generationen der für den psychosozialen Bereich Auszubildenden verändern. Durch die in der Regel in der Psychiatrischen Klinik stattfindende Weiterbildung (Facharzt, klinischer Psychologe) wird ein – sich an den Krankheitsgruppen Demenz/alt gewordene Psychosen orientierendes – Defizitmodell vermittelt, das keinesfalls entwicklungspsychologische und psychodynamische Aspekte des Erwachsenenalters, Kenntnisse über neurotische, reaktive und psychosomatische Erkrankungen jenseits des 60. Lebensjahres sowie Informationen über oder sogar Erfahrungen mit psycho- und sozialtherapeutischen Verfahren im Alter umfaßt. Dieses insbesondere durch die Patienten der gerontopsychiatrischen Abteilungen vermittelte defizitäre Leitbild prägt bis heute die (geronto)psychiatrischen Ansichten über Psycho- und Soziotherapie im Alter. Entsprechend spiegeln sie sich in der Einstellung von Psychiatern (z. B. in den USA) (FORD u. SBORDONE 1980) wieder; bei einem vorgegebenen Krankheitsbild einer Depression empfahlen sie bei 60jährigen im Gegensatz zu 20- und 40jährigen Patientinnen ausschließlich eine Psychopharmakotherapie.

Aufbauend auf dieses bis dahin vermittelte Defizit-Bild und das entsprechende (Nicht-)Wissen erfolgt auch bei der psychotherapeutischen Weiterbildung (Psychoanalyse, Verhaltenstherapie, Gesprächspsychotherapie und weitere Verfahren) keine weitere Kenntnisvermittlung über mittleres, höheres und hohes Lebensalter.

Unter Bezug auf die von Generation zu Generation vorbewußt weitergegebenen Ansichten von S. FREUD (s. Abschn. B.I) wird unverändert von ihrer Unbehandelbarkeit ausgegangen.

II. Übertragung/Gegenübertragung

Psychodynamisch gesehen erlebt der in der Regel jüngere Therapeut bei der Behandlung chronologisch Älterer gegenüber der klassischen „regelhaften" eine zunächst „umgekehrte" Gefühlsübertragungskonstellation. Regelhaft überträgt der jüngere oder höchstens gleichaltrige Patient auf seinen Behandler, dem Modell einer Kind-Eltern-Beziehung entsprechend, unbewußt Gefühle, Phantasien, Wünsche, Ängste ebenso wie ungelöste Konflikte; diese galten in Kindheit und Jugendzeit entscheidenden Beziehungspersonen (eben in der Regel einem Elternteil) und werden jetzt in der Patient-Behandler-Beziehung reaktiviert und in entsprechender individueller Form neurotisch wiederholt. Das ubiquitäre psychosoziale Phänomen der Übertragung wird jetzt in Form der Übertragungsneurose für die psychoanalytische Behandlung genutzt. Diese wird durch das Alter des Therapeuten und seine berufliche Kompetenz gefördert.

Gegenüber einem 60- bis 70- oder sogar 80jährigen Patienten empfindet sich der jüngere Behandler (in den diesbezüglichen klin. Institutionen eher zwischen 30 und 45 Jahren alt) in der Position eines Kindes, wenn nicht schon eines Enkelkindes. In einer erneuten Kind-Eltern- (möglicherweise schon Enkelkind-Großeltern-) Beziehung erlebt er jetzt eine umgekehrte Übertragungskonstellation, in der unbewußt die Gefühle, Wünsche, Erwartungen, Phantasien, Ängste aber auch Konflikte gegenüber den eigenen früheren wichtigen Beziehungspersonen (Eltern/Großeltern) reaktiviert werden können. Diese dann in der Supervision und in Balintgruppen (STERN et al. 1953; KASTENBAUM 1963; RUBIN 1977; SPRUNG-OSTERMANN u. RADEBOLD 1979; LAIR 1980; RADEBOLD et al. 1987) sichtbar werdenden Affekte und (unbewußten) Konflikte reichen von massiver Ablehnung, Haß und Vorwürfen aufgrund früherer Enttäuschungen und Frustrationen über mit Triebbedürfnissen der verschiedenen psychosexuellen Entwicklungsstufen zusammenhängenden Konflikten bis hin zur Suche nach neuen „idealen" Eltern oder Großeltern. Gleichzeitig erfährt der jüngere Behandler, daß der ältere Patient ihn als Kind oder Enkelkind ansieht; Lebenserfahrung und berufliche Kompetenz nur zögernd und in gewissem Umfang zubilligt (ASNES 1983) und ebenfalls (unbewußt) Wünsche, Bedürfnisse und Konflikte auf ihn überträgt, die früheren realen oder fantasierten Kindern galten. So wird die Behandlung älterer im Gegensatz zur Behandlung jüngerer Patienten für den Therapeuten zunächst eine gefühlsmäßig unsichere, instabile, eher beunruhigende, teilweise auch verführerische Situation. Erst während eines längeren Behandlungsprozesses entwikkelt sich allmählich die klassische regelhafte Übertragungskonstellation. Lediglich regressive Patienten (Goldfarb 1955, 1964) wünschen sich von Anfang an mächtige, sie beschützende und versorgende Eltern in Wiederholung der ursprünglichen Kind-Mutter-Beziehung.

Verständlicherweise vermeiden so jüngere potentielle Behandler Kontakte zu Älteren überhaupt, beschränken sich auf kurze formalisierte und/oder indirekte Hilfestellung und zeigen in der direkten Interaktion mit Älteren vielfältige Abwehrmuster (Stern et al. 1953; Kastenbaum 1963; Radebold 1972, 1979b, 1986c). Ohne begleitende Supervision und/oder Balint-Gruppenarbeit erweisen sich gerade längerfristige psychotherapeutische Behandlungen als schwierig oder undurchführbar. Wahrscheinlich ist diese umgekehrte Übertragungskonstellation mindestens teilweise für die häufig und schnell vorgeschlagenen Modifikationen bei Zielsetzung, Setting, Behandlungsintensität etc. verantwortlich (s. Abschn. A). Dazu erfahren sich diejenigen, die ältere psycho- und soziotherapeutisch behandeln, als Einzelkämpfer (Burnside 1971), von den Kollegen und der fachlichen Umwelt sowie innerhalb der eigenen Institutionen wenig anerkannt und akzeptiert.

III. Die eigene Situation im Lebenszyklus

Außerdem erlebt der jüngere Behandler die Beziehung zu älteren Patienten entsprechend seiner eigenen Situation im Lebenszyklus (Radebold et al. 1973, 1981): sucht er als Student im Übergang zum eigenen Erwachsensein noch neue oder ideale Eltern, benötigt er als 25- bis 35jähriger die Älteren für seine Abgrenzung von ihnen und dadurch zur eigenen Identitätsbildung? Behandelt er sie als 40- bis 50jähriger parallel zu den eigenen krank gewordenen und damit hilfs- und pflegebedürftigen Eltern? Benötigt er sie als 50- bis 60jähriger als Vorbild für das eigene Älterwerden?

Gleichzeitig muß er sich in jedem Lebensalter mit den eigenen Phantasien und Vorstellungen über sein Altern und sein zukünftiges Altsein auseinandersetzen.

Weiterhin konfrontiert eine psychotherapeutische Behandlung von über 60jährigen die Jüngeren nah, intensiv und andauernd mit den Veränderungen, Bedrohungen, Verlusten, Kränkungen und Defiziten, die Ältere ständig erleben können und derentwegen sie sogar teilweise eine Behandlung suchen. Häufig erkranken ältere Patienten während ihrer psychotherapeutischen Behandlung an einer schweren, sich chronifizierenden oder unheilbaren Erkrankung oder sterben z. T. daran. Diese Situation haben jüngere überhaupt noch nicht und sogar Erwachsene im mittleren Lebensalter nur z. T. erlebt. Verständlicherweise vermeiden sie wiederum diejenigen, die sie damit konfrontieren (Radebold 1972, 1979a, 1986b).

Daher erscheint eine ausschließliche (psychotherapeutische) Behandlung über 60jähriger kaum vorstellbar und auf Dauer psychisch nicht erträglich (Hinze 1984, 1987).

Literatur

Abraham K (1919) Zur Prognose psychoanalytischer Behandlungen in vorgeschrittenem Lebensalter. Int Z Psychoanal 6:113–117

Ackerknecht L (1979) Das Alter und die Behandlung alter Menschen aus der Sicht der Individualpsychologie Adlers. In: Petzold H, Bubolz E (Hrsg) Psychotherapie mit alten Menschen. Junfermann, Paderborn, S 109–129

Alexander FG, French TM (1946) Psychoanalytic therapy: Principles and applications. Ronald, New York

Allen RE (1962) A study of subjects discussed by elderly patients in group counseling. Soc Casework 43:360–366

Altschuler J, Jacobs S, Shiode D (1985) Psychodynamic time-limited groups for adult children of aging parents. Am J Orthopsychiatr 55:397–404

Asnes DP (1983) The life validation approach in psychotherapy with elderly patients. J Geriatr Psychiatry 16:87–98

Atkin S (1940) Discussion of old age and aging. The psychoanalytic point of view. Am J Orthopsychiatry 10:79–84

Baltes M, Lascomb S (1975) Creating a healthy institutional environment for the elderly via behavior management: the nurse as a change agent. Int J Nurs Stud 12:5

Baltes M, Zerbe M (1976) Reestablishing self-feeding in a nursing home resident. Nurs Res 25:24

Baltes P (1973) Strategies for psychological intervention in old age: a symposium. Gerontologist 13:4–6

Barnes R, Raskind MA, Scott M, Murphy C (1981) Problems of families caring for Alzheimer patients: Use of a support group. J Am Geriatr Assoc 29:80–85

Bass BE, Matchar JC (1965) Group counseling: Experiences with aging men in an out-patient department. J Am Geriatr Soc 13:687–693

Bechtler H (1979) Gruppenarbeit mit älteren Menschen. Ansätze – Möglichkeiten – Interaktionsprobleme. Soz Arbeit 28:107–114

Beck L (1983 a) Case 4: Psychotherapeutic treatment of functional aphonia in an 84-year-old-woman. J Geriatr Psychiatry 16:63–66

Beck L (1983 b) Case 5: Psychotherapeutic treatment of an elderly widow with severe hypochondrical and somatic symptomatology. J Geriatr Psychiatry 16:67–71

Bellak L, Karasu TB (1976) Geriatric Psychiatry. Grune & Stratton, New York

Bellak L, Small L (1978) The elderly patient. In: Bellak L, Small L (eds) Emergency psychotherapy and brief psychotherapy. Grune & Stratton, New York, pp 254–272

Benaim S (1957) Group psychotherapy within a geriatric unit. Int J Soc Psychiatry 3:123–128

Berezin M, Cath S (eds) (1965) Geriatric psychiatry. Grief, loss and emotional disorders in the aging process. Intern Univ Press, New York

Berezin M, Fern D (1967) Persistence of early emotional problems in a seventy-year-old-woman. J Geriatr Psychiatry 1:45–60

Berezin MA (1963) Some intrapsychic aspects of aging. In: Zinberg NE, Kaufmann I (eds) Normal psychology of the aging process. Intern Univ Press, New York, pp 93–117

Bergeest HG, Steinbach I, Tausch AM (1977) Psychische Hilfe für Besucher von Altentagesstätten durch Teilnahme an personenzentrierten Encountergruppen. Akt Geront 7:305–313

Berger LF, Berger MM (1973) A holistic group approach to psychogeriatric outpatients. Int J Group Psychother 23:432–444

Berlatsky MN (1962) Some aspects of the marital problems of the elderly. Soc Casework 43:233–237

Bircher M (1981) Psychotherapie im hohen Lebensalter – Erfahrungen mit Einzeltherapie bei geriatrischen und gerontopsychiatrischen Patienten. Z Gerontol 14:48–60

Bircher ML, Six P, Steiner-König U, Keller W (1979) Gruppenpsychotherapie mit Patienten im höheren und hohen Lebensalter – Erfahrungen an einer geriatrischen Klinik. Gruppenpsychother u Gruppendynamik 14:326–347

Bircher-Beck L (1983) Kurzpsychotherapie mit psychogeriatrischen Patientengruppen. In: Radebold H (Hrsg) Gruppenpsychotherapie im Alter. Vandenhoeck & Ruprecht, Göttingen, S 75–76

Blum J, Tross S (1980) Psychodynamic treatment of the elderly: A review of issues in theory and practice. In: Annual Review of Gerontology and Geriatrics, vol. 1. Springer, New York, pp 204–234
Boche U (1983) Eine Gesprächsgruppe mit psychisch kranken alten Menschen im Rahmen einer gerontopsychiatrischen Poliklinik. In: Radebold H (Hrsg) Gruppenpsychotherapie im Alter. Vandenhoeck & Ruprecht, Göttingen, S 91–97
Bolk-Weischedel D (1985) Analytische Psychotherapie im höheren Lebensalter. Münch Med Wschr 127:54–58
Boszormenyi-Nagy I, Spark GM (1973) Invisible loyalties: Receprocita in intergenerational family therapy. Harper & Row, New York
Brink TL (1979) Geriatric psychotherapy. Human Sciences Press, New York
Brink TL (1980) Geriatric paranoia: Case report illustrating behavioral management. J Am Geriatr Soc 28:519–522
Brody EM (1977) Long-term care of older people: A practical guide. Human Sciences Press, New York
Brody EM, Spark GM (1966) Institutionalization of the aged: A family crisis. Fam Process 5:76–90
Brooks L (1969) A case eroticiczed transference in a 73-year-old woman. J Geriatr Psychiatry 2:150–162
Bruder J (1983) Zur Gruppenarbeit mit Angehörigen von dementen und nicht dementen alten Menschen. In: Radebold H (Hrsg) Gruppenpsychotherapie im Alter. Vandenhoeck & Ruprecht, Göttingen, S 98–109
Burnside IM (1971) Long-term group with hospitalized aged. Gerontologist 11:213–218
Busse E, Pfeiffer E (eds) (1973) Mental illness in later life. American Psychiatric Association, Washington
Butler RN (1968) Toward a psychiatry of the life-cycle. In: Simon A, Epstein L (eds) Aging in a modern society. American Psychiatric Association, Washington, pp 232–248
Cameron JL, Freeman T (1955) Observations on the treatment of involutional depression by group psychotherapy. Br J Med Psychol 28:224–238
Cath StH (1976) Individual adaptation in the middle years: A testing of faith in self and object constancy. J Geriatr Psychiatry 9:19–40
Chiado J, Walley P, Jenkins J (1983) A modified progressive relaxation training program in the rehabilitation of a hearing impaired client. Int J Behav Geriatr 2:43–47
Chodorkoff B, Sandler AM, Berezin M, Cath S (1982) Psychoanalysis and psychoanalytic psychotherapy of the older patient. J Geriatr Psychiatry 15:5–54
Cohen GD (1984) Psychotherapy of the elderly. Psychosomatics 25:455–463
Cohen N (1982) On loneliness and the aging process. Int J Psychoanal 63:149–156
Conte A, Brandzel M, Whitehead S (1974) Group work with hypertensive patients. Am J Nurs 75:910–912
Cooper B, Bickel H (1984) Epidemiologie psychischer Störungen: Folgerungen für die psychotherapeutische Versorgung. In: Baumann U (Hrsg) Psychotherapie: Makro- und Mikroperspektiven. Hogreve, Göttingen, S 31–51
Cooper B, Sosna U (1983) Psychische Erkrankungen in der Altenbevölkerung. Nervenarzt 54:239–249
Crombach G (1977) Verhaltenstherapie bei einer chronifizierten endogenen Depression. Nervenarzt 48:651
Cutner M (1959) Analysis in later life. Br J Med Psychol 22:75–86
D'Afflitti JG, Weitz GW (1974) Rehabilitating the stroke patient through patient-family groups. Int J Group Psychother 24:323–332
Dieck M (1984) Modelle gerontologischer/geriatrischer Ausbildung in der Bundesrepublik Deutschland und im (west-)europäischen Ausland. Z Gerontol 17:157–166
Dilling H (1981) Zur Notwendigkeit psychotherapeutischer Interventionen zwischen dem 50. und 80. Lebensjahr. Vortrag Weltkongress für Gerontologie, Hamburg
Dilling H, Weyerer S (1978) Epidemiologie psychischer Störungen und psychiatrische Versorgung. Urban & Schwarzenberg, München
Dilling H, Weyerer S, Castell R (1984) Psychische Erkrankungen in der Bevölkerung. Enke, Stuttgart

Dimroth G (1984) Die Rolle der erwachsenen Kinder in der Psychotherapie älterer Patienten. In: Radebold H (Hrsg) Gerontopsychiatrie. Janssen, Düsseldorf, S 11–20
Dimroth G (1985) Tiefenpsychologisch fundierte Einzeltherapie bei neurotischen Erkrankungen im Alter. In: Schütz RM (Hrsg) Praktische Geriatrie 5. Schütz (Eigenverlag), Lübeck, S 41–47
Discipio W, Feldman M (1971) Combined behavior therapy and physical in treatment of a fear of walking. J Behav Ther Exp Psychiatry 2:151
Donnelly J (1954) Psychiatric therapy in the geriatric patient. J Am Geriatr Soc 2:655–661
Ehrman JS (1983) Use of biofeedback to treat incontinence. J Am Geriatr Soc 31:182–184
Eisdorfer C, Stotsky B (1977) Intervention, treatment and rehabilitation of psychiatric disorders. In: Birren J, Schaie K (eds) Handbook of the psychology of aging. Van Nostrand Reinhold, New York, pp 724–748
Emery G (1981) Cognitive therapy with the elderly. In: Emery G, Hollon S, Bedrosian R (eds) New directions in cognitive therapy. Guilford, New York, pp 234–260
Ernst K (1984) Das Behandlungskonzept einer gerontopsychiatrischen Abteilung eines Psychiatrischen Krankenhauses und seine Verwirklichung. In: Radebold H (Hrsg) Gerontopsychiatrie 12. Tagung Europäische Arbeitsgemeinschaft für Gerontopsychiatrie. Janssen, Neuss, S 159–176
Euster GL (1971) A system of groups in institutions for the aged. Soc Casework 42:523–529
Feldman M, Discipio W (1972) Integrating physical therapy with behavior therapy. Phys Ther 52:1283
Ferenczi S (1939) Beitrag zum Verständnis der Psychoneurosen des Rückbildungsalters 1921/22. In: Bausteine zur Psychoanalyse Bd. III. Huber, Bern, 180–188
Finkel S, Fillmore W (1971) Experiences with an older adult group at a private psychiatric hospital. J Geriatr Psychiatry 4:188–199
Fisch M (1958) Organic psychiatric disorders of the aged; how they affect family relationships. Soc Casework 39:503–507
Flom R, Quast P, Boller J, Berner M, Goldberg J (1976) Biofeedbacktraining to overcome poststroke foodtrop. Geriatrics 31:73
Ford ChJ, Sbordone RJ (1980) Attitudes of psychiatrists toward elderly patients. Am J Psychiatry 137:571–575
Franz ML (1979) CG Jungs Auffassung von Alter und Tod und ihre Bedeutung für die analytische Therapie alter Menschen. In: Petzold H, Bubolz E (Hrsg) Psychotherapie mit alten Menschen. Junfermann, Paderborn, S 131–146
Freud S (1967a) Die Sexualität in der Ätiologie der Neurosen GWI 1898, 5. Aufl. Fischer, Frankfurt/Main
Freud S (1967b) Über Psychotherapie. GW V 1905, 5. Aufl. Fischer, Frankfurt/Main
Freud S (1967c) Die endliche und unendliche Analyse. GW XVI 1937, 5. Aufl. Fischer, Frankfurt/Main
Fuchs-Kamp D (1959/60) Gruppenpsychotherapie für erwachsene Patienten am Zentralinstitut für psychogene Erkrankungen der AOK Berlin. Z Psychosom Med 6:211–223
Gallagher DE, Thompson LW (1983) Effectiveness of psychotherapy for both endogenous and nonendogenous depression in older adult outpatients. J Gerontol 38:707–712
Gallagher D, Thompson L, Baffa G, Piatt C, Ringering L, Stone V (1981) Depression in the elderly: a behavioral treatment manual. University of Southern California Press, Los Angeles
Garfinkel R (1979) Brief therapy within an elderly patient. A case study. J Geriatr Psychiatry 12:101
Garfinkel R (1980) Treatment of a psychosomatic ailment in an elderly woman. Psychosomatics 21:1015–1016
Gathmann P (1987) Das Pathologische Psychosomatische Reaktionsmuster beim Alternden: Epidemiologische, diagnostische, präventive und therapeutische Bemerkungen. Z Gerontol 20:210–218
Goldfarb AI (1955) Psychotherapy of aged persons, IV. One aspect of the psychodynamics of the therapeutic situation with aged patients. Psychoanal Rev 42:180–187
Goldfarb AI (1964) Patient-doctor-relationship in treatment of aged persons. Geriatrics 12:18–23

Goldfarb AI, Turner H (1953) Psychotherapy of aged persons. II. Utilization and effectiveness of "brief therapy". Am J Psychiatry 109:916–921
Goldstein R (1983) Case 1: Insitutionalizing a spouse: Who is the client? J Geriatr Psychiatry 16:41–50
Goodacre D (1973) Experiences of group work in a rehabilitation unit. Gerontol Clin 15:352–356
Green SK, Keith KJ, Pawlson LG (1983) Medical students attitudes toward the Elderly. J Am Geriatr Soc 31:305–309
Greenspan SI, Pollock GH (eds) (1981) Adulthood and the aging process, vol. III. The course of life. National Institute of Mental Health, Maryland
Griffin M, Waller MV (1985) Group therapy for the elderly: One approach to coping. Clin Soc Work J 13:261–271
Groen J (1982) Psychosomatic aspects of aging. In: Groen J (ed) Clinical research in psychosomatic medicine. Van Gorkum, Assen, pp 292–324
Grotjahn M (1955) Analytic therapy with the elderly. Psychoanal Rev 42:419–427
Gunn JC (1968) An objective evaluation of geriatric ward meetings. J Neurol Neurosurg Psychiat 31:403–407
Häfner H (1986) Psychische Gesundheit im Alter. Gustav Fischer, Stuttgart
Hasenbusch L (1977) Successful brief therapy of a retired elderly man with intractable pain, depression and drug and alcohol dependence. J Geriatr Psychiatry 10:71–88
Hauser S (1968) The psychotherapy of a depressed aged woman. J Geriatr Psychiatry 2:62–87
Headley L (1979) Erwachsene und deren Eltern in gemeinsamer Therapie. Ziele – Methoden – Lösungen. Pfeiffer, München
Helmchen H, Linden M, Rüger R (Hrsg) (1982) Psychotherapie in der Psychiatrie. Springer, Berlin Heidelberg New York
Herr J, Weakland JH (1979) Counselling elders and their families: Practical techniques for applied gerontology. Springer, New York
Hildebrand H (1982) Psychotherapy with older patients. Br J Med Psychol 55:19–28
Hinschützer U, Momber H (1982) Basisdaten über ältere Menschen in der Statistik der Bundesrepublik Deutschland. Deutsches Zentrum für Altersfragen, Berlin
Hinze E (1984) Übertragung und Gegenübertragung in der Psychotherapie mit älteren Patienten. In: Radebold H (Hrsg) Gerontopsychiatrie. Janssen, Düsseldorf, S 21–36
Hinze E (1987) Übertragung und Gegenübertragung in der psychoanalytischen Behandlung älterer Patienten. Psyche 41:238–253
Hirsch R (1984) Die Vermittlung des Autogenen Trainings im höheren Lebensalter: eine wichtige Aufgabe im Rahmen der Gerontopsychiatrie. In: Radebold H (Hrsg) Gerontopsychiatrie. Janssen, Düsseldorf, S 61–80
Hirsch RD (1987) Das Autogene Training in der Gerontologie. Z Gerontol 20:242–247
Horton A, Howe N (1982) Behavior therapy with an aged alcoholic: A case study. Int J Behav Geriatr 1:17–19
Howells JG (1975) Family psychopathology. In: Howells JG (ed) Modern perspectives in the psychiatry of old age. Edinburgh, London, pp 253–268
Hulicka IM (1963) Participation in group conferences by geriatric patients. Gerontologist 3:10–13
Ingersoll B, Silvermann A (1978) Comparative group psychotherapy for the aged. Gerontologist 18:201–206
Jackson G, Schonfeld L (1982) Comparisons of visual feedback, instrutional prompts and discreet, discrete prompting in the treatment of orofacial tardive dyskinesia. Int J Behav Geriatr 1:35–46
Jarvik LF, Mintz J, Steuer J, Gerner R (1982) Treating geriatric depression: A 26-week interim analysis. J Am Geriatr Soc 30:713–717
Jelliffee SE (1925) The old age factor in psychoanalytical therapy. Med J Rec 121:7–12
Jonquière M (1986) Psychotherapie in psychogeriatrischen Institutionen – einige Grundsätze. Psychother Med Psychol 36:333–336
Joraschky P (1986) Psychotherapie im höheren Alter. Nervenheilkunde 5:186–189
Junkers G (1981) Verhaltenstherapie mit älteren Menschen. Z Gerontol 14:4–21

Kahana R (1980) Psychotherapy: the elderly. In: Karasu TB, Bellak L (eds) Specialized techniques in psychotherapy. Brunner Mazel, New York, pp 314–336
Kastenbaum R (1963) The reluctant therapist. Geriatrics 18:296–301
Kaufmann I (1976) Marital adaption in the aging. J Geriatr Psychiatry 9:161–175
Kaufman MR (1940) Old age and aging: The psychoanalytic point of view. Am J Orthopsychiatry 10:73–79
Kaufmann R (1982) Erfahrungen in der Krisenintervention bei Älteren durch familientherapeutische Hilfestellung. In: Radebold H, Schlesinger-Kipp G (Hrsg) Familien- und paartherapeutische Hilfen bei älteren und alten Menschen. Vandenhoeck & Ruprecht, Göttingen, S 87–95
King P (1974) Notes on the psychoanalysis of older patients. J Anal Psychol 19:22–37
King P (1980) The life cycle as indicated by the nature of the transference in the psychoanalysis of the middle-aged and elderly. Int J Psychoanal 61:153
Klausing G (1987) Demenz und Therapie-Follow-Up-Studie. Inauguraldissertation. Gesamthochschule Kassel-Universität
Kluge C, Kluge P (1982) Familientherapeutische Möglichkeiten für das höhere und hohe Alter im Rahmen einer ärztlichen Praxis. In: Radebold H, Schlesinger-Kipp G (Hrsg) Familien- und paartherapeutische Hilfen für ältere und alte Menschen. Göttingen, S 117–126
Konopka G (1968) Soziale Gruppenarbeit: Ein helfender Prozeß. Weinheim, S 255–259
Korte W, Radebold H, Karl F (1989) Gerontopsychiatrische Versorgung. In: Oesterreich K, Platt D (Hrsg) Neurologie/Psychiatrie. Handbuch der Gerontologie, Bd 4. Fischer, Stuttgart, im Druck
Krasner JD (1959) The psychoanalytic treatment of the elder person via group psychotherapy. Acta psychother psychosom orthopädag Basel 7:205–223
Kubie SH, Landau G (1953) Group work with the aged. International University Press, New York, pp 11–31 and pp 148–214
Lair CV (1980) Geropsychotherapy: Training and supervision. In: Hess AK (ed) Psychotherapy supervision, John Whiley & Sons, New York, pp 323–334
Lambert C (1983) Case 2: On meeting Peter Pan. J Geriatr Psychiatry 16:51–56
Larson MK (1970) A descriptive account of group treatment of older people by a caseworker. J Geriatr Psychiatry 3:231–240
Lauter H (1974) Epidemiologische Aspekte alterspsychiatrischer Erkrankungen. Nervenarzt 45:277–288
Lawall J (1981) Conjoint therapy of psychiatric problems in the elderly. J Am Geriatr Assoc 29:89–91
Lawton M (1970) Institutions for the aged: theory contents and methods for research. Gerontologist 10:305–312
Lazarus LW (1976) A program for the elderly at a private psychiatric hospital. Gerontologist 16:125–131
Leeming JT, Luke A (1977) Multidisciplinary meeting with relatives of elderly hospital patients in continuing care wards. Age Ageing 6:1–5
Lehr U (Hrsg) (1979a) Interventionsgerontologie. Steinkopff, Darmstadt
Lehr U (1979b) Gero-Intervention – das Insgesamt der Bemühungen, bei psycho-physischem Wohlbefinden ein hohes Lebensalter zu erreichen. In: Lehr U (Hrsg) Interventionsgerontologie. Steinkopff, Darmstadt, S 1–49
Levin S, Kahana R (ed) (1967) Psychodynamic studies on aging. Creativity, reminiscing and dying. International Universities Press, New York
Lewis MI, Butler RN (1974) Life-review therapy: Putting memories to work in individual and group psychotherapy. Geriatrics 29:165–173
Liederman PC, Green R (1965) Geriatric outpatient group therapy. Compr Psychiatry 6:51–59
Liederman PC, Green R, Liederman VR (1967) Outpatient group therapy with geriatric patients. Geriatrics 22:148–153
Linden ME (1953) Group psychotherapy with institutionalized senile women: study in gerontologic human relations. Int J Group Psychother 3:150–170
Linden ME (1955) Transference in gerontologic group psychotherapy: Studies in gerontologic human relation IV. Int J Group Psychother 5:61–79

Linoff M, West C (1982) Relaxation training systematically combined music: treatment of tension headaches in a geriatric patient. Int J Behav Geriatr 1:11–16

Lissitz S (1962) Patient-family interrelationships in a geriatric hospital. Gerontologist 2:134–140

Loch W (1982) Comments on Dr Cohens' Paper: On loneliness and the aging process. Int J Psychoanal 63:267–274

Manaster A (1967) The family group therapy program at park view home for the aged. J Am Geriatr Soc 15:302–306

Mayer G (1982) Psychotherapie mit alten Menschen – Vorurteile und Möglichkeiten, dargestellt am Behandlungsverlauf einer 61jährigen Patientin. Psychother Med Psychol 32:118–121

Meerloo JAM (1955) Transference and resistance in geriatric psychotherapy. Psychoanal Rev 42:1

Meerloo JA (1961) Modes of psychotherapy in the aged. J Am Geriatr Soc 9:225–234

Melzak R, Perry C (1975) Self regulation of pain: The use of alpha-feedback and hypnotic training for the control of chronic pain. Exp Neurol 46:452

Miller NE, Cohler BJ (1984) Psychodynamic research perspectives in development, psychothology and treatment in later life. Psychoanal Psychol 1:77–82

Mintz J, Steuer J, Jarvik L (1981) Psychotherapy with depressed elderly patients: Research considerations. J Consult Clin Psychol 49:542

Müller C (1967) Alterspsychiatrie. Thieme, Stuttgart

Müller Ch (Hrsg) (1973) Bibliographia Gerontopsychiatrica. Huber, Bern

Müller Ch (1981) Psychische Erkrankungen, ihr Verlauf und ihre Beeinflussung durch das Alter. Huber, Bern

Myers WA (1984) Dynamic therapy of the older patient. Aronson, New York London

Mykyta LJ, Bowling HJ, Nelson DA, Lloyd EJ (1976) Caring for relatives of stroke patients. Age Ageing 5:87–90

Nemiroff R, Colarusso C (1985) The race against time psychotherapy and psychoanalysis in the second half of life. Plenum Press, New York London

Nevruez N, Hrushka M (1969) The influence of unstructured and structured group psychotherapy with geriatric patients on their decision to leave the hospital. Int J Group Psychother 19:72–78

Nigl AJ, Jackson B (1981) A behavior management program to increase social responses in psychogeriatric patients. J Am Geriatr Soc 29:92–95

O'Brien JS (1978) The behavioral treatment of a thirty year smallpox obsession and handwashing compulsion. J Behav Ther Exp Psychiat 9:365–368

Oesterreich K (1975) Psychiatrie des Alterns. 2. Auflage 1981, Quelle & Meyer, Heidelberg

Ohlmeier D, Radebold H (1972) Übertragungs- und Abwehrprozesse in der Initialphase einer Gruppenanalyse mit Patienten im höheren Lebensalter. Grp psychother Grp dyn 5:289–302

Olbrich E (1985) Gerontologisch-geriatrische Ausbildung in den USA. Z Gerontol 18:95–99

Oradei DM, Waite NS (1974) Group psychotherapy with stroke patients during the immediate recovery phase. Am J Orthopsychiatry 44:386–395

Oswald WD (1984) Psychometrie und klinische Beurteilung. In: Oswald D, Herrmann W, Kanowski S, Lehr U, Thomae H (Hrsg) Gerontologie. Kohlhammer, Stuttgart Berlin Köln Mainz, S 355–372

Oswald WD, Fleischmann UM (Hrsg) (1984) Gerontopsychologie. Kohlhammer, Stuttgart

Paley A, Luparello TJ (1973) Understanding the psychologic factors in asthma. Geriatrics 28:54–62

Pallenberg C (1983) Dokumentation der universitären gerontologischen Lehrangebote, Bd 45. Deutsches Zentrum für Altersfragen, Berlin

Patterson RL, Teigen JR (1973) Conditioning and post-hospital generalisation of nondelusional responses in a chronic patient. Appl Behavior Analysis 6:65

Peterson JA (1973) Marital and family therapy involvind the aged. Gerontologist 13:27–31

Petrilowitsch N (1964) Probleme der Psychotherapie alternder Menschen. In: Bibliotheca Psychiatrica et Neurologica 123:1–108

Petty BJ, Moeller TP, Campbell RC (1976) Supports group for elderly persons in the community. Gerontologist 16:522–528

Petzold HG (1977) Der Gestaltansatz in der psychotherapeutischen, soziotherapeutischen und pädagogischen Arbeit mit alten Menschen. Gruppendynamik 8:32–48

Petzold HG (1979a) Das Psychodrama mit alten Menschen als Familientherapie. In: Petzold HG, Bubolz E (Hrsg) Psychotherapie mit alten Menschen. Junfermann, Paderborn, S 195–202

Petzold H (1979b) Der Gestaltansatz in einer integrativen psychotherapeutischen, soziotherapeutischen und agogischen Arbeit mit alten Menschen. In: Petzold H, Bubolz E (Hrsg) Psychotherapie mit alten Menschen. Junfermann, Paderborn, S 261–294

Petzold H (1985) Die Rolle der Gruppe in der therapeutischen Arbeit mit alten Menschen – Konzepte zu einer „Integrativen Intervention". In: Petzold H (Hrsg) Mit alten Menschen arbeiten – Bildungsarbeit, Psychotherapie, Soziotherapie. Pfeiffer, München, S 237–293

Petzold H, Bubolz E (Hrsg) (1979) Psychotherapie mit alten Menschen. Junfermann, Paderborn

Pfeiffer E (1976a) Psychotherapy with elderly patients. In: Bellak L, Karasu R (eds) Geriatric psychiatry. Grune & Stratton, New York, pp 191–206

Pfeiffer E (1976b) Ausbildungsprogramme in der Vereinigten Staaten für die gerontologische Psychiatrie und die Gerontologie im allgemeinen. In: Degkwitz R, Radebold H, Schulte PW (Hrsg) Gerontopsychiatrie 4. Janssen Symposien, Düsseldorf, S 262–265

Pollock G (1982) On ageing and psychopathology. Int J Psychoanal 63:275–282

Prados M (1962) Marital problems of the middle aged group. Can Psychiatr Assoc J 7:97–105

Preuss S (1982) Ganzheitlich klientenzentrierte Therapie bei älteren Menschen. In: Junkers G, Petermann F, Rönnecke B, Schmidtchen S (Hrsg) Anwendungsfelder der klinischen Psychologie und Psychotherapie in verschiedenen Lebensaltern. dgvt, Tübingen, S 139–142

Putter ZH (1967) Group approaches in the care of the chronically ill. J Jewish Commun Serv 43:177–183

Quint H (1974) Neurotische Depression und das Erleben des Alterns. Psychother Psychosom 24:18–33

Rabins PV (1984) Management of dementia in the family context. Psychosomatics 25:369–375

Radebold H (1972) Gruppenpsychotherapie und geriatrische Sozialarbeit. In: Kanowski S (Hrsg) Gerontopsychiatrie 2. Janssen, Düsseldorf, S 324–338

Radebold H (1976) Psychoanalytische Gruppentherapie mit älteren und alten Patienten (II. Mitteilung über spezifische Aspekte). Z Gerontol 9:128–142

Radebold H (1979a) Möglichkeiten und Einschränkungen von Behandlungsverfahren in den Versorgungssystemen Psychotherapie/Psychosomatik und Soziale Therapie. Z Gerontol 12:149–155

Radebold H (1979b) Der psychoanalytische Zugang zu dem älteren und alten Menschen. In: Petzold H, Bubolz E (Hrsg) Psychotherapie mit alten Menschen. Junfermann, Paderborn, S 89–108

Radebold H (1983a) Analytische Gruppenpsychotherapie mit älteren Patienten im Rahmen der psychotherapeutischen Universitätsambulanz. In: Radebold H (Hrsg) Gruppenpsychotherapie im Alter. Vandenhoeck & Ruprecht, Göttingen, S 77–84

Radebold H (Hrsg) (1983b) Gruppenpsychotherapie im Alter. Vandenhoeck & Ruprecht, Göttingen

Radebold H (1984a) Soziotherapie. In: Oswald D, Herrmann W, Kanowski S, Lehr U, Thomäe H (Hrsg) Gerontologie. Kohlhammer, Stuttgart Berlin Köln Mainz, S 459–464

Radebold H (1984b) Das Bild vom alternden Menschen. Fragmente 10:6–24

Radebold H (1986a) Die Lebenssituation des Älteren und ihre Wahrnehmung und Beurteilung durch den Jüngeren, dargestellt am Beispiel eines psychoanalytischen Erstinterviews mit einem 68jährigen Mann. In: Ostermann K, Radebold H, Schmitz-Scherzer R (Hrsg) Lebensqualität und Alter. Johannes Stauda, Kassel, S 152–158

Radebold H (1986b) Spezifische Konflikte und Verhaltensweisen alternder Männer – Erfahrungen aus der (psychoanalytischen) Psychotherapie. Z Gerontol 19:240–243

Radebold H (1986c) Formen und Möglichkeiten der Psychotherapie im Alter. Psychother Med Psychol 36:337–343

Radebold H (1989a) Neurotische, reaktive und psychosomatische Erkrankungen. In: Oesterreich K, Platt D (Hrsg) Neurologie/Psychiatrie. Handbuch der Gerontologie. Fischer, Stuttgart, Bd 4 (im Druck)

Radebold H (1989 b) Psycho- und soziotherapeutische Behandlungsverfahren. In: Oesterreich K, Platt D (Hrsg) Neurologie/Psychiatrie. Handbuch der Gerontologie Bd 4. Fischer, Stuttgart, im Druck

Radebold H, Rassek M (1985) Zur Psychotherapie Psychosomatischer Syndrome bei alten Menschen. In: Bergener M, Karg B (Hrsg) Psychosomatik in der Geriatrie, Steinkopff, Darmstadt, S 20–24

Radebold H, Schlesinger-Kipp G (Hrsg) (1982) Familien- und paartherapeutische Hilfen bei älteren und alten Menschen. Vandenhoeck & Ruprecht, Göttingen

Radebold H, Schlesinger-Kipp G (1983) Gruppenpsychotherapie und Gruppenarbeit im Alter. Ein Literaturbericht. In: Radebold H (Hrsg) Gruppenpsychotherapie im Alter. Vandenhoeck & Ruprecht, Göttingen, S 12–63

Radebold H, Bechtler H, Pina I (1973) Psychosoziale Arbeit mit älteren Menschen. Lambertus, Freiburg

Radebold H, Bechtler H, Pina I (1981) Therapeutische Arbeit mit älteren Menschen. Lambertus, Freiburg

Radebold H, Rassek M, Schlesinger-Kipp G, Teising M (1987) Zur psychotherapeutischen Behandlung älterer Menschen. Lambertus, Freiburg

Rathbone-McCuan E (1976) Geriatric day care: a family perspective. Gerontologist 16:527–521

Rechtschaffen A (1959) Psychotherapy with geriatric patients: a review of the literature. J Gerontol 14:73

Rechtschaffen A, Atkinson S, Freeman JG (1954) An intensive treatment program for state hospital geriatric patients. Geriatrics 9:28–34

Richman J (1979) A couples therapy group on a geriatric service. J Geriatr Psychiatry 12:203–214

Riedel R (1981) Behavior therapies. In: Ann Rev Gerontol Geriatr, Vol 2. Springer, New York

Ritter-Vosen X (1979) Verhaltenstherapie mit älteren Menschen. In: Petzold H, Bubolz E (Hrsg) Psychotherapie mit alten Menschen. Junfermann, Paderborn, S 311–328

Rönnecke B (1979) Arbeit mit Angehörigen von Patienten einer gerontopsychiatrischen Poliklinik. In: Müller Ch, Wertheimer J (Hrsg): Gerontopsychiatrie 7. Janssen, Düsseldorf, S 241–244

Rönnecke B (1983) Gruppengespräche mit Angehörigen und Patienten einer gerontopsychiatrischen Poliklinik. In: Radebold H (Hrsg) Gruppenpsychotherapie im Alter. Vandenhoeck & Ruprecht, Göttingen, S 110–116

Rosen T (1962) The significance of the family to the resident's adjustment in a home for the aged. Soc Casework 43:238–245

Rosenthal HR (1959) Psychotherapie für alternde Menschen. Schweiz, Z PSychol 18:281–291

Ross M (1959) A review of some recent treatment methods for elderly psychiatric patients. Arch Gen Psychiatry 1:578–592

Rowland KF, Haynes SN (1978) A sexual enhancement program for elderly couples. J Sex Marital Ther 4:91–113

Rubin R (1977) Learning to overcome reluctance for psychotherapy with the elderly. J Geriatr Psychiatry 10:215–228

Runciman AP (1978) Sexual problems in the senior world. In: Solnick RL (ed) Sexuality and aging. The Ethel Percy Andrus Gerontology Center. The University of Southern California Press, Los Angeles, pp 78–95

Sandler A (1978) Problems in the psychoanalysis of an aging narcissistic patient. J Geriatr Psychiatry 11:5–36

Savitsky E (1983) Case 3. J Geriatr Psychiatry 16:57–62

Savitsky E, Sharkey H (1972) Study of family interaction in the aged. J Geriatr Psychiatry 5:3–19

Schlesinger-Kipp G, Radebold H (1982) Familien- und Paartherapie im höheren und hohen Lebensalter. In: Radebold H, Schlesinger-Kipp G (Hrsg) Familien- und paartherapeutische Hilfen bei älteren und alten Menschen. Vandenhoeck & Ruprecht, Göttingen, S 12–41

Schulte W (1961) Kommunikative Psychotherapie bei Störungen im höheren Lebensalter. Z Psychother med Psychol 11:159–173

Schulte W (1970) Über psychotherapeutische Probleme bei 50- bis 65jährigen. Prax Psychother 15:275–284

Schwöbel A (1965) Analyse einer 60jährigen Migräne-Kranken. Z Psychosom Med 11:164
Segal H (1958) Fear of death; notes of the analysis of an old man. Int J Psychoanal 39:178–181
Sholomskas AL, Chevron ES, Prusoff BA, Berry C (1983) Short-term interpersonal therapy (IPT) with the depressed elderly: Case reports and discussion. Am J Psychother 37:552–566
Sichrovsky P (1984) Krankheit auf Rezept. Kiepenheuer & Witsch, Köln
Silva G (1967) The loneliness and death of an old man: Three years psychotherapy of an eighty-one-year-old depressed patient. J Geriatr Psychiatry 1:5–27
Silver A (1950) Group psychotherapy with senile psychotic patients. Geriatrics 5:147–150
Simburg EJ (1985) Psychoanalysis of the older patient. J Am Psychoanal Assoc 33:117–132
Singler JR (1975) Group Work with hospitalized stroke patients. Soc Casework 56:348–354
Soeder M (1984) Erfahrungen mit älteren Abhängigkeitskranken. In: Radebold H (Hrsg) Gerontopsychiatrie. Janssen, Düsseldorf, S 291–300
Soyer D (1972) Helping the family to live with itself. J Geriatr Psychiatry 5:52–65
Sparacino J (1979) Individual Psychotherapy with the aged: a selective review. Int J Aging Hum Dev 9:197
Speidel H (1985) Psychoanalyse, Alter und chronische Krankheit. Psychother med Psychol 35:141–146
Sperling E, Sperling U (1976) Die Einbeziehung der Großeltern in die Familientherapie. In: Richter HE, Strotzka H, Willi J (Hrsg) Familie und seelische Krankheit. Rowohlt, Reinbek, S 196–215
Sperling E, Massing A, Reich G, Georgi H, Wöbbe-Mönks E (1982) Die Mehrgenerationen-Familientherapie. Vandenhoeck & Ruprecht, Göttingen
Sprung-Ostermann B, Radebold H (1979) Probleme der Weiterbildung und Supervision für therapeutisch orientierte Arbeit mit älteren und alten Menschen. Wege zum Menschen 31:129–136
Sprung-Ostermann B et al. (1985) Schlaganfallpatienten in der Rehabilitation: problemorientierte therapeutische Gruppenarbeit mit über 60jährigen. Münch med Wsch 127:319–321
Stern K, Smith J, Frunk M (1953) Mechanisms of transference and countertransference in psychotherapeutic and social work with the aged. J Gerontol 8:328–332
Stetter F, Stuhlmann W (1987) Autogenes Training bei gerontopsychiatrischen Patienten. Z Gerontol 20:236–241
Steuer JI, Hammen CU (1983) Cognitive-behavioral group therapy for the depressed elderly: Issues and adaptations. Cognitive Therapy and Research 7:285–296
Stotsky BA (1972) Social and clinical issues in geriatric psychiatry. Am J Psychiatry 129:117–126
Strotzka H (1978) Psychotherapie der Lebensalter. In: Rosenmayr L (Hrsg) Die menschliche Lebensalter-Kontinuität und Krisen. Pieper, München
Sviland MAP (1978) A program of sexual liberation and growth in the elderly. In: Solnick RL (ed) Sexuality and aging. The Ethel Percy Andrus Gerontology Center. The University of Southern California Press, Los Angeles, pp 96–114
Tarrel P (1949) Group work with older persons. Jewish Soc Serv Qu 15:478–489
Thilo HJ (1979) Psychoanalytische Gruppentherapie in der zweiten Lebenshälfte. Internist Prax 19:699–713
Thilo HJ (1985) Gruppentherapie mit Patienten über 60 Jahren. In: Schütz RM (Hrsg) Praktische Geriatrie 5. Schütz (Eigenverlag), Lübeck, S 48–56
Thompson PW (1976) Individual adaptation in the middle years: Effects in middle age of "forgetting" origins and roots. J Geriatr Psychiatry 9:5–17
Thompson PW, Chen R (1966) Experiences with psychiatric patients and spouses together in a residential treatment. Bull Menninger Clin 30:23–31
Thürkow K (1985) Altersbilder in massenmedialen, massenkulturellen und künstlerischen Werken – eine Literaturübersicht. Deutsches Zentrum f Altersfragen, Berlin
Uexküll Th v (1979) Vorwort zur ersten Auflage. In: Uexküll Th v (Hrsg) Lehrbuch der Psychosomatischen Medizin. Urban & Schwarzenberg, München, S V
Unger J, Kramer E (1968) Applying frames of reference in group work with the aged. Gerontologist 8:51–53
Villa JL (1972) Mesures sociales-Organisation hospitaliére-Psychotherapie. In: Kisker KP, Meyer JE, Müller M, Strömgren E (Hrsg) Klinische Psychiatrie II. Springer, Berlin Heidelberg New York, 2. Aufl, Band II/2 Psychiatrie der Gegenwart, S 1143–1158

Wächtler C (1983) Analytisch orientierte Gruppentherapie in einer psychogeriatrischen Tagesklinik. In: Radebold H (Hrsg) Gruppenpsychotherapie im Alter. Vandenhoeck & Ruprecht, Göttingen, S 64–74
Wanderer ZW (1972) Existential depression treated by desensitization of phobias: strategy and transcript. J Behav Ther Exp Psychiatr 3:111
Warschawski P, Huber F (1979) Therapeutische Patienten- und Pflegepersonalgruppen im Geriatriespital. Aktuel Gerontol 9:329–335
Warsitz P, Kipp J (1985) „Aus der Not eine Tugend machen" – Fünf Jahre Kooperation einer psychiatrischen Abteilung mit einem Altenzentrum bzw. Altenpflegeheim. Psychiatr Prax 12:33–42
Wayne GJ (1953) Modified psychoanalytic therapy in senescence. Psychoanal Rev 40:99
Wendt C (1958) Psychotherapie des höheren Alters. Z ges Neurol Psychiatry 144:10
Wertheimer J, Bircher LM (1976) Geriatric group psychotherapy. Aktuel Gerontol 6:519–529
Wertheimer J, Lobrinus A (1981) Psychotherapie neurotischer Störungen beim alten Menschen: Eine neue Öffnung ins Leben. Z Gerontol 14:22–33
Whitehead WE, Burgio KL, Engel BT (1985) Biofeedback treatment of fecal incontinence in geriatric patients. J Am Geriatr Soc 33:320–324
Wilke E (1985) Therapieverlauf bei einer 60jährigen Patientin mit Colitis ulcerosa. In: Schütz RM (Hrsg) Praktische Geriatrie 5. Schütz (Eigenverlag), Lübeck
Willi J (1984) Gemeinsames Wachstum-Möglichkeiten und Grenzen. Prax Psychother Psychosom 29:222–223
Willi J (1985) Kovolution. Rowohlt, Reinbek
Wisocki P, Mosher P (1982) The elderly: An under-studied population in behavioral research. Int J Behav Geriatr 1:5–14
Wolf AS (1967) Participation of the aged in the group process. Ment Hyg 51:381–386
Wolff K (1956) Treatment of the geriatric patient in a mental hospital. J Am Geriatr Soc 4:472–479
Wolff K (1958) Active therapy replaces custodial care for geriatric patients in mental hospitals. Geriatrics 13:174–175
Wolff K (1961) Group psychotherapy with geriatric patients in a veterans administration hospital. Group Psychother 14:85–89
Wolff K (1967) Group psychotherapy with geriatric patient. Group Psychother 20:186–187
Wolff K (1970) Techniques of group psychotherapy with geriatric patients. In: Wolff K (ed) The emotional rehabilitation of the geriatric patients. Charles Thomas, Springfield, III, pp 150–158
Wolk RL, Goldfarb AI (1967) The response to group psychotherapy of aged recent admissions compared with long-term mental hospital patients. Am J Psychiatry 123:1251–1257
Wylie HW (1987) The older analysand: countertransference issues in psychoanalysis. Int J Psychoanal 68:343–352
Yesavage JA, Karasu TB (1982) Psychotherapy with elderly patients. Am J Psychother 36:41–55
Zarit StH (1979) Organic brain syndromes and the family. The University of Southern California Press, Los Angeles
Zarsky E, Blau D (1970) THe understanding and management of narcissistic regression and dependency in an elderly woman observed over an extended period of time. J Geriatr Psychiatry 3:160–176
Zeiss AM (1982) Expectations for the effects of aging on sexuality in parents and average married couples. J Sey Research 18:47–57
Zinberg E, Kaufman I (eds) (1963) Normal psychology of the aging process. International Universities Press, New York
Zinberg NE (1963) The relationship of regressive phenomena to the aging process. In: Zinberg NE, Kaufman L (eds) Normal psychology of the aging process. International Universities Press, New York, pp 143–159
Zuehlke TE, Watkins JT (1975) The use of psychotherapy with dying patients: An exploratory study. J Clin Psychol 31:729–732

Versorgungsaufgaben bei alten Menschen und ihre Institutionen

S. GÖSSLING, K. OESTERREICH und B. COOPER

INHALTSVERZEICHNIS

A. Einleitung

Aufgaben der Versorgung stellen sich, wenn die eigenen Kräfte, Fähigkeiten und Fertigkeiten nicht ausreichen, um eine besondere Lebenslage zu bewältigen. Speziell bei alten Menschen lassen sich diese Situation und der Mangel an Kompetenz als Hilfebedürftigkeit beschreiben. Sie kann Pflege- und Behandlungsbedürftigkeit umfassen. Die erkannten Bedürfnissen entsprechenden Leistungen zur Dekkung des Hilfebedarfs beziehen soziale, pflegerische und medizinisch-therapeutische Hilfen ein. Aufgrund tradierter Vorstellungen und unterschiedlicher Finanzierungssysteme werden in der institutionalisierten Versorgung sozial-pflegerische von medizinisch-pflegerischen Leistungen unterschieden. Kommt es zu einer Abgrenzung sog. „Pflegefälle“, so fehlt bei diesen in der stationären, teilstationären und nicht-stationären Altenhilfe in den meisten Fällen eine über gelegentliche

Mitwirkung hinausgehende kontinuierliche ärztliche Versorgung. Umgekehrt kann beim sog. „Behandlungsfall" im klinischen Bereich und in der ambulanten Versorgung die Notwendigkeit ergänzender Hilfen zu kurz kommen und das Erreichen eines ganzheitlichen Behandlungsziels gefährden.

Gerontopsychiatrische Versorgung stellt ein sinnvolles System dar, in dem alle erforderlichen Hilfen als adäquate Leistung tatsächlich verfügbar, auf den Einzelfall bedarfsgerecht und keinesfalls unveränderlich zusammengesetzt sind. Wesentliches Kennzeichen eines für die Versorgung notwendigen Verbundsystems ist die Koordinierung und Abstimmung der Aufgabenbereiche aller versorgenden Instanzen sowie die Kooperationsfähigkeit der Beteiligten. Entsprechende Vorstellungen sind sowohl in der Altenhilfe entwickelt (Diakonisches Werk 1978) als auch in der Psychiatrie-Enquete (1975) vorgeschlagen und modellhaft erprobt worden. Die integrierte gerontopsychiatrische Lösung der Versorgungsaufgaben bei alten Menschen verlangt einen Begriff der Altenhilfe, der in Abänderung der bisherigen überprotektiven Praxis auch therapeutische und rehabilitative Ziele enthält und dem psychisch kranken Älteren beim Erwerb, der Bewahrung und Wiederherstellung von Kompetenz behilflich ist.

Ein großer Anteil der Versorgungsleistungen entfällt auf Hilfen, die von Familienangehörigen und ehrenamtlichen Helfern erbracht werden. Dies geschieht mit oder ohne Beteiligung professioneller Helfer. Auch wenn es an sicheren Zahlen fehlt, besteht die Annahme, daß für viele alte Menschen nur durch den Einsatz von Angehörigen und Helfern ein weiterer Verbleib in der eigenen Wohnung ermöglicht wird.

Gegenwärtig beträgt die mittlere Lebenserwartung in der Bundesrepublik bei Frauen 78, bei Männern 71,5 Jahre. Die Zahl der über 60jährigen hat sich seit 1900 verfünffacht, die Zahl der Hochbetagten, d. h. der über 80jährigen, verdreizehnfacht. Ende 1986 waren in der Bundesrepublik Deutschland knapp 189000 Personen 90 Jahre alt und älter. Mit dem zu erwartenden weiteren Anstieg der Hochaltrigen verbindet sich das Risiko einer vermehrten Inanspruchnahme von Versorgungsleistungen wegen körperlicher und psychischer Erkrankung und deren sozialen Konsequenzen.

Zu wenig Interesse galt bislang dem Schicksal psychisch kranker alter Menschen, die als sog. „Altersverwirrte" zu Hause und in den Institutionen der Altenhilfe leben. Die Verwendung des unklar definierten Begriffs „Pflegebedürftigkeit" hat dazu geführt, daß gerade bei ihnen die Verantwortung für die bestehenden Versorgungsdefizite verwischt worden sind (Bundesarbeitsgemeinschaft der Freien Wohlfahrtspflege 1987). In der Realität zieht ein solches Defizit häufig Verzicht auf wirkliche Diagnostik und therapeutische Hilfe nach sich. Die notwendige medizinische Versorgung tritt auf Kosten der Familie, Helfer und Hilfevermittler mit ihren sozialen und pflegerischen Angeboten zurück.

Ein besonderes Interesse besitzt eine 7,8% umfassende Gruppe sog. „bedingt pathologischer Zustände" (mild mental deterioration, subdepressive Bilder), die möglicherweise Übergänge zwischen noch normal und schon psychisch krank darstellen (Sternberg u. Gawrilowa 1978). Rechtzeitig einsetzende gezielte Maßnahmen der Behandlung und Versorgung könnten sich gerade bei diesen Älteren günstig auf den weiteren Verlauf auswirken und der möglichen Entstehung bzw. Verschlechterung einer gerontopsychiatrischen Erkrankung vorbeugen.

Versorgungsplanungen und -konzepte erstrecken sich zwangsläufig immer auch auf die Analyse der Interaktionen zwischen psychischer/gerontopsychiatrischer Störung/Erkrankung des einzelnen und der Reaktion seiner Umgebung (WING 1975; ENBY u. NORDQVIST 1977). Neuere Übersichten über den gerontopsychiatrischen Aspekt der Versorgung finden sich bei SHERWOOD (1975), BRODY u. SPIVACK (1981) sowie JAEGER (1987).

Nach einer aktuellen Feststellung von OLBRICH (1987) fehlt es bei der Entwicklung und Durchführung therapeutischer Konzepte in der Altenarbeit häufig an Vertrauen in die früher vorhandene und (noch) bestehende Kompetenz des älteren Menschen. Gerontopsychiatrische Versorgung muß in ihrer Gesamtheit ein Instrumentarium anwenden, das auf Abrufbarkeit und Entwicklungsfähigkeit von Möglichkeiten und Fähigkeiten setzt, die der betroffene alte Mensch mitbringt und über die er (noch) verfügt.

B. Gerontopsychiatrie

Die Errichtung spezieller gerontopsychiatrischer Einheiten, auch innerhalb Psychiatrischer Kliniken, wird kontrovers diskutiert (JOLLEY u. ARIE 1978; MÜLLER 1979). Ist eine gerontopsychiatrische Abteilung erst einmal installiert und hat sich ihre Zusammenarbeit mit den lokalen Hilfsdiensten als wirksam erwiesen, so dürfte sich die Zahl der Patienten, die eines Langzeitaufenthaltes in einer stationären Einrichtung bedürfen, dank aktiver Rehabilitationsmaßnahmen voraussichtlich verringern. In einem solchen Fall sollte eine Abteilung auch den Bedarf an gerontopsychiatrischer Unterbringung in einer Region decken (WHITEHEAD 1978).

Für den Mediziner beginnt geriatrisches Wissen mit Grundkenntnissen über Krankheiten im Alter, ihre Ursachen und ihren Verlauf sowie über geriatrische Pharmakotherapie. Gerontologisches Wissen schließt die Fähigkeit ein, normales Altern vom krankhaften Altern zu unterscheiden und eine Einschätzung unter Berücksichtigung entwicklungs- und sozialpsychologischer Faktoren als biographischen Ablauf vornehmen zu können. Vom klinischen Psychiater setzt die für den gerontopsychiatrischen Bereich unerläßliche sozialpsychiatrische Betrachtungsebene eine Vorgehensweise nach sozialmedizinischen Grundprinzipien voraus, von der aus er Versorgungskonzepte entwickelt und praktisch anwendet. Der kritische Rückblick in die letzen 10 bis 20 Jahre zeigt, daß nicht alle psychiatrischen Institutionen in der Lage waren, die genannten Forderungen gerontopsychiatrischer Praxis zu erfüllen. Diese Einschränkung betrifft auch die medizinische Geriatrie. Als besonders fatal erweisen sich Desiderate in der ärztlichen Approbationsordnung der Bundesrepublik und den Weiter- und Fortbildungsprogrammen, in denen Kenntnisse in Geriatrie/Gerontopsychiatrie nicht hinlänglich vermittelt werden.

Das dringende Erfordernis, spezielle gerontopsychiatrische Institutionen einzurichten, gründet sich auch auf den Forschungsbereich. Eines seiner herausragenden Themen ist die Versorgungsforschung auf der Basis epidemiologischer Grunddaten (COOPER u. VINZELBERG-SOMMER 1981; COOPER u. BECK-DRESSLER 1986; HÄFNER 1986).

I. Stationäre Gerontopsychiatrie

Die Zahl der Älteren, die in Großkrankenhäuser eingewiesen wurden, stieg in der ersten Hälfte dieses Jahrhunderts und erreichte ihren Gipfel in den 50er Jahren. Prognosen aus dieser Zeit, in denen eine zukünftige Beherrschung der Psychiatrischen Krankenhäuser durch Ältere vorausgesagt wurden, erwiesen sich jedoch als verfehlt. Der seit einigen Jahren in den USA und in verschiedenen westeuropäischen Staaten zu beobachtende Rückzug der klinischen Psychiatrie aus der Versorgung psychisch kranker Alter ist beklagenswert und wurde in den USA nach dem Jahr 1955 dokumentiert (Kramer 1977). Innerhalb von 20 Jahren hat sich die Unterbringungsform der psychisch Kranken aller Altersstufen beträchtlich verändert, besonders die der Älteren. 1973 waren in der Bundesrepublik Deutschland 19,6% aller psychiatrischen Betten mit 65 Jahre alten Patienten belegt. In Dänemark machten 1972 35% der männlichen und 51% der weiblichen Patienten in klinisch-psychiatrischer Behandlung über 65jährige aus (Cooper u. Vinzelberg-Sommer 1981). Keup (1978) errechnete ein viertel Älterer unter den im Psychiatrischen Großkrankenhaus aufgenommenen Patienten. 1980 wurde hingegen das Kontingent der Einweisungen über 65jähriger in Psychiatrischen Krankenhäusern in den USA mit nur 7% berechnet; 0,35% waren über 85 Jahre alt (Milazzo-Sayre et al. 1987). Der Hinweis aus Südengland, daß 28% von psychisch Alterskranken Aufnahme in einem Allgemeinkrankenhaus gefunden haben, berührt auch das Problem des misplacement (Cooper u. Vinzelberg-Sommer 1981).

In den neuzeitlichen Alternativen zu den Großkrankenhäusern sind ältere Patienten unterrepräsentiert – einschließlich der U.S. Community Mental Health Centers (Sherwood u. Mor 1980) und der wachsenden Anzahl von psychiatrischen Abteilungen in den Allgemeinkrankenhäusern europäischer Länder. Viele gerontopsychiatrische Patienten könnten erfolgreich in einer Klinik für akute Krankheitsfälle behandelt werden, doch müßte der Diagnostik, der individuellen Betreuung und der Entlassungsplanung besondere Aufmerksamkeit gewidmet werden. Bei der klinisch-diagnostischen Einschätzung sind sowohl psychische als auch physische Störungen zu berücksichtigen. Die Organisation gerontopsychiatrischer Versorgung in diesem Kontext ist von mehreren Autoren diskutiert worden (Shulman 1981; Arie 1983; Billig u. Leibenluft 1987). Die Probleme der Betreuung von psychisch beeinträchtigten alten Menschen in großen modernen Klinikkomplexen bedürfen noch einer kritischen Analyse. Während die Bedeutung der Zusammenarbeit zwischen dem Psychiater und dem klinischen Geriater sowohl in diagnostischer als auch therapeutischer Hinsicht nicht überbetont werden kann, hat die Begeisterung für gemeinsame „assessment-units", so groß sie auch vor 10 oder 20 Jahren gewesen war, in der Zwischenzeit erheblich nachgelassen. Eine „assessment-unit" erscheint weniger vordringlich als eine Behandlungsstation für kurzzeitige Aufnahmen.

Der Hauptgrund für eine Abnahme der sog. „Bestandsraten" (Jaeger 1987) ist im rapiden Ausbau der Pflegeplatzkapazitäten zu finden, der durch bundesweite Förderung von medizinischer und pflegerischer Versorgung stimuliert wurde („Medicare"- und „Medicaid"-Programme). Obwohl es keine genauen Daten gibt, wurde geschätzt, daß die Hälfte der Patienten nach ihrer Entlassung aus einem Großkrankenhaus den Weg in die Pflegeheime fanden (DONAHUE 1978) und daß viele andere, die in früheren Zeiten in psychiatrischen Abteilungen eingewiesen worden wären, direkt in die Heime gingen. Es gibt keine Anzeichen dafür, daß sie dort besser aufgehoben waren. Tatsächlich weisen die wenigen vergleichenden Studien auf das Gegenteil hin (EPSTEIN u. SIMON 1968; LINN et al. 1985).

Trotz der nur unvollständigen und bruchstückhaften Statistiken, die für Westeuropa verfügbar sind, gibt es Anzeichen dafür, daß ähnliche Trends in Dänemark, Großbritannien und der Bundesrepublik in Gang kommen, wenn auch etwas später und in einem geringeren Ausmaß als in den USA (JAEGER 1987).

1. Stationskonzept

Das diagnostische Vorgehen und die therapeutische Arbeitsform der stationären Gerontopsychiatrie ist wie für den gesamten gerontologischen Tätigkeitsbereich mehrdimensional angelegt. Fachlich qualifizierte Einrichtungen sind in entsprechender Form ausgestattet (KAUFMANN 1981; OESTERREICH 1973, 1981a; WHANGER u. BUSSE 1975; WILKIN et al. 1985). Die stationäre Verweildauer beträgt nach eigenen Beobachtungen für ältere Demente durchschnittlich 45 Tage, für ältere Depressive 75 Tage (OESTERREICH et al. 1984). Die Aufenthaltszeit ist bei Schwerkranken und Hochaltrigen auch von der weiteren Versorgungsplanung abhängig. Insgesamt hat sie sich in den letzten Jahren verkürzt. In Großbritannien besteht die Neigung, die weitere Verantwortung den Sozialdiensten, in den USA den Angehörigen aufzulasten (KUNZE 1977).

Im Stab der Mitarbeiter befinden sich neben den Ärzten: Psychologen, Sozialarbeiter, Bewegungs- und Ergotherapeuten, Kranken- und Altenpflegepersonal, ggf. Logopäden. Ein ständiges Aus-, Weiter- und Fortbildungsangebot ergeht an Angehörige aller Berufsgruppen der Gerontopsychiatrie und Altenarbeit. Besondere Aufmerksamkeit erfahren Studierende und Schüler, die in ihrer späteren beruflichen Praxis mit Älteren arbeiten wollen. ARIE (1983) hat ein eindrucksvolles Beispiel aus Nottingham geschildert. Die nicht-ärztlichen Berufsgruppen sind vor allem auf Wissenserwerb in fachlich qualifizierten Umgangsformen mit gesunden und kranken Älteren, Beobachtung des Krankheitsverlaufs und Bewertung therapeutischer Effekte angewiesen. Durchlaufende Tendenz der stationären gerontopsychiatrischen Arbeit für den Patienten ist die Vermittlung von Selbstwertgefühl, kognitiven und sozialen Fähigkeiten im Rahmen vorwiegend gruppentherapeutischer Trainingsverfahren. Soweit möglich, sollten diese Programme an Angehörige des Patienten und Mitarbeiter der Institutionen, die sich um die spätere Versorgung kümmern, weitergegeben werden.

2. Aufnahme- und Entlassungsmodalitäten

Die überwiegende Mehrzahl der eingewiesenen Patienten ist zur freiwilligen Aufnahme in der klinischen Station bereit. Eine richterliche (fürsorgliche) Aufnahme bzw. die Einrichtung einer Behandlungspflegschaft gehören zur seltenen Ausnahme.

Entgegen den Gepflogenheiten in anderen medizinischen Einrichtungen, die den Zeitpunkt der Entlassung nach dem Bettenbedarf bestimmen, steht für den gerontopsychiatrischen Patienten der mögliche Erfolg einer Therapie auf dem Spiel, wenn der Kranke ohne Vorankündigung abrupt entlassen bzw. ohne vorherige Information verlegt wird. Bestimmung des Entlassungstermins und Erstellung des weiteren Behandlungs- und Versorgungskonzepts sind rechtzeitig und unter Beteiligung der Angehörigen und/oder sonstigen vorsorgenden Instanzen zu besprechen. Besondere Probleme sind dann nicht auszuschließen, wenn aus der eigenen Wohnung in die Klinik gekommene Patienten wegen Verschlechterung ihres Zustandes in die stationäre Altenhilfe verlegt werden müssen. Nach einer eigenen Erhebung mußten 6% der früher zu Hause lebenden Patienten in ein Altenheim, 4% in ein Altenpflegeheim und 1% in ein Psychiatrisches Pflegeheim verlegt werden (OESTERREICH et al. 1984). LIEM et al. (1986) konnten nach einer intensiven stationären Rehabilitation 48% ihrer dementen Patienten wieder nach Hause entlassen, 33% wurden in ein Pflegeheim verlegt, der Rest kam bei Verwandten, Freunden oder in einer Wohngemeinschaft unter. Inwieweit eine rechtzeitige Vorauswahl differenzierter Versorgungssysteme (VILLA 1972) in der Lage ist, mittelfristig Rezidiven oder Verschlechterung des Zustandes vorzubeugen, muß bei dem derzeitig unzureichenden quantitativen und qualitativen Versorgungsangebot offenbleiben.

II. Ambulante und teilstationäre Gerontopsychiatrie

Die Tagesklinik stellt eine wichtige Verbindung zwischen institutioneller und Gemeindeversorgung dar. Es besteht allgemeiner Konsens, daß sie eine wesentliche Komponente einer gerontopsychiatrischen Versorgungsstruktur sein sollte. Es gibt jedoch weit weniger Übereinstimmung darüber, wenn es um die Frage der bestmöglichen Organisation einer solchen Einrichtung geht. Ältere Patienten mit Depressionen und anderen „funktionellen" psychischen Störungen können gewöhnlich in allgemein-psychiatrischen Tageskliniken behandelt werden, wo eine Mischung verschiedener Altersgruppen sinnvoll ist. Auf der anderen Seite grenzen Tageskliniken für demente alte Menschen in ihrer Funktion an Altentagesstätten, mit denen eine enge Zusammenarbeit angezeigt ist. Grundsätzlich hängt die erfolgreiche teilstationäre Versorgung solcher Personen davon ab, ob die häusliche Betreuung durch einen Angehörigen gewährleistet ist (BERGMANN et al. 1978). Die Arbeit mit schwerbehinderten alten Menschen, die gewöhnlich erst dann endet, wenn der Patient stirbt, stationär eingewiesen wird oder ins Pflegeheim kommt, stellt besondere Anforderungen an das Tagesklinikpersonal. Es ist wichtig, daß die Helfer Gelegenheit haben, die Wohnung des Patienten aufzusuchen und mit den Angehörigen zu reden, um den Nutzen ihrer Arbeit zu erkennen (HEMSI 1978).

Erfahrungen mit gut funktionierenden gerontopsychiatrischen Tageskliniken und Tagesstätten haben LAUTER et al. (1978), KRETSCHMAR u. BRAUER (1979), BERGENER et al. (1980), LEERING u. ENGBERS (1980), LOBRINUS u. WERTHEIMER (1980), SCHLÖR u. BAKONY (1980), KETTERER (1982) sowie STEINHART u. BOSCH (1984) mitgeteilt. STEIN et al. (1984) sprechen der an der Klinikstation orientierten

Tagesklinik einen mehr medizinischen Behandlungsauftrag zu. Die Kosten werden im allgemeinen von der Krankenkasse übernommen. Die Tagesstätte übernimmt eher soziale und pädagogische Aufgaben. Der Arzt tritt in den Hintergrund.

Bei der Nachsorge ist ein Argument zu bedenken, das aus der Sicht des Patienten die Verfolgung des Konzepts erschweren kann. Nach eigenen Beobachtungen und Informationen aus Belgien (Charleroi) haben entlassene Patienten selbst häufig Angst vor der Nachbehandlung in der gleichen Institution. Sie möchten sich nicht mehr gern an die Zeit ihrer gesundheitlichen Krise erinnern, und sie fürchten sich vor der Konfrontation mit Schwerkranken, die sie ebenfalls an die Zeit ihrer eigenen Erkrankung erinnert.

Weil ältere Patienten sowohl in Institutsambulanzen als auch in der fachärztlichen Praxis oft unterrepräsentiert sind, wurden in den letzten Jahren verschiedene neue Ansätze erprobt, darunter Hausbesuche, mobile Ambulanzen, „outreach"-Projekte und „memory clinics" (INT. PSYCHOGERIATRIC ASSOCIATION 1987). Außerdem hat es in Ländern mit vielen ärztlichen Gemeinschaftspraxen eine verstärkte Bewegung hin zur psychiatrischen Überweisung und Konsultation in diesem Rahmen gegeben (MITCHELL 1985), eine Entwicklung, die deutliche Vorteile für ältere Patienten mit sich bringt.

Gerontopsychiatrische Altenberatung nimmt ihre Position als ein Instrument von Primär- und Sekundärprävention im engeren Sinn im Vorfeld der Manifestation gerontopsychiatrischen Krankseins wahr. In einer Heidelberger Beratungsstelle vermochten wir nachzuweisen, daß nach der Regulierung vorwiegend psychosozialer Krisen durch Intervention der Berater die Gefahr des Abgleitens in krankhafte Zustände wie Depression, Verwirrtheit und abnorme Entwicklung vermindert werden konnte (OESTERREICH 1981a).

III. Der Arzt

1. Tätigkeitsmerkmale

Die von STÖRMER (1983) wiederholt vertretene Auffassung, der niedergelassene Arzt für Allgemeinmedizin sei der eigentliche „Arzt für Geriatrie", und seine Forderung nach einer engen Allianz zwischen Arzt, Alterspatient und Angehörigen stehen und fallen mit der Fähigkeit des Arztes, auf Alterskranke einzugehen und mit ihnen qualifiziert umzugehen. Medizinische Fachkenntnisse machen nur einen Teil der Befähigung zum Geriater/Gerontopsychiater aus. Selbstbild des Arztes und sein Fremdbild von seinen Alterspatienten sind Rahmenbedingungen, innerhalb derer sich der Arzt mit seinem Patienten auseinanderzusetzen hat. Kenntnisse über Gesprächsführung und Korrektur des Stereotyps vom zwangsläufigen „Altersabbau" sind Voraussetzungen für eine fachgerechte Arbeit mit Älteren (OESTERREICH 1986).

Das Erkennen einer Krankheit in einem möglichst frühen Stadium bietet die beste Voraussetzung für ein erfolgreiches Eingreifen; es ist zugleich aber mit beträchtlichen Schwierigkeiten verbunden. Eine Studie in einer englischen Großstadt (BERGMANN 1982), die sich auf zwei ärztliche Gruppenpraxen stützte, hat gezeigt, daß die Anzahl der dem gerontopsychiatrischen Dienst gemeldeten Fälle nur einen Bruchteil der wahren Prävalenz in der Altenbevölkerung darstellte. Darüber hinaus handelt es sich bei den überwiesenen Fällen vorwiegend um fortgeschrittene Stadien: Oft waren die Patienten so krank, daß das gerontopsychiatrische Team eine sofortige akutmedizinische oder chirurgische Behandlung veranlassen mußte. Viele psychische Beeinträchtigungen der alten Patienten schienen für den Hausarzt „unsichtbar" gewesen zu sein. Bergmann schloß daraus, daß eine auf Präventivmaßnahmen ausgerichtete Versorgung entwickelt werden sollte, die auf einem systematischen "screening" der Risikogruppen in der Altenbevölkerung beruht, insbesondere für alleinlebende, hochbetagte Menschen; für diejenigen, denen ein enger Angehöriger verstorben ist oder die aus dem Krankenhaus entlassen werden und für solche, die auf soziale Fürsorge, pflegerische Leistungen oder Haushaltshilfen angewiesen sind. Auf längere Sicht könnten sich die gerontopsychiatrische "screening"-Ansätze dieser Art als wirksam erweisen, sofern sie sich in die alltägliche Arbeit des Arztes und seines Teams integrieren lassen (Cooper u. Bickel 1984).

Aus der „Göttinger Studie" ergibt sich, daß nur 11% Älterer im Zeitraum von einem Jahr überhaupt keinen Kontakt zu einem Arzt hatten. Bei 30% kam es bis zu 5 Arztkontakten, bei 22% zu 6 bis 10, bei 35% 11mal und mehr. Die Frequenz der Arztkontakte nimmt mit Anstieg des Lebensalters und dem damit verbundenen erhöhten Krankheitsrisiko zu. Bemerkenswerterweise verringert aber das Vorhandensein einer psychischen Störung eher die Häufigkeit der Arztkontakte. Es ist anzunehmen, daß ein psychisch gesunder Älterer seine körperliche Erkrankung wohl genauer definieren und beschreiben kann als ein psychisch kranker Älterer sein Leiden (Krauss 1978). Ein weiterer Grund für die erwähnten Differenzen könnte die häufig bei Dementen sichtbare Unfähigkeit sein, ihrem subjektiven Leiden in verständlicher Form Ausdruck zu geben. Daß auf der anderen Seite gerade psychisch kranke Ältere eines besonderen Maßes an ärztlicher Fürsorge bedürfen, ist selbstverständlich.

Die Untersuchungsergebnisse über die Inanspruchnahme von Ärzten der Allgemeinmedizin bzw. Nervenärzten durch psychisch Alterskranke weichen erheblich voneinander ab (Fichter et al. 1983; Weyerer u. Dilling 1984). Beim Nervenarzt waren es 4–5%, beim Arzt für Allgemeinmedizin etwa 30%, die bei der ersten Konsultation wegen eines gerontopsychiatrisch relevanten Leidens in der Sprechstunde erschienen sind (s. auch Gabriel et al. 1979). Die großen regionalen Unterschiede werden auch aus den Erhebungen von Hirschberg (1980) deutlich, der in Berliner nervenärztlichen Praxen bis zu 44% gerontopsychiatrischer Patienten gefunden hat, wobei unklar ist, ob es sich um Erst- oder Mehrfachkonsultationen handelte. Das Verhältnis von Frauen : Männern betrug 2:1. Unterschiede der Untersuchungsergebnisse dürften sich auch mit der Lokalisation der Praxis (städtisches/ländliches Gebiet), Art und Schweregrad der Erkrankung sowie Verfügbarkeit ambulanter, teilstationärer und stationärer Therapie- und Versorgungsgebiete erklären.

Unter Hinweis auf die genannten Unterschiede sind bei den Patienten die Zugangsmöglichkeiten zu prüfen. Dazu wird häufig ein niedergelassener Arzt vom Typ des früheren Hausarztes eher in der Lage sein als ein Facharzt oder eine Institution, die den kranken Älteren noch nicht länger betreuen und die er nicht kennt. Dem Hausarzt kann auch eine bestimmte Form von „Langzeitversorgung“ obliegen, wenn er Einblicke in die Biografie seines nun alt und krank gewordenen Patienten hat. Aus der Sicht von Alterskranken werden als Gründe für eine mangelnde Inanspruchnahme des Arztes angegeben: finanzielle (50,6%), mangelndes Vertrauen (31,5%), ferner zu lange Wartezeiten, Einbestellung zu ungünstigen Zeiten, Arzt und seine Mitarbeiter besitzen keine ausreichenden geriatrischen Kenntnisse, zu weiter Weg von Wohnung zur Arztpraxis, Angst vor Einweisung in eine Klinik (Koin 1984). Da von den zu Hause wohnenden psychisch krank gewordenen Älteren und von Personen in ländlicher Umgebung meist der Allgemeinarzt oder der niedergelassene Arzt für innere Medizin zu Rate gezogen werden, müssen Zielgruppen von geriatrisch-gerontopsychiatrischen Fortbildungsveranstaltungen auch Ärzte dieser Fachrichtungen sein (Anderson 1976). Die Notwendigkeit eines ausreichenden Wissensstandes wird sich bei allen medizinischen Fachvertretern spätestens dann erweisen, wenn sie als Berater in Einrichtungen der Altenhilfe gerufen werden (Kayser-Jones 1984).

Für funktional richtig arbeitende stationäre Einrichtungen empfiehlt sich die Hinzuziehung eines festen Arztes auf der Grundlage einer tariflichen Vereinbarung. Die sog. freie Arztwahl hat zwar den Vorteil, daß ein vielleicht schon seit langer Zeit bestehendes Vertrauensverhältnis zwischen Patient und seinem Arzt erhalten bleiben und fortgesetzt werden kann. Gegen eine solche Regelung spricht jedoch, daß es die Institution nicht nur mit einem (qualifizierten) Arzt, sondern mit mehreren Ärzten zu tun hat, die u. U. verschiedenen Fachrichtungen angehören und nicht alle in gleicher Weise geriatrisch-gerontopsychiatrisch ausgebildet sind. Bei Inanspruchnahme einer ambulanten oder stationären Einrichtung der Altenhilfe sollte der Patient davon überzeugt werden, daß aus Gründen der Durchführung eines fachgerechten Therapieprogramms ein einzelner, entsprechend ausgebildeter Arzt von Vorteil ist.

2. Ausbildung

Auch wenn in der Vermittlung des Gesamtlehrstoffes Medizin geriatrisches und gerontopsychiatrisches Wissen angeboten wird, so haben doch spezielle und fundierte Lehrangebote bislang nicht durchweg Eingang in die Regel-Pflichtveranstaltungen gefunden. Die Approbationsordnung für Ärzte und die Weiterbildungsordnungen für Ärzte der Inneren Medizin und der Psychiatrie/Neurologie sehen in der Bundesrepublik Deutschland keine entsprechenden Richtlinien vor. Die Lehrstoffe der universitären Ausbildungsstätten in der Bundesrepublik sind ganz ungleichmäßig verteilt. Eine mögliche negative Konsequenz in den USA aus Gründen mangelnder Ausbildung hat Olbrich (1985) deutlich gemacht. Dort herrscht Angst vor dem „instant gerontologist“, dem selbsternannten und nur mit Minimalkenntnissen ausgestatteten geriatrisch tätigen Arzt. Als höchst gefährlich ist vorhandenes Interesse an Gerontologie und Geriatrie bei Universitätslehrern zu bezeichnen, welche dennoch nicht über ausreichende fachliche Kenntnisse und Erfahrungen verfügen und ihr Minimalwissen an Studenten weitergeben (John u. Steel 1978). Über ein Postgraduiertentraining in Geriatrie für Ärzte der Allgemeinmedizin, Internisten, Neurologen und Psychiater in der UdSSR berichtet SHCHIRINA (1975).

Lehrstoffe in Buchform für Mediziner und andere in der Altenarbeit stehende Berufsgruppen haben im deutschen Sprachraum vorgelegt FRANKE u. HIPPIUS (1979), BÖGER u. KANOWSKI (1980), BROCKLEHURST et al. (1980), RADEBOLD et al. (1981) sowie LACHNIT (1982). In lexikalischer Form aufgemacht sind ein Handbuch der gerontopsychiatrischen Versorgung (TRICK u. DAISLEY 1980) und ein Nachschlagewerk der DEUTSCHEN ZENTRALE für VOLKSGESUNDHEITSPFLEGE in Frankfurt (1986).

In einer Studie wiesen CICCHETTI et al (1973) auf ein geringes Interesse der Medizinstudenten aus Anfangssemestern an sozialmedizinischen Inhalten des geriatrischen Unterrichts hin. Besondere Abwehr bestand gegen negative Langzeitverläufe. Diese konnte so weit gehen, daß die Studenten Ältere mit Bezeichnungen wie "crock" (= Ruine) diffamierten. Solche Fehleinstellungen machen wahrscheinlich, daß wohl nicht nur Inhalte, sondern auch Methoden des Unterrichts zu überprüfen sind. Übersichten über zeitgemäße gerontologische Lehrmethoden erschienen in neuerer Zeit bei KANOWSKI (1975), VARNER u. VERWOERDT (1975), BRELOER (1978), FALCK (1978), FÜLGRAFF (1978) und DIECK (1984). Während wir den Eindruck haben, daß bei studentischen Anfängern durchaus Interesse an der Alternsthematik vorhanden ist, scheint die Neugier der fortgeschrittenen Semester und der Ärzte an diesem Thema wieder abzunehmen. Die drei Hauptgründe hierfür sind aus unserer Sicht: ein unzureichendes Angebot fachlich attraktiver und methodisch richtig durchgeführter Lehrveranstaltungen; eine unzureichende Wissensvermittlung von Geriatrie und Gerontopsychiatrie an Studenten durch fachfremde Dozenten; Unsicherheiten bei der späteren Berufsplanung. Ähnlich wie bei COMFORT (1980) und ARIE et al. (1985) werden von uns in einem „Gerontologischen Seminar" seit 1970 Schwerpunkte der Geriatrie und Gerontopsychiatrie unter Berücksichtigung ihrer multikonditionalen Bedingungen diskutiert. Einen breiten Raum nehmen Formen des Umgangs mit kranken (und gesunden) Älteren ein. In der Art einer Supervision haben die Teilnehmer die Möglichkeit, in ihrer beruflichen Praxis entstandene Unklarheiten, Probleme und Ängste vorzutragen (OESTERREICH 1981 a). Die von PITT (1974) angeratene ständige Fortbildung von schon im Dienst stehenden Gerontopsychiatern mit dem Erfordernis eines Zuwachses an fachlichem Wissen (BUSSE 1985) stellt zumindest für die Bundesrepublik Deutschland bislang eine Illusion dar.

IV. Nicht-ärztliche Berufe

1. Tätigkeitsmerkmale

Die Mehrzahl der in der Altenarbeit tätigen Berufsgruppen ist mit geriatrisch-gerontopsychiatrischem Grundwissen nur unzulänglich ausgestattet. Auch nicht in unmittelbar speziellen Altenberufen tätige therapeutische Personen sollten über wenigstens einige Basiskenntnisse verfügen, da sie in ihrer Sprechstunde älteren und darunter auch psychisch gestörten Personen begegnen können. Gegenüber dem Fachbereich Gerontopsychiatrie scheint beim Krankenpflegepersonal eine besonders starke Abwehr zu herrschen. BERGMAN (1974) berichtete, daß examinierte Krankenschwestern und -pfleger lieber eine Tätigkeit in der Erwachsenenpsychiatrie bevorzugen. Dort seien mehr positive Therapieeffekte und eine Ausheilung zu erwarten als in der Geriatrie/Gerontopsychiatrie. Kranke aus dem gerontopsychiatrischen Bereich würden eine zu inhomogene Gruppe darstellen. Folgen falscher Einschätzungen und mangelnder Selbsterfahrung und Ausbildung können Konflikte innerhalb des Teams (BALDWIN u. TSUKUDA 1984) sowie massive abnorme Reaktionen und Entwicklungen auf seiten der Mitarbeiter sein, die KATSCHNIG u. KONIECZNA (1986) im Zusammenhang mit Krisen- und Notzuständen beschrieben haben: Nach anfänglichem übertriebenen Enthusiasmus „burn out"-Syndrom mit Ausuferung in Irritierbarkeit, Hoffnungslosigkeit, Frustration, Apathie, Desinteresse, Stagnation und Zynismus (FREUDENBERGER 1974; AGUILERA u. MESSICK 1982).

In der Sozialarbeit hat sich die Situation in den letzten Jahren verbessert. Der Schwerpunkt hat sich vom traditionellen "casework"-Modell zu einem eher problemorientierten Ansatz verschoben, in dem der Sozialarbeiter zunehmend als Schlüsselperson und Vermittler fungiert, in Krisensituationen aber auch fachliche Hilfe leisten kann (GOLDBERG u. CONNELLY 1982). In Großbritannien erwies sich die Angliederung von Sozialarbeitern an ärztliche Gruppenpraxen als ein wichtiger Schritt nach vorn (CLARE u. CORNEY 1982). Versuche, die Wirksamkeit von Sozialarbeit empirisch zu belegen, haben bislang nur wenig positive Ergebnisse geliefert (BREWER u. LAIT 1980). Dies gilt speziell für die wenigen Interventionsstudien, die sich mit der Alternsthematik beschäftigen. Eine dringende Forschungsaufgabe besteht für die Gerontopsychiatrie auch darin, die Strategien und Vorgehensweisen in der Sozialarbeit zu ermitteln, welche die besten Resultate bei psychisch Alterskranken versprechen.

Gerontopsychiatrische Kenntnisse müssen immer auch die Fähigkeit einschließen, ältere Patienten genau zu beobachten, die Beobachtungen zu dokumentieren und den Therapie„erfolg" zu definieren. Je ausgedehnter zeitlich die Langzeitversorgung ist, um so mehr muß sich der Therapeut über Inhalt und Zielsetzung seiner Maßnahmen im klaren sein. Supervision der Einrichtung und ihrer Mitarbeiter kann sich im Fall von Erschöpfung oder Konflikten als Regulativ auswirken.

2. Ausbildung

Nach wünschenswerter vorausgegangener Selbsterfahrung und Prüfung der Eignung sind für Berufe in der Altenarbeit folgende Lehrstoffe mit gerontopsychiatrischer Relevanz zu befürworten:

Grundlagen der Gerontologie.
Selbsteinschätzung/Fremdeinschätzung.
Selbstverständnis der therapeutischen Person.
Umgang mit gesunden und psychisch kranken Älteren.
Gesprächsführung – Beratungstechniken.
Grundstrategien von Therapie und Versorgung.
Einführung in die gerontopsychiatrische Krankheitslehre.

Ursachen und Verlauf.
Spezielle Trainingsverfahren.
Aspekte der Gruppendynamik.
Erläuterung allgemeiner Begriffe aus der Psychologie und Soziologie.

Grundlagen diesen Inhalts werden im Rahmen des Grundpraktikums und von Fortbildungsmaßnahmen angeboten (OESTERREICH 1981a). Einrichtungen der Altenarbeit und Trägerverbände gehen mit unterschiedlichen Methoden vor. Ein spezielles Lehrangebot für die Sozialarbeit existiert in Kassel (RADEBOLD u. GRUBER 1979).

V. Angehörige und Laienhelfer

Angehörige psychisch kranker Älterer und nicht-professionelle Helfer gelten als unverzichtbare Mitglieder des Teams bei der Versorgung Älterer. Sie können als nebeninstitutionelle Hilfesysteme die Arbeit einer institutionellen Versorgung begleiten.

Bei psychisch veränderten Älteren endet die häusliche Selbständigkeit im Sinne eigenständiger Versorgung früher als bei alten Menschen mit körperlicher Gebrechlichkeit. Dies gilt auch dann, wenn Defizite zunächst durch Familienhilfe kompensiert werden können. Die unmittelbare Umgebung erträgt und toleriert jahrelange Bettlägrigkeit mit dauernder Inkontinenz leichter als kurzer Fristen mit einem zwar körperlich rüstigen, jedoch verwirrten Herum- und Fortläufer. Es ist eine vom jeweiligen sozialen Umfeld definierte Grenze der Möglichkeiten anzunehmen, von der an die Situation von den Angehörigen als unerträglich empfunden wird und die Tendenz sich in Richtung auf stationäre Hilfen bewegt. Diese Grenze wird im allgemeinen dann erreicht, wenn:

- die Angehörigen nicht nur die Abnahme der Auffassungs- und Merkfähigkeit, sondern die Einengung und Erstarrung des Gedankenganges, die Aggressivität, Schreien und wiederholtes Fragen bis hin zur Aufhebung der persönlichen und Gefühlsbeziehungen beklagen;
- es bei unkomplizierten Alltagsverrichtungen zu „unsinnigen" Handlungen kommt;
- Symptome wie Schlaf-Wach-Umkehr oder der Verlust des Schamgefühls, Rituale, Normen und Lebensgestaltung einer Familie bedrohen;
- wegen gefährlicher Situationen zu Hause und im Straßenverkehr Schuldzuweisung durch Dritte erfolgt, etwa im Sinne einer sträflichen Vernachlässigung der angeblichen Aufsichtspflicht;
- als Folge des Verlustes der Persönlichkeit einschließlich der Hygiene „mitten in der ordentlichen Familie" beschämende Verwahrlosung eintritt;
- die Versorgung die Familienbeziehungen des Betreuers, seine Berufsausübung, sozialen Kontakte und Aktivitäten erheblich beeinträchtigt.

Eine Ausweitung der Grenzen nicht-stationärer Möglichkeiten ist denkbar, wenn die Pflege in der Familie Unterstützung durch professionelle Dienste erfährt, wenn auch die materiellen Bedingungen dafür attraktiver werden und wenn die Angehörigen für diese Aufgabe besser befähigt und dabei fachlich begleitet werden.

Von Wichtigkeit sind die Einstellungen und Erwartungen gleichaltriger und jüngerer Angehöriger zu ihren Kranken und an die therapeutische Institution. Verlauf der Erkrankung und Überlebenszeit des Dementen kann beispielsweise auch von den Angehörigen und ihrer Bereitschaft zur Mitarbeit abhängen (GILLEARD et al. 1984). Eine besonders wichtige Rolle spielt dabei das Stereotyp der Angehörigen vom vermeintlichen zwangsläufigen Altersabbau (KAHN u. TOBIN 1981). Unterschiedliche prognostische Aussagen in Abhängigkeit von der unmittelbaren familiären Beziehung zwischen Helfer und Patient konnten BERGMANN et al. (1978) nachweisen. Der Verlauf der gerontopsychiatrischen Erkrankung war nach Aufnahme in ein Heim bei Personen, die früher von ihren Kindern zu Hause versorgt worden sind, besser als bei jenen, um die sich früher ein gleichaltriger Partner gekümmert hat. Besonders schlecht schnitten früher Alleinstehende ab. Nach einer anderen englischen Studie bei älteren Dementen war ein Großteil der pflegenden Angehörigen sogar älter als der Patient. Die Betreuer hatten mit dem betroffenen kranken Alten durchschnittlich 36 Jahre zusammengelebt. Nur in wenigen Fällen hatte ein Haushaltswechsel bzw. Umzug nach Beginn der Erkrankung stattgefunden (LEVIN et al. 1983).

Angehörigengruppen, teilweise in Kombination mit Selbsthilfegruppen leichter gestörter psychisch Alterskranker (RADEBOLD u. BRUDER 1986) beginnen ihre therapeutische Arbeit schon während des Aufenthaltes des psychisch Alterskranken in seiner bisherigen häuslichen Umgebung, spätestens jedoch, wenn der Patient in eine stationäre Einrichtung aufgenommen wird und später von dort wieder entlassen werden soll. Die regelmäßig stattfindenden Gruppensitzungen auf der Station werden von einem Sozialarbeiter, Arzt oder Psychologen angeleitet. Nach der Entlassung des Patienten sollte die Gruppe weiter bestehen bleiben, ggf. auch ohne Mitwirkung eines Therapeuten oder nur unter seiner gelegentlichen Assistenz. Einer Überforderung von Angehörigen kann weitgehend vorgebeugt werden, wenn sie die Möglichkeit der Aussprache mit in gleicher Weise belasteten anderen Personen haben. Bei erheblicher Überbelastung ist eine vorübergehende Aufnahme des Patienten in eine stationäre Einrichtung zu erwägen, bis sich der Angehörige wieder zur Fortsetzung seiner Hilfeleistung in der Lage sieht. Die fachliche Begleitung Angehöriger und von Laienhelfern klärt auch die Möglichkeit und Grenzen der körperlichen und psychischen Belastbarkeit sowie die psychologischen und sozialen Beziehungen zwischen dem Helfer und dem Kranken ab. An sich lobenswerte ideelle und aus karitativer Einstellung hervorgegangene Hilfsbereitschaft reicht noch nicht aus, um der Aufgabe einer längerfristigen Versorgung eines psychisch Alterskranken gewachsen zu sein.

Aus Selbsthilfegruppen sowie freiwilliger Nachbarschaftshilfe konnten in den USA für die "ALZHEIMER'S DISEASE ASSOCIATION" sehr erfolgreich Hilfskräfte rekrutiert werden, die inzwischen auf internationaler Ebene tätig sind. Selbsthilfegruppen werden die größten Erfolge dort erzielen, wo sie in enger Kooperation mit professionellen Diensten arbeiten können. Die Notlage der psychisch kranken alten Menschen erfordert ein ganzheitliches Vorgehen. Kontrollierte Studien haben ergeben, daß ein integriertes Versorgungsangebot die Behinderung und Abhängigkeit der alten Menschen reduzieren kann (HENDRIKSEN et al. 1984).

VI. Gerontopsychiatrische Versorgungsforschung

Im deutschen Sprachraum erschienen schon 1976 grundlegende Ausführungen über „Forschung, Lehre und Krankenversorgung aus der Sicht einer Abteilung für Gerontopsychiatrie" unter Leitung von S. KANOWSKI an der Freien Universität Berlin (JUNKERS et al. 1976). Zur gleichen Zeit wurde eine Standortbestimmung der gerontopsychiatrischen Versorgung in der Bundesrepublik von BERGENER et al. (1976) vorgenommen. Beide Veröffentlichungen haben bis heute nicht an Aktualität eingebüßt. Neuesten Datums sind die Forderungen von HÄFNER (1986). Ergänzend zu diesen drei Publikationen sollen Themenbereiche gerontopsychiatrischer Versorgungsforschung wie folgt in Kürze umschrieben werden:

Epidemiologische Grunddaten.
Kenntnisse über biologische, biographische und psychosoziale Einflußfaktoren auf den normalen und psychopathologischen Alternsverlauf.
Longitudinalstudien normaler und krankhafter
Alternsverläufe einschließlich katamnestischer Untersuchungen.
Therapieverfahren einschließlich Trainingsprogramme.
Entwicklung und Überprüfung präventiver und intervenierender Konzepte.
Angehörigenarbeit.
Plazierung.
Die Rolle des Arztes für Allgemeinmedizin und des Internisten.
Struktur der Sozialarbeit.
Unterrichtsmethoden.
Effizienzmessung.
Finanzielle und sozialpolitische Ressourcen.

Forschungsprogramme dieser Art sind auf eine umfassende Forschungsförderung angewiesen. Von ihr und einer sich am internationalen Vergleich orientierenden Forschungspraxis sind Verbesserungen der gegenwärtigen unbefriedigenden Situation der Versorgung zu erwarten. Gerontopsychiatrische Forschung setzt die Fähigkeit zur interdisziplinären Zusammenarbeit voraus.

C. Einrichtung der Altenhilfe

Allgemein anerkannte Gestaltungsprinzipien der heutigen Altenhilfe in der Bundesrepublik sind:

- Berücksichtigung der individuellen medizinischen, pflegerischen, psychosozialen und sozialen Bedürfnisse,
- Aktivierung, klientenorientiertes Handeln, Hilfe zur Selbsthilfe, Mitwirkung des Empfängers bei der Gestaltung der Hilfe,
- Gleichwertigkeit von Therapie und Pflege, multidisziplinärer Ansatz,
- Berücksichtigung der Erkenntnisse der Geriatrie, Gerontopsychiatrie und psychologischen Gerontologie (DIAKONISCHES WERK 1978).

Auf diesem Hintergrund hat die BUNDESARBEITSGEMEINSCHAFT der FREIEN WOHLFAHRTSPFLEGE (1978) die Ansicht der BUNDESREGIERUNG (1985) über die

Zielvorstellungen der Altenhilfe ausdrücklich unterstützt. Auszugsweise werden folgende Punkte genannt:

- Befriedigung der körperlichen, geistig-seelischen und sozialen Grundbedürfnisse,
- möglichst langer und umfassender Erhalt der Selbständigkeit,
- Befähigung des alten Menschen zu selbständigem Handeln.

Die konsequente Einführung dieser Gestaltungsprinzipien und generelle Verwirklichung dieser Absichten setzt in Übereinstimmung aller Beteiligten über die Zielsetzung ein geplantes und organisiertes methodisches Vorgehen voraus. Die jeweiligen Rahmenbedingungen z. B. finanzieller und personeller Art entscheiden über Quantität und Qualität des Leistungsangebotes. Diese Möglichkeiten haben in den letzten 20 Jahren eine erhebliche Ausweitung und Verbesserung erfahren. Die unverzichtbare Beteiligung der Altenhilfe an der Aufgabenlösung in einem gerontopsychiatrischen Versorgungssystem verdeutlicht aber auch alte und beleuchtet neue Lücken und Schwachstellen, deren Beseitigung ein wichtiges Anliegen sein muß.

I. Stationäre Altenhilfe

Zur stationären Altenhilfe gehören alle Einrichtungen, die in den Anwendungsbereich des Heimgesetzes (1974) fallen. Dies sind „Altenheime, Altenwohnheime, Pflegeheime und gleichartige Einrichtungen, die alte Menschen sowie pflegebedürftige oder behinderte Volljährige nicht nur vorübergehend aufnehmen und betreuen..." (§ 1 Abs. 1 Heimgesetz). Hinzu kommen Einrichtungen außerhalb des Heimgesetzes, von denen Altenwohnanlagen, Altenwohnungen mit abrufbaren Dienstleistungen unterschiedlicher Art sowie betreute Wohngemeinschaften alter Menschen zu erwähnen sind.

Während die Bedeutung herkömmlicher Altenheime eher abnimmt, besteht ein ständig wachsender Bedarf an beschützten, heimverbundenen Wohnungen und an Pflegeplätzen. Bei den Pflegebedürftigen, die Aufnahme im Heim finden, scheint der Anteil der schwer und schwerst Gebrechlichen und unter diesen der Anteil der psychisch kranken Älteren weiter anzusteigen. Häfner (1986) schätzt die Zahl der Heimbewohner mit psychischen Störungen auf 42%. Die Ziffern schwanken in Abhängigkeit von der Lokalisation und der Trägerschaft der Einrichtung.

Der Einfluß des Heimmilieus auf die psychische Gesundheit der Heimbewohner ergibt sich aus Vergleichsstudien von Mann et al. (1984) in London, New York und Mannheim. Die Querschnittsuntersuchung zeigt, daß Demoralisierung und Depressivität der Bewohner je nach Milieu und Einstellungen des Personals abnehmen oder zunehmen und daß sich aktivierende Therapieverfahren auf die kognitiven Fähigkeiten positiv auswirken können.

Das Altenpflegeheim/Altenkrankenheim ist „nach Bau, Ausstattung und Personalbesetzung darauf ausgerichtet, verbliebene Kräfte der alten Menschen mit ärztlicher Hilfe, insbesondere durch aktivierende Pflege zu üben und zu erhalten sowie eine Besserung des Allgemeinzustandes herbeizuführen" (Deutscher Verein 1979). Die wesentlichen Unterschiede zwischen stationärer Pflege im Bereich der Altenhilfe und stationärer Behandlung/Pflege im klinischen Bereich dokumentieren sich in der unterschiedlichen Gewichtung des Leistungsangebotes, der Kostenregelung und der Verweildauer. Die Angebote der stationären Altenhilfe erfahren insofern eine unzulässige Einschränkung, als nach derzeit an vielen Orten noch herrschender Meinung bei der Hilfebedürftigkeit dieser Menschen eine nicht behandlungsbedürftige Pflegebedürftigkeit und/oder ein nicht behandlungsfähiges chronisches Leiden anzunehmen seien und daß bei diesem Personenkreis vom Tag der Heimaufnahme an der Krankheitsbegriff gemäß Reichsversicherungsordnung (RVO) nicht (mehr) anwendbar sei. Dementsprechend habe das Schwergewicht des Leistungsangebotes in diesen Einrichtungen auf der Pflege und der allgemeinen Betreuung und nicht auf der Behandlung und Rehabilitation zu liegen. Auch unter dem Eindruck der finanziellen Situation der Kommunen versteht sich der Sozialhilfeträger nicht als ein Kostenträger für Leistungen, deren Notwendigkeit vom eigentlich zuständigen Krankenversicherungsträger verneint wird. Dennoch besteht weitgehende Übereinstimmung inzwischen darüber, daß der Anspruch eines pflegebedürftigen alten Menschen auf Hilfe im Heim mit dem eingeschränkten Angebot einer nur bewahrenden und erhaltenden äußeren Versorgung („Versorgungspflege") nicht erschöpft ist, sondern daß sein Hilfebedarf darüber hinausgeht. Nach § 1 Abs. 2 des Bundessozialhilfegesetzes (1961) ist „dem Empfänger der Hilfe ein Leben zu ermöglichen, das der Würde des Menschen entspricht. Die Hilfe soll ihn so weit wie möglich befähigen, unabhängig von ihr zu leben". Das Heimgesetz (1974) soll erklärtermaßen „die Interessen und Bedürfnisse der Bewohner in den Einrichtungen ... vor Beeinträchtigungen schützen" (§ 2 Abs. 1). § 6 Abs. 3 Heimgesetz verlangt die Gewährleistung angemessener Betreuung pflegebedürftiger Bewohner. Dazu gehören außer der Grundpflege einschließlich Körperpflege, der Essensversorgung und der Reinigungsdienste auch prophylaktische Maßnahmen, Krankenbeobachtung, Behandlungspflege, spezielle Krankenpflege und aktivierende Hilfen (Gössling u. Knopp 1980).

Eine besondere Schwierigkeit ergibt sich aus dem Regelfall der sog. Dauerunterbringung in Einrichtungen der stationären Altenhilfe. Das Erlebnis eigener Abhängigkeit von fremder Hilfe zusammen mit dem durch Wohnungsauflösung bekräftigten Postulat, eine Unabhängigkeit von Pflege sei nicht mehr zu erwarten, prägt nicht nur die Leistungsstrukturen der Einrichtung und das Verhalten der Mitarbeiter negativ, sondern auch den Betroffenen selbst in seiner psychosozialen Situation. Anders als bei Krankenhausaufenthalten kann die bisher übliche Praxis auch zum Vorurteil beitragen, die Heimaufnahme sei mit Endgültigkeit verbunden.

Die Leistungen des Pflegeheimes für psychisch kranke alte Menschen unterscheiden sich beträchtlich von den Regelleistungen für Heimbewohner, deren Pflegebedürftigkeit überwiegend auf eine Beeinträchtigung körperlicher Funktionen zurückgeht. Im Vordergrund steht für die Mitarbeiter die nahezu ununterbrochene Notwendigkeit, bei den alltäglichen Verrichtungen (Körperpflege, Essen, An- und Auskleiden, Toilettenbenutzung) als Beistand und Berater zu fungieren, den Älteren anzuregen, zu erinnern und behutsam zu korrigieren. Erforderlich ist darüber hinaus eine Strukturierung des Tagesablaufes, die den Bedürfnissen der Bewohner entgegenkommt, dabei allerdings mitunter die eingefahrenen betrieblichen Abläufe der Institution tangiert. Präsent sein heißt für die Mitarbeiter überdies, einen Kompromiß zwischen Freiheitsgewährung, notwendiger Aufsichtspflicht zur Vermeidung von Selbst- und Fremdgefährdung und Anwendung freiheitsentziehender Maßnahmen zu finden. Erforderliche Orientierungshilfen bestehen nicht nur aus Schrifttafeln, Symbolen und Kennzeichnungen, sondern aus persönlicher Wegweisung, Hilfen zur Kommunikation, therapeutischen Gesprächen, die allesamt Zeit kosten und Geduld erfordern. Die konventionellen Arbeitsabläufe der Pflege müssen durch Übungs- und Trainingsangebote für Verwirrte, durch Hilfen zur Beschäftigung des einzelnen und von Gruppen ergänzt werden. Besondere Zuwendung brauchen Antriebsschwache und depressiv Gehemmte, darüber hinaus häufig aber auch deren Familienangehörige sowie Behördenvertreter, der Vormund/Pfleger, von denen Verständnis für die Maßnahmen erwartet werden sollte.

Die Anforderungen an eine Pflegedokumentation und -planung wachsen. Der Informationsfluß im Team zwischen den Schichten und zwischen den Berufsgruppen muß streng organisiert werden. Teambesprechungen über allgemeine Themen und über die Arbeit mit einzelnen benötigen Arbeitszeit. Regelmäßig sind ärztlicher Rat und ärztliche Beteiligung einzufordern. Dabei sind dem Arzt auch die Beobachtungen der therapeutischen Mitarbeiter mitzuteilen. Für die gerontopsychiatrische Versorgung empfiehlt sich ein gerontopsychiatrischer Konsiliardienst, der den Bewohnern, Ärzten anderer Fachdisziplinen, den Mitarbeitern und der Leitung des Heimes regelmäßig zur Verfügung steht und das gesamte Personal für den gerontopsychiatrischen Aufgabenbereich qualifiziert.

Die Mehrzahl der Heime hat diese Aufgabenstellung erkannt und akzeptiert. Die meisten der Einrichtungen haben damit begonnen, das Leistungsangebot neu zu strukturieren. Auch die Sozialhilfeträger haben sich modernen Notwendigkeiten nicht verschlossen. Generell zeichnet sich der Wunsch zur Verbesserung und Korrektur der Rahmenbedingungen ab.

Altenwohnheime und Altenheime ohne Pflegestation kommen für die Versorgung psychisch veränderter alter Menschen, die pflege- und behandlungsbedürftig sind, nur im Ausnahmefall in Betracht. Auch wenn es dabei auf Art und Umfang der Hilfebedürftigkeit des Betroffenen ankommt, um die Frage nach seiner richtigen Unterbringung zu beantworten, verweigern sich doch häufig manche Heimträger und Kostenträger, wenn nicht unmittelbare Pflegebedürftigkeit im Sinne von § 68 Bundessozialhilfegesetz vorliegt. Der Ablauf der Prüfungsverfahren (hausärztliche Stellungnahme oder Beurteilung des Akutkrankenhauses, danach amtsärztliches Attest, Sozialbericht und Verwaltungsentscheidung) läßt vermuten, daß bei auffälligen psychischen Störungen und bei erkennbarer psychiatrischer Behandlungsbedürftigkeit eher und lieber Pflegebedürftigkeit als Behandlungsbedürftigkeit attestiert wird.

Die stationäre Altenhilfe versorgte in der Bundesrepublik Deutschland Mitte 1985 etwa 452000 Menschen, davon ca. 400000 im Alter von mehr als 64 Jahren (Rückert 1987). Daraus errechnet sich zwar ein angenommener Durchschnittswert von 4–5% als Unterbringungsrate, der jedoch real nur für die 75- bis 80jährigen zutrifft. Volkszählungsdaten aus Großbritannien zeigen, daß zwischen 1950 und 1970 der Anteil der unter 75jährigen, die sich in Langzeitversorgung befanden, nicht zugenommen hat, dagegen bei den über 80jährigen die altersspezifische

Rate von 30 auf 75 pro 1000 gestiegen ist (EVANS 1977). Wenn etwa die Hälfte der Heimbewohner hilfe- und pflegebedürftig ist und wenn es in der Bundesrepublik gegenwärtig 2 Millionen ältere Pflegebedürftige gibt, so bestätigt sich die Annahme, daß 90% der pflegebedürftigen alten Menschen zu Hause lebt (RÜCKERT 1987). Sichere Aussagen über die Art und den Umfang der erforderlichen Pflege im häuslichen Wohnbereich fehlen, die Angaben sind unterschiedlich. Gleichwohl ist zu unterstellen, daß innerhalb der Gruppe pflegebedürftiger alter Menschen der Anteil psychisch kranker, insbesondere dementer Älterer bei den Heimbewohnern stärker ansteigt als bei den zu Hause lebenden. Eine Heimaufnahme wird insgesamt immer wahrscheinlicher, je älter der Betroffene ist und je mehr Pflege er benötigt.

Veränderungen der Heimstrukturen gingen nicht mit großangelegten Bau- oder Renovierungsprogrammen einher. Dort, wo man neue Gebäude errichtete, wurden diese in ihrer Bauweise nicht immer auf die Bedürfnisse behinderter Menschen abgestimmt. In jüngster Zeit sind allerdings in einigen Ländern Anstrengungen unternommen worden, hochqualifizierte Einrichtungen für die älteren psychisch Kranken zu schaffen. Dies gilt vor allem für Dänemark, wo der Staat und die kommunalen Behörden ein größeres Engagement eingegangen sind (ANDERSEN 1987). Solche Heime verfügen über spezifische, klar vorgegebene Merkmale: Sie sind zweckmäßig gebaut – gewöhnlich einstöckige Gebäude, die innerhalb des Hauses und des Geländes Bewegungsfreiheit erlauben; sie sind in kleine Einheiten mit jeweils nicht mehr als 30 bis 40 Personen unterteilt; sie sind einer Qualitätskontrolle unterworfen; sie werden regelmäßig von Psychiatern aufgesucht und sind in das gerontopsychiatrische Versorgungsnetz integriert. Diese Entwicklung ist jedoch bedauerlicherweise keinesfalls typisch für die Heimversorgung in den meisten Ländern. Die bisher berichteten Ergebnisse über den Heimbereich (DAVIES u. KNAPP 1981; WILKIN et al. 1982) weisen darauf hin, daß kleine Wohnheime den großen Einrichtungen vorzuziehen sind und daß in nicht-spezialisierten Abteilungen der Anteil an verwirrten, schwer psychisch beeinträchtigten alten Menschen einen Anteil von etwa 30% nicht übersteigen sollte. Der Nachteil dieser Art von Betreuung scheint darin zu bestehen, daß die Heimbewohner in vielen Fällen von der Kommune abgesondert sind. Eine Einbindung in die teilstationäre Versorgung sowie eine Zusammenarbeit mit den mobilen Hilfsdiensten, in enger Kooperation mit den Angehörigen, würde den Heimen eine zentralere Position innerhalb des Versorgungssystems sichern, die Segregationsgefahr vermindern und eine bessere Lebensqualität für Heimbewohner ermöglichen (WHO 1986).

Andere Formen beschützten Wohnens außerhalb der Heime und nicht in der eigenen Familie ("boarding out"-Programme) fallen für den gerontopsychiatrischen Bereich in der Bundesrepublik nicht ins Gewicht. In Großbritannien gab es 1979 fast eine halbe Million beschützender Wohnungen, in denen 7% der Altenbevölkerung lebten (PECKHAM 1981). Das öffentliche Angebot muß aber auf eine wachsende Zahl sehr alter, gebrechlicher Menschen eingestellt werden, die zunehmend eine 24-Stunden-Aufsicht bzw. hochmoderne Kommunikations- und Warnvorrichtungen benötigen. Künftige Programme werden auch Möglichkeiten für pflegerische Versorgung anbieten müssen, die eine Zwischenstufe zwischen beschützendem Wohnen und Heimversorgung darstellen. Wesentliche Bedeutung dürfte einer engeren Kooperation zwischen Gesundheitsamt, Sozialamt und Wohnungsamt zukommen, um solche Programme zu planen und zu organisieren. Versorgungsangebote dieser Art, die bereits existieren, könnten den zukünftigen Entwicklungen als Modelle dienen (GOLDBERG u. CONNELLY 1982). Um der Betroffenen willen ist zu fordern, daß Einrichtungen der genannten Art in den gesetzlichen Anwendungs- und Aufsichtsbereich eingegliedert sind.

II. Ambulante Altenhilfe

Die Angebote ambulanter und mobiler Hilfsdienste einschließlich der Sozialstationen konnten in den letzten Jahren in der Bundesrepublik ausgeweitet werden. Häusliche Krankenpflege im Sinne der Reichsversicherungsordnung (RVO), Mahlzeitendienste, Hilfen zur Haushaltsführung verschiedener Art stehen weitgehend zur Verfügung. Der weitere Ausbau hält an, wenn rechtliche und finanzielle Absicherung gelingen. Zu bemängeln sind eine drohende Verkürzung der ambulanten Pflege durch Ausgrenzung der sog. „Pflegefälle" (BUNDESREGIERUNG 1985), fehlende Voraussetzungen zur Verbesserung der Pflege zu Hause (BUNDESREGIERUNG 1986), mangelhafte Abstimmung der verschiedenen Angebote in einer Region (BUNDESARBEITSGEMEINSCHAFT der FREIEN WOHLFAHRTSPFLEGE 1987) und noch nicht ausreichend sichergestellte ambulante psychosoziale Leistungen.

Besonders betroffen von den genannten Begrenzungen ist die gerontopsychiatrische Versorgung. Dauerhafte Hilfe verlangt hier weit ausgebaute und gerontopsychiatrisch qualifizierte Dienste. Sie müssen in der Lage sein, über die primäre Notsituation hinaus auf die allgemeine Lebenssituation mit psychosozialen Angeboten und mit ganzheitlicher Betreuung zu reagieren. Erforderlich ist auch eine enge Zusammenarbeit zwischen ambulanten sozialpsychiatrischen und den anderen mobilen Diensten.

III. Teilstationäre Altenhilfe

Dienste dieser Art ermöglichen angemessene Hilfe, wenn stationäre Maßnahmen noch nicht, nicht oder nicht mehr erforderlich sind und wenn ambulante Angebote nicht ausreichen. In der Regel ergänzen sie die Möglichkeiten ambulanter Dienste (GÖSSLING 1987b). Steht bei der Tagesklinik die ärztlich-medizinische Versorgung im Vordergrund, so kommen im teilstationären Bereich je nach Grad der Hilfebedürftigkeit Tagesheime oder Tagespflegeheime in Betracht. Die Bezeichnungen dieser Einrichtungen stehen nicht immer fest, Abgrenzungen fallen nicht immer leicht, es gibt fließende Übergänge. Tagesheime, die der Definition des DEUTSCHEN VEREINS (1979) entsprechen, gibt es bislang kaum. Demgegenüber hat die Zahl der Tagespflegeheime zwar zugenommen, kommt jedoch wegen ungenügender Nachfrage und wegen Finanzierungsschwierigkeiten noch nicht ausreichend zum Zuge. Generell fehlt es den betroffenen Älteren, Vermittlungsstellen, Träger und Kostenträger an genügender Information über Möglichkeiten und Grenzen der Tagespflege. Bezogen auf über 64jährige kann für 0,2% das Tagespflegeheim von vornherein anstelle des Pflegeheimes die geeignete Einrichtung der Versorgung sein (GÖSSLING 1986). Für eine nahezu gleichgroße Anzahl Älterer kommt das Tagespflegeheim als Übergangseinrichtung nach der Entlassung aus dem Krankenhaus oder aus stationärer Pflege oder vorübergehend als Rehabilitationseinrichtung in Frage. Es ist anzunehmen, daß der Tagespflege in der gerontopsychiatrischen Versorgung künftig eine große Bedeutung zukommen wird, welche die bisherigen Schätzungen übertrifft. Geeignete und entsprechend ausgestattete Tagespflegeheime können für einen beträchtlichen Teil psychisch kranker älterer Menschen die stationäre Aufnahme überhaupt oder zumindest für einen längeren Zeitraum entbehrlich machen.

Für teilstationäre Einrichtungen sprechen nicht nur finanzielle Erwägungen. Die Erhaltung der eigenen Wohnung, in die der Ältere jeweils zurückkehrt, erlaubt eine Fortsetzung seiner gewohnten Sozialkontakte und vermeidet das Gefühl, ausgeliefert zu sein oder abgeschoben zu werden. Deshalb erscheint es auch wichtig, daß teilstationäre Angebote der Altenhilfe sich nicht als „Aufbewahrungsstätten" mißverstehen, die nur für die Grundversorgung verantwortlich sind, während sie sich in Wirklichkeit neben sozialpflegerischen auch medizinisch-therapeutischen Aufgaben zu widmen haben. Für die teilstationären Einrichtungen gelten grundsätzlich die gleichen Anforderungen bezüglich der Leistungsgestaltung der fachlichen Ausrichtung und auch der ärztlichen Betreuung, wie sie für die stationären Einrichtungen maßgeblich sind.

D. Verbundsystem. Integrierte gerontopsychiatrische Versorgung

Die positive Weiterentwicklung gerontopsychiatrischer Hilfen insgesamt und besonders in der Altenhilfe hängt unmittelbar davon ab, wie die Strukturen künftiger Versorgungssysteme beschaffen sein werden. In einem regionalen „Verbund" der Einrichtungen und Dienste eröffnet sich die Möglichkeit zur Koordinierung der Leistungen ohne staatliche oder kommunale Reglementierung. Zu empfehlen ist die Errichtung eines Verbundsystems der Altenhilfe mit Hilfezentrum (DIAKONISCHES WERK 1978). Eine „stärkere Verzahnung von stationären und teilstationären Einrichtungen... mit der ambulanten Versorgung" (BUNDESARBEITSGEMEINSCHAFT der FREIEN WOHLFAHRTSPFLEGE 1987) gilt als Mindestanforderung. Die Notwendigkeit der Koordinierung ist inzwischen weithin unbestritten. Widersprüchliche Ansichten betreffen die Ausgestaltung der Rolle des Koordinators. Ein Verbundsystem ermöglicht die Zusammenführung unterschiedlicher Hilfen durch verschiedene Träger im Einzelfall, die Spezialisierung einzelner Träger auf bestimmte Leistungen, die flächen- und bedarfsdeckende Hilfe für eine Region, aber auch die Einbeziehung angeblich wenig attraktiver oder schwer finanzierbarer Maßnahmen wie z. B. die „Versorgung psychisch Kranker als wenig attraktiver Teil der Altenhilfe" (DIAKONISCHES WERK 1978).

Beispielhaft sind die Entwicklungen und Konzepte gerontopsychiatrischer Zentren in Großbritannien (BERGMANN 1972; ARIE u. ISAACS 1978) und in der Schweiz. Aus Lausanne stellt KAUFMANN (1981) ein „Centre ambulatoire de psycho-gériatrie" vor. Über andere zentrale gerontopsychiatrische Einrichtungen im Ausland berichten SHERWOOD (1975), EXTON-SMITH u. EVANS (1977), POLIQUIN

u. STRAKER (1977) sowie RUBENSTEIN et al. (1982). Aus der Bundesrepublik Deutschland wurden von HIPPIUS u. KANOWSKI (1974), BERGENER et al. (1976) und OESTERREICH (1981b) Vorstellungen entwickelt. Das von manchen Gegnern einer koordinierten, übersichtlichen zentralen gerontopsychiatrischen Arbeit vorgebrachte Argument, sie würde die Gefahr einer Überversorgung, wenn nicht sogar einer Gerontopsychiatrisierung heraufbeschwören, widerlegt GOLDFARB (1975) mit dem schlichten Hinweis, gerade der mit gerontopsychiatrischen Kenntnissen ausgestattete Arzt und Mitarbeiter sei fähig, Normalität und Psychopathologie im Alter zu unterscheiden, und dank seiner beruflichen Erfahrung davor gefeit, einen Älteren vorschnell als psychisch krank zu klassifizieren und in übertriebener Weise zu reglementieren. In anderem Zusammenhang wurde auf die unterschiedliche Einschätzung des Schweregrades psychischer Erkrankung durch Ärzte verschiedener Fachrichtungen aufmerksam gemacht (WEYERER u. DILLING 1984). Daß der Einfluß des Gerontopsychiaters sich auch auf Verhaltensstereotypien von Mitarbeitern aller Berufsgruppen und auf Strukturen der Institutionen korrigierend auswirken kann, ist nicht auszuschließen. Hier dürfte es vom persönlichen und Arbeitsstil des Gerontopsychiaters abhängen, ob sein Rat gefragt ist oder ob ihm die Tür verschlossen bleibt.

In einer zentralen Einrichtung schließen sich alle Formen ambulanter, teilstationärer und stationärer Arbeit und Versorgung zusammen. Hinzu kommen Krankenhäuser, Fachabteilungen in Kliniken, Polikliniken und Ambulanzen, Ärzte und Fachärzte in der freien Praxis, ferner Ämter und Verbände. Sie treffen sich in regelmäßig stattfindenden Konferenzen. Im optimalen Fall sind im Zentrum Gemeindenähe und Erreichbarkeit durch den Alten maßgeblich. Auf die tätige Mitarbeit betroffener Älterer selbst und ihrer Angehörigen sollte nicht verzichtet werden.

Um den Bedürfnissen der Altenbevölkerung gerecht zu werden, muß die Versorgung selbst populationsbezogen und verantwortlich für ein definiertes Einzugsgebiet sein. Experten aus mehreren Ländern sind zu dem Schluß gekommen, daß eine Bevölkerungszahl von 200000 bis 250000 die für ein differenziertes gerontopsychiatrisches Versorgungsangebot inkl. stationärer, ambulanter und komplementärer Einrichtungen angemessene Größenordnung darstellen würde. Die in neuester Zeit betonte Gemeindeversorgung bedeutet in diesem Zusammenhang, daß das gerontopsychiatrische Team in enger Verbindung mit den Behörden und den medizinischen Einrichtungen vor Ort tätig werden und zusätzlich, neben seinen klinischen Verpflichtungen, für Konsultationen und Schulungsaufgaben zur Verfügung stehen muß. Hier befindet sich auch der Ansatzpunkt, der das effektive Funktionieren des Versorgungsangebotes für psychisch kranke Ältere gewährleistet. Abbildung 1 zeigt ein einfaches Modellschema für den Aufbau eines solchen integrierten Dienstes, ohne Bezug auf nationale Besonderheiten zu nehmen. Derartige allgemeine Überlegungen haben die Expertenmeinungen in der Bundesrepublik während der letzten beiden Jahrzehnte stark beeinflußt.

In der PSYCHIATRIE-ENQUETE (1975) basierten die Schlußfolgerungen hinsichtlich der Versorgung der Altenbevölkerung sowohl auf den Ergebnissen epidemiologischer Untersuchungen als auch auf den Erfahrungen, die bei der Entwicklung gerontopsychiatrischer Gebietsversorgung in Großbritannien, Skandinavien und anderen Stellen gemacht wurden. Aufbauend auf dieser Grundlage empfahl die

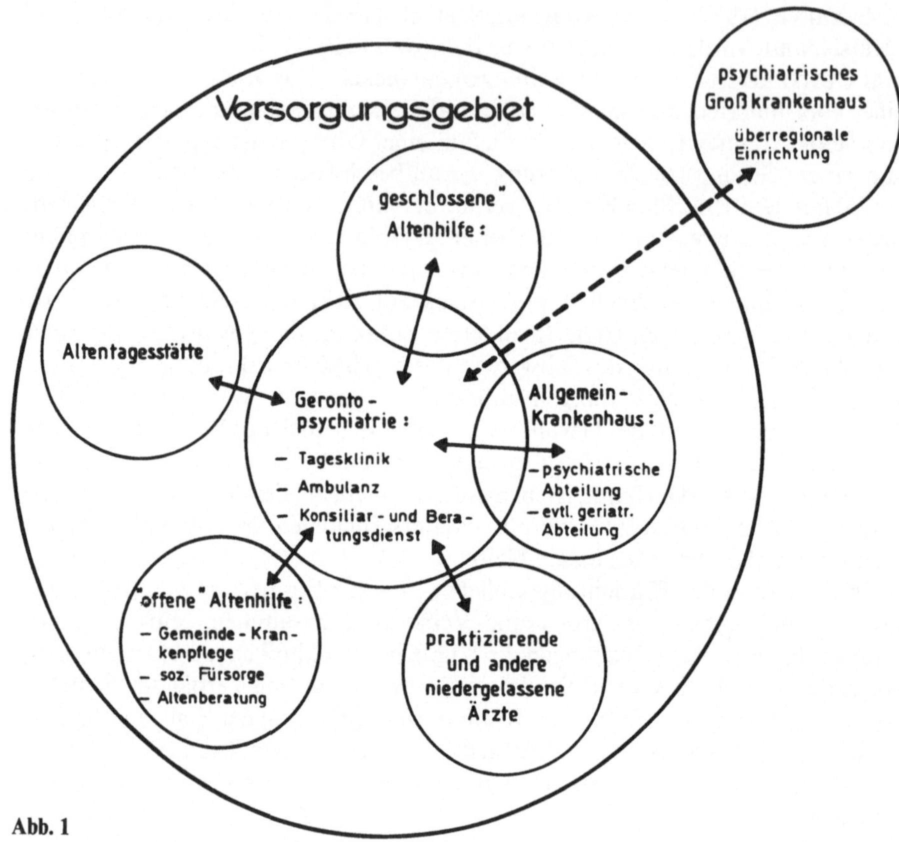

Abb. 1

Kommission als Schlüssel zur zukünftigen Versorgung die Entwicklung eines regionalen Verbundsystems, das sowohl den ambulanten und teilstationären als auch den stationären Bereich und den Heimsektor umfassen sollte. Als Kernpunkt des Systems sollte eine neue Funktionseinheit, ein sog. gerontopsychiatrisches Zentrum dienen, das die zentrale Zusammenfassung einer Ambulanz und einer Tagesklinik mit einer kleinen stationären Abteilung darstellt. Dieses Zentrum könnte räumlich und organisatorisch an die gerontopsychiatrische Abteilung eines Krankenhauses angeschlossen werden oder als Alternativlösung eigenständig die enge Zusammenarbeit mit den übrigen stationären Einrichtungen anstreben. Für ein Versorgungsgebiet von insgesamt 250 000 Einwohnern schlug die Kommission folgende Richtwerte vor:

1. "Assessment-Unit" 15 Betten
2. Übrige gerontopsychiatrische Abteilung 55 Betten
3. Tagesklinik 25 Plätze
4. Altenpflegeheim 60 Betten.

Grundsätzlich spiegeln diese Vorschläge auch weiterhin die aktuelle Expertenmeinung in der Bundesrepublik wider. Zu beherzigen ist auf der anderen Seite die

Warnung, die KUNZE (1977) schon vor mehreren Jahren ausgesprochen hat, als er darauf verwies, die angestrebte Reform könnte mehr oder weniger zu Lasten der psychiatrisch Schwerstbehinderten und Älteren gehen. Jüngere Erfahrungen haben eine Modifikation der Enquete-Vorschläge für Gerontopsychiatrie in drei Punkten nahegelegt. Zunächst scheint, wie schon angedeutet, das Konzept einer "Assessment-Unit" mittlerweile überholt zu sein. Es wurde deshalb durch die Einrichtung einer kleinen Abteilung für die Aufnahme und Behandlung akuter Fälle ersetzt. Zweitens wurden Einschätzungen über die notwendige Zahl gerontopsychiatrischer Heimplätze stark nach oben korrigiert (COOPER et al. 1984; LEHMKUHL et al. 1985). Schließlich wird den extramuralen und insbesondere den häuslichen Aufgaben des gerontopsychiatrischen Teams größere Bedeutung beigemessen, als dies zu Zeiten der Psychiatrie-Enquete geschehen ist. Dieser Meinungswandel stellt jedoch nicht das grundlegende Konzept einer umfassenden Gebietsversorgung in Frage. Es wirkt ermutigend, daß die Vorstellungen in der bundesdeutschen Gerontopsychiatrie ganz auf dieser Linie fachkundiger internationaler Meinungen liegen, wenngleich ihre Umsetzung in die Praxis immer noch mit Schwierigkeiten behaftet ist.

I. Gerontologisch-gerontopsychiatrische Kompetenz

„In den Heimen herrscht bzw. droht ein gerontopsychiatrischer Pflegenotstand. Die gerontopsychiatrische Kompetenz der Einrichtungen der Altenhilfe... muß verstärkt werden. Im wesentlichen ist dazu eine Verbesserung der Stellenschlüssel im Bereich Gerontopsychiatrie notwendig" (BUNDESARBEITSGEMEINSCHAFT der FREIEN WOHLFAHRTSPFLEGE 1987). Der angesprochene Bereich Gerontopsychiatrie meint einmal die Gruppe der psychisch kranken und pflegebedürftigen Heimbewohner mit „integrativer" Betreuung, zum anderen die „beschützt" oder „beschützend" genannten Spezialeinrichtungen. Ergänzend ist anzumerken, daß wirkliche gerontopsychiatrische Kompetenz ohne gesicherte und fachkundige fachärztliche Hilfe für das Heim und seine Bewohner unerreichbar ist. Von einem Bereich Gerontopsychiatrie kann noch nicht gesprochen werden, wenn sich in der Einrichtung „nur" eine Ansammlung hilfebedürftiger, psychisch kranker und zumeist verwirrter alter Menschen befindet, ein angemessener Personalschlüssel und eine ausreichende fachliche Qualifikation der Mitarbeiter jedoch nicht vorhanden sind (GÖSSLING 1987a).

Die Ausrufung des Pflegenotstandes dokumentiert eine Entwicklung, die in den meisten Einrichtungen der Bundesrepublik Deutschland durch einen dramatischen Anstieg der „neuen Pflegebedürftigkeit" (körperlich relativ rüstige, aber hochbetagte, demente, verwirrte Bewohner) ohne Veränderung der räumlichen, sachlichen und personellen Ausstattung in Gang gesetzt wurde. Tatsächlich geht es darum, nach Ausschöpfung eigener Möglichkeiten in den Pflegesatzvereinbarungen einen Stellenschlüssel für die Mitarbeiter durchzusetzen, der den realen Aufgaben Rechnung trägt. Die bisherigen Stellenpläne (je nach Landesregelung und Merkmalen der Eingruppierung für den Tagdienst Mitarbeiter: Bewohner zwischen 1:3 und 1:4,5) sind auf etwa 1:1,8 anzuheben. Dabei darf auch nicht verkannt werden, daß Qualitätssteigerung und -sicherung der Pflege speziell im

Fall des gerontopsychiatrischen Ansatzes über die numerische Besetzung der Stellen hinausgeht.

Gerontologisch fundierte Bemühungen um angemessene Versorgungsleistungen für ältere Menschen können nicht zulassen, daß die Arbeitsfelder der Altenhilfe sich als therapiefreies Reservat auf soziale und pflegerische Hilfen beschränken. Eine Versorgung, die sich auf die ersatzweise Vornahme alltäglicher Verrichtungen reduziert, verzichtet bereits vom Ansatz her auf den Versuch einer Verbesserung und Veränderung des Gesundheitszustandes, des Abhängigkeitsgrades und des krankhaften Verhaltens des Älteren. Auf den Einzelfall abgestellte therapeutische, (re-)aktivierende und rehabilitative Verfahren in der Altenhilfe verstehen sich als Hilfe zur Selbsthilfe/zur Kompetenzverstärkung. Demgegenüber tritt eine Normierung der Hilfsangebote in den Hintergrund (OLBRICH 1987).

Literatur

Aguilera DC, Messick JM (1982) Crisis intervention. Theory and methodology, 4th edn. CV Mosby, St. Louis Toronto London

Andersen BR (1987) What makes excellent nursing homes different from ordinary nursing homes? Dan Med Bull, Gerontology Special Supplement Series 5:7–11

Anderson F (1976) How geriatric medicine is being taught at the university of Glasgow. Geriatrics 31:102–110

Arie T (1983) Organization of services for the elderly: implications for education and patient care – experience in Nottingham. In: Bergener M (ed) Gerontopsychiatric diagnostics and treatment. Multidimensional approaches. Springer Publ Comp, New York Brisbane Toronto, pp 189–195

Arie T, Isaacs AD (1978) The development of psychiatric services for the elderly in Britain. In: Isaacs AD, Post F (eds) Studies in geriatric psychiatry. John Wiley and Sons, Chichester New York Brisbane Toronto, pp 241–261

Arie T, Jones R, Smith C (1985) The educational potential of old age psychiatry services. In: Arie T (ed) Recent advances in psychogeriatrics. Churchill Livingstone, Edinburgh London New York, pp 197–207

Baldwin WC, Tsukuda RA (1984) Interdisciplinary teams. In: Cassell CK, Walsh JR (eds) Geriatric medicine, vol II. Springer, New York Berlin Heidelberg Tokyo, pp 421–435

Bergener M, Husser J, Mehne P (1976) Gegenwärtige Lage und künftige Perspektiven der gerontopsychiatrischen Versorgung in der Bundesrepublik Deutschland. Z Gerontol 9:112–127

Bergener M, Kranzhoff EU, Hausberg G, Husser J (1980) Therapiebegleitende klinische und psychologische Verlaufsdokumentation in einer gerontopsychiatrischen Tagesklinik. In: Kretschmar JH (Hrsg) Psychopharmakotheraphie im höheren Lebensalter. Janssen, Düsseldorf, S 106–109

Bergman S (1974) Nursing attitudes to psychiatry and geriatrics as preferred work areas with deviant groups. The Israel Annals of Psychiatry 12:156–160

Bergmann K (1972) Psychogeriatric care in Great Britain with special reference to the place of the day hospital. In: Kanowski S (Hrsg) Gerontopsychiatrie 2. Janssen, Düsseldorf, S 339–354

Bergmann K (1982) A community psychiatric approach to the care of the elderly. Are there opportunities for prevention? In: Magnussen G, Nielsen J, Buch J (eds) Epidemiology and the prevention of mental illness in old age. Hellerup, Denmark: EGV, pp 87–92

Bergmann K, Foster EM, Justice AW, Matthews V (1978) Management of the demented elderly patient in the community. Br J Psychiatry 132:441–449

Billig N, Leibenluft E (1987) Special considerations in integrating elderly patients into a general hospital psychiatric unit. Hosp Community Psychiatry 38:277–281

Böger J, Kanowski S (1980) Gerontologie und Geriatrie für Krankenpflegeberufe. Thieme, Stuttgart New York

Breloer G (1978) Erwartungen der Teilnehmer bei gerontologischen Fortbildungsveranstaltungen als didaktisches Problem. Akt gerontol 8:197–199

Brewer C, Lait J (1980) Can social work survive? Temple Smith, London

Brocklehurst JC, Hanley T, Martin M (1980) Geriatrie für Studenten. Steinkopff, Darmstadt

Brody SJ, Spivack SM (1981) Long-term health care planning: the stat of the practice. In: Eisdorfer C (ed) Annual review of gerontology and geriatrics vol 2, 1981. Springer Publ Comp, New York, pp 320–341

Bundesarbeitsgemeinschaft der Freien Wohlfahrtspflege (1987) Hilfebedürftigkeit im Alter. Hinweise und Vorschläge der Freien Wohlfahrtspflege an die Sozialpolitik. Bonn

Bundesregierung (1985) Deutscher Bundestag, Drucksache 10/2784. Bonn

Bundesregierung (1986) Deutscher Bundestag, Drucksache 10/6145. Bonn

Bundessozialhilfegesetz (BSGH) (1961). Bundesgesetzblatt 1961/I, S 815 und nachfolgende Änderungen und landesrechtliche Vorschriften. Bonn

Busse EW (1985) The next twenty years: medical science and the practice of geriatrics. In: Gaitz CM, Samorajski T (eds) Aging 2000: our health and destiny, vol I. Springer, New York Berlin Heidelberg Tokyo, pp 17–26

Cicchetti DV, Fletcher CR, Lerner E, Coleman JV (1973) Effects of a social medicine course on the attitudes of medical students toward the elderly: a controlled study. J Gerontol 28:370–373

Clare AW, Corney RH (1982) Social work and primary health care. Acad Press, London

Comfort A (1980) Practice of geriatric psychiatry. Elsevier, New York Oxford

Cooper B, Bickel H (1984) Population screening and the early detection of dementing disorders in old age: a review. Psychol Med 14:81–95

Cooper B, Mahnkopf B, Bickel H (1984) Psychische Erkrankung und soziale Isolation bei älteren Heimbewohnern: Eine Vergleichsstudie. Z Gerontol 17:117–125

Davies B, Knapp M (1981) Old people's homes and the production of welfare. Routledge, London

Deutsche Zentrale für Volksgesundheitspflege (1986) Informationen für die Praxis, Heft 21: Arbeit mit alten Menschen – Stichworte für Lehrende und Lernende. Frankfurt am Main

Deutscher Verein für öffentliche und private Fürsorge (1979) Nomenklatur der Veranstaltungen, Dienste und Einrichtungen der Altenhilfe. Frankfurt am Main.

Diakonisches Werk der Evangelischen Kirche in Deutschland (EKD) (1978) Verbundsystem. Eine Untersuchung über Möglichkeiten und Erfahrungen in der Zusammenarbeit von Einrichtungen und Diensten der Altenhilfe. Stuttgart

Dieck M (1984) Modelle gerontologischer/geriatrischer Ausbildung in der Bundesrepublik Deutschland und im (west)europäischen Ausland. Z Gerontol 17:157–166

Donahue W (1978) What about our responsibility toward the abandoned elderly? Gerontologist 18:102–111

Enby E, Nordqvist P (1977) Gerontologie in Schweden. Z Gerontol 10:69–73

Epstein LJ, Simon A (1968) Alternatives to state hospitalization for the geriatric mentally ill. Am Psychiatr 124:955–961

Evans JG (1977) Current issues in the United Kingdom. In: Exton-Smith AN, Evans JG (eds) Care of the elderly: meeting the challenge of dependency. Acad Press, London, pp 128–146

Exton-Smith AN, Evans JG (eds) (1977) Care of the elderly: meeting the challenge of dependency. Acad Press, London – Grune and Stratton, New York

Falck I (1978) Probleme bei der Vermitllung gerontologischen Wissens an Medizinstudenten. Akt gerontol 3:189–192

Fichter MM, Weyerer S, Wittchen HU, Dilling H (1983) Psychotherapy services and the prevalence of mental disorders in urban and rural areas. Archives of Psychiatry and Neurological Sciences 233:39–58

Foster EM, Kay DWK, Bergmann K (1976) The characteristics of old people receiving and needing domicilary services: the relevance of psychiatric diagnosis. Age Ageing 5:245–255

Franke H, Hippius H (1979) Geriatrie, Psychiatrie. Springer, Berlin Heidelberg New York

Freudenberger HJ (1974) Staff burnout. J Soc Issues 30:159–165

Fülgraff B (1978) Erfahrungen mit dem problem- und teilnehmerorientierten Ansatz in der Fortbildung von Mitarbeitern in der Altenhilfe. Akt gerontol 8:209–214

Gabriel E, Lenz G, Strobl R (1979) Die alten Patienten eines Nervenarztes und in stationären psychiatrischen Institutionen. In: Müller C, Wertheimer J (Hrsg) Gerontopsychiatrie 7. Janssen Pharmaceutica, Switzerland, S 63–67

Gilleard CJ, Gilleard E, Whittick JE (1984) Impact of psychogeriatric day hospital care on the patient's family. Br J Psychiatry 145:487–492

Gößling S (1986) Tagespflegeheime – Alternative zur Heimversorgung? In: Articus S, Karolus S (Hrsg) Altenhilfe im Umbruch. Deutscher Verein für öffentliche und private Fürsorge, Frankfurt am Main, S 133–143

Gößling S (1987a) Forderungen der Altenhilfe an Pflegesatzvereinbarungen. In: Brand H, Dennebaum EM, Rückert W (Hrsg) Stationäre Altenhilfe. Lambertus, Freiburg, S 207–216

Gößling S (1987b) Teilstationäre Dienste – Möglichkeiten und Probleme. In: Brand H, Dennebaum EM, Rückert W (Hrsg) Stationäre Altenhilfe. Lambertus, Freiburg, S 182–191

Gößling S, Knopp A (1980) Handkommentar zum Heimgesetz, 2. Aufl, Vincentz, Hannover

Goldberg EM, Connelly N (1982) The effectiveness of social care for the elderly. Policy Studies Institute Series, Heinemann, London

Goldfarb AI (1975) Integreted services. In: Howells JG (ed) Modern perspectives in the psychiatry of old age. Brunner-Mazel Publ, New York, pp 540–569

Häfner H (1986) Psychische Gesundheit im Alter. Fischer, Stuttgart New York

Heimgesetz (1974) Bundesgesetzblatt 1974/I, S 1873 und Rechtsverordnungen. Bonn

Hemsi L (1978) Psychogeriatric care in the community. In: Levy R, Post F (eds) The psychiatry of late life. Blackwell, Oxford, pp 252–287

Hendriksen C, Lund E, Stromgard E (1984) Consequences of assessment and intervention among elderly people: a 3-yera randomized controlled trial. Brit Med J 289:1522

Hippius H, Kanowksi S (1974) Zum gegenwärtigen Stand der Gerontopsychiatrie in der Bundesrepublik. Nervenarzt 45:289–297

Hirschberg E (1980) Die Betreuung und Behandlung psychisch Erkrankter im höheren Lebensalter in der nervenärztlichen Praxis. In: Kanowksi S (Hrsg) Gerontopsychiatrie. Tropon, Köln, S 77–83

International Psychogeriatric Association (1987) Third international congress Book of abstracts. Chicago, Ill, 1987

Jaeger J (1987) Trends in der stationären gerontopsychiatrischen Versorgung in der Bundesrepublik Deutschland. Z Gerontol 20:187–194

John A, Steel K (1978) Interest in geriatrics at the university department of medicine. J Am Geriatr Soc 26:149–156

Jolley D, Arie T (1978) Organization of psychogeriatric services. Br J Psychiatry 132:1–11

Junkers G, Kanowski S, Paur R (1976) Forschung, Lehre und Krankenversorgung aus der Sicht einer Abteilung für Gerontopsychiatrie. Z Gerontol 9:151–176

Kahn RL, Tobin SS (1981) Community treatment for aged persons with altered brain function, In: Miller NE, Cohen GD (eds) Clinical aspects of Alzheimer's disease and senile dementia. Aging, vol 15. Raven Press, New York, pp 253–276

Kanowski S (1975) Aufgaben, Bedarf, Lernziele und Ausbildungsprogramme im Bereich der Gerontopsychiatrie in der Bundesrepublik: aus ärztlicher Sicht. In: Degkwitz R, Radebold H, Schulte PW (Hrsg) Gerontopsychiatrie, 4. Aufl, Janssen, Düsseldorf, S 213–230

Katschnig H, Konieczna T (1986) Notfallpsychiatrie und Krisenintervention. In: Psychiatrie der Gegenwart, 3. Aufl, Bd 2. Springer, Berlin Heidelberg New York Tokyo, S 3–43

Kaufmann R (1981) Betreuung von alterspsychiatrischen Patienten in einem multidisziplinären Zentrum. Z Gerontol 14:40–47

Kayser-Jones JS (1984) Physicians and the care of nursing home residents. In: Cassel CK, Walsh JR (eds) Geriatric medicine, vol II. Springer, New York Berlin Heidelberg Tokyo, pp 397–412

Ketterer D (1982) Die geriatrische Tagesklinik – ein Spiegel eines Symposions. Z Gerontol 14:40–47

Koin D (1984) Access to health care. In: Cassel CK, Walsh JR (eds) Geriatric medicine, vol II. Springer, New York Berlin Heidelberg Tokyo, pp 413–420

Kramer M (1977) Psychiatric services and the changing institutional scene 1950–1985. National Institute of Mental Health, DEW Publ No (ADM) 77–433. US Govt Printing Office, Washington DC

Krauß B (1978) Ärztliche Betreuung alter Menschen – Bedarf und Angebot. In: Kanowski S (Hrsg) Aktuelle Alterspsychiatrie. Banaschewski, München-Gräfelfing, S 21–31
Kretschmar JH, Brauer H (1979) Probleme einer Effizienzmessung in der Gerontopsychiatrie. In: Oesterreich K (Hrsg) Gerontopsychiatrie 8: Janssen, Düsseldorf, S 69–82
Kunze H (1977) Psychiatrie-Reform zu Lasten der chronischen Patienten? Nervenarzt 48:83–88
Lachnit KS (1982) Geriatrische Aspekte in der Praxis. Deutscher Ärzte-Verlag, Köln-Lövenich
Lauter H, Lorenzen H, Wächtler C (1978) Erste Erfahrungen mit einer gerontopsychiatrischen Tagesklinik. In: Kanowski S (Hrsg) Aktuelle Alterspsychiatrie. Banaschewski, München-Gräfelfing, S 45–51
Leering C, Engbers F (1980) Aims of day-treatment for psycho-geriatric patients. In: Kretschmar JH (Hrsg) Psychopharmakotherapie im höheren Lebensalter. Janssen, Düsseldorf, S 99–195
Lehmkuhl D, Bosch G, Steinhart I, Werner J (1985) Psychisch Kranke und Behinderte in Charlottenburger Heimen: Eine versorgungsepidemiologische Studie. In: Bosch G, Kulenkampff C (Hrsg) Komplementäre Dienste – Wohnen und Arbeiten. APK-Tagungsberichte, Band 11. Rheinland-Verlag, Köln, S 34–85
Liem PH, Chernoff R, Carter WJ (1986) Geriatric rehabilitation unit: a 3-year outcome evaluation. J Gerontol 41:44–50
Linn MW, Gurel L, Williford WO, Overall J, Gurland B, Laughlin P, Barchiesi A (1985) Nursing home care as an alternative to psychiatric hospitalization. Arch Gen Psychiatry 42:544–551
Lobrinus A, Wertheimer J (1980) Katamnestische Daten zweier gerontopsychiatrischer Tageskliniken. In: Kretschmar JH (Hrsg) Psychopharmakotherapie im höheren Lebensalter. Janssen, Düsseldorf, S 110–115
Mann AH, Wood K, Cross O, Gurland B, Schieber P, Häfner H (1984) Institutional care of the elderly: a comparison of the cities of New York, London, and Mannheim. Soc Psychiatry 19:97–102
Milazzo-Sayre LJ, Benson PR, Rosenstein MJ, Manderscheid RW (1987) Use of in-patient psychiatric services by the elderly aged 65 and over, United States 1980. NIMH Division of Biometry, Statist. Note 181. US Govt Printing Office, Washington DC
Mitchell ARK (1985) Psychiatrists in primary health care settings. Br J Psychiatry 147:371–379
Müller C (1979) Gedanken zur Organisation der Psychogeriatrie. In: Kulenkampff C, Picard W (Hrsg) Die Psychiatrie-Enquete in internationaler Sicht. Rheinland-Verlag, Köln, S 23–34
Oesterreich K (1973) Strukturplanung für das Fach „Gerontologische Psychiatrie". Z Gerontol 6:386–394
Oesterreich K (1981 a) Psychiatrie des Alterns, 2. Aufl, Quelle und Meyer, Heidelberg
Oesterreich K (1981 b) Entwicklungen in der offenen und geschlossenen Altenarbeit. Der Beitrag des Gerontopsychiaters. In: Häfner H, Heimann H (Hrsg) Gerontopsychiatrie. Fischer, Stuttgart New York, S 114–128
Oesterreich K (1986) Aspekte der ärztlichen Beratung des alten Menschen. In: Lang E, Arnold K (Hrsg) Vorbereitung auf das aktive Alter. Grundlagen, Methoden, Inhalte. Enke, Stuttgart, S 44–52
Oesterreich K, Wagner O, Regius A (1984) Gerontopsychiatrie Heidelberg: Dokumentation. Z Gerontol 15:373–380
Olbrich E (1985) Gerontologisch-geriatrische Ausbildung in den USA. Z Gerontol 18:95–99
Olbrich E (1987) Kompetenz im Alter. Z Gerontol 20:319–330
Peckham D (1981) Sheltered housing. In: Shegog RFA (ed) The impending crisis of old age – a challenge to ingenuity. University Press for Nuffield P.H. Trust, Oxford, pp 91–100
Pitt B (1974) Psychogeriatrics. Churchill Livingstone, Edinburgh London
Poliquin N, Straker M (1977) A clinical psychogeriatric unit: organization and function. J Am Geriatr Soc 25:132–137
Psychiatrie-Enquete (1975) Bericht über die Lage der Psychiatrie in der Bundesrepublik Deutschland. Deutscher Bundestag, Drucksache 7/4200 und 7/4201. Bonn
Radebold H, Bechtler H, Pina I (1981) Therapeutische Arbeit mit älteren Menschen. Lambertus, Freiburg
Radebold H, Bruder J (1986) Self-help: possibilities and potentialities in gerontopsychiatry. In: Häfner H, Moschel G, Sartorius N (eds) Mental health in the elderly. Springer, Berlin Heidelberg New York Tokyo, pp 249–257

Radebold H, Gruber F (1979) Psychosoziale Gerontologie. Modell für ein Curriculum. Lambertus, Freiburg

Rubenstein LZ, Rhee L, Kane RL (1982) The role of geriatric assessment units in caring for the elderly: a analytic review. J Gerontol 37:513–521

Rückert W (1987) Demographische Grundlagen der Altenhilfe-Planung. In: Brand H, Dennebaum EM, Rückert W (Hrsg) Stationäre Altenhilfe. Lambertus, Freiburg, S 59–97

Schlör KH, Bakony H (1980) Stellung einer gerontopsychiatrischen Tagesklinik im Versorgungsnetz einer Großstadt. In: Kretschmar JH (Hrsg) Psychopharmakotherapie im höheren Lebensalter. Janssen, Düsseldorf, S 116–126

Shchirina MG (1975) Services in the USSR. In: Howells JG (ed) Modern perspectives in the psychiatry of old age. Brunner-Mazel Publ, New York, pp 510–518

Sherwood S (ed) (1975) Long-term care. Spectrum Publ Inc, New York

Sherwood S, Mor V (1980) Mental health institutions and the elderly. In: Birren JE, Sloane RB (eds) Handbook of mental health and aging. Prentice Hall, Englewood Cliffs, NJ

Shulman K (1981) Service innovations in geriatric psychiatry. In: Arie T (ed) Health care of the elderly. Croom Helm, London, pp 214–223

Stein S, Hirsch RD, Krauss B (1984) Die gerontopsychiatrische Tagesstätte. Eine Bereicherung der poststationären Versorgung psychisch kranker älterer Menschen? In: Radebold H (Hrsg) Gerontopsychiatrie 12. Janssen, Neuss, S 145–158

Steinhart I, Bosch G (1984) Zum Stand tagesklinischer Behandlung älterer psychisch Kranker in der Bundesrepublik Deutschland und West-Berlin. Z Gerontol 17:367–372

Sternberg E, Gawrilowa S (1978) Über klinisch-epidemiologische Untersuchungen in der sowjetischen Alterspsychiatrie. Nervenarzt 49:347–353

Störmer A (1983) Geriatrie in der täglichen Praxis. In: Platt D (Hrsg) Handbuch der Gerontologie, Band 1. Fischer, Stuttgart New York, S 33–61

Townsend P (1962) The last refuge. Routledge, London

Trick KLK, Daisley RA (1980) A handbook of psychogeriatric care. Pitman Medical Limited, Kent

Varner RV, Verwoerdt A (1975) Training of psychogeriatricians. In: Howells JG (ed) Modern perspectives in the psychiatry of old age. Brunner-Mazel Publ, New York, pp 570–583

Villa JL (1972) Mesures sociales – organisation – hospitalière – psychotherapie. In: Psychiatrie der Gegenwart, 2. Aufl, Band II/2. Springer, Berlin Heidelberg New York, S 1143–1158

Weyerer RS, Dilling H (1984) Prävalenz und Behandlung psychischer Erkrankungen in der Allgemeinbevölkerung. Nervenarzt 55:30–42

Whanger AD, Busse EW (1975) Care in hospital. In: Howells JG (ed) Modern perspectives in the psychiatry of old age. Brunner-Mazel Publ, New York, pp 450–485

Whitehead T (1978) In the service of old age. The welfare of psychogeriatric patients, 2nd ed. HM and M Press, Aylesbury, UK

Wilkin D, Evans G, Hughes B, Jolley DJ (1982) Better care for the elderly. Community Care, 6 May:22–24

Wilkin D, Hughes B, Jolley DJ (1985) Quality of care in institutions. In: Arie T (ed) Recent advances in psychogeriatrics. Churchill Livingstone, Edinburgh London New York, pp 103–118

Williamson J, Stokoe JH, Gray S et al. (1964) Old people at home: their unreported needs. Lancet 1:1117–1120

Wing JK (1975) Institutional influences on mental disorders. In: Psychiatrie der Gegenwart, 2. Aufl, Band III. Springer, Berlin Heidelberg New York, S 327–360

World Health Organization (1986) Dementia in later life: research and action. WHO Techn Rep Ser No 730. Geneva

Sterbehilfe, Sterbebegleitung [1]

Hintergründe und Bedingungen

J. M. A. Munnichs

INHALTSVERZEICHNIS

A. Einführung

Sterbebegleitung und Sterbehilfe sind in der letzten Zeit normale Wörter geworden. Kurse werden angeboten, für die wachsendes Interesse besteht. Einige, darunter Elisabeth Kübler-Ross (1969), führten bereits jahrelang einen Kreuzzug für mehr Aufmerksamkeit gegenüber Sterbenden und für einen angemessenen Umgang mit ihnen. Wenn wir uns gegenwärtig an solche Erscheinungen gewöhnen, so sollte doch die Frage nach den Ursprüngen der „Sterbehilfe" gestellt werden. Offenbar hat sich in der Haltung gegenüber Tod und Sterben in unserer westlichen Kultur soviel verändert, daß die mehr oder weniger professionelle Durchführung der Sterbehilfe gegenwärtig als sinnvoll und nutzbringend angesehen wird. Jedoch kann es auch der Fall sein, daß sich nicht nur unsere Haltung gegenüber dem Lebensende gewandelt hat, sondern daß auch das Sterben selbst einen anderen Charakter angenommen hat und daß beides miteinander zusammenhängt. Allgemein bekannt ist die hohe Sterblichkeitsrate, insbesondere die der kleinen Kinder in früheren Zeiten, während gegenwärtig die Kindersterblichkeit

[1] Mit Dank für die konstruktive Kritik des Kollegen Peter Naus, Waterloo University, Kanada, 1987, Gastprofessor in Nijmwegen.

stark abgenommen hat und unsere Zeit durch eine hohe Sterblichkeitsrate, vor allem alter Menschen, gekennzeichnet ist.

Sollte etwa vielleicht hierdurch das Sterben eine gewandelte Bedeutung bekommen haben, „Sterbehilfe“ erst möglich oder gar notwendig geworden sein? Und mit welchen anderen Faktoren hängt Sterben zusammen?

Eine nähere Auseinandersetzung mit diesen Fragen sollte Antwort auf die Erscheinung von „Sterbebegleitung“ und dem Bedürfnis nach „Death Education“ in den Vereinigten Staaten geben. “Death Education” ist übrigens der Name und Inhalt einer Zeitschrift, die seit 1986 “Death Studies” heißt.

Aufgrund von Hintergrundwissen dürfte eine Beurteilung der „Sterbehilfe“-Praxis leichter sein. Im übrigen sind in Deutschland bereits eine Reihe lesenswerte Publikationen zu diesem Thema erschienen; hierzu gehören die Betrachtungen von J. E. MEYER über Todesangst und Todesbewußtsein der Gegenwart und die Studien von REST (1981) und SCHMITZ-SCHERZER (1984). Außerdem sollte deutlich werden, daß Tod und Sterben ein sowohl persönliches als auch soziales Phänomen darstellen, wofür mehr Interesse geweckt werden sollte als für den rein biologischen Tod.

B. Einstellungen gegenüber Tod und Sterben

Bei einer näheren Betrachtung der verschiedenen Haltungen gegenüber Tod und Sterben in der westlichen Welt gelangt man öfter zum beeindruckenden Werk von PHILIPPE ARIÈS (1974), den man mit der Bezeichnung Historiker sicherlich unterbewertet. Seine Ansichten zur westlichen Haltung gegenüber Tod und Sterben verschaffen so viele Anknüpfungspunkte für ein Verständnis der aktuellen Notwendigkeit von „Sterbehilfe“, daß wir seinen Ausführungen folgen und sie dergestalt zusammenfassen werden, daß sich die gegenwärtige Sichtweise besser verstehen läßt.

I. Frühes Mittelalter

ARIÈS beginnt seine Ausführungen mit dem frühen Mittelalter. In dieser Zeit waren sich die Menschen meist ihrer Nähe zum Tod bewußt. Die Ausnahme bildeten hier schreckliche Todesformen wie Pest oder unerwarteter Tod, in der Regel war man zuvor gewarnt. Es gab keine Eile beim Sterben, so daß man – wenn die Zeit gekommen war – ohne den Versuch starb, das Lebensende herbeizuführen oder hinauszuschieben. Meist erwartete man liegend den Tod und der Sterbende konnte das gewohnte Ritual vollziehen, welches in folgende Schritte unterteilt war: man äußerte seinen Schmerz über das Ende des Lebens und erinnerte sich an geliebte Menschen und Dinge. Das Schenken von Vergebung an die immer zahlreich vertretenen Angehörigen und Helfer am Sterbebett schloß sich an. Hierauf folgten Gebete: zunächst eine Art Schuldbekenntnis, dann eine Anbefehlung der sterbenden Seele an den Herrn. Zum Schluß erfolgte dann die Absolution, die Sündenvergebung als einzige vom Priester verrichtete Tätigkeit. Hierauf blieb dann das Warten auf das definitive Ende.

ARIÈS betont, daß der Sterbende bei diesem Ritual die Regie selbst führte; er ist die wichtigste Person und kennt seine Rolle. Die sterbende Person gab den Anwesenden auch nur dann Redemöglichkeit, wenn sie etwas vergessen oder weggelassen hatte. Im übrigen war der Tod eine öffentliche Zeremonie, das Sterbezimmer ein Zugangsort, zu dem jeder ungehindert gelangen konnte. Verwandte, Freunde, Nachbarn und Kinder waren gegenwärtig. Einmal gestorben, wurde der Leichnam der Fürsorge der Kirche anvertraut, in die Nähe der Märtyrer gebracht, in Erwartung des Tages der Wiederkunft des Herrn, an dem man im himmlischen Jerusalem erwachen würde. Es gab keinen Raum für persönliche Verantwortung, für das Abwägen guter und schlechter Taten.

Weil Sterben, Tod und das anschließende Warten ein bündiges Ganzes darstellen, vollintegriert in das Leben der Gemeinschaft, spricht ARIÈS hier vom „gezähmten Tod“.

II. Spätes Mittelalter

Das spätere Mittelalter ist durch neue Erscheinungen gekennzeichnet, in denen die Individualität des Einzelmenschen gegenüber dem Kollektivschicksal der Gesamtmenschheit besondere Betonung findet. Eine der wichtigsten Veränderungen ist die neue Sichtweise, daß das Urteil über den Entschlafenen nicht mehr bei der Wiederkunft des Herrn, sondern rund ums Sterbebett im Schlafgemach des Sterbenden gefällt wird. Das eigentliche Sterben wird für den Sterbenden zu einer Prüfung, die er durchzustehen hat, zu einem Balanceakt, der für sein ewiges Schicksal entscheidend sein wird. So verdichtet sich die Beziehung zwischen dem Tod und der ganz persönlichen Lebensgeschichte. So dachte man seit jener Zeit, daß jeder Mensch im Moment des Todes sein Leben blitzschnell vorüberhuschen sähe und man glaubte auch, daß die Haltung in diesem Sterbensmoment den letztendlichen Sinn, die Abrundung der individuellen Lebensgeschichte, bestimmen würde.

Auf diesem Wege bekam die rituelle Würde des Sterbens einen dramatischen Charakter, eine vorher nicht gekannte emotionale Ladung. Schließlich gab es auch eine leidenschaftliche Bindung an Menschen und Dinge, die man während seines Lebens besessen hatte. Doch bleibt die sterbende Person auch jetzt noch Handlungsmittelpunkt, indem sie wie in früheren Jahrhunderten die Szene beherrscht. Größere Individualität findet im De-anomisieren des Friedhofes statt, in dem kurze Grabinschriften, schließlich sogar wirklichkeitsnahe Portraits entstehen.

Im Angesicht des eigenen Todes konnte jeder Mensch das Geheimnis seiner Individualität entdecken, Grund für die Kennzeichnung dieser Periode durch ARIÈS als die des „eigenen Todes“.

III. 16. bis 18. Jahrhundert

Zwischen dem 16. und 18. Jahrhundert vollzog sich langsam eine Veränderung, in deren Verlauf der Tod des einzelnen gegenüber „dem Tod des Andern“ in den

Hintergrund geriet, „la mort de toi". Der Tod wird an Liebe gekoppelt: Thanatos und Eros. Genau wie der Geschlechtsakt wird der Tod als Überschreitung einer Grenze betrachtet, wodurch der Mensch seinem täglichen Leben enthoben wird. Hierdurch wird der Tod dann auch als Bruch mit dem Leben, als Riß gesehen, eine völlig neue Sichtweise. Über die erotische Phantasie ging die Idee in die Welt der Wirklichkeit über. Die Überlebenden wurden durch das Gefühl gepackt, weinten und gestikulierten, weil die Trennung als unannehmbar empfunden wurde.

Die zweite große Veränderung bezieht sich auf die Beziehung zwischen dem Sterbenden und seiner Verwandtschaft. Bis ins 18. Jahrhundert galt der Tod als Angelegenheit des Sterbenden. Im Testament hinterließ er seine tiefsten Gedanken, seine religiösen Gefühle, seine Verbundenheit mit den Besitztümern und mit den Geliebten. Jedoch sollte gerade der Inhalt des Testamentes sich ändern. Es wurde zu dem uns heute noch bekannten Dokument, einer Gesetzesvorlage, worin die Verteilung der Besitzungen geregelt wird. Wie ist dies zu verstehen?

Ariès geht davon aus, daß der Sterbende mehr als in früheren Zeiten seinen nächsten Verwandten vertrauen konnte und daß deren Bindung an ein gesetzliches Dokument nicht mehr vonnöten war. Sie wurden im Sterberitual sozusagen Mitaktive, die Bedeutung der Trauer wandelte sich.

Vom Mittelalter bis zum 18. Jahrhundert hatte die Trauer einen doppelten Zweck: zum einen das Zeigen von Schmerz durch die Verwandtschaft (den sie unter Umständen gar nicht immer empfanden), zum anderen den Schutz der echt schmerzempfindlichen Hinterbliebenen vor dem Zerbrechen vor Schmerz. Im 19. Jahrhundert hielt man sich nicht weiter an diese Grenzen. Trauer wurde völlig zur Schau gestellt, indem man sich gehen ließ und ohnmächtig wurde. Hieraus wurde mehr als in der Vergangenheit die Schwierigkeit der Überlebenden sichtlich, den Tod des anderen anzunehmen. Der Tod des anderen wurde mehr als der eigene gefürchtet. Diesem Lebensgefühl entspricht auch der weit entwickelte Gräber- und Friedhofskult. Die Gräber werden jetzt zu einem Zeichen der Anwesenheit der Verstorbenen nach ihrem Tode, an denen man sich festklammert. Es entstand ein sich vom persönlichen in den öffentlichen Bereich ausbreitender Erinnerungskult beispielsweise in Form des Gedenkens der während des Krieges zu früh umgekommenen Helden.

IV. Moderne Zeit

Seit Mitte des 19. Jahrhunderts vollzogen sich – beinahe geräuschlos – Veränderungen, durch die der in der Vergangenheit überall anwesende Tod immer mehr in den Hintergrund gedrängt wurde. Diese Mentalitätsveränderung läßt sich am besten in der anglo-amerikanischen Welt und in den industrialisierten Ländern West- und Nordeuropas nachwesen. Der Ursprung läßt sich an der wachsenden Neigung der Nahestehenden eines Sterbenden feststellen, letzterem auszuweichen oder sogar den Ernst der Situation vor ihm zu verheimlichen. Hier tat man der Wahrheit Gewalt an. Ein erstes Motiv hierfür war das Verlangen, dem Kranken auszuweichen und die Last seines Leidens auf die eigenen Schultern zu laden. Das zweite war, daß man die Grausamkeit des Sterbens und die Anwesenheit des Todes in einem ansonsten glücklichen Leben nicht zu ertragen vermochte. Und dies um der direkten Umgebung und um der gesamten Gesellschaft willen.

Diese Entwicklung wurde während der ersten Hälfte des 20. Jahrhunderts noch dadurch begünstigt, daß man zunehmend an verschiedenen Orten starb: nicht mehr im Schoße der Familie oder der Verwandtschaft, sondern im Krankenhaus und dort alleine. Die Initiative, die anfangs ganz und ausschließlich in der Hand des Sterbenden gelegen hatte, ging von den Nahestehenden zu Arzt und Krankenhausteam über. Sie sind sozusagen die Verwalter des Todes geworden. Der Tod wird nunmehr annehmbar für die Überlebenden. Auch die durch das Schockierende des Todes verursachten Gefühle dürfen nicht in der Öffentlichkeit gezeigt werden, sie müssen im Haus und im Privatbereich bleiben. Vergleichbar hierzu ist die Beerdigung: Wenn es früher Gewohnheit war, durch Glockenläuten aufgerufen mit der ganzen Gemeinschaft am Sterben einer bestimmten Person teilzunehmen, so verschwand im Laufe der Zeit der Gemeinschaftscharakter völlig.

Durch Beileidsbesuche, Trauerämter und Anzeigen, daß dieses Begräbnis bereits in aller Stille stattgefunden habe, wurden Sterben und Beerdigung zu einer reinen Privatsache. Schließlich ließ sich durch Kremation auch noch die letzte Erinnerung an Tod und Sterben auslöschen. Das Sterben und Beerdigen sollten nicht mehr stören. Schmerz und Trauer erwecken kein Mitgefühl mehr, sondern führen zu Unwillen. Sie gelten als Zeichen geistlicher Instabilität oder schlechter Manieren. Fortan besteht für Tod ein Tabu. Im Vergleich zu früheren Jahrhunderten verkehrt sich alles in sein Gegenteil. Darum spricht Ariès von „la mort inversée", dem „umgekehrten Tod", weil er in allem entgegengesetzt zu früheren Bräuchen erlebt wird. Damals hat man mit Hilfe von Zeremonien und Ritualen eine Strategie entwickelt, mit der man auf eine erfolgreiche Art mit Tod und Sterben umzugehen verstand. In seiner gegenwärtigen, völlig privatisierten Form ist der Tod ungebunden, ist er ein „wilder Tod" geworden, der sich nur schlecht zähmen läßt (Tabelle 1[2]).

Es läßt sich demnach ein deutlicher Trend vom Gemeinschaftlichen zum Privaten hin entdecken, man könnte fast sagen, zum persönlichen Geschehen. Jeder muß selbst sehen, wie er mit dem Tod in seiner Umwelt fertig wird; sowohl mit dem eigenen, als auch mit dem seiner Lieben. Die starke Betonung individueller Verarbeitung kündigt sich seit der Renaissance an, der einzelne bekommt Sterbe-Arbeit. Ein Individuum folgt dem anderen, bei welchem das Sterben eines anderen geliebten oder vertrauten Menschen als Trennung und Bruch erfahren wird. Bis es dazu kommt, daß wir Tod und Sterben mit Gänsefüßchen versehen, weil wir es nicht mehr aushalten. Dann wird der Tod denen gegenüber, die uns lieb sind, verheimlicht und die Sterbearbeit geben wir an Professionelle ab, wie z. B. Ärzte im Krankenhaus. Hierdurch sind Tod und Sterben dann vollends aus der Gemeinschaft gebannt und in die saubere Umgebung des Krankenzimmers verschwunden. Denn Sterben und Tod sind wie eine Art Krankheit, für die noch keine Medizin erfunden worden ist. In solch einem Zusammenhang – das dürfte deutlich sein – bekommt „Sterbehilfe" eine völlig eigenartige Bedeutung. Hierauf

[2] Bei dieser Übersicht haben wir die in der Literaturangabe aufgeführten Arbeiten von Ariès benutzt.

Tabelle 1. Merkmale des Sterbens und Todes vom frühen Mittelalter bis zur modernen Zeit nach Ariès

Merkmale	Frühes Mittelalter	Spätes Mittelalter	16.–18. Jahrhundert	Moderne Zeit
Sterbeart	Vorbereitet, liegend, feststehende Riten	Vorbereitet, liegend, feststehende Riten	Anstelle des Sterbenden zentrale Rolle der Überlebenden	Vereinsamtes, unbegriffenes Sterben
Bedeutung	Abschied in der Öffentlichkeit	Individuelle Prüfung, Schlußstrich ziehen, öffentliche Beurteilung	Bruch, Riß, unannehmbare Trennung in den Augen der Umwelt	Tod hat etwas Abstoßendes
Initiative	Sterbender	Sterbender	Sterbender und Nahestehende zusammen	Verwandtschaft und Arzt
Rolle der Umstehenden	Vertreten die Gemeinschaft	Gemeinschaft	Öffentliche Trauerbekundigung	Verheimlichen des Todes, dem Sterbenden ausweichen, stiller Schmerz
Art des Begräbnisses	Anonym bei der Kirche	Erinnerungsplatte bei Kirche	Persönliches (Prunk-) Grab auf Friedhof	„In aller Stille" begraben, oft Kremation, privat
Akzent	Geschehen der Gemeinschaft	Individuum mit eigenem Lebenslauf in der Gemeinschaft	Die Überlebenden trauern	Verheimlichen des Todes, Tabu bei den Überlebenden
Typierung des Todes	Gezähmter Tod	Der eigene Tod	Der Tod des Anderen	Der umgekehrte Tod, der wilde Tod

kommen wir später zurück. Zunächst wollen wir auf die letzten Entwicklungen im Umgang mit Sterben und Tod eingehen.

V. Letzte Entwicklungen

Natürlich wurde auf das Tabu des Todes reagiert, wie die Studien FEIFELS (1959, 1977) beweisen. Aber es gibt inzwischen auch adäquate Sterbemöglichkeiten, wobei wir auf die Pioniersarbeit von SAUNDERS (1978) in England hinweisen möchten. Die Frage ist nur, ob sich hierdurch große Veränderungen in der allgemeinen Haltung ergeben haben.

Diejenigen, die mit der Welt von ELISABETH KÜBLER-ROSS oder mit der von ROBERT KASTENBAUM in Berührung gekommen sind, dürften wohl bei sich selbst das Denken über den Tod, auch über den eigenen, zugelassen haben, aber was für Veränderungen hat dies bewirkt? Sicherlich, vieles ist besprechbar geworden. Wahrscheinlich wird es dem Menschen gelingen, sich auf verschiedene Weisen zum Tode zu verhalten, wohl dann auch nur auf einer verhältnismäßig abstrakten Ebene, bei der sich der Tod als ein externes Geschehen ereignet. Dies geschieht in den Medien und im Fernsehen, wo der Tod nicht umfassend genug sein kann, sogar etwas Sensationelles bekommt. Dies veranlaßte einmal GORER (1965), von einer „pornography of death" zu sprechen. Auf diese Art wird dem Tod auf der persönlichen Ebene, welche man am liebsten umgehen möchte, ausgewichen, er wird sogar verdrängt und negiert. Der Tod des anderen wird dann noch zugelassen, aber der eigene Tod? Da glaubt doch niemand daran. Nach unserem Dafürhalten liegt auf dieser Art von Überlebensdenken in der westlichen Welt eine große Betonung. Dies macht das Überwiegen eines Themas in der thanatologischen Forschung verständlich, das der Angst, und wie sie zu messen sei. Hierauf werden wir noch zurückkommen, doch zunächst wollen wir uns mit der Frage beschäftigen, inwiefern sich der Moment des Sterbens während des Lebenslaufes verändert hat.

C. Zeitpunkt des Sterbens im Lebenslauf

Wenn sich im Lauf der Jahrhunderte eine drastische Änderung bezüglich der Haltung und Bedeutung von Tod und Sterben ergeben hat, so ist als zweite bedeutsame Veränderung vor allem im letzten Jahrhundert ein Wandel im Zeitpunkt des Sterbens aufgetreten. Der bekannte Thanatologe ROBERT FULTON (1965) hat diese Veränderung einmal folgendermaßen zum Ausdruck gebracht: früher begruben die Eltern ihre Kinder, aber heute findet das Umgekehrte statt, indem oft die erwachsenen Kinder ihre Eltern zu Grabe tragen. Was bedeutet diese etwas paradoxe Aussage? Daß Eltern ihre Kinder begraben, ist paradox, weil Eltern im allgemeinen nicht mit diesem Motiv Kinder bekommen. Sie hoffen im Gegenteil, daß die Kinder sie überleben. Wenn also trotzdem viele Kinder begraben werden müssen, deutet dies auf eine hohe Kindersterblichkeit hin. Dies wird aus der untenstehenden Übersicht deutlich, deren niederländische Zahlen wohl nur wenig von denen in der Bundesrepublik Deutschland abweichen dürften.

In den Jahren 1895 bis 1899 waren durchschnittlich von 100 verstorbenen Frauen aller Altersgruppen 37 Mädchen und von 100 Männern sogar 42 Jungen im Alter unter 5 Jahren. Diese Anzahl verringerte sich in diesem Jahrhundert für beide Geschlechter auf 3 Kinder in den Jahren 1972 bis 1974. Demgegenüber vergrößerte sich die Zahl alter Menschen. Von jeweils 100 verstorbenen Frauen der Periode 1895–1899 waren 29 Frauen 65 Jahre oder älter, bei den Männern 24. Die entsprechenden Zahlen erhöhten sich auf 78, bzw. 67 von 100 Toten. Addiert man die Verstorbenen der Altersgruppe 50–64jährigen hinzu, ergeben sich 91 bzw. 87 Verstorbene von 100. Man kann also feststellen, daß die alten Menschen (50 Jahre und älter) die Sterbenden geworden sind.

Sterbefälle von Menschen im Alter von unter 50 Jahren gibt es viel weniger als früher, obwohl auch hier die Altersgruppen stark variieren. In allen Altersgruppen, ausgenommen die der alten Menschen, ging die Sterblichkeit zurück, bei den 20- bis 49jährigen Männern ungefähr um die Hälfte, bei den 5- bis 13jährigen um ein Drittel.

Bei den Frauen fiel die Sterblichkeit in den fruchtbaren Jahren (20–49) von 15 auf 6 zurück, also um fast ein Drittel. Deshalb bleiben manche Altersgruppen relativ risikoreich.

Wenn auch in den Gesamtzahlen bedeutende Veränderungen aufgetreten sind (Tabelle 2), wird im Einzelfall der Tod im mittleren Alter, unterhalb des 50. Lebensjahres, zu einem großen Drama, und oft sogar zu einer Tragödie. Gerade wegen der verhältnismäßigen Seltenheit dürfte ein früher Tod um so mehr Gefühle aufwühlen und bedrohlich erscheinen.

Die sich anschließende Frage ist die nach den Folgen des oben Angeführten für die vorliegende Thematik der „Sterbehilfe". Die – wie katastrophal auch immer erlebte – hohe Kindersterblichkeit der Vergangenheit hatte zur Folge, daß fast jeder in seiner direkten Umgebung den Tod mitgemacht hatte, sozusagen an den Tod gewöhnt war. Das wiederholte Sterben von Säuglingen und Kleinkindern bewahrte das Bewußtsein für das eigene Leben. Außerdem ereignete sich der Sterbefall in der Familie, ausgenommen bei den bis zu Beginn dieses Jahrhunderts noch zahlreichen Waisenkindern.

Für die alten Menschen sieht dies ganz anders aus. Wenn sie sterben, vollzieht sich dieses Geschehen in ihren spezifischen Lebenssituationen. Viele alte Menschen leben in unserer Gesellschaft vereinsamt und wohnen allein oder in einem Alters- oder Pflegeheim. Sie verfügen nicht mehr über die gewohnte Umgebung eines Zuhauses. Außerdem sterben sie hauptsächlich an folgenden Todesursachen: kardiovaskuläre Störungen und deren Folgen sowie an Tumoren. Diese Krankheitsbilder bestimmen ihre Lebenssituation und die Möglichkeiten, noch selbst geistig Herr der Lage zu sein, wenn es ans Sterben geht. Wenn es in wachsendem Maße sehr alte Personen betrifft, die zu einem erheblichen Teil chronisch krank sind und sehr leicht Anfälligkeiten erliegen, muß zum anderen der wachsenden Gruppe derjenigen, die an Demenz des Alzheimer-Typs leiden, Beachtung geschenkt werden. Die erste Gruppe läßt sich dank medizinischer Möglichkeiten so lange am Leben halten, daß es einigen alten Menschen selbst bisweilen zu lange dauert, die zweite Gruppe bildet insbesondere für die Nahestehenden, Partner oder erwachsenen Kinder eine große Belastung, wodurch der Tod von Pflegenden oft ambivalent aufgefaßt wird. Ambivalent, weil zum einen endlich die enorme

Tabelle 2. Mortalitätsprozente in den Niederlanden, getrennt nach Geschlecht und Alter für die Jahre 1895 bis 1974. (Quelle: CBS)

	1895–1899	1912–1914	1927–1929	1937–1939	1947–1949	1957–1959	1962–1964	1967–1969	1972–1974
Männer									
80	5	10	13	16	17	23	24	25	25
65–79	19	24	30	35	36	39	40	41	42
50–64	13	14	17	19	18	20	21	20	20
20–49	15	14	14	13	13	8	8	8	8
5–13	6	6	5	4	3	2	2	2	2
1– 4	11	9	6	3	3	7	5	4	3
0	31	23	15	10	11				
Frauen									
80	8	12	16	19	21	30	33	36	38
65–79	21	26	31	37	39	41	41	40	40
50–64	12	14	17	19	17	15	14	14	13
20–49	15	16	16	13	10	7	6	6	6
5–19	7	6	5	3	2	1	1	1	1
1– 4	11	8	5	2	2	6	5	4	3
0	26	18	11	7	9				

Belastung wegfällt, zum anderen weil sie noch stark an die Person gebunden sind, welche sie so lange gepflegt haben. Deshalb gewinnt beim Sterben solcher Patienten die Betreuung und Begleitung der Pflegenden wachsende Bedeutung. Trauer, die seit dem 16. Jahrhundert einen zunehmend individuellen und persönlichen Charakter bekam, hat hier einen eigenen Inhalt.

Eine andere Konsequenz der gewandelten Sterblichkeitsdemographie – wir wiesen bereits darauf hin – ist der geringe oder gar fehlende Vertrautheitsgrad mit Tod und Sterben, besonders bei denen, die hiermit berufshalber zu tun bekommen. Oben sahen wir, daß Sterbende oft dem Arzt anvertraut werden, was in der Regel die Aufnahme in eine Gesundheitseinrichtung bedeutet. Oft handelt es sich hierbei um einen letzten Versuch der Lebensverlängerung und manchmal werden alte Menschen ins Krankenhaus aufgenommen, wenn sie sich bereits im Terminalstadium befinden. Die Ärzte, aber vor allem das (Alten)Pflegepersonal, werden mit der Aufgabe betraut, dem Patienten, öfter noch der Patientin, zu einem guten Lebensende zu verhelfen, wobei die Frage auftaucht, ob diese Personen auf ihre Aufgabe hinreichend professionell vorbereitet worden sind. Wenn sie, wie es oft vorkommt, zuhause oder in ihrer nächsten Umwelt noch nie einen Sterbefall hatten, kann das Sterben eines Patienten für sie zu einer kritischen Lebenserfahrung werden. Dabei ist von Bedeutung, in welchem Umfeld sich der Sterbefall zuträgt: arbeitet die junge Krankenschwester mit einer mit Todessituationen vertrauten Kollegin zusammen oder muß sie das Geschehen alleine verarbeiten? Oder bekommt sie von ihrer älteren Kollegin solche Eindrücke und Informationen vermittelt, die ein Ausweichen vor Sterbesituationen zur Folge haben? Der Mangel an spontaner Lebenserfahrung, über welche früher fast jeder verfügte, ist ein wichtiger Anhaltspunkt für die Ausbildung dieses Personals. Im übrigen berühren wir hier eine allgemeinere Problematik: welche Bedeutung hat der Verlust beim Sterben einer vertrauten Person, entsprechend dem Zeitpunkt im Lebenslauf, mit dem man konfrontiert wird. Studien zu den Folgen eines frühzeitigen Verlustes während des Lebenslaufes liegen vor, verweisen wollen wir auf die Arbeiten von Bowlby (1973) und die von Brown (1982). Es ist noch nicht erwiesen, ob der Verlust eines anderen Menschen während des Erwachsenenalters, z. B. der des letzten Elternteils, ohne Probleme verläuft. Eine andere wichtige Frage ist die nach der Wirkung solcher Erfahrungen, wenn sie erst in späteren Jahren gemacht werden. Anders ausgedrückt: wie prägend wirken sich die Erfahrungen mit dem Sterben wichtiger anderer Menschen während der verschiedenen Lebensabschnitte aus (vgl. Benoliel 1985)?

Eine andere Folgerung von „Sterbehilfe" ist eine in dem Maße noch nicht gekannte Assoziation, teilweise sogar Gleichsetzung von Alter mit Tod und Sterben, weil ja vor allem während des Alters gestorben wird. Die Abneigung gegenüber dem Sterben gilt denn auch dem Alter. Im Alter wirft der Tod seinen Schatten voraus. Wenn wir, wie wir sehen werden, das Leben vor allem als ein innerweltliches Geschehen betrachten, ohne Überbau dieses Lebens nach dem Tode, so erleben wir das Alter als Türe zum Ende. Und mit dem Tod wird das Alter verdrängt, ihm am liebsten ausgewichen. Das Alter wird aus unserem Gesichtsfeld entfernt und anderen übertragen, die dafür sorgen sollen. So wird der Tod aus unserem Leben herausgenommen und mit ihm der alte, vor allem der sehr alte Mensch, der uns in allem an Vergänglichkeit und Zeitlichkeit erinnert. Das Sterben in Einrichtungen mit eigens dazu ausgebildeten Fachkräften erscheint denn auch als die beste Lösung.

D. Euthanasie und Suizid

Hat man einmal den Tod aus der Hand gegeben, so können die Betroffenen zur im Westen gegenwärtig stark aufgekommenen Diskussion um Euthanasie und Selbsttötung einen Beitrag leisten; der Begriff Selbsttötung ist hierbei eine moderne Variante von Selbstmord oder Suizid.

Euthanasie, bei der die Verantwortung mit Zustimmung des Patienten vollständig auf den Arzt übergegangen ist, vollzieht sich gänzlich losgelöst von den Nahestehenden des Sterbenden, das Band zwischen ihnen ist hierdurch völlig zerrissen. Wenn auch Euthanasie nicht alltäglich ist – an dieser Stelle geht uns eine Auseinandersetzung mit dieser schwierigen ethischen Problematik viel zu weit – so ist die Diskussion um dieses Thema, besonders auch in den Niederlanden, besorgniserregend für die kranken und abhängigen alten Menschen geworden. Sie quälen sich mit der Frage, ob nicht auch die sie Umringenden denken könnten, daß Euthanasie für sie in Frage kommt. Die Euthanasie-Diskussion hat in der Presse den Charakter eines allgemeinen Themas angenommen. Es gibt ein allgemeines Interesse und deshalb muß man darauf eingehen. Ein letzter Punkt ist das gleichermaßen komplexe Ganze des Suizids, der im Licht des oben Angeführten fast gleich wie Alter, Tod und Sterben Verständnis erweckt. Die Anzahl von Suizidfällen alter Menschen ist – wie in der Vergangenheit – hoch geblieben; hoch im Vergleich zu den Prozenten anderer Altersgruppen, aber ohne Vergrößerung der Anzahl. Dies erlaubt den Rückschluß, daß das Alter schon immer, und insbesondere bei Männern, Selbstmord (und -Versuche) hervorgerufen hat. Da jedoch Selbstmordversuche im Alter recht selten auftreten, impliziert ein gelungener Selbstmord, im besonderen für die Nahestehenden, „Sterbehilfe“, denn sie werden mit diesem plötzlichen und abscheulichen Geschehen konfrontiert. Die Trauer ist wegen der mit dem Selbstmord bei den Hinterbliebenen verbundenen Schuldgefühlen noch besonders schwierig.

Da man in engerem Sinne nicht von „Sterbehilfe“ sprechen kann, wollen wir an dieser Stelle kurz auf die Vermeidbarkeit von suizidalem Verhalten bei alten Menschen zu sprechen kommen. Diekstra (1984) unterscheidet hierbei zwischen:

a) Zerrüttungen, wodurch ein normales Leben fast ganz unmöglich und im allgemeinen unerträglich gemacht wird oder erscheint.
   Ein Beispiel ist eine äußerst schmerzhafte, völlige Behinderung mit sich bringende körperliche Krankheit.
b) Suizid als Beendigung von Trauer, Schmerz oder Leid als Folge des Verlustes eines als essentiell erfahrenen Aspektes der eigenen Persönlichkeit oder des eigenen Lebensstils.

Der Unterschied zu a) besteht darin, daß hier der Verlust eines bestimmten identifizierbaren Elements die Unerträglichkeit bestimmt. Die Frage ist dann, wie dieses bestimmte Element eine solch wichtige Rolle im Leben des Individuums einnehmen konnte. Als Erklärungsursache muß neben dem Verlust des Partners, der Arbeit, der sozialen Stellung und der Unabhängigkeit auch der drohende oder tatsächliche Verlust der körperlichen oder intellektuellen Funktionstüchtigkeit angesehen werden. DIEKSTRA stellt bei der Problemlage unter a) die Frage, ob nicht Suizid hier als ein guter Tod oder als gute Euthanasie betrachtet werden sollte, während für die Lage unter b) Möglichkeiten bestünden, durch Hilfsmaßnahmen das Risiko des Suizids bei dieser Personengruppe zu verringern (s.a. WÄCHTLER 1984).

E. Kenntnis und Kultur

Ein ganz anderer Aspekt in diesem Faktorenzusammenhang, der nicht fehlen darf, ist die bewußte Lern- und Ausbildungskultur, an der fast alle Länder der Welt mehr oder weniger partizipieren. Die Wissenskultur hat durch die bedeutende Ausweitung der Wissenschaften Einsichten und Erkenntnisse zutage gefördert, die als Gemeinschaftseigentum betrachtet werden dürfen. Wenn während des Lebens Fragen und Probleme aufgeworfen werden, kann man sich diesen Erkenntnissen öffnen. So entstand beispielsweise eine Freizeitkultur auf der Grundlage dieser Wissenszunahme. Viele Liebhabereien wären ohne eine detaillierte Sachkenntnis undenkbar. Alle Facetten des Lebens werden erforscht, zunächst in wissenschaftlichen Kreisen in schwer zugänglicher Form, später oft in popularisierter Weise über die Medien in Zeitungsbeilagen, Radio und Fernsehen angeboten. So geschieht dies auch mit den Themen Tod und Sterben, chronische Krankheit, Demenz, Trauer und „Sterbehilfe“. Dies bedeutet in unserem Zusammenhang, daß über die Art des Sterbens, über die Probleme und Fragen bei Sterbenden, ihrer Angehörigen und der hiermit professionell Beschäftigten Informationen verbreitet werden. Besonderen Raum genießt hierbei jene emotionale Verarbeitung der Erfahrung, die als persönliche Erfahrung in Privatumständen besprechbar gemacht werden kann und die man sich zueigen machen kann. Das Ziel der Übergabe von Erkenntnissen ist also nicht reines Wissen, sondern auch das Wachrütteln eines eigenen gefühlsmäßigen Verstehens und einer Art, mit der Erfahrung umzugehen. Wenn man Andere auf andere Art und Weise mit dem selben Problem umgehen sieht, eröffnen sich bei einem selbst Perspektiven für eine neue Strategie, die man ausprobieren kann.

Über Tod und Sterben läßt sich vieles sagen. Die beruflich hiermit konfrontierten Menschen sollten zumindest global hierüber Bescheid wissen. Die Menschen, die durch veränderte Sterblichkeitsdemographie und durch den hieraus erklärbaren privatisierten Umgang mit Sterben nur selten mit dem Tod in Berührung kommen, können, bedingt durch ihr mangelndes Interesse, durch die Erfahrung von Tod und Sterben bei sich selbst oder bei Nahestehenden in ihrem Leben schockiert werden. Wenn der Helfer dann erste Erkenntniselemente anbieten könnte, wäre vielem unnötigem Falschverstehen vorzubeugen.

Ein Beispiel soll das oben Angeführte illustrieren: weil in den Niederlanden meistens außer Haus in Gesundheitseinrichtungen wie Krankenhäusern, sowie in

Pflege- und Altenheimen gestorben wird – in den Großstädten in 70% der Fälle – entstand in den letzten Jahren eine Bewegung mit dem Ziel, das Sterben zu Hause wieder möglich zu machen. Dieser Aufgabe widmen sich in einer größeren Zahl von Orten und Großstädten verschiedene ehrenamtliche Organisationen. Diese Organisationen ermöglichen es jenen Angehörigen, die sich um die Todkranken kümmern, hin und wieder zu sich selbst zu kommen, indem sie tagsüber oder nachts bei dem Kranken wachen. Diese Ehrenamtlichen sind nicht nur durch gute Einstellung und Interesse hierzu befähigt, sondern auch durch eine Ausbildung, durch die sie in die vorliegende Problematik eingeweiht wurden, insbesondere in den Bereich der Fragen, die sie bei den Klienten zu erwarten haben. Grundlage hierzu waren Spezialkenntnisse, mit denen die Ehrenamtlichen aufgrund ihrer kognitiven und persönlichen Vertrautheit mit der Problematik als Verbindungsstellen zwischen den unerfahrenen Angehörigen und den in Todes- und Sterbensfragen spezialisierten Erkenntnis-Stätten fungieren können. Auf diese Art findet eine unbeabsichtigte Vermischung von Erkenntnissen statt, welche früher durch spontane Lebensumstände gewährleistet wurden.

F. Wissenszunahme[3]

Viele der o.a. Erkenntnisse stammen aus der Thanatologie, der Wissenschaft über Tod und Sterben [s. Kastenbaum (1984), In: Howe und Ochsmann], die sich inzwischen zu einem eigenen Wissenschaftszweig entwickelt hat. Es soll nicht unser Ziel sein, zu der angesprochenen Thematik eine Übersicht zu bieten, vielmehr geht es nur um ein Festhalten, daß es diese Wissenschaft gibt.

Ein unerfahrener Außenstehender, konfrontiert mit der Thematik Tod und Sterben, könnte sich allzu leicht denken, daß die wichtigste Frage die nach der persönlichen Bewältigung der Angst vor dem Tod ist. Die Bedrohlichkeit der Angst gab es schon immer. Auf vielerlei Art, durch Zeremonien und Rituale, hat man sich vor ihr zu schützen versucht. In der Todesangst begegnet uns etwas fundamental Existentielles, das man als verpflichtende Entwicklungsaufgabe ansehen kann (Thomae 1959). Die Art, wie man mit der Angst umgeht und die Entwicklungen hierbei, bestimmen die Ausgestaltung des Alterns (vgl. Munnichs 1966, 1968). Ideal wäre es zu nennen, wenn „Sterbehilfe" hierzu einen Beitrag leisten könnte. Zum Teil dürfte dies auch sicherlich der Fall sein, aber bei der Verarbeitung einer Entwicklungsaufgabe handelt es sich um einen jahrelangen Prozeß.

Um das Geheimnisvolle der vorliegenden Thematik etwas zu verdeutlichen, verweisen wir auf Jankélévitch (1977). Er zitiert Seneca: wo ich bin, ist der Tod nicht, da wo der Tod ist, bin ich nicht. Wir können uns dem Tod unendlich nähern, aber unser Bewußtsein erfaßt den Tod nie. Dieses prinzipielle Nichtkennen bedeutet, daß wir beim Gespräch über Konfrontationen mit dem Tode, „Tod"

---

[3] Bei diesen Gedanken machten wir dankbar von einer Vordiplomarbeit über „Attitude ten opzichte van de dood bij ouderen" (Einstellung bezüglich des Todes bei alten Menschen) Gebrauch, verfaßt durch Paul Hermans und Karin Visser, Studenten der Fachgruppe Soziale Gerontologie in Nijmwegen.

besser durch „Gedanke an den Tod“ ersetzen sollten, denn im engeren Sinne werden wir ja nie mit dem Tod konfrontiert, sondern mit unseren eigenen Gedanken, Phantasien und Vorstellungen vom Tode und demnach eigentlich mit uns selbst (Morin 1970). All unser Reden über den Tod sagt nichts über den Tod, sondern über uns und unser Leben aus. Bei der Erforschung unserer Vorstellungen vom Tod erfahren wir erst die Folgen dieses Tatbestandes. Im Hinblick auf einen anderen Aspekt verweisen wir erneut auf Jankélévitch, wenn er zwischen dem Tod in der ersten, der zweiten und der dritten Person unterscheidet. Der Tod in der dritten Person ist der abstrakte, der anonyme Tod oder, in den Worten von Ariès, der wilde Tod. Der Tod in der ersten Person ist nicht etwa der mich nicht betreffende Tod, weil ich kein beliebiger Mensch bin, sondern eine einmalige Person. Dieser Tod betrifft mich selber, in meiner Totalität und dieser Tod ist die Ursache für meine Angst. Zwischen der Anonymität des Todes in der dritten und der „subjektiven Tragödie“ des Todes in der ersten Person, steht der Tod in der zweiten Person. Beim Sterben eines anderen, eines uns lieben Menschen, sterben wir in gewisser Hinsicht mit. Wie eindringlich das Todeserleben des anderen auch sein mag, dieses Mit-Sterben unterscheidet sich grundsätzlich von unserem eigenen Tod, von unserem Tod als Person. Ein anderer Mensch kann sein Leben für uns hingeben, aber er kann nicht für uns sterben.

Aus dem Angeführten wird deutlich, daß bei der Erforschung von Haltungen oder Einstellungen zum Tod, wenn wir nicht auf die persönliche Todeserfahrung des Einzelnen eingehen, die möglichen Antworten auf Fragen im Blick auf die Angst vor dem Tode sich auf alle möglichen Aspekte des Todes beziehen könnten. Das Erfassen des jeweils verwendeten Todesbegriffes dürfte nicht leicht sein: handelt es sich ausschließlich um Vorstellungen der dritten Person, um solche aus der zweiten Person oder handelt es sich bei manchen Antworten gar um den Todesbegriff der ersten Person? Hier liegt noch ein breites Forschungsgebiet völlig offen.

G. Zeitlicher Zusammenhang von Sterben und Tod

Auch wenn die oben zusammengefaßte Charakterisierung von Ariès ausreicht, so wollen wir hier doch auf einen Aspekt näher eingehen, nämlich auf den zeitlichen Zusammenhang. Tod, Sterben und Zeitlichkeit sind miteinander synonym. Existenz dehnt sich über einen bestimmten Zeitabschnitt aus. Im Rahmen einer zeitlichen Dimension gehen der Existenz Perioden voraus, genau wie auch andere ihr noch folgen.

Lifton (1977) verweist in diesem Zusammenhang auf das menschliche Bedürfnis, das Gefühl einer symbolischen Unsterblichkeit in Zeit und Raum aufrecht zu erhalten. Dieses Gefühl kann unterschiedlich zum Ausdruck kommen:

a) biologisch – durch Kinder und Enkelkinder;
b) theologisch – durch Glauben an ein Leben nach dem Tod;
c) Fortleben in eigenen schöpferischen Produkten;
d) durch den Glauben an eine ewige Natur und
e) durch empirische Transzendenz – die Erfahrung einer Neugeburt.

Bei näherer Betrachtung der verschiedenen Orientierungen implizieren die ersten drei tatsächlich den Tod, während die beiden letzten keine andauernden Zustände oder Gefühle darstellen. Die vierte Orientierung beispielsweise bezieht sich auf die Vorstellungskraft der Menschen, die die Atombombenangriffe in Japan überlebt haben. Die letzte Orientierung hat mit Erfahrungen zu tun, in denen man sich völlig verliert, z. B. Drogenerfahrungen, bestimmte sexuelle Erlebnisse oder Erfahrungen während transzendentaler Meditation.

Außer dem Glauben an ein Leben nach dem Tode aus religiöser Überzeugung sind alle Orientierungen allgemeiner und säkularisierter Natur. Wir denken, daß sich dieser Trend noch weiter verstärken wird, was eine seltsame Konsequenz in sich birgt: Wie wir sahen, betrifft der Tod vor allem die alten Menschen, welche gerade durch eine ansehnliche Verlängerung ihrer durchschnittlichen Lebensdauer gekennzeichnet sind. Für viele hat hierdurch auch die Zahl vitaler Lebensjahre zugenommen, in denen sie im Vergleich zu Altersgenossen früherer Zeiten die Möglichkeit haben, bestimmten Zielen nachzugehen. In früheren Zeiten nun lebten die Menschen wohl mehr mit einer Jenseits-Perspektive und mit jenen, die das Jenseits bewohnen würden: die Heiligen, die Märtyrer, die Großeltern, die uns vorausgegangen waren. Der Glaube reicherte die Zeit also nicht nur um eine Zukunft an, sondern verbreiterte auch unseren Erlebnisraum um Jahrhunderte in die Vergangenheit. Durch den Zweifel am Jenseits ist demnach unsere Zeitperspektive ansehnlich verkleinert und zusammengeschrumpft. Ein merkwürdiger Gegensatz: Verlängerung der Lebensdauer aber bedeutende Verkürzung des Zeitraumes auf den wir unser eigenes Leben projektieren. Nach uns gilt nur noch die Hoffnung auf ein Überleben durch die Kinder und über unsere mehr oder weniger kreativen Produkte. Überhaupt nicht oder nur kaum noch orientieren wir uns an Vorstellungen, die die Zeit übersteigen. Nur noch die chronologische, die meßbare Zeit ist von Bedeutung "to the political and legal order or to cultural pursuits of a scientific nature" (Fortes 1984), die uns regiert.

Diese ideologische Veränderung hat die Bedeutung des Todes noch weiter differenziert wie oben bereits angegeben. Darum ist auch das Finden des richtigen Umgangstones bei einem Sterbenden, den man nicht kennt, doppelt schwierig. Es erscheint vorschnell, im voraus schon von der eigenen Schau und also auch der eigenen Perspektive auszugehen. Es bedarf wohl keiner weiteren Erläuterungen, daß dies durch die Vermischung verschiedener Rassen – Gastarbeiter und Immigranten in die westliche Welt – zu einer doppelten Komplizierung führt.

H. Intermezzo mit einigen Beispielen

Neben der sozialwissenschaftlichen Forschung bietet auch die Literatur Beispiele an, die wegen ihres oft autobiographischen Charakters hier den Vorzug verdienen, wovon wir eine persönliche Auswahl geben wollen.

Anne Philipe (1963) hat in ihrem „Le temps d'un soupir“ von dem Sterben ihres Mannes, dem berühmten Schauspieler „Gérard Philipe, ein Zeugnis hinterlassen. Sie wußte, daß er sterben mußte, aber wagte nicht, ihm dies mitzuteilen. Das Verschweigen stand jedoch zur im übrigen gepflegten Ehrlichkeit der Ehepartner in krassem Gegensatz. Diese Unehrlichkeit hat sie sehr geschmerzt, aber sie brachte es fertig, ihn nichts merken zu lassen. Nach seinem Tode erlebt sie seinen Tod und sein Sterben aufs Neue. Den für sie geheimnisvollen Tod interpretiert sie im Rahmen einer mythischen Kosmos-Einheit, aus der der Mensch hervorgeht und in die er bei seinem Tode wieder hineintritt. In ihrem harmonischen, glücklichen Leben hat sie diese Einheit erfahren. In dieser großen Liebe gab es keine Gedanken an Sterben und Tod, die schreckliche Kehrseite der Wirklichkeit. Hinterher schreibt sie sich aus in dem Bewußtsein, daß „notre vie entière, qu'était-elle dans le cours du monde? A peine le temps d'un soupir" (S. 63). Diese Relativierung läßt sie zur Ruhe kommen.

Noch verbitterter schreibt Christa Wolf (1977) über das Leben und Sterben ihrer Freundin Christa T. Sie (Christa T.), war Idealistin, die an das Versprechen des sozialistischen Paradieses glaubte. Langsam jedoch kamen ihr Bedenken. Sie heiratet und führt ein sehr glückliches Eheleben, bekommt Kinder, bis sie – getroffen durch Leukämie – stirbt. Christa Wolf teilt ihre Verwirrung mit und schreibt auch über ihr Verlangen nach einer Antwort. Aber sie behält ihre Fragen. Sterben ist einsam, für den Sterbenden gibt es lediglich verführerische Trostmittel und er findet ebensowenig Rat und Aufhellung. Er steht fremd mitten zwischen den Lebenden; aber die Lebenden sind nicht auf Sterben eingestellt und vorbereitet, wodurch die Situation des Sterbens zu etwas Erschreckendem und auf schreckliche Art Besonderem wird. Was bereits Anne Philipe erfahren hatte, übereilt auch Christa Wolf: das Sterben wird zu einer Krise der Hinterbliebenen.

Dieser letztgenannten Erfahrung begegnen wir regelmäßig auch in anderen literarischen Berichten. Toynbee (1968) stellte beispielsweise fest "the hard fact is, that the ways of dying that impose the lightest ordeal on the person who dies are, by their very nature, the ways that inevitably make the shock for the survivers the severest".

In dem Buch „Une mort très douce", welches das Sterben ihrer Mutter beschreibt, drückt sich Simone de Beauvoir (1964) auf die gleiche Art und Weise aus: „Quand quelqu'un de cher disparaît, nous payons de mille regrets poignants la faute de survivre" (S. 145). Zweifellos beinhaltet das Überleben „müssen" viele Selbstvorwürfe.

Dies dürfte sicherlich bei Simone de Beauvoir eine Rolle gespielt haben, die ihren Tagebüchern zufolge wohl eher zu ihrem Vater als zu ihrer Mutter hin tendierte. Tod und Sterben selbst kommen in ihrem „une mort très douce" nur wenig zum Ausdruck, sie werden umspielt. Im folgenden zeigt sie die Angst ihrer Mutter: „Vois-tu, j'ai abusé, je me suis trop fatiguée: j'ai été au bout de mon rouleau" (S. 25). Eine Selbstbewertung der Mutter bezüglich der Tochter findet sich: „Je sais que tu ne me trouves pas intelligente. Mais, en tout cas, c'est de moi que tu tiens ta vitalité, ca me fait plaisir" (S. 124).

Im Vorjahr, 1963, hat Simone Beauvoir den dritten Teil ihrer Tagebücher, „La force des choses", abgeschlossen. Am Ende geht sie auf die Erfahrung des Alterns und des Todes ein. „Der Tod ist nicht mehr ein in weiten Fernen liegendes, schockierendes Abenteuer: er geistert durch meinen Schlaf und wenn ich wach bin bemerke ich seinen Schatten zwischen der Welt und mir – er hat bereits angefangen. Und genau dies habe ich nicht vorausgesehen: daß es so früh beginnt" (S. 403). Ungeachtet dieser persönlichen, individuellen Erlebnisse, weisen ihre Beschreibungen in „une mort très douce" darauf hin, daß sie sich mit dem Tod keinen Rat wußte. Für die betreffende Person selber ein Unglück und für die Vertrauten und die Zurückgebliebenen eine große Betrübnis.

MAX FRISCH, 1911 in Zürich geboren, schreibt in seinem „Tagebuch 1946–1949", daß es sich bei dem Bewußtsein unserer Sterblichkeit um ein kostbares Geschenk handele und daß hierdurch unser Sein erst menschlich und zu einem Abenteuer werde, darüber hinaus uns auch noch bewahre vor der völligen Langeweile der Götter. Diese Bemerkung läßt sofort an die Erzählung über Gullivers Reisen denken, in der von einer Begegnung zwischen dem Helden Gulliver und den Unsterblichen berichtet wird. Gulliver ist über die Begegnung erfreut, aber sein Enthusiasmus wird mit Hohngelächter beantwortet. Gulliver kommt zu der Entdekkung, daß die Unsterblichen lediglich entzauberte und veralterte, einsame Menschen sind, die mit dem Tode das Leben verloren haben. Leben ohne Ende erscheint als sinnlos.

In seinem vorläufig letzten „Tagebuch 1966–1971" zeigt sich FRISCH (1972) skeptischer. Nichts findet sich darin von der so hochgepriesenen Sterblichkeit, obgleich er viel über das Altern und die Sterbesituation spricht. „Müssen wir so alt werden, wie es die heutige Medizin ermöglicht?... Tod, der ein Leben in der Fülle abreißt, wird zur Rarität; Angst vor dem Tod hat sich verlagert in Angst vor dem Altern, d. h. vor dem Verblöden... wir regeln den Eintritt ins Leben, es wird Zeit, daß wir auch den Austritt regeln...". Die Sterblichkeit wird so eher eine verfrühte Wirklichkeit in den Begrenzungen des Alterns, eine Situation, die man besser in die eigene Hand nehmen sollte, wodurch der Mensch auch das Sterben selbst bestimmt.

Diese vier Zeugnisse weisen darauf hin, daß Tod und Sterben in unserer Kultur erst durch das Erleben zur Wirklichkeit werden und nicht – wie andere wichtige Lebensereignisse – schon durch Vorbereitung und Antizipation Wirklichkeitscharakter erhalten.

Zum Schluß das Beispiel einer anonymen Krebspatientin.

Eine Erkrankung führt zur Operation, bei der bösartige Neubildungen festgestellt werden. Aber es bestehe Hoffnung und beide, sowohl Mann als Frau, greifen nach diesem Hoffnungsschimmer. Jetzt wird die Zeit wertvoll, sehr wertvoll. Bis sich erweist, daß eine neue Operation notwendig ist. Die Angst der betroffenen Frau ist: Werden sie wohl alles entfernen? Nicht nur die Angst vor dem Sterbenmüssen, auch die Fürsorge für die noch vital von ihr Abhängigen machen sie zu einem in ihren Augen zu frühen Abschied unfähig. Und dann beginnt das Spiel: wird er sich so recht vorstellen, wie ernst es ist? Und er: erahnt sie wohl, daß sie sich auf einem Weg ohne Umkehr befindet? Die Fürsorge, Hingabe, die Blumen und kleinen Aufmerksamkeiten, sie müssen das Stechende und Schmerzende verdecken. Es ähnelt einem Katz- und Mausspiel. Warten, ob der andere es bemerkt, und dies nicht alleine, da ist auch die Angst vor der Reaktion des anderen, daß man selber diese Reaktion auch nicht mehr ertragen könnte. Denn beide sind gleichermaßen neugierig, wieviel sie aneinander verlieren werden, wenn sie sterben wird. Die Sterbende kann sich darüberhinaus in das Leid des Witwers hineinversetzen, während der Ehepartner durch den Gedanken gequält wird, daß seine Frau das Sterben durchmachen muß. Verständlich wird hierdurch das Schweigen und zeitweise Verschweigen. Es geht letztendlich um die Tragfähigkeit der Liebe, die hier geprüft wird. Ganz weit weg, aber doch existent, ist der Gedanke, daß der andere einen selbst wohl gerne tot sehen würde.

Absichtlich haben wir in den oben angeführten Beispielen auch die nächsten Überlebenden zu Wort kommen lassen. Schließlich verwies bereits ARIÈS auf die Tatsache, daß Tod und Sterben soziale Tatbestände sind, natürlich in erster Linie für den Sterbenden, aber genauso für den nahestehenden Anderen, der in der Trauer seine Verbindung mit der gestorbenen Person aufs Neue durchlebt. Darum ist „Sterbehilfe" immer auch Hilfe für die Überlebenden.

J. Sterbehilfe[4]

Nachdem wir vorstehend zu einer Reihe von Aspekten bezüglich der Vorbedingungen für Sterbehilfe Bemerkungen gemacht haben, gehen wir nun auf diese für Sterbene wichtige Hilfe ein, die durch viele gesellschaftliche Veränderungen notwendig geworden ist. Man kann sich die Umstände der Sterbehilfe gar nicht konkret genug vor Augen führen. Obschon das Zuhause-Sterben natürlich noch in vielen Ländern vorkommt, ja in einigen, z. B. den Niederlanden, sogar dazu ermutigt wird, wird Sterbehilfe trotzdem im hier aufgezeigten Sinne in Einrichtungen wie Krankenhäusern, Pflegeheimen und Altenpflegeheimen geleistet. Die Hilfsart hängt natürlich sehr stark von der Schnelligkeit des Krankheitsverlaufes ab. Die Zeit ist bei manchem Krebspatienten so kurz, daß der Patient dem Krankheitsverlauf kaum noch folgen kann, geschweige denn seine Verwandtschaft. Patient und Verwandte werden sozusagen durch den Tod überfallen. Hier handelt es sich dann um eine völlig andere Situation, als wenn das Leben einer sehr alten Mutter nach mehreren Jahren im Pflegeheim langsam auslöscht. Bei solch einem Sterbefall hat die Verwandtschaft das Sterben antizipieren können, was unter Umständen die spätere Verarbeitung erleichtern kann. Auf diese unterschiedlichen Sterbeumstände wollen wir an dieser Stelle nicht weiter eingehen, wohl aber auf die Hilfe selbst.

Worin besteht die Hilfe und wer leistet sie? Der Arzt besitzt aufgrund seines Wissens und seiner Erfahrung einen Überblick über den warhscheinlichen Krankheitsverlauf und die Lebenserwartung. Bei einer guten Beziehung zum Patienten ist er auch die Person, die mit dem Patienten über das bevorstehende Sterben sprechen wird. Die Krankenschwestern oder -pflegerinnen jedoch haben täglich mit dem Patienten zu tun und sollen deshalb hier im Mittelpunkt stehen. Vor allem in der amerikanischen Literatur ist als Folge der durch KÜBLER-ROSS entstandenen Bewegung viel über "the appropriate death" (WEISMAN 1977) geschrieben worden. Er versteht hierunter die Abwesenheit von Schmerzen und Leiden, den Erhalt wichtiger Beziehungen, Hilfe und Stützung bei noch bestehenden Konflikten, die Beschäftigung mit erreichbaren Dingen, den Glauben an die Zeitlichkeit und dies alles innerhalb des Bereiches des idealen Ichs des Patienten. Auf diese Art vermag der Patient würdiger und wahrscheinlich mit einem, im Vergleich zu

---

[4] Diese Erfahrungen sind einer umfangreichen Untersuchung zum „Umgang mit Sterben" entnommen, die unter Leitung von Frau Dr. HANSI BRUNING im Pflegeheim Antonius, Rotterdam, durchgeführt wurde.

früher, größeren Gefühl an Eigenwert zu sterben. Aus dieser Auflistung lassen sich die Prinzipien herausfiltern, an denen sich Sterbehilfe orientieren sollte.

Worin bestehen die Aufgaben der Pflegerin? Sie muß dem Patienten eine gute körperliche Betreuung gewähren, so daß sich dieser/diese in jeder Hinsicht so angenehm wie nur eben möglich fühlt. Hierbei stehen viererlei Handlungen im Mittelpunkt:

- das Verbinden und Pflegen oft nur schwer anzusehender Wunden wie Dekubitus und die hierbei entstehenden Geruchsprobleme;
- andauernde Inkontinenz, was viel Ausdauer und Geduld erfordert;
- das Miterleben von großer Pein, trotz Schmerzbekämpfung und die Veränderungen hierbei;
- das Ablegen nach dem Sterben, die hiermit verbundene Panik, aber auch die Trauer angesichts des Abschieds.

Folgende Erscheinungen treten bei Pflegerinnen und Krankenschwestern häufig auf:

- bei der Pflegerin selbst eine schwer zu überwindende Angst, welche beim Patienten Angst hervorrufen kann und umgekehrt. Ein ängstlicher Patient kann bei der Pflegerin Panik hervorrufen;
- Ohnmachtsgefühle, Hilflosigkeit und Gefühle der Unzulänglichkeit und Unsicherheit können mitspielen.

Die oben aufgeführten Aufgaben und Erscheinungen verlangen eine adäquate "death education", wobei es weniger um technisches Wissen und bestimmte Handgriffe, sondern vielmehr um eine Bewußtwerdung des Todes und Sterbens im allgemeinen und der Haltung zum eigenen Tode und Sterben jetzt und später geht. Außerdem geht es um ein Erkennen und im folgenden möglicherweise Verarbeiten und Annehmen der eigenen Ängste und Unsicherheiten. Hier werden wohl neue Unterrichtsmethoden wie das Rollenspiel unter Begleitung von Fachkräften nötig sein, will man wirklich diese Prozesse in Gang bringen. Außerdem sind Stützung und Begleitung bei den ersten Erfahrungen einer Sterbebegleitung durch Kollegen unumgänglich. Schließlich sollte zu allen Zeiten die Möglichkeit bestehen, die jeweiligen Erfahrungen und Ängste zu hören und zu besprechen, wobei ein Psychiater eine Rolle spielen kann. Außer diesen Hauptthemen sollten auch die folgenden Fähigkeiten ausgebildet werden:

- Das Zuhörenlernen, vor allem die Fähigkeit, durch die Worte hindurchschauen zu lernen. So könnte ein Patient mit seinen Sorgen über die Kinder sagen wollen: ich finde es schlimm, daß ich mich selbst nicht mehr versorgen kann. Das Zuhörenlernen nach nicht Gesagtem und doch Gemeintem also.
- Das Lernen, eigene Gefühle der Machtlosigkeit zu erkennen und zu sehen, wie sie das eigene Verhalten bestimmen. Beispielsweise erfährt man Angst beim Eintritt in das Zimmer eines Schwerkranken, der sterben wird. Man empfindet Angst vor dem, was man hinter der Türe antreffen wird. Man fürchtet, daß er mit einem über den Glauben sprechen möchte. Er/Sie will mit einem beten und man weiß die Situation nicht in den Griff zu bekommen. Oder der Patient könnte über die Strafe für seine Sünden reden wollen.

- Bei wachsender Gleichgültigkeit, die man selbst oder bei Kollegen spürt, zu wissen, daß dies mit Übermüdung zusammenhängen kann. Jedoch könnte einem auch der dauernde Abschied von liebgewordenen Patienten zu schaffen machen. Unter solchen Umständen ist eine gute Zusammenarbeit mit Kollegen notwendig, gegenseitig kann man einander auf dies abnehmende Interesse hinweisen und dies besprechbar machen.

Zum Schluß ein Wort zu zwei klar voneinander zu unterscheidenden Patientengruppen, den lang- und den kurzterminalen Patienten. Natürlich gilt für alle Todkranken gleichermaßen, daß sie mit ihrer Angst und ihren Gefühlen der Unsicherheit und des Kummers bezüglich des Abschiedes fertig werden müssen. Darum bedürfen sie alle des Gedankenaustausches und der Antworten auf ihre Fragen. Jedoch zeigt sich bei den Langterminalen auch noch manche Lebenserwartung und die findet dementsprechend in ihrem Verhalten ihren Ausdruck: sie wollen und können oft noch manchesmal nach Hause, achten auf ihre tägliche Pflege, auch die des Äußeren (Friseur); sie vermögen noch eine Beziehung zur Pflegeperson aufzubauen. Da sie sich noch recht fit fühlen, behalten sie gerne das Heft in eigener Hand, was sich auf die Betreuung belastend auswirken kann. Und schließlich kann für die ausgemergelte Verwandtschaft die schleichende Unsicherheit zu lang dauern und schwer, zu schwer, werden.

Bei den Kurzterminalen besteht keine Lebenserwartung mehr. Oft sind diese Patienten zum vielen Sprechen zu müde. Eine gute körperliche Pflege ist sehr wichtig, damit sie sich so komfortabel wie nur eben möglich fühlen können. Es fehlt die Zeit zum Aufbauen einer Beziehung, die Kommunikation verläuft überwiegend nicht-verbal. Der Patient muß fühlen, erfahren, daß er nicht abgeschrieben, sondern ganz im Gegenteil noch wichtig ist. Für die Pflege ist es nicht einfach, immer aufs Neue für Menschen Sympathie aufzubringen, die nur noch so kurz leben.

Sterbehilfe ist nur Hilfe, wie wichtig sie auch sein mag. Letztendlich ist der Patient alleine. Aus niederländischen Angaben wird der Zustand der letzten Lebenstage deutlich. Fast 30% sind ruhig und annehmend, 8% unruhig und 12% ängstlich, 45% schlafen oder dösen, während 3% verschlossen sind und in Ruhe gelassen werden wollen, 3% sind verwirrt und 1% betrübt. Bilanz ziehend bedeutet dies, daß doch fast 29% während ihrer letzten Tage besondere Aufmerksamkeit geschenkt werden sollte (BRUNING u. HESSELINK 1986).

Sterbehilfe ist eine noch junge, aber sehr wichtige Handlung. Nur bei einem respektvollen Umgang mit Tod und Sterben werden wir dieses Geheimnis ansatzweise entschlüsseln. Dies gelingt nur bei einem Zurückdrängen des Tabus und wenn wir dem Abschluß des Lebens in all seinen Schattierungen vor Augen zu treten vermögen und wagen. Dann wird der „wilde Tod" auch mehr unser eigener Tod, was das Ziel ist.[5]

[5] Mit Dank an ULRICH M. DAMEN für seine vortreffliche Übersetzung ins Deutsche.

Literatur

Ariès P (1974) Western attitudes toward death, from the middle ages to the present. John Kopkins U.P., Baltimore
Ariès P (1976) Studien zur Geschichte des Todes im Abendland. Hanser, München
Ariès P (1977) L'Homme devant la mort. Du Seuil, Paris
Ariès P (1979) De samenleving tegenover de dood. Amsterdams Sociologisch Tijdschrift 6:168–181
Ariès P (1981) Studien zur Geschichte des Todes im Abendland. Deutscher Taschenbuchverlag, München
Beauvoir S de (1963) La force des choses, mémoires. Gallimard, Paris
Beauvoir S de (1964) Une mort très douce. Gallimard, Paris
Benoliel JQ (1985) Loss and adaptation: circumstances, contingencies, and consequences. Death Studies 9:217–233
Berger W (1987) Meditatio mortis: mijmeren over de dood. Verbum 54:45–58
Bowlby J (1973) Attachment and loss, vol III. Loss: sadness and depression. Hogarth Press, London (auch im Penguin Edition, 1975)
Brown GW (1982) Early loss and depression. In: Parkes CM, Stevenson-Hinde J (eds) The place of attachment in human behavior. Basic Books, New York, pp 232–268
Bruning H, Klein Hesselink J (1986) Omgaan met sterven, samen leven, samen sterven. Zon Uitgeverij b.v., Leiden
Diekstra RFW (1984) Suicide en de ouder wordende mens. Proceedings Gerontologisch Symposium „Ouder worden nu", Gerontologisch Instituut, Amsterdam, pp 141–148
Eisler KR (1978) Der sterbende Patient. Zur Psychologie des Todes. Holzboog, Stuttgart
Falck I (Hrsg) (1980) Sterbebegleitung älterer Menschen. Tagung Deutsche Gesellschaft für Gerontologie. Deutsches Zentrum f. Altersfragen, Berlin
Feifel H (Ed) (1959) The meaning of death. McGraw-Hill, New York
Feifel H (Ed) (1977) New meanings of death. McGraw-Hill, New York
Fortes M (1984) Age, generation and social structure. In: Kertzer DI, Keit J (eds) Age and anthropological theory. Cornell UP, New York
Frisch M (1958) Tagebuch 1946–1949, Suhrkamp, Frankfurt a. M.
Frisch M (1972) Tagebuch 1966–1971. Suhrkamp, Frankfurt a. M.
Fulton R (Ed) (1965) Death and identity. Wiley, New York
Gorer G (1965) Death, grief and mourning. Doubleday, New York
Jankélévitch V (1977) La mort. Flammarion, Paris
Jong-Vekemans M de (1985) Hulpverleners in het verpleeghuis. In: Omgaan met sterven. Symposium, Zon Uitgeverÿ b.v., Leiden, Rotterdam, pp 51–62
Kabel MCM (1985) Wat vanzelfsprekend is omtrent doodgaan. Ambo, Baarn (dissertatie Universiteit Nijmegen)
Kastenbaum RJ (1984) Thanato-Psychologie in den Vereinigten Staaten: Vergangenheit, Gegenwart und Zukunft. In: Howe J, Ochsmann R (Hrsg) Tod-Sterben-Trauer. Bericht über 1. Tagung Thanato-Psychologie, 4.–6. November 1982. Fachbuchhandlung für Psychologie, Verlagsabteilung, Frankfurt a. M., S 14–34
Koch U, Schmeling C (1982) Betreuung von Schwer- und Todkranken. Ausbildungskurs für Ärzte und Krankenpflegepersonal, Urban & Schwarzenberg, München
Kruse A (1987) Sterben und Tod – Bestandteil unseres Lebens. In: Kruse A, Lehr U, Rott Ch (Hrsg) Gerontologie – eine interdisziplinäre Wissenschaft. Bayerischer Monatsspiegel, München, S 448–494
Kübler-Ross E (1969) On death and dying. MacMillan, New York
Leviton D (1977) Death education. In: Feifel H (ed) New meanings of death. McGraw-Hill, New York, pp 253–272
Lifton RJ (1977) The sense of immortality: on death and the continuity of life. In: Feifel H (ed) New meanings of death. McGraw-Hill, New York, pp 273–290
Meyer JE (1979) Todesangst und das Todesbewußtsein der Gegenwart. Springer-Verlag, Berlin Heidelberg New York
Michels JJM (1986) Euthanasie. Proceedings De bejaarde en zijm huisarts. Berchen, België, pp 94–105

Morin E (1970) L'Homme et la mort. du Seuil, Paris
Munnichs JMA (1966) Old age and finitude. Karger, Basel
Munnichs JMA (1968) Die Einstellung zur Endlichkeit und zum Tode. In: Thomae H, Lehr U (Hrsg) Altern, Probleme und Tatsachen. Akademische Verlagsgesellschaft, Frankfurt a. M., S 579–612
Munnichs JMA (1984) Kognitionen über Tod und Sterben. In: Howe J, Ochsmann R (Hrsg) Tod-Sterben-Trauer. Fachbuchhandlung für Psychologie, Frankfurt a. M., S 278–293
Philipe A (1963) Le temps d'un soupir. René Julliard, Paris
Rest F (1981) Den Sterbenden beistehen. Ein Wegweiser für die Lebenden. Quelle und Meyer, Heidelberg
Saunders CM (ed) (1978) The management of terminal disease (The management of malignant disease series). Edward Arnold, London
Schmitz-Scherzer R (1984) Sterbebegleitung. In: Oswald WD, Kanowski S, et al. (Hrsg) Gerontologie. Kohlhammer, Stuttgart, S 465–476
Schmitz-Scherzer R, Becker KF (1982) Einsam sterben – warum ? CR Vincentz Verlag, Hannover
Thomae H (1959) Zur Entwicklungs- und Sozialpsychologie des alternden Menschen. Der Öffentliche Gesundheitsdienst 20:385–396
Toynbee A (1968) Man's concern with death. Hodder and Stoughton, London
Wächtler C (1984) Suizidalität. In: Oswald WD, Hermann WM, et al. (Hrsg) Gerontologie. Kohlhammer, Stuttgart Berlin, S 498–505
Weisman AD (1977) The psychiatrist and the inexorable. In: Feifel H (ed) New meanings of death. McGraw Hill, New York, pp 107–122
Wittkowski J (1980) Theoretische und methodologische Probleme der Thanatopsychologie. In: Howe J, Ochsmann (Hrsg) Tod-Sterben-Trauer. Bericht über 1. Tagung Thanato-Psychologie, 4.–6. November 1982. Fachbuchhandlung für Psychologie, Verlagsabteilung, Vechta, Frankfurt a. M., S 27–35
Wolf Chr (1972) Nachdenken über Christa T. Neuwied Berlin

Altersveränderungen vorausgegangener psychischer Erkrankungen

C. MÜLLER

INHALTSVERZEICHNIS

A. Einleitung

In diesem Kapitel soll der Frage nachgegangen werden, ob und wie das Altern eine vorausgegangene psychische Erkrankung beeinflussen kann. Es handelt sich hier um eine relativ neue Forschungsrichtung. Dafür, daß sie sich erst in den letzten Jahrzehnten entwickelt hat, können verschiedene Gründe angeführt werden. Einmal ist die ganze Alterspsychiatrie – wie die übrigen Kapitel dieses Bandes zeigen – eine junge Wissenschaft. Im letzten Jahrhundert wurde ihr im Vergleich zu der Erwachsenenpsychiatrie wenig Bedeutung zugemessen und die Klinik beschränkte sich vorwiegend auf die Beschreibung und das Studium der senilen Demenz. Was aus den alten Schizophrenen, den alternden manisch-depressiven Kranken würde, stand nicht im Brennpunkt des Interesses. Es ist auch nicht zu übersehen, daß die hohe Mortalität der endogenen Psychosen im letzten Jahrhundert dazu beitrug, daß man keine Gelegenheit hatte, Psychosen bis ins hohe Alter zu verfolgen. Wohl gab es Autoren wie MEGGENDORFER (1926), die auf rein theoretischer Basis eine Gemeinsamkeit zwischen seniler Demenz und schizophrener Psychose herzustellen versuchten. Solche Hypothesen sind heute jedoch völlig obsolet geworden. Heute wissen wir, daß die Mortalität der Schizophrenen sich nur noch wenig von derjenigen der Gesamtbevölkerung unterscheidet und dies gab denn auch verschiedenen Autoren nach dem zweiten Weltkrieg die Gelegenheit, das Schicksal alt gewordener psychotischer Menschen zu überprüfen (JANZARIK 1957; MÜLLER 1959; BARUCCI 1955 u. a). Fördernd wirkte sich auch die Tatsache aus, daß es zu einer Vereinheitlichung der Diagnosen und zu besseren Kenntnissen der Epidemiologie gekommen war. Die Psychogeriatrie hat sich allmählich ihr Feld erobert und ihre Grenzen ausgeweitet, so daß keine Rede mehr davon sein kann, daß es nurmehr um das Verständnis der altersbedingten Demenz gehen könnte (LAUTER 1986; OESTERREICH 1982).

Wir sind heute recht gut über die Prävalenz psychischer Störungen im Alter informiert. Gründliche Studien von HÄFNER (1986), COOPER u. SOSNA (1983), PRIMROSE (1962), DILLING u. WEYERER (1978) u. a. zeigen eine beachtliche Übereinstimmung in der europäischen Bevölkerung, wobei natürlich die Bewohner von Altersheimen eine höhere Anfälligkeit zeigen als alte Menschen in Privathaushalten. Diese Studien geben uns indessen keinen Aufschluß darüber, ob die festgestellten psychischen Störungen schon im Erwachsenenalter bestanden hatten oder nicht. Es handelt sich um Querschnittuntersuchungen. Für unsere Fragestellung sind sie deshalb von beschränktem Interesse.

Was macht das Studium des Verlaufs der psychischen Störungen bis ins höhere Alter hinein interessant? Es handelt sich um eine Interferenz zwischen einer organisierten vorausgegangenen psychopathologischen Struktur und neuen, eben altersspezifischen Elementen. Dabei muß von vornherein klargestellt werden, daß die neu in Erscheinung tretenden Phänomene des Alterns vielgestaltig sind. Wir müssen unterscheiden zwischen Faktoren, die auf eine hirnorganische Komponente im Sinne der Atrophie oder der vaskulären Störungen zurückzuführen sind und jenen, welche der alterstypischen psychologischen Situation zuzuordnen sind. Dazu gehören die Veränderungen des Sozialstatus, die Problematik des Verlustes, das subjektive Erleben der Abnahme der psychischen und körperlichen Vitalität, das Näherrücken des Todes.

Theoretisch können wir zwei verschiedene Interferenzmodalitäten unterscheiden:

1. Die nicht organisch bedingte aber altersspezifische Veränderung kombiniert sich mit der vorausgegangenen psychischen Erkrankung und modifiziert sie im günstigen oder ungünstigen Sinne.
2. Ein altersspezifischer hirnorganischer Prozeß tritt zu der vorausgegangenen psychischen Erkrankung hinzu, läuft parallel zu ihr oder aber modifiziert sie im günstigen oder ungünstigen Sinne.

Unter den Autoren, die unter ähnlichen Prämissen Forschungsresultate vorgelegt haben, seien BOUKSON u. LUBET (1978) erwähnt. Die „Enquête de Lausanne", die von 1963 bis 1978 unter meiner Leitung durchgeführt wurde, hatte zum Ziel, möglichst lange Katamnesen durchzuführen, um die vorgenannten Interferenzmodalitäten zu studieren. Die nachfolgenden Ausführungen basieren vor allem auf diesen Untersuchungen.

Dabei sollen unter Benützung der heute gängigen diagnostischen Schemata systematisch die psychischen Erkrankungen des Erwachsenenalters in ihrer Beziehung zum Alter erwähnt werden.

B. Die Schizophrenien

Es wäre nicht tunlich, hier ausführlich über den langen Verlauf der Schizophrenien an und für sich zu berichten. Dafür müssen wir den Leser auf die Artikel des vierten Bandes der Psychiatrie der Gegenwart verweisen. Er wird dort eine ausführliche Würdigung der langen Katamnesen finden, unter denen insbesondere diejenigen von BLEULER (1968), von HUBER et al. (1979) sowie die unsere [CIOMPI u. MÜLLER (1976)] zu erwähnen sind. Immerhin soll gleich bemerkt werden, daß die katamnestischen Studien von BLEULER und von HUBER und GROSS – die zu den größten und bedeutendsten gehören – Patientengruppen betreffen, die nicht systematisch bis ins Senium verfolgt werden konnten. Unsere Untersuchung dagegen hatte sich ausdrücklich zum Ziel gesetzt, nur Kranke einzubeziehen, die im Moment der Nachuntersuchung über 65 Jahre alt waren. Ähnlich – wenn auch mit kleinerem Material – sind HINTERHUBER (1973), LAWTON (1972), WACHSMUT (1960) und WENGER (1958) vorgegangen.

Wie sieht nun die Interferenz der Schizophrenie mit dem unspezifischen, nicht hirnorganisch geprägten Altern aus? Einmal zeigt sich, daß bei denjenigen Kranken, die wiederholt hospitalisiert werden mußten, die längsten Spitalaufenthalte in die Altersperiode fallen. Das entspricht nicht den bisher gängigen Vorstellungen. Diese Feststellung läßt sich gut in Übereinstimmung bringen mit den sozialen Konsequenzen des Alters. Verwitwung, Aufgabe der beruflichen Tätigkeit, Verlust der Angehörigen bringt eine erhöhte Vulnerabilität mit sich und führt deshalb öfters als in jüngeren Jahren zu längerdauernder Hospitalisation. Betrachtet man nun das Schicksal der Einzelsymptome im Alter, so ergibt sich ein recht eindeutiges Bild: 62% aller bei der Ersthospitalisation beobachteten Symptome waren im Alter völlig verschwunden und zusätzliche 11% deutlich vermindert.

Neue Symptome traten im Alter nur selten in Erscheinung. War dies der Fall, so handelte es sich (in absteigender Häufigkeit) vor allem um Gleichgültigkeit, Abulie, Denkstörungen, motorische Stereotypien und Manierismen, Mutismus oder Semimutismus, Negativismus, Hypochondrie, depressive oder maniforme Züge, Halluzinationen, Wahn, Depersonalisationserscheinungen. Sozusagen immer hielten sich diese neuen Symptome im Rahmen eines mehr oder weniger entspezifizierten Residualzustandes. In keinem einzigen Fall trat im Alter ein nosologisch wirklich neues Symptom in Erscheinung.

Die unspezifischen Residualzustände mit vorwiegend unproduktiven Symptomen stellten – sofern überhaupt noch von Schizophrenie gesprochen werden konnte – die weitaus häufigsten Erscheinungsformen der Schizophrenie im Alter dar. Die ursprünglich klar unterscheidbaren Untergruppen waren im Alter eingeebnet und zur Unkenntlichkeit verflacht.

Wichtig ist auch die Tatsache, daß im Alter, d. h. nach dem 65. Jahr, 20% aller untersuchten Fälle als geheilt und 43% als deutlich gebessert beurteilt werden konnten. In Einzelfallstudien (MÜLLER 1985) konnte gezeigt werden, wie selbst nach jahrzehntelangem chronischem Leiden mit Dauerhospitalisation im Alter eine weitgehende Besserung und eine dadurch ermöglichte Spitalentlassung festgestellt werden konnte.

Zusammengefaßt kann also für die Schizophrenie gelten, daß das Alter an sich zu einer allgemeinen Beruhigung und Besserung führt oder aber, wenn eine schizophrene Symptomatik fortbesteht, diese sich durch Entspezifizierung und Verflachung auszeichnet.

So interessant diese Befunde sind, so schwer sind sie zu deuten. Eine allgemeine Erklärung bietet sich auf psychodynamischer Ebene an: die produktiven schizophrenen Symptome sind Ausdruck eines ungebrochenen Kampfes, Auseinandersetzung mit den sich widerstrebenden inneren Tendenzen, insbesondere was das narzistische Gleichgewicht betrifft. Mit der Abschwächung der Triebdynamik kommt es zu einer Beruhigung, zu einer Besänftigung und damit zu einem Abnehmen der Symptome.

Natürlich könnten auch biologische Mechanismen eine Rolle spielen. Wir wissen indessen heute noch zu wenig über die Veränderungen des Enzymhaushaltes im Alter, so daß jeder Versuch einer biochemischen Interpretation auf große Schwierigkeiten stößt.

Wenden wir uns nun der Interferenz der Schizophrenen mit einem altersbedingten psychoorganischen Syndrom zu. Einmal zeigte sich entgegen den Auffassungen älterer Autoren [z. B. RIEMER (1950)], daß typisch senile Abbauerscheinungen bei alten Schizophrenien durchaus vorkommen. Es fanden sich in unserem Material von über 65jährigen Schizophrenen rund 23% ohne jede psychoorganische Symptomatik, 35% mit leichter, 17% mit mittlerer und 8% mit schwerer Symptomatik im Sinne eines Vollbildes der Demenz. In 17% aller Fälle konnte das Vorhandensein psychoorganischer Symptome nicht mit Sicherheit geklärt werden. Diese Zahlen belegen eindeutig, daß die Hypothese von RIEMER (1950), wonach die alten Schizophrenen von seniler Demenz „verschont" blieben, da sie nicht dem Streß der Durchschnittsbevölkerung ausgesetzt seien, unhaltbar ist. Es kann sogar aufgrund dieser Zahlen belegt werden, daß die psychoorganischen Störungen im Alter bei Schizophrenen eher etwas häufiger vorkommen als in der Durchschnittsbevölkerung.

Wie wirkt sich nun aber das Bestehen einer psychoorganischen Störung auf die schizophrene Symptomatik aus? Wir stellten fest, daß organische Abbauerscheinungen bei ungünstig verlaufenden Schizophrenen signifikant häufiger vorkommen als bei günstig verlaufenden. Dies läßt vermuten, daß doch gewisse Wechselbeziehungen zwischen den beiden Erkrankungen bestehen könnten. Bei einer vertieften Analyse stellt sich jedoch heraus, daß fast alle denkbaren Kombinationen zwischen den beiden Erkrankungen vorkommen können: einfache Mischung resp. Superposition organischer und schizophrener Elemente ohne deutliche Interferenz, zunehmende Überdeckung und Abschwächung der schizophrenen Symptomatik oft bis zum völligen Verschwinden hinter einer reinen senilen Demenz. Gelegentlich kumulierende Verstärkung gewisser schizophrener Züge, vorübergehende „schizophrene" Färbung einer organischen Demenz lange nach Abklingen der akuten Psychose und schließlich eine völlige zeitlich und erscheinungsbildliche Unabhängigkeit zwischen den beiden Syndromen.

C. Die affektiven Psychosen

Beginnend mit dem breiten Spektrum der depressiven Zustände können wir hier festhalten, daß die Angaben in der Literatur in ganz auffälliger Weise widersprüchlich sind. Häufen sich im Alter, d. h. nach dem 65. Lebensjahr die Rezidive von Depressionen, die schon im Erwachsenenalter begonnen hatten? Verändert sich die Dauer der Schübe? Wie steht es mit der Tiefe der Depression und der Intensität resp. deren Inhalte?

Mehrere Autoren erwähnen eine Verlängerung der Phasendauer mit ansteigendem Alter. Dies scheint sich jedoch nur für die Altersperiode zwischen 60 und 69 Jahren zu bewahrheiten (Angst 1966). Für Matussek et al. (1965) scheint es wahrscheinlich, daß die längste Dauer der depressiven Phasen zwischen 40 und 59 Jahren auftritt, während sie nach dem 60. Lebensjahr eher eine Tendenz zur Verkürzung hat.

Die Häufigkeit der Schübe: Taschev (1965) beschreibt, daß für die bipolaren Depressionen die größte Häufung der Schübe vor dem 40. Lebensjahr zu beobachten ist, während Post (1962) das Gegenteil findet, nämlich eine Häufung zwischen dem 55. und 65. Jahr. Matussek will ein Absinken der Häufigkeit nach dem 60. Jahr beobachtet haben.

Die Intensität der depressiven Zustände: Nach Kinkelin (1954) soll sich diese nach dem 60. Lebensjahr deutlich vertiefen, während Weitbrecht (1960) und Bronisch (1962) das Gegenteil beobachten konnten.

Die „Enquête de Lausanne“ ergab nun, daß in 59% aller Fälle die Häufigkeit der depressiven Schübe nach dem 65. Lebensjahr verringert war, in 21% unverändert und in 20% erhöht. Für jene Kranke, die im Alter Rezidive einer vorbestehenden Depression aufwiesen, konnte ein Wandel der Symptomatik festgestellt werden. Selbstbeschuldigungen, Suizidgedanken, Anorexie, psychomotorische Erregung hatten die Tendenz zum Verschwinden oder zur Besserung, während allgemeine Müdigkeit, Asthenie, Hypochondrie unverändert weiterbestanden oder sich gar verschlimmerten. Man kann also mit Matussek annehmen, daß eine Verschiebung auf die somatische Ebene stattfindet.

Zum Problem der Interferenz der Depressionen mit einem altersbedingten psychoorganischen Syndrom kann folgendes gesagt werden: Einmal ist festzuhalten, daß die leichten bis schweren psychoorganischen Syndrome im Alter eher häufiger aufzutreten pflegen als dies der Durchschnittsbevölkerung entsprechen würde. Jedenfalls sind sie ausgesprochen häufiger als beispielsweise bei alt gewordenen Neurotikern und anderen psychogenen Entwicklungen. Welches sind nun aber die Korrelationen zwischen dem Verlauf der Depressionen im Alter und dem psychoorgaischen Syndrom? Betrachten wir vorerst die mögliche Beziehung zwischen Häufigkeit der depressiven Schübe und dem Vorhandensein eines psychoorganischen Syndroms, so kann festgehalten werden, daß keine Beziehung besteht, sofern das psychoorganische Syndrom leicht oder gar nicht vorhanden ist. Bei einem mittelschweren oder schweren psychoorganischen Syndrom dagegen besteht diese Beziehung. Das Individuum befindet sich in einer labilen Situation und die depressiven Störungen weisen dann eine Tendenz zur Verschlimmerung, ja zur eigentlichen Chronifizierung auf. Es kommt auch zu einer Verschleierung der Symptomatik und letztlich zu einer allgemeinen affektiven Nivellierung.

D. Die Manie

Über das Schicksal unipolarer manischer Zustände ohne depressive Episoden bis ins Alter gibt es kaum Aussagen und die Literatur läßt uns im Stich. Da diese Entwicklungen selten sind, wird es wohl kaum gelingen, an einem größeren Material Beziehungen zum Alter zu untersuchen. Wohl aber gibt es Angaben zu bipolaren Entwicklungen.

Schon bei Gruhle (1938) finden wir die Bemerkung, daß im Alter die Euphorie verschwinde und einer paranoid gefärbten aggressiven Erregung Platz mache. Die Symptomatologie der Manie werde im Alter flacher, stereotyper und blasser. Es komme zu einer „Vertrottelung" (Bostroem 1938).

Bleuler (1941) und Arieti (1959) kommen zu der Auffassung, daß bei fortschreitendem Alter die Häufigkeit der manischen Schübe sich verringere. Diese Autoren arbeiteten jedoch nicht mit zahlenmäßig faßbaren und statistisch analysierbaren Daten.

Die „Enquête de Lausanne" ergab, daß die ehemals manischen Patienten im Alter entweder völlig remittieren oder aber in eine bipolare Entwicklung gleiten. Das Alter bringt nicht eine erhöhte Anfälligkeit für schizophrene Symptomatik. Häufigkeit und Dauer sowie Intensität der manischen Episoden scheinen sich im Alter zu verringern.

Psychoorganische Störungen werden im Alter in dieser Gruppe beobachtet, scheinen aber wenig Einfluß auf die Symptomatik, die Häufigkeit der Schübe und deren Intensität zu haben.

E. Hirnorganische Störungen

I. Epilepsien

Unter den Autoren, die sich mit dem Alter der Epileptiker befaßt haben, seien Gloetzner u. Ott (1977), Okuma (1977), Hosokawa u. Kugoh (1977), Fukushima (1977) und Morikawa et al. (1977) erwähnt. Ihre Befunde stimmen recht gut überein und entsprechen auch denjenigen der „Enquête de Lausanne". So fanden z. B. Morikawa et al., daß in 97% der Nachuntersuchten noch epileptische Manifestationen im Alter zu finden waren, wobei jedoch in 81% die Häufigkeit der Anfälle deutlich reduziert war. Merlis et al. (1955) fanden, daß von 250 Epileptikern, die im Erwachsenenalter einmal hospitalisiert worden waren, 66% sich im Alter gebessert hatten. Im Rahmen der „Enquête de Lausanne" konnten wir feststellen, daß bei ehemaligen Epileptikern mit Grandmalkrisen, Absenzen, Äquivalenten und Dämmerzuständen keine einzige Verschlechterung nach dem 65. Lebensjahr sichtbar wurde.

Im Gegenteil und in Übereinstimmung mit den genannten Autoren wurde gefunden, daß das Alter einen günstigen Einfluß auf die Häufigkeit der Grandmalkrisen und der Absenzen hatte. Das Alter beeinflußte zwar kaum die Verlangsamung, Klebrigkeit und Perseveration des epileptischen Charakters, wohl aber die

Erregbarkeit, Aggresivität und Querulanz im positiven Sinne. Die sozio-familiäre Situation hatte sich eher gebessert als verschlimmert. Andererseits ist nicht zu übersehen, daß in der Gruppe der ehemaligen Epileptiker die psychoorganischen Syndrome besonders häufig auftraten, d. h. daß es hier zu einer realen Kumulierung von epileptischer und altersbedingter Hirnstörung kommt.

II. Die progressive Paralyse

Trotzdem diese Erkrankung heute selten geworden ist, soll sie erwähnt werden, da nämlich nach wie vor die Frage der Kombination von vorausgegangenen hirnsyphilitischen psychoorganischen Störungen mit dem Altersabbau interessant ist.

Die Literatur ist wenig ergiebig und es soll hier nur die Arbeit von HERRINGTON (1952) erwähnt werden, der fand, daß im Vergleich mit senil Dementen und Hirnarteriosklerotikern das Lernvermögen bei Paralytikern besser erhalten bleibt. Im Rahmen der „Enquête de Lausanne" fanden wir, daß im Senium alle Schattierungen zu beobachten waren, von den völlig geheilten bis zu den schwer dementen Fällen. Bei über der Hälfte der nachuntersuchten Patienten handelte es sich um invalide, pflegebedürftige und in Spitälern untergebrachte Personen. Ganz besonders gering erschien uns in dieser Gruppe der Einfluß des Alters an sich zu sein. Eine in früheren Jahren durchgemachte und geheilte progressive Paralyse scheint in keiner Weise prädisponierend für einen senil-atrophischen Prozeß zu sein. Damit wurde die von PATZIG (1939) geäußerte Vermutung, wonach senile Demenz und progressive Paralyse eine gemeinsame Anlage hätten, entkräftet.

III. Hirntraumatiker

Die Frage, ob ein im Erwachsenenalter erlittenes Schädelhirntrauma zu gehäuften Störungen im Alter prädisponiere, ist nicht zuletzt im Hinblick auf die Rentenfrage wichtig, wie dies kürzlich OESTERREICH (1982) festgestellt hat.

CRÜGER u. MÜLLER (1977) sowie ORTEGA-SUHRKAMP et al. (1975) haben sich mit eben dieser Problematik auseinandergesetzt. Eine Gesamtbeurteilung ist nicht leicht, da je nach Art und Schweregrad des Traumas zu unterscheiden wäre, wobei auch die prämorbide Persönlichkeit und das Vorhandensein eines subjektiven posttraumatischen Syndroms zu berücksichtigen ist. Unter Auslassung differenzierter Betrachtungen und in grober Vereinfachung kann als Resultat der erwähnten Autoren und der „Enquête de Lausanne" folgendes gesagt werden: posttraumatische funktionelle psychische Störungen (subjektives posttraumatisches Syndrom), selbst wenn sie zunächst schwer und hartnäckig erschienen und auch zu einer Pensionierung geführt hatten, weisen im Alter eine recht günstige Prognose auf. Nur ein ganz kleiner Bruchteil der nachuntersuchten Kranken wiesen eine Verschlimmerung im Alter auf.

Anderes ist zu sagen von den traumatisch bedingten psychoorganischen Störungen im Erwachsenenalter. Diese haben im Alter eine eher ungünstige Prognose und es kommt zu einer deutlichen Häufung. Die Langzeitmortalität steigt erheblich an, die soziale Anpassung ist im Alter deutlich weniger gut als bei anderen untersuchten Gruppen. Hier finden wir also eine eindeutige Interferenz: hatte das im Erwachsenenalter erlittene Hirntrauma zu einem massiven psychoorganischen Syndrom geführt, so wurde der Altersprozeß ungünstig beeinflußt. War dies nicht der Fall, so spielte das Trauma eine ganz untergeordnete Rolle hinsichtlich der Altersentwicklung, die dann viel mehr von der prämorbiden Persönlichkeit und den aktuellen sozialen Begleitumständen beeinflußt wird. Man ist also wiederum weit entfernt davon festzustellen, daß ein im Erwachsenenalter durchgemachtes Hirntrauma per se prädisponierend für eine im Alter auftretende senile Demenz ist.

F. Die Oligophrenien

In der Literatur finden wir zu diesem Thema folgende Angaben: nach KAPLAN (1940) sollen die intellektuellen Fähigkeiten im Alter schneller abnehmen als bei Normalen. Auch JELGERSMA (1958) und BLEULER (1966) bestätigten dies. Für die soziale Anpassung soll das Altern sowohl günstige wie ungünstige Einflüsse aufweisen.

Was das Vorhandensein eines psychoorganischen Syndroms im Alter betrifft sei festgehalten, daß sich hier erhebliche diagnostische Schwierigkeiten ergeben, vor allem wenn es sich um ausgeprägte Grade des Schwachsinns handelt. Immerhin konnten wir recht eindeutig nachweisen, daß die mittleren und schweren psychoorganischen Syndrome im Alter bei Oligophrenen häufiger sind als in anderen nachuntersuchten Gruppen. Dem steht gegenüber, daß trotz ursprünglich bei einer Ersthospitierung ungünstig gestellter Prognose die soziale Anpassung der alternden Schwachsinnigen nicht so ungünstig zu beurteilen ist wie ursprünglich vermutet. Viele der alten Oligophrenen mit leichtem psychoorganischem Syndrom leben trotz diesem zusätzlichen Handicap in geordneten Verhältnissen und sind erstaunlich zufrieden mit ihrem Los. Zusätzliche Schwierigkeiten der Anpassung und der Pflege erheben sich naturgemäß dann, wenn das psychoorganische Syndrom mittlere oder schwere Ausmaße angenommen hat.

G. Alkoholismus

Die Frage stellt sich, ob das Altern dazu führen kann, daß ein ehemaliger Alkoholiker zu einem mäßigen Trinker wird, mit andern Worten, ob im Alter eine Balance möglich ist zwischen totaler Abstinenz einerseits und völliger alkoholischer Verwahrlosung mit Demenz. Dazu haben sich DAVIES (1963) und DREW (1968) geäußert. Der letztere vermutete einen positiven Einfluß des Altwerdens. Nun sind aber Katamnesen von Alkoholikern bis ins höhere Alter mit Ausnahme der „Enquête de Lausanne“ kaum durchgeführt worden.

Die katamnestische Beurteilung stößt indessen auf ein wichtiges Hindernis: wir konnten nachweisen, daß im Vergleich zu anderen psychischen Störungen bei der Gruppe der Alkoholiker die stark erhöhte Mortalität einen massiven Selektionsfaktor darstellt. Nur ein Teil der ehemaligen Alkoholiker erreicht das 65. Lebensjahr während die Mehrzahl vorher stirbt. Unter diesen „Überlebenden" findet man nun überraschenderweise eine recht günstige Altersentwicklung. Sie zeichnen sich auch dadurch aus, daß der Alkoholismus im Erwachsenenalter weniger massiv war als bei den Verstorbenen und auch zu geringeren körperlichen und psychoorganischen Schädigungen geführt hatte.

Das Senium scheint bei diesen Überlebenden einen zusätzlichen mäßigenden Einluß auf den Alkoholkonsum ausgeübt zu haben. Der günstige Verlauf ist nicht unbedingt an eine totale Abstinenz gebunden. Schwere psychoorganische Syndrome werden weniger häufig als erwartet beobachtet, d.h. nur bei einer kleinen Zahl der Überlebenden. Es kann also vermutet werden, daß die Vergangenheit für den Alkoholkranken nicht immer das schwere unverrückbare Gewicht hat wie bisher angenommen wurde.

H. Drogenabhängigkeit

Zwei Dinge müssen berücksichtigt werden: einmal ist die Drogenabhängigkeit ein relativ neues und wenig erforschtes Gebiet, jedenfalls was die Entwicklung bis ins Alter betrifft, da es sich ja vorwiegend um Jugendliche handelt, die erst in den letzten Jahrzehnten in eine psychiatrische Beobachtung gelangten. Kaum je waren früher alte Toxikomane in eine Sprechstunde gekommen. Zweitens muß auch hier, wie bei den Alkoholikern, der Faktor der hohen Mortalität in Rechnung gestellt werden, der dazu führt, daß nur eine geringe Zahl von „Überlebenden" überhaupt in eine Untersuchung einbezogen werden konnte.

Immerhin hatten schon Ullmann (1957) und Helmich (1957) gefunden, daß bei einer Nachuntersuchung von drogenabhängigen Patienten die Zahl derjenigen, die abhängig geblieben waren, im Alter deutlich zurückging.

In unserer eigenen Untersuchung konnten wir einen Unterschied zwischen Betäubungsmittelsüchtigen und Schlafmittelsüchtigen feststellen. Während sich die ersteren eher günstig entwickelt hatten, konnte dies von der zweiten Gruppe nicht gesagt werden. Immerhin fanden wir weder bei den einen noch bei den anderen eine eindeutige Verschlimmerung der Süchtigkeit im Alter. Das Auftreten eines psychoorganischen Syndroms war kaum je zu beobachten. So kann also auch hier gefolgert werden, daß eine im Erwachsenenalter vorhandene Drogenabhängigkeit nicht notgedrungen zu einer psychoorganischen Störung im Alter prädisponiert.

J. Abnorme Charakterentwicklungen, Psychopathie

Aus der reichen Literatur über Katamnesen dieser Gruppe seien nur zwei Arbeiten erwähnt, die in direkter Beziehung zu unserem Thema stehen: diejenige von

TÖLLE (1966), der über 115 Fälle berichtet, die anläßlich der Nachuntersuchung durchschnittlich 55,6 Jahre alt waren. Er fand in etwa einem Drittel aller Fälle ein erfolgreiches und sinnvolles Leben, ein Drittel hatte erhebliche Schwierigkeiten, ohne daß man von einer Verschlechterung des Zustandes sprechen konnte, ein letztes Drittel versagte bis zum Moment der Nachuntersuchung in der Lebensbewältigung. SEMKE (1964) untersuchte psychopathische Patienten im Alter. Die Mehrzahl war arbeitsfähig und mehr als die Hälfte fühlten sich zufrieden und ausgeglichen. In einigen Fällen führte das Senium zu einer Verschlimmerung: körperliche Krankheiten wurden hypochondrisch verarbeitet. Hirnorganische Symptome hatten zu einer Dämpfung der Charakterstörungen geführt.

Die „Enquête de Lausanne“ konnte diese Befunde bestätigen, fanden wir doch, daß praktisch alle wesentlichen, im Erwachsenenalter festgestellten „Symptome“ eine Tendenz zur Besserung im Alter hatten mit Ausnahme der hypochondrischen Ängste. Nicht nur bestanden diese fort, sondern verschlimmerten sich oft. Wie zu erwarten war, hatten Patienten, die verheiratet waren oder in einem familiären Milieu lebten, einen besseren Allgemeinzustand als die anderen.

Aufgrund der Nachuntersuchungsresultate kann indessen nicht von einer eigentlichen Nachreifung gesprochen werden, sondern die „Besserung“ betraf eher eine geringere Intensität der Affekte und ein Nachlassen der Vitalität. Dadurch kam es insbesondere bei hyperthymen, expansiven Persönlichkeiten zu einer gewissen Beruhigung.

Zu den hysterischen Persönlichkeiten ist zu sagen, daß sie im Gegensatz zu den anderen Untergruppen im Alter eher ungünstig reagieren: Viele fanden wir völlig isoliert und verbittert im ständigen Gefühl lebend, daß sie mißverstanden würden. Im Gegensatz zu den Schizophrenen, Depressiven und hirnorganisch Geschädigten fanden wir bei den charaktergestörten Persönlichkeiten im Alter ein ganz besonders buntes Spektrum des Reagierens und Verhaltens; eine eindeutige Regel ließ sich nicht herausschälen.

Bezüglich der Häufigkeit und des Einflusses eines altersbedingten psychoorganischen Syndroms kann festgehalten werden, daß diese sich im Rahmen des Durchschnitts hielten, also kaum von dem abwichen, was in der Durchschnittsbevölkerung beobachtet werden kann.

K. Die Sexualperversionen

Die Literatur vermittelt uns praktisch keine Hinweise über das Schicksal der Sexualperversionen im Alter. GIESE (1958) vermutet aufgrund einzelner Beobachtungen, daß das Alter keine Besserung der Perversion mit sich bringt. Die „Enquête de Lausanne“ ergab, daß zwischen inhärenten perversen Tendenzen und perversem Agieren streng unterschieden werden muß. Zum ersten Punkt ist zu sagen, daß bei der Mehrheit der Nachuntersuchten weiterhin die vorausgegangene innere Tendenz besteht, vor allem bei Homosexuellen, daß aber immerhin in einigen Fällen, z. B. bei Exhibitionisten, von einer echten Reifung und damit auch von einem Wandel der pathologischen Struktur gesprochen werden kann. Die perversen Manifestationen und Aktivitäten dagegen nehmen an Häufigkeit deutlich ab. So fanden wir, daß dic sexuelle Delinquenz ihre größte Häufigkeit um das 50. Lebensjahr erreicht, um dann sukzessive abzunehmen. Dies spricht also eindeutig gegen die Vermutung, daß jüngere Sexualdelinquenten im Alter unter dem Einfluß einer gewissen Enthemmung besonders häufig rückfällig werden.

Psychoorganische Symptome finden wir bei den alternden Perversen in demselben Umfang und in ähnlicher Häufigkeit wie bei anderen psychischen Störungen. Sie reaktivieren oder verstärken die sexuelle Perversion nur ganz ausnahmsweise.

L. Psychogene Störungen, abnorme psychische Entwicklungen, Neurosen

Hier muß auf die umfassende Untersuchung von Ernst u. Ernst (1965) hingewiesen werden. Sie fanden relativ häufig einen Residualzustand nach langjähriger neurotischer Entwicklung. Die soziale Anpassung war bei den Nachuntersuchten relativ gut. Noreik (1970) und Sund (1973) fanden beide unter ihren Nachuntersuchten eine vorwiegend günstige Entwicklung in der Mehrzahl der Fälle und geringe Unterschiede zu einer Kontrollgruppe hinsichtlich Art der Berufstätigkeit, sozialer Klasse, Zivilstand, sozialer Mobilität. Bei 29 der ehemaligen Neurotiker fanden sich keine Symptome mehr.

Unsere Untersuchungen bestätigen diese Befunde. Unter den Nachuntersuchten waren die Hälfte geheilt und nahezu die Hälfte gebessert, während nur ein minimaler Anteil stationär geblieben war. Verschlechterungen konnten wir keine beobachten. Es zeigt sich somit, daß sich die Symptomatologie bei diesen Patienten ganz besonders günstig unter dem Einfluß des Alters entwickelt hat. Erstellt man eine Liste der Einzelsymptome (Angstzustand, Hypochondrie, Phobien, Zwänge usw.), so stellt sich heraus, daß alles, was zum depressiven Spektrum gehört, sich weniger günstig entwickelt als die übrigen Störungen. Insbesondere Phobien sind verschwunden und nicht mehr festzustellen, und die meisten Zwangserscheinungen haben sich gebessert.

Zu den stationären Erscheinungen gehören vor allem die hypochondrischen Befürchtungen.

Bei einigen Kranken wurde das Neuauftauchen von Symptomen im Alter festgestellt. Es betraf vor allem Schlafstörungen, depressive Verstimmungen und Mißtrauenshaltung. Psychoorganische Symptome der verschiedensten Ausprägung fanden sich, wie nicht anders zu erwarten war, in ziemlich genau derselben Häufigkeit und Ausprägung wie in der Durchschnittsbevölkerung. Eindeutige Interferenzerscheinungen zwischen neurotischer Entwicklung und psychoorganischem Syndrom konnten nicht festgestellt werden. Insgesamt kann also zu dieser Gruppe der psychogenen Störungen, abnormen psychischen Entwicklungen und Neurosen gesagt werden, daß sie sich durch eine ganz besonders günstige Entwicklungstendenz im Alter auszeichnet.

M. Schlußbetrachtung

Wie wir gesehen haben, bewirkt das Altern bei den meisten im Erwachsenenalter aufgetauchten psychischen Störungen eine Linderung. Wir finden häufig eine Verflachung und Abnahme der Symptomatik, wogegen eine eindeutige Verschlimmerung die große Ausnahme ist. Wie für die Erklärung der Ätiologie der meisten psychischen Störungen die Multifaktorialität herangezogen werden muß, so gilt dies auch für den geschilderten positiven Einfluß des Alters. Die verschiedensten alterstypischen Elemente, über die in diesem Band berichtet wird, tragen kombiniert dazu bei, daß eine vorausgegangene Psychose oder Neurose sich relativ günstig entwickelt. Sicher ist nur, daß es nicht der hirnorganische Abbauprozeß ist, der für diese späten Besserungen verantwortlich ist. Echte Interferenzerscheinungen im Sinne unserer Einleitung sind selten und betreffen kaum einen organischen Pol.

Im Vordergrund scheint die Abnahme der vitalen Kräfte ganz allgemein zu stehen. Die Persönlichkeit wird im Alter relativ unangetastet bleiben mit all ihren Facetten, dagegen mischen sich vorausgegangene psychische Störungen mit den spezifischen Altersphänomenen und wandeln sich. Die zukünftige Forschung sollte es sich nicht nehmen lassen, weitere Bausteine zu der Frage zu liefern, weshalb gerade im Alter eine solche Wandlung sich abzeichnet.

Literatur

Angst J (1966) Zur Ätiologie und Nosologie endogener depressiver Psychosen. Springer, Berlin

Arieti S (1959) Manic-depressive psychosis. In: Arieti S (ed) American handbook of psychiatry. Basic Books, New York, vol I. pp 419–455

Barucci M (1955) La vecchiaia degli schizofrenici. Rass Stud Psichiat 64:1

Bleuler M (1941) Krankheitsverlauf, Persönlichkeit und Verwandtschaft Schizophrener und ihre gegenseitigen Beziehungen. Sammlung psychiat. u. neurol. Einzeldarst. Thieme, Stuttgart

Bleuler M (1966) Lehrbuch der Psychiatrie (von E. Bleuler). Springer, Berlin

Bleuler M (1968) A 23-year longitudinal study of 208 schizophrenics and impressions in regard to the nature of schizophrenia. In: Rosenthal D, Kety SS (eds) The transmission of schizophrenia. Pergamon Press. pp 3–12

Bostroem A (1938) Die verschiedenen Lebensabschnitte in ihrer Auswirkung auf das psychiatrische Krankheitsbild. Arch Psychiat Nervenkr 107:155–171

Boukson G, Lubet G (1978) Le vieillissement des malades mentaux. Psychol Med 10/11:2219–2237

Bronisch FW (1962) Die psychischen Störungen des älteren Menschen. Enke, Stuttgart

Ciompi L, Müller C (1976) Lebensweg und Alter der Schizophrenen. Springer, Berlin

Cooper B, Sosna U (1983) Psychische Erkrankung in der Altenbevölkerung. Nervenarzt 54:239–249

Crüger ME, Müller E (1977) Dekompensation von Hirnverletzungen im Alter. In: Müller E, Peters G (Hrsg) Hirnverletzung und Alter. Thieme Verlag, Stuttgart, S 36–40

Davies DL (1963) Normal drinking in recovered alcohol addicts (comment by various correspondents). Quart J Stud Alc 24:109–121

Dilling H, Weyerer S (1978) Epidemiologie psychischer Störungen und psychiatrische Versorgung. Urban & Schwarzenberg, München

Drew LR (1968) ALcoholism as a self-limiting illness. Quart J Stud Alc 29:956–967

Ernst K, Ernst C (1965) 70 zwanzigjährige Katamnesen hospitalisierter neurotischer Patientinnen. Schweiz Arch Neurol Psychiat 95:359–415
Fukushima Y (1977) A study on long term prognosis of epilepsy. Folia psychiat neurol jpn 31/3:369–374
Giese H (1958) Das Altersbild sexueller Perversionen. Zbl f d ges Neurol Psychiat 144:13
Gloetzner FL, Ott HF (1977) Prognose und Therapie sporadischer Anfälle. Fortschr Neurol Psychiatr 45/9:484–490
Gruhle HW (1938) Der Einfluß des Alterns auf den Ablauf seelischer Störungen. Z Altersforsch 1:209–216
Häfner H (1986) Medizinische und soziale Aspekte der psychischen Gesundheit alter Menschen. Schweiz Arch Neurol Psychiat 137/4:47–60
Helmich P (1957) Über die Häufigkeit psychoreaktiver Störungen in der Lebensmitte der Frau. Med Diss, München
Herrington JS (1952) Registration, recall and relearning in paresis, cerebral arteriosclerosis and Korsakoff syndrome. Diss Abstr Univ Penn 12:338
Hinterhuber H (1973) Zur Katamnese der Schizophrenien. Eine klinisch-statistische Untersuchung lebenslanger Verläufe. Fortschr Neurol Psychiatr 41:527–558
Hosokawa K, Kugoh T (1977) Multidimensional clinical study of epileptics under long-term follow-up. Folia psychiat neurol jpn 31:359–367
Huber G, Gross G, Schüttler R (1979) Schizophrenie. Eine Verlaufs- und sozialpsychiatrische Langzeitstudie. Springer, Berlin
Janzarik W (1957) Zur Problematik schizophrener Psychosen im höheren Lebensalter. Nervenarzt 28:535–542
Jelgersma HC (1958) Die frühzeitige Dementia senilis bei Mongoloiden; eine klinische Studie. Folia psychiat & c neerl 61:367–374
Kaplan DJ (1940) Life expectancy of low-grade mental defectives. Psychol Record 3:295–306
Kinkelin M (1954) Verlauf und Prognose des manisch-depressiven Irreseins. Schweiz Arch Neurol Psychiat 73:100–146
Lauter H (1986) Demenz. In: Müller C (Hrsg) Lexikon der Psychiatrie. Springer, Berlin, S 147–149
Lawton P (1972) Schizophrenia forty-five years later. J Genet Psychol 121:133–143
Matussek P, Halbrach A, Troeger V (1965) Endogene Depression. Eine statistische Untersuchung unbehandelter Fälle. Urban & Schwarzenberg, München
Meggendorfer F (1926) Über die hereditäre Disposition zur dementia senilis. Z ges Neurol Psychiat 101:387
Merlis S, O'Neill FJ, Weinberg F (1955) The problem of convulsive disorders in geriatric psychiatry. Quart 29:74–84
Morikawa T, Tshihara O, Kakegawa N (1977) A retrospective study on the prognosis of aged patients with epilepsy. Folia psychiat neurol jpn 31/3:375–381
Müller C (1959) Über das Senium des Schizophrenen. Karger, Basel
Müller C (Hrsg) (1967) Alterspsychiatrie. Thieme, Stuttgart
Müller C (1981) Psychische Erkrankungen und ihr Verlauf sowie ihre Beeinflussung durch das Alter. Huber, Bern
Müller C (1985) Über späte Besserungen bei chronischen Schizophrenen. Schweiz Archiv Neurol Neurochir Psychiat 136(1):17–22
Noreik K (1970) A follow-up examination of neuroses. Acta Psychiatr Scand 46:81–95
Oesterreich K (1975) Psychiatrie des Alterns. Quelle & Meyer, Heidelberg
Oesterreich K (1982) Hirnverletzungen und ihre Folgen im Alter. Zur Frage der Begutachtung von älter gewordenen Hirnverletzten. Aktuel Gerontol 12:162–165
Okuma T (1977) Prognosis of Epilepsy. A preliminary report of a multi-institutional study in Japan. Folia psychiat neurol jpn 31/3:291–299
Ortega-Suhrkamp E, Faust C, Schulte PE (1975) Psychische Spätschäden und vorzeitige Versagenzustände nach Hirntraumen im mittleren und höheren Lebensalter. Aktuel gerontol 5:405–411
Patzig B (1939) Progressive Paralyse und senile Demenz. Erbbiologische, klinische und anatomische Betrachtungen. Z Konstit-Lehre 23:661–694
Post F (1962) The significance of affective symptoms in old age. A follow-up study of one hundred patients. Oxford Univ. Press, London

Primrose EJR (1962) Psychological illness: a community study. Tavistock, London
Riemer MD (1950) A study of the mental status of schizophrenics hospitalized for over 25 years into their senium. Psychiatr Q 24:309–313
Semke VY (1964) The course of psychopathic diseases in old age. Zh nevropat Psikhiat Korsakov 64:1688–1696
Sund A (1973) The prognosis of psychiatric disorders in young norwegian men. Br J Psychiatry 122:125–139
Taschev T (1965) Statistisches über die Melancholie. Fortschr Neurol Psychiatr 33:26–36
Tölle R (1966) Katamnestische Untersuchungen zur Biographie abnormer Persönlichkeiten. Springer, Berlin
Ullman G (1957) Psychoreaktive Störungen im mittleren Mannesalter. Med. Diss., München
Wachsmuth R (1960) Der Schizophrene im Alter. In: Doberauer W (Hrsg) Geriatrie und Fortbildung. Bergland-Druckerei, Wien, S 383–392
Weitbrecht RH (1960) Depressive und manische endogene Psychosen. In: Psychiatrie der Gegenwart, Bd III, 2. Aufl. Springer, Berlin, S 73–118
Wenger PA (1958) A comparative study of the aging process in group of schizophrenic and mentally well veterans. Geriatrics 13:367–370

Sachverzeichnis

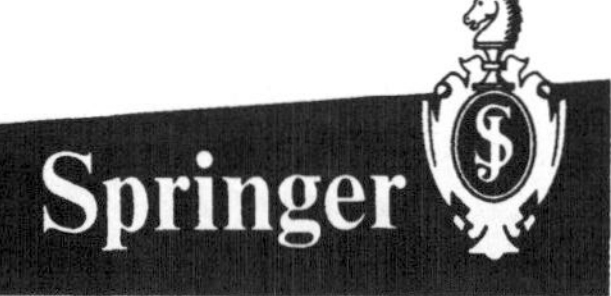
Springer